父母是孩子更好的医生

孟斐 / 编著

天津出版传媒集团

天津科学技术出版社

图书在版编目（CIP）数据

父母是孩子更好的医生 / 孟斐编著 . —— 天津 : 天津科学技术出版社 , 2019.3

ISBN 978-7-5576-6011-6

Ⅰ . ①父… Ⅱ . ①孟… Ⅲ . ①中医儿科学－基本知识 Ⅳ . ① R272

中国版本图书馆 CIP 数据核字（2019）第 030126 号

父母是孩子更好的医生

FUMU SHI HAIZI GENGHAO DE YISHENG

策 划 人：杨 譞

责任编辑：孟祥刚　刘丽燕

责任印制：兰　毅

出　　版：天津出版传媒集团　天津科学技术出版社

地　　址：天津市西康路 35 号

邮　　编：300051

电　　话：（022）23332490

网　　址：www.tjkjcbs.com.cn

发　　行：新华书店经销

印　　刷：北京德富泰印务有限公司

开本 889×1 194　1/32　印张 22　字数 630 000

2019 年 3 月第 1 版第 1 次印刷

定价：39.80 元

　　让孩子健康快乐地成长，是普天之下所有父母的心愿。然而，孩子由于免疫力还不够强大，很容易患上感冒、发烧、腹泻之类的病症。孩子一生病，没有经验的父母就会急忙带孩子去医院，医院动辄就给孩子吃药、打针、输液，吓得孩子撕心裂肺地哭闹，不但大人孩子都受罪，还容易使孩子对此产生恐惧心理；另一方面，孩子在成长过程中出现的心理异常，如任性、叛逆、说谎、自私，也常常令父母们发愁，担心孩子将来的性格有严重缺陷，于是到处咨询他人及心理医生。事实上，对于孩子的身心健康而言，父母才是最好的医生。

　　孩子的身体健康掌握在父母手中。要想孩子健康强壮，父母必须先懂得健康知识。孩子出生后，如果父母的喂养方式科学、得当，很多疾病都是可以避免的。孩子生病有时就是父母照顾方式不对，比如给孩子吃了不该吃的东西，天冷了没有及时加衣等；若父母护理得好，完全可以使孩子少生病，甚至不生病。而对于小儿常见小病，父母在家就可以进行治疗。一些中医治疗手段不但有效，也没有任何副作用。对于高烧、异物卡喉、烧烫伤等紧急情况，更是需要父母第一时间采取急救措施，避免对孩子造成更大的伤害。

　　父母是孩子最好的心理医生。有很多人抱怨自己的孩子孤僻、胆小、爱说谎、不合群等，殊不知孩子的心理问题大部分源自父母不恰当的教育方式，比如过分注重孩子的学习，经常打骂孩子，与孩子缺乏沟通等。要解决这些问题，需要父母走进孩子的内心世界，用真正的、合理的爱去"医治"他们。在幼儿期、少儿期、青春期等关键时期，每个孩子都会遇到不同的成长问题，需要父母密切注意孩子的异常心理，及时转变教养方式来应对孩子的心理变化。

当然，父母要做孩子最好的医生，就必须了解一定的医学常识和心理知识，不具备这些知识，便不能及早发现孩子身上的问题；不具备这些知识，一个小小的毛病都有可能发展成大问题。父母掌握的知识越多，孩子的健康就越有保障。

本书提供了一套适合中国家庭使用的儿童健康护理方案，包括孩子成长发育、疾病防治、安全保护、心理健康等方面的问题。书中用最简单、最直观的中医诊病方法判断孩子的健康状况，传授小儿常见病的家庭防治法，包括食疗、按摩、外敷、急救等各种治疗手段。掌握了这些方法，父母可以第一时间发现感冒、水痘、麻疹、腮腺炎、痢疾、百日咳等小儿常见病，并做出相应处理；快速处理孩子发生的小伤病，如扭伤、割伤、烧烫伤等（若病情严重，也应到医院诊治）。同时多个角度分析孩子的多动症、社交恐惧症、自虐、厌学等小儿心理异常的成因和解决途径，指导父母为孩子营造良好的成长环境，及时采取恰当的措施，引导孩子化解心理困扰。书中介绍的方法简单、实用、有效，一学就会，掌握了这些方法，为人父母者马上就可以从照顾孩子手忙脚乱的生活中解脱出来。

目录

第一章
父母要牢牢掌握孩子的健康

1

第二章

阴阳协调是孩子的健康根基

第三章

五脏和谐，孩子健康无忧

父母是孩子更好的医生

第四章

做宝宝最好的护理师，给宝宝最特殊的关爱

第三节　哺乳期，宝宝最好的药是妈妈的奶水
　　　　和爸爸的细心 / 141

父母是孩子更好的医生

第五章

做孩子最好的营养师，把孩子养得壮壮的

第六章

日常生活好习惯影响孩子一生健康

第七章

让孩子在季节轮转中茁壮成长

父母是孩子更好的医生

第八章

"察颜观色"，孩子有病早知道

第九章

孩子不生病的真谛

第二节　父母要做孩子最好的急救师 / 381

第十章

想要孩子健康，求药不如用双手

父母是孩子更好的医生

第十一节　足少阴肾经滋养孩子脏腑 / 505

第十一章

心病还需心药医，做孩子最好的心理医生

父母是孩子更好的医生

第一章

父母要牢牢掌握孩子的健康

第一节　从小给孩子奠定幸福一生的基石

三岁看老，从小就为孩子的健康储蓄

当你有规律地把一个个不起眼的数字一笔笔存入银行，数年后，它会积攒成一个十分可观的数字。健康也一样，看似不经意的一个习惯，只要你持之以恒，数年后，或者数十年后，就会给你带来可观的健康收益。这就是时下流行的说法："把健康存进银行。"

那么，身为父母的你应该如何给你的孩子储蓄健康呢？俗话说，"三岁看到老"，其实，孩子小时候的健康状况会影响孩子日后乃至一生的健康。比如，有的人小时候营养不良，长大后就很容易出现视疲劳或患干眼症等疾病。另外，据研究发现，小时候身体较好的孩子，长大后体质也是不错的。据调查，那些特别能熬夜的"夜猫子"，小时候身体都是不错的。而那些看上去病恹恹或者无精打采的人，很多是从小就营养不良，或者因为小时候曾患某种疾病而留下了后遗症。因此，要想让孩子一生健康，父母就要从孩子小时候下功夫。

怎么下功夫呢？是不是很难呢？各位父母此时可能都会产生这样的疑问。事实上，只要你有心，生活中许多细枝末节的事情都可以被利用起来，为你孩子的健康储蓄。就在你不经意的举手投足之间，孩子的健康也许就已经悄悄地增值了。

为了辅助各位家长做好孩子健康的储蓄工作，这里我们为大家准备了饮食和运动两种方案，只要将这两者巧妙地结合起来运

用，相信你一定可以为你的孩子奠定健康的基石。

1. 吃出健康

"健康是可以吃出来的"，相信这个理论各位家长都不陌生。怎么才能让你的孩子吃出健康呢？医学专家认为，在孩子的健康银行里，"饮食"的蓄种应该有"须食""少食""禁食""良好饮食习惯"。

（1）"须食"是一种营养至上的饮食之道，比如多吃蔬菜、水果、豆制品等。此外，补充钙质和微量元素也是必不可少的。

（2）"少食"和"禁食"是建立在味蕾的痛苦之上的。从某种程度上来说，很多令孩子垂涎欲滴的美食，比如油炸食物、烧烤、西式快餐（肯德基、麦当劳）等，它们非但不能促进孩子的健康，反而有不少的副作用，甚至会危害孩子的健康。

（3）"良好的饮食习惯"也是小投资大收益的储蓄。一些孩子从小就集万千宠爱于一身，养成了挑食、偏食等不良习惯。这些都是父母必须帮助孩子杜绝的。

2. 运动出健康

"生命在于运动"，这是古希腊伟大的思想家亚里士多德早在公元前300年就提出的观点，它深刻地揭示出运动对于身体健康所起的重要作用。随着时代的发展，人们也越来越信服这一观点，并且把"生命在于营养，健康在于运动"当作生活真谛。各位家长都很清楚运动锻炼对健康的重要性：一方面，适度的运动可以促进血液循环和新陈代谢，调节和兴奋大脑的神经中枢，增强和提高免疫力；另一方面，运动还可以增加饮食，提高睡眠质量。因此，父母应该鼓励孩子多参加体育运动，不断为健康增值。

父母需悉心呵护孩子的先天之本

什么是孩子的先天之本？其实孩子的先天之本在于母体的健康程度。我们知道，胚胎的生长、发育都依赖于母体的营养供应，所以孕妇的营养状况直接影响胎儿的生长发育。这就好比是一粒种子，只有种在肥沃的土地上才能长出健壮的小树苗，日后也才有可能长成参天大树。否则土壤过于贫瘠，这粒种子也就只能长出细弱无力的小树苗，能不能长大都成问题，说不定还没等到长大，就被大风刮得夭折了。所以，我们说土壤的肥沃与贫瘠决定了种子是否能长成大树，而母体是否康健也决定了孩子是否能够苗壮成长。

相对于人体而言，母体是否"肥沃"说的就是气血是否充足，营养是否全面、均衡。除了那些患有先天性遗传疾病的孩子，绝大多数孩子生下来都是健康的，但却存在着强弱之分，这个强弱之分就是壮苗和弱苗的分别。出生时体重5斤的婴儿与9斤的婴儿相比，在同样的喂养条件下，通常5斤的孩子抵抗力差，容易生病，要比9斤重的孩子难养得多。这就好像一阵大风吹过，那些粗壮的树苗顶多是摇一摇、晃一晃，而那些细弱的树苗就很有可能被吹弯、吹倒，甚至吹折。

因此，孕妇在怀孕期间一定要注意防止营养不良。一般来说，造成孕妇营养不良的原因有两个，一是孕妇原本就体弱多病；二是孕妇在怀孕期间妊娠反应过大，经常呕吐、胃口不好、挑食、偏食严重等。孕妇营养不良会直接导致孩子出生后容易感冒、咳嗽、腹泻、便秘等。

既然孕妇自身的身体情况以及营养状况是决定孩子先天之本的关键因素，那么，作为父母，尤其是母亲一定要把自己的身体照顾好，注重饮食，同时注意怀孕前后应进行适度的运动以增强自身体质，千万不能让孩子输在起跑线上。

如果说孩子已经先天不足了，那么是不是就没有希望了，一辈子都得在健康上输给别人呢？当然不是。只要父母加强对孩子后天的营养补给和锻炼，其先天的不足还是可以弥补的。但这类孩子的消化功能很弱，最好的方法就是将母亲的气血补足，通过提高母乳的质量来改善、提高孩子的体质。当孩子身体出现不适时，也可以通过母乳的调整治愈孩子的病症，让妈妈健康的奶水保护瘦弱的婴儿健康成长。只要方法得当，这些先天不足的孩子也可以健康快乐地成长。

喂养孩子以弥补先天不足、巩固后天之本

一项关于青少年体质健康的调查显示，近20年来，青少年体质持续下降。与此同时，北京市教委等机构在2008年4月开展的青少年形体测量和测评结果对外公布：八成青少年形体不良，走路时探颈、驼背、窝肩的比率高达46.1%；另有17.7%的人是"X"形腿或"O"形腿。

几组令人揪心的数字，不禁让人们为现在孩子们的健康捏了一把汗，长此下去，作为"早上八九点钟太阳"的他们又怎能挑起作为国家栋梁的重任？在物质生活水平日益提高的现代，是什么让孩子们的体质变得越来越差？答案很简单：先天不足＋后天巩固不够。

上文中我们讲到了，孩子的先天体质完全取决于母体的健康状况，一般来说，如果母亲气血足，生出来的孩子体质就好；如果母亲自身体弱多病、胃肠功能差、面黄肌瘦、气血不足，孩子体质就差。

对于先天体质好的孩子，家长只需继续维护即可；而对于那

些先天体质差的孩子来说，在起跑线上就已经落后了，如果父母再不通过后天的努力来弥补，那这些孩子就永远不会像先天体质好的孩子那样皮实。为此，我们建议父母在饮食上多下功夫：

（1）努力让孩子吃好。如今，"小胖墩"和"豆芽菜"都在逐年增多。很多人只认为"豆芽菜"是营养不良造成的，其实，"小胖墩"也是营养不良的表现。孩子在13岁之前，身体与智力发育快，身高、体重增长迅速，如果因为饮食不合理、偏食造成孩子营养不良，不但会影响孩子的生长发育，还会影响孩子的智力、情绪和性格，而这些将终生"陪伴"孩子，影响孩子成年后的生存质量。所以，父母要在孩子生长发育过程中，保证孩子饮食合理、均衡。

（2）学会保护和调理孩子的胃、肠。有的孩子尽管被家长非常尽心地照顾着，可还是体弱多病，这种情况多见于先天不足的孩子。这些孩子一生病就吃药，吃药后胃口被破坏了，不愿意吃饭，而不愿意吃饭的孩子抵抗力就会下降，更容易生病，生病后又要吃药。这种反复使孩子的身体陷入了恶性循环，其根本原因是药物破坏了孩子的胃口，影响了胃、肠对食物的消化、吸收，所以家长必须学会保护和调理孩子的胃、肠，这也是保证孩子气血充足、身体强健的重要方面。

（3）了解一些营养知识。为了孩子的健康成长，父母要了解一些营养知识，了解孩子该吃什么、不该吃什么，合理地为孩子安排一日三餐。

⊙育儿小贴士

一般来说，中医不把人的精神孤立地看待，而是将情绪、性格等看作身体状况的反映。当孩子由于先天不足、后天的喂养不合理，或者是脾胃虚弱等原因，长期消化、吸收不良时，就会造成全身各个脏器的发育不完善及虚弱。心气虚时，不愿意讲话、没精神；肺气虚时，爱哭、忧心忡忡、多愁善感；脾气虚时，肌肉酸懒、不愿活动、情绪抑郁、疑心过重；肝阴虚时，情绪低落、易惊、胆小、目倦神疲、腰膝酸软；肾阳虚时，恐惧、害怕、不敢见生人……这些心理症状在孩子和成人身上都会出现，究其原因都是气血不足和各脏器的功能虚弱、失衡造成的。所以，要想使孩子的身体、心理健康，永远聪明、快乐，家长就一定要知道，孩子在整个生长发育过程中，合理、均衡、全面的营养是最关键、最重要的。

孩子不同年龄段饮食与运动的特效比例

现实生活中，常常听到一些家长抱怨，说孩子只吃青菜不吃肉，只吃肉不吃青菜，或者只喜欢吃而不喜欢运动。其实，孩子偏食是很多父母都有的烦恼。每个人都有饮食偏好，这是很正常的事情。如果孩子有点儿偏食，讨厌吃青椒、胡萝卜等，父母不必过于介意或强逼孩子吃，那样只会导致孩子更加厌恶这些食品，甚至原本爱吃的也都不愿意吃了。至于运动的问题，父母们要循序渐进地培养，千万不要强求孩子，否则你不仅培养不出奥运冠军，还有可能弄巧成拙，影响孩子的健康。

其实，孩子在每个阶段都有其自身的饮食和运动需要，父母们只要掌握好了这一点就能确保孩子拥有一副健康的体魄。

0～1岁阶段

孩子从呱呱坠地之日起，就进入了人生的第一阶段，这段时间孩子处于完全依靠父母的状态，因此，做好宝宝的健康培育工作，是父母的首要任务。新父母要学会给孩子喂奶，让孩子吃好人生"第一餐"。到了五六个月的时候，母乳中的营养成分已经不能充分满足孩子的需求，所以这时要给孩子添加辅食。

新生儿还不会自己运动，但是他们生来就有握持的本领，可以经常让宝宝学习握物或握手指，以促使宝宝从被动握物发展到主动抓握，从而促进宝宝双手的灵活性和协调性，这对大脑智慧潜能的开发大有好处。

1～3岁阶段

1岁以后，孩子基本上就断奶吃辅食了，和大人一样已固定为早、中、晚一日三餐，这时父母要注意改变食物的形态，以适应孩子身体的变化。

此外，孩子一天天长大，好奇心越来越重，也开始由爬到走，四处探索、到处活动。父母此时不必限制、禁止孩子，反倒可以陪孩子玩耍，比如滚皮球，对这一时期的孩子来说，这种程度的运动对健康是有益的。

3～7岁阶段

这个时期的孩子大都好动，反而不太爱吃饭，父母即便着急，也不能强迫孩子进食。一定要给孩子一个开心、愉快的氛围，让其保持愉快的进餐心情。另外，这一时期的孩子对零食的兴趣远远胜过正餐，父母一定要严格控制孩子吃零食，最关键的是父母自己要做到少吃或不吃零食，大人不买，孩子自然就吃不到。

当然，这段时期父母应该适当培养孩子的运动兴趣，比如可以带孩子去学习游泳，教孩子骑儿童自行车等。总之，在孩子年龄和身体状况都能接受的范围内，父母可以积极鼓励孩子参加体育运动。当然，安全问题也是必须考量的。

7～13岁阶段

这个时期，孩子正是长个的时候，父母一定要注意让孩子合理地饮食、适时地运动。

一般来说，一些含钙量高的食物如鱼、菠菜、牛奶、乳制品等食物，对孩子的生长发育是有益的。孩子的饮食一定要均衡，不能过多摄取肉食，要合理搭配蔬菜。过多摄取肉食会使孩子变得肥胖，给骨关节带来过大的压力，不仅运动起来不方便，也可能使孩子的性激素分泌时间提前，影响孩子正常生长。

运动不但能带给孩子强健的体魄、增强孩子的智力，而且能产生大量的成长激素，促进孩子的身高增长。所以，父母不能为了学习等原因剥夺孩子锻炼、玩耍的时间。

总而言之，孩子在不同的年龄段都有其自身对于饮食与运动的需求，父母在掌握好正确比例的情况下，一定可以让孩子健康茁壮地成长。

父母要重视孩子的早期心理教育

健康分为生理健康和心理健康两个方面，13岁以下的孩子缺乏自理能力，孩子的健康几乎完全掌握在父母手里，所以父母不但要注重孩子的身体，还要关心其心理健康。研究发现，一个人长大后所选择的道路与其小时候所受的教育有密切的关系。

家庭教育是大多数人的首要教育，人生的很大一部分是在家庭中度过的，家庭因素对孩子的影响是其他因素所不可比拟的，它对孩子个性的塑造、心理的发展和能力的形成起着关键的作用。

让孩子生活在一个拥有良好氛围的家庭里，无论是在身体上还是在心理上，都能让孩子拥有健康。此外，培养孩子与父母之间的感情很重要，最简单、最直接、最自然的感情联系就是父母与宝宝面对面的活动，足够的情感互动是宝宝智力、道德观以及自我评价的源泉，也是宝宝向更高层次智力迈进的本钱。

比起亲子班、提升宝宝智力的教学软件、教育性的玩具等亲子互动方式，父母与宝宝自然愉悦地相处，让宝宝快乐地感受爱的效果要好得多。你会发现，哪怕与宝宝的互动再简单，他都会对你微笑，向你传达有关他的信息：他能理解你说话的节奏（认知力、智力）；能协调自己的身体以寻找你（动作发展）；可以通过观察认出你（视觉空间、辨识能力）。

孩子小时候拥有了健康，也就为一生的健康打下了基础。

父母是孩子的第一任教师，孩子的身心都掌握在父母手里。所以身为父母，一定要用正确的教育方法和喂养方法来保证孩子健康成长。

第二节　做懂医的好父母——中医教给父母的育儿智慧

做一个懂医的父母，预防幼儿疾病于未然

父母是孩子最亲近的人，孩子有没有生病，父母应该是最清楚的。可是，很多时候，如果孩子出现什么小症状，比如感冒发烧、咳嗽、腹泻等，父母及全家人都会紧张不已，一下子慌了手脚、乱了方寸，急急忙忙带着孩子去医院，可在医生那里得到的答案往往是孩子没什么大问题，只是很平常的小毛病，根本用不着全家人劳师动众地跑医院。

其实，遇到此类情况，父母先不要紧张，可以先看看孩子的问题出在哪里，然后再视情况考虑需不需要带孩子去医院。

当然，父母要想做到这一点并不容易，先决条件是必须懂医，不懂医的话，就预料不到孩子身体可能存在什么问题，或者孩子身上的小问题会不会发展成大问题，而只能慌慌张张地带着孩子不断地跑医院。既折腾孩子，父母也会受到生理和心理上的双重煎熬。

孩子之所以生病，很大一部分原因在于家长缺乏最基本的医学常识，根本不懂医，所以在孩子发病的早期疏忽了。事实上，孩子的五官表情、大便的颜色以及腹痛、腹泻等症状，都在提醒父母孩子生病了，可是，很多家长根本不明白这些表征是什么意思，又或者根本就没有注意到这些，也就更谈不上帮助孩子采取正确的处理措施了。

因此，各位家长一定要掌握一些医学知识，并且要活学活用，

举一反三，否则家长不懂医，孩子生病了就只能乱投医，这样很容易贻误孩子的病情。

望、看、察，全方位掌握孩子的身体状况

有病就要早治疗，这一点是大家公认的，可是早治疗的前提是早发现。怎么才能做到早发现呢？如何提前发现孩子身体的异常呢？方法其实也很简单，家长们只要平时注意观察孩子就可以了，比如说，发现孩子拉肚子，那么就要看看孩子的大便是不是呈水样，有没有黏液、泡沫、奶瓣、血丝等，由此来判断孩子腹泻到底是消化不良引起的，还是着凉或感染了痢疾引起的。

如果孩子大便呈水样，可能是着凉了，吃些热的食物，把寒气散掉，大便就会正常；大便里有奶瓣，那是消化不良造成的，给他吃点儿助消化的药就可以了；如果孩子患了痢疾，除了马上送医院及时治疗外，父母还得仔细回想一下自己在喂奶期间有没有吃过什么寒凉、不易消化及不洁的东西。如果真的有上述问题，应及时地做出调整或就医。

中医认为，"病在内，必形之于外"，孩子可能说不出来自己到底哪里不舒服，但是疾病会"写"在孩子的脸上，所以，各位家长可以通过观察孩子的五官、面色，辨别孩子是不是生了病。

有些年轻的家长可能觉得要做到这样很不容易，其实要掌握这些基本的中医知识也不难，只要细心加用心，多涉猎中医养生书籍，你绝对会发现那比把脉要容易得多。大家都知道，中医把脉知病不是一天两天就能练就的技能，中医大师们大多有着多年的临床实践经验，加上长期的摸索研究，才有了分清脉的数、沉、迟、滑、涩的本事，但通过观察孩子的异常状况判断疾病就不一样了，很直观，也很简单，什么样的症状代表孩子有什么样的疾病，一目了然，所以各位家长只要用心学习，一定能掌握这一方法。

孩子生病后就用中医"君臣佐使"调治法

什么是"君臣佐使"？它是中医开方的方法，中医看病开方讲究君臣佐使，比如说麻黄汤，麻黄为君药，能发汗；杏仁为臣药，可止咳；桂枝辅佐，以通经络；甘草为使药，在于调和诸药。在生活中，各位家长在养育孩子的时候，也可以遵循此原理，相信对孩子的健康会大有益处。

中医认为，食疗为君药，外敷治病为臣药，经络按摩为佐药，使药则是父母对孩子的疏导、调节和安慰。所以，一旦孩子生病了，父母先不要急着给他吃药，而应选择用食疗的方法帮助孩子调理，毕竟食物不像药物有毒性，可能会伤了孩子。给孩子食疗的时候，有一点是关键的，那就是要先了解该给孩子吃什么，而且吃的时间要掌握分寸，还要明白什么时候给孩子吃什么最有效果。

臣药就是通过外治的方法给孩子治病。比如说在肚脐和涌泉穴等处外敷药物，治病的效果都很不错。

被视为佐药的经络按摩，对于治疗一些疾病有很好的辅助治疗效果，而且某些慢性疾病需要用按摩来进行调理。在给孩子按摩的过程中，也能增进父母和孩子之间的感情，让孩子感受到父母对自己的爱护。

除此之外，当年幼的孩子生病时，父母应该陪伴着孩子，疏导、调节和安慰孩子，从而使孩子不会对疾病抱持恐惧心理。这就和中药里的使药一样，看起来作用不大，但是也影响着孩子的身体健康。

父母为孩子治病须遵循的原则

张景岳在《景岳全书·药饵之误》中说："小儿气血未充，一生盛衰之基，全在幼时，此饮食之宜调，而药饵尤当慎也。"这句话是什么意思呢？其实很简单，就是说孩子气血未充，生长发育还不成熟，相对于成人来说较弱，给孩子用药的时候一定要小心谨慎。就像我们常说的"是药三分毒"，药物对成人况且如此，更别说稚嫩的小孩子了。

天底下没有哪个父母不爱自己的孩子，如今都是独生子女，孩子就更是父母的心肝宝贝了。但由于免疫力不强，抵抗力也弱，小孩子很容易生病，孩子一生病，父母就会很紧张。有的父母只要发现孩子稍微有点儿毛病，就立即带孩子去看医生。看的次数多了，自己也就积累了经验，于是在家中为孩子备上小药箱，里面装满了医生平时给孩子开的药，一旦孩子出现症状，父母就照葫芦画瓢，自作主张给孩子吃药。结果孩子的病情是稳定了，可是身体却常常出现不良反应。

父母养育孩子就像是栽培一盆植物，想让植物长势好，尽快开花、结果，就得在养育的过程中尽心、尽力地去了解它的习性，知道它是喜水还是喜旱，知道天冷了要把它搬到屋里，天热了要把它拿出去晒晒太阳，平常该浇水该施肥时绝对不能大意马虎。给孩子治病就像给植物除害虫，比如早期的植物可能会生油虫，这就像孩子缺水就可能患上扁桃体炎一样。孩子患上扁桃体炎时，有的家长很紧张，看孩子那么痛苦就让其服用大量的抗生素来消炎。这样做是不对的，要知道有经验的花农不会用农药除油虫，只要浇点儿水，油虫就淹死了。所以，当孩子患上扁桃体炎时，父母就要多给孩子喝水，这样就能帮助孩子缓解病情。

父母在给孩子治病时，不要理所当然地选择药物治疗，因为药物对孩子的身体也是有伤害的，所以，我们建议各位家长孩子生病时须遵守三个原则，即能用食疗治好的就不打针吃药；能用外敷、按摩来解决的，也不打针吃药；非得要吃药时，也要严格控制药的用量。

中医养子法则

刘锡在《活幼便览》一书中就提到养孩子的黄金法则，即"吃热、吃软、吃少则不病，吃冷、吃硬、吃多则多病。忍三分寒，吃七分饱，频揉肚脐，一要背暖，二要肚暖，三要足暖，四要头凉，五要心胸凉。"具体介绍如下：

1. 吃热、吃软、吃少则不病，吃冷、吃硬、吃多则多病

给稚嫩的孩子喝太多冷的饮料，就仿佛给孩子的脾胃迎头浇了一大盆冷水，孩子的脾胃自然会生寒；让孩子吃干硬的食物，就仿佛让孩子吃了一些坚硬的石头，其脾胃会受不了；让孩子吃得太多，就仿佛是对孩子的脾胃施虐，孩子很容易消化不良。时间长了，孩子的脾胃就虚了，身体自然也就垮了下来。

所以，为了孩子的健康，各位家长应该给孩子少吃一点儿，吃软一点儿、热一点儿的食物，这样不仅有利于孩子的脾胃吸收，还有助于消化，可谓是一举两得。

2. 忍三分寒，吃七分饱

"忍三分寒"的意思是说，不要刻意给孩子穿太多衣服，给孩子吃饭也不要吃太多，七分饱就行了。可是，孩子并不一定能够表达自己是冷还是暖，父母该怎样帮孩子区分呢？其实很简单，家长都知道自己是冷是暖，大可按照自己的标准给孩子穿衣服就行了。

但是，家长们都觉得孩子比较小，应该会比自己怕冷，得给孩子多穿一点儿，因此总是给孩子里三层外三层地裹得严严实实，结果弄得孩子不是脾生火，就是肺有热。这些都是给孩子穿衣服太多惹的祸。

至于"吃七分饱"意思是说，在孩子吃得差不多的时候，不

要诱导或强迫孩子多吃饭，平时注意搭配着给孩子吃，荤素皆有，避免孩子偏食就可以了。否则孩子吃太饱会伤脾胃，甚至会导致消化不良或是恶心呕吐等。

3. 做好保暖工作

父母应帮助孩子保暖，尤其是肚子、四肢以及后背部位要保暖，因为这些部位很容易受到风寒、湿邪等的侵袭。父母最好给孩子准备一件小背心。

4. 饭后 1 小时帮孩子轻揉肚子

轻轻地帮孩子揉肚子是帮助孩子健脾消食的一种好办法。不过，这里要特别提醒各位家长，不要在孩子刚吃饱的时候帮他揉，而要等饭后 1 小时左右再给孩子揉。此时，孩子所吃的东西已经到了肠道里面，你帮孩子揉肚子，有助于其消化吸收，也可调节孩子的大小便。不过，在揉肚子时，一定要按顺时针方向揉，动作要轻，每次揉 3 ~ 5 分钟就行了。

第三节　先天体质决定孩子的一生

孩子体质不同，容易生的病也不相同

孩子的体质阴阳强弱与患病情况有很大关系。《医宗金鉴·订正伤寒论注》中说："人之形有厚薄，气有盛衰，脏有寒热，所受之邪，每从其人之脏气而化，故生病各异也。是以或从虚化，或从实化，或从寒化，或从热化……物盛从化，理固然也。"这段话是说人的形体有胖瘦、体质有强弱、脏腑有偏寒偏热的不同，所受的病邪，也都根据每人的体质、脏腑之寒热而各不相同。或成为虚证，或成为实证，或成为寒证，或成为热证。就好比水与火，水多了火就会灭，火盛了则水就会干枯，事物总是根据充足一方的转化而变化。总之，体质的特殊性，不仅决定对某些病邪或疾病的易感性，而且也决定疾病的发展过程。

一般来说，孩子的体质可以分为下面几种类型：

（1）阴虚阳盛体质。多形体偏瘦，底气较足，双目有神采，虽进食不多，却能胜任劳作。患病多为热性，常易有火，治疗需用滋阴清火药物。但也不可完全拘泥，损伤养气者，宜先抚阳，而后滋阴。

（2）阴阳俱盛体质。除上面所述阳旺表现外，还应兼身体丰满，肌肉厚实，皮肤略粗，进食偏多。平时很少生病，若患病常常较重，由于病邪积累已经深入，治疗需用重药，而且寒热之药俱能接受。

（3）阴盛阳虚体质。形体丰满，肤色较白，皮肤娇嫩，肌肉松弛，进食虽多，易变化为痰涎。如果目有神采，尚且无妨；如

目无神采，就要注意了，有的未到中年，即得中风之病。患病虽呈热象，用药却不可过寒，以防更伤其阳。

（4）阴阳俱弱体质。有上述阳虚症状，还兼有形体偏瘦，饮食不多。倘目有神采，耳郭肉厚端正，为先天禀赋较强，头脑聪明；若目无神采，则表明脑筋混沌，身体糟糕。凡阴阳俱弱体质，虽病患多，却不太重，服药也不能耐受大补、大泻、大寒、大热之药，只适宜平和之药，缓慢调养。

由上述内容我们可以看出，不同体质的孩子所易患的病症是不一样的，各位家长一定要仔细区分自己孩子的体质，从而在其患病时，辨证施药。

孩子的体质受先天、后天因素共同制约

薯条、麻辣烫、羊肉串……这些食物在某些人口中是美味佳肴，可对一些孩子来说却如同"砒霜"，会给身体带来诸多不适。《伤寒赋》中也有这样的记载："桂枝下咽，阳盛则毙。承气入胃，阴盛则亡。"意思是说阳盛之人如果误服了桂枝这样的热药，就有可能造成危险；而阴盛之人如果误服了大承气这样的寒药，也可能导致恶果出现。

同样的食物或药材为什么会给某些孩子带来很坏的影响呢？追根溯源是因为孩子的体质有差异。那么，到底什么是"体质"呢？所谓"体质"，就是指机体素质，是指人体秉承先天（指父母）遗传、受后天多种因素影响，所形成的与自然、社会环境相适应的功能和形态上相对稳定的固有特性。它反映机体内阴阳运动形式的特殊性，这种特殊性由脏腑盛衰所决定，并以气血为基础。

那么孩子的体质到底受什么因素的影响和制约呢？孩子体质的形成是机体内外环境多种复杂因素共同作用的结果，主要关系到先

天因素和后天因素两个方面，并与性别、年龄、地理等因素有关。

1. 先天因素

在体质形成过程中，先天因素起着决定性的作用。先天因素，又称禀赋，是指小儿出生以前在母体内所禀受的一切特征。中医学所说的先天因素，既包括父母双方所赋予的遗传性，又包括子代在母体内发育过程中的营养状态，以及母体在此期间所给予的种种影响。同时，父方的元气盛衰、营养状况、生活方式、精神因素等都直接影响着"父精"的质量，从而也会影响到子代禀赋的强弱。

但是，先天因素、遗传性状只对体质的发展提供了可能性，而体质强弱的现实性，则有赖于后天环境、营养和身体锻炼等。

2. 后天因素

人的体质在一生中并非是一成不变的，而是在后天各种因素的影响下变化着的。良好的生活环境，合理的饮食、起居，稳定的心理情绪，可以增强体质，促进身心健康。反之则会使体质衰弱，甚至导致疾病。后天的改善可以弥补先天禀赋之不足，从而达到以后天养先天、使弱者变强而强者更强的目的。具体而言，影响孩子体质的后天因素主要有以下几种：

（1）饮食营养。饮食营养是决定体质强弱的重要因素。合理的膳食结构，科学的饮食习惯，保持适当的营养水平，对维护和增强体质有很大影响。长期营养不良或营养不当，以及偏食等都会影响体质，乃至引起疾病。《黄帝内经》中曾多次谈到饮食偏嗜对机体的危害，诸如"肥者令人内热，甘者令人中满"，"膏粱之变，足生大丁"，以及五味偏嗜会引起人体脏气偏盛、偏衰而产生病变等。

（2）劳动和运动。一般来说，适当的体力劳动或运动，比如做点儿家务活、打羽毛球等，对孩子体质的增强有积极的作用。

但是，不可过于繁重，否则孩子精神情绪经常处于紧张状态，将会对其体质产生不利影响。反之，孩子过度安逸又可使机体气血运行迟缓，气机阻滞，脏腑功能减弱，正气不足，而致虚弱多病。因此孩子应当有劳有逸，劳逸适度。

（3）年龄。年龄也是影响体质的重要因素之一。人体的结构、机能与代谢会随着年龄的增长而发生规律性的变化。

（4）性别。男为阳，女为阴。男性多禀阳刚之气，体魄健壮魁梧，女性多具阴柔之质，体形小巧苗条。所以，孩子的性别不同，体质也会有所差异。

除此之外，影响孩子体质的还有地理环境和心理等因素，这部分内容我们会在后面的章节专门讲解。

一方水土养一方人，环境造成孩子体质的差异

中国人的饮食习惯大致分为"南甜、北咸、东辣、西酸"，造成不同地区的人口味不同的原因是什么呢？这与气候和环境有关。各地气候不同，人们只有调整日常饮食中来应对不利于身体健康的气候。如，广东人的靓汤很出名，因为广东有夏无冬，一年四季人们就像常绿植物一样，只有补充足够的营养，才能维持生命的平衡。事实上，这正是由于不同的环境造成了不同的体质。

所谓"一方水土产一方物，一方水土养一方人"，你的孩子在什么地方住着，就应该给他吃什么地方的食物，按照这个地方的环境和气候去调养孩子的身体，才能使孩子达到体质的平衡。我们都知道，四川、湖南一带的大人小孩都爱吃辣椒，那么他们为什么爱吃辣呢？其实这跟他们的生活环境有很大关系。四川、湖南一带多雨，气候比较潮湿，而寒、湿属于"六淫"（风、寒、暑、湿、燥、火），是致病的一个因素，所以得想办法把体内的寒湿排出来。辣椒味辛性热，能除寒湿、逐冷痹，为了适应多寒多

湿的自然环境，身体就会产生一种祛寒湿的欲望，所以这些地方的人就爱吃辣椒。而北方气候寒冷，降水少，比较干燥，所以北方人就不像南方人那样爱吃辣，而且也不能吃太多的辣椒，否则就会上火长痘。虽然是这样，但是很多大人小孩还是没有辣椒吃不下饭，一般有两个原因：一是人的脾胃功能越来越弱了，对味道的感觉越来越弱，所以要用味道厚重的东西帮助自己调元气上来，来帮助运化；另外一个原因就是现在人压力太大，心情太郁闷，因为味道厚重的东西有通窜力，而吃辣椒就能让人心里的抑郁减轻一些。这也给父母们提了个醒，如果说你的孩子特别想吃味道浓厚的东西，就说明他的身体虚了。

另外，每个地区因气候、地理位置的不同会长出不同的作物，最明显的就是炎热之地多盛产寒性的水果，如香蕉、甘蔗等，而寒冷地区多生长洋葱、大蒜、大葱等性平温的食物，这些是完全适合孩子身体的东西，我们的孩子就要接受自然界给予的这份礼物，因时、因地的选择食物，这样才能不生病或者少生病。

孩子的体质影响疾病的发生与发展

不知道各位父母有没有注意到，在同样的环境和条件下，猝然遇到外邪，有的孩子生病，有的孩子则不生病，这是为什么呢？《黄帝内经》认为，这种现象与体质的强弱有关。在《灵枢·寿夭刚柔》中曾讲道："人之生也，有刚有柔，有弱有强，有短有长，有阴有阳。"意思是说，人生在世，由于各人禀赋不同，性格有刚强、柔弱之分，体质有强壮、瘦弱之别，身形有长、短之分，体质及生理功能有偏阴、偏阳之别。

体质对疾病发生的根本影响有两个方面，一是影响疾病是否发生，二是影响所发生疾病的性质（证候）。因为体质是机体固有的一种特性，它在发病前就已存在，在所发生的疾病中体质的影响就像影子一样时刻跟随着疾病，并渗透在整个患病过程中。

　　一般来说，体质强健的孩子是不易发生疾病的。但是，这种"强健"总是相对的。因为真正完美无缺的体质几乎是不存在的，即使是所谓"阴阳平和"体质，也是相对的，而不是绝对的。作为一个正常的孩子，最好的体质也只能做到少病而不是无病。所谓"少病"，就是说在大多数情形下可以不生病。不同的孩子将因其体质类型的不同，在特定条件下发病。这样，就形成了不同体质类型对不同疾病的易感性的差异。阴虚或偏热体质的孩子易受温热之邪而生阳热病证，阳虚或偏寒体质的孩子易受寒湿之邪而生阴寒病证，等等。伤寒与温病是两类性质不同的疾病，其实就是不同的体质类型对环境因素所作出的不同反应。

　　不同的孩子，虽然受同一病邪，也可能发生不同性质的疾病，这也是由其体质类型所决定的。为了说明不同体质类型对所发生疾病的性质的影响，中医学提出了一个"质化"（或称"从化"）的理论。名医章虚谷在《外感温热篇》注中说："六气之邪，有阴阳不同，其伤人也，又随人身之阴阳强弱变化而为病。"意思是说，不管感受何种病邪，都有一个随着体质偏倾的性质而转化的趋向。这样一来，体质因素实际上就成了证候形成的因素之一。

　　从一般意义上说，疾病的发展有好和坏两种不同倾向，也是由体质因素所决定的。体质相对较强者，正气能够胜邪，疾病将逐步好转痊愈；体质相对较弱者，正气不能胜邪，邪气若乘势深入，疾病将变得复杂难治，预后不佳。也就是说，在疾病的走向上，体质牵着疾病的鼻子走。

　　疾病的发展可有不同的方向，中医学叙述这一过程的理论就是关于"传变"的学说。人体有五脏六腑、十二经脉等不同组织器官，传变的一般规律是病邪向相对虚弱的部位转移，并形成新的疾病状态。这样，不同的体质类型（如脾虚质、肾虚质等），在初病相同的情形下可有不同的传变形式。虽然传变也有"善恶"之分，但一般以未传状态为单纯性疾病，视为易治。所以，在临床"既病防变"的过程中，必须首先掌握的重要信息就是病人的体质。《金匮要略》和《难经》都曾说过，肝病可以传脾，应预先采取防范措施，也就是补脾；但是对于脾气旺盛的病人，就不需要补了，这便是"四季脾旺不受邪，即勿补之"的理论依据。

帮孩子养体质

很多人都觉得，中医养生理论用在孩子身上听起来似乎太深奥了。其实，中医养生理论在几千年文化的传承过程中，已经深深地融入每个中国人的血液和骨髓里，所以对于孩子来说，它也是可靠有效的。

之所以这么说，是因为我们从小到大祖祖辈辈的生活都受到中医养生理论的影响。比如很多人都知道春天多吃荠菜和香椿芽对身体好，为什么呢？按照中医的观点，阳气乃生命之本，春季正是阳气生发的季节，而荠菜性平温补，能养阳气，又是在春季生长，符合春天的生发之机，所以春天吃荠菜对身体就比较好。另外，中医理论中，凡是向上的、生发的东西都是阳性的，而香椿芽长在椿树的枝头，又在早春季节就开始生长，这表明它自身有很强的生长力，代表着蓬勃向上的一种状态，也能激发身体中阳气的生发。可见，我们祖辈传承下来的一些生活习惯中都暗含着中医养生的精妙。因此，父母不要把帮助孩子养生的事想得太复杂，本于生活，做好生活调节，就是孩子最好的养生方式，同时也是孩子体质养生的重要指导思想。

那么，从孩子体质养生的角度，父母在生活调节方面需要注意些什么呢？概括起来很简单，有以下三点：

1. 要注意"治未病"

《黄帝内经》中有一句话:"是故圣人不治已病治未病,不治已乱治未乱,此之谓也。大病已成而后药之,乱已成而后治之,譬犹渴而穿井,斗而铸锥,不亦晚乎!"意思是说,聪明的人不会生病了才想着去治疗,而是未雨绸缪,预防在先,防病于未然,这在中医上叫作"治未病"。

"治未病"是孩子体质养生的理论精髓,就是当孩子疾病尚未发生时,父母能提前预测到疾病的发展趋势,并采取相应的防治方法,提高孩子的自愈能力,以杜绝或减少疾病的发生。比如春季万物萌生,细菌、病毒等致病微生物也相应活跃,感冒之类的疾病就有可能流行开来,所以中医提出"正月葱、二月韭"的饮食,以提高孩子的抗病能力。夏季天气炎热,中暑发生的可能性相对就大,中医就强调"饮食清淡""夜卧早起,无厌于日"的养生方案,减少中暑发生。秋季气候干燥,肺部疾病的发病率相对较高,所以,中医强调秋季以"养肺除燥"为主,多吃梨以生津解渴。冬季要保护好孩子体内的阳气,注意保暖,早卧晚起,好好休息等。

2. 要顺应自身体质,合理生活

由于每个孩子的先天身体条件、生活环境、饮食习惯、作息规律等因素各不相同,所以每个孩子的体质都不相同,在防病治病的过程就要采取不同的措施。因此,每一个父母都要首先知道自己孩子的体质,然后进行相应的生活调适。比如,阳虚的孩子,就要在日常生活中补一补阳,而不要等到生病之后再去吃大量的药物,这对身体的损害是很大的。

3. 要注重"心神合一",以神养身

《黄帝内经》指出:"恬淡虚无,真气从之,精神内守,病安从

来。"也就是说要学会掌控自己的身体和欲望。虽然说，人之初，性本善，但是孩子在成长过程中会不可否认地出现贪婪和欲望，所谓欲望无止境，如果不懂得节制，迟早会被埋葬在欲望之火中。所以，让孩子掌控自己的身体和欲望才是健康的不二法门。在日常生活中，父母一定要注意帮助孩子调"神"，比如培养孩子养花、旅游等良好的业余爱好，这样一来，对于孩子体质很有帮助。

除此之外，父母在日常生活中要注意调节孩子的生活习惯，如卫生习惯、合理运动习惯等，这些在之后的章节我们会详加论述，这里不再赘述。

为孩子按摩腹部、捏脊，可有效增强孩子体质

一个孩子容不容易生病、身体状况如何，是由体质决定的。孩子的体质分先天和后天两种，先天的体质是父母赋予的，无法改变，但后天体质却是父母可以帮其掌握和调节的。

《黄帝内经》里说："脾胃是后天之本。"补益脾胃是改善体质的关键和前提，除了饮食外，按摩腹部和捏脊也有助于增强脾胃功能。

唐代著名医学家孙思邈在其巨著《千金要方》中说："摩腹数百遍，可以无百病。"摩腹，实际上就是对肚脐的一种按摩。肚脐附近的丹田，是人体的发动机，是一身元气之本。父母经常帮助孩子按摩肚脐，能刺激肝肾之经气，达到祛病的目的。具体方法如下：

每次孩子进食以后一小时开始帮其按摩腹部，顺时针进行，注意力度一定要轻柔，稍微带动皮肤就可以了，速度不要太快，每分钟30圈就可以了。如果孩子腹泻，那么就要改变摩腹的方向，做逆时针方向的按摩。

《黄帝内经》里说："督脉是诸阳之会。"人体阳气借此宣发，督脉是元气的通道。我们常说"挺直脊梁"，就是因为那里最展现

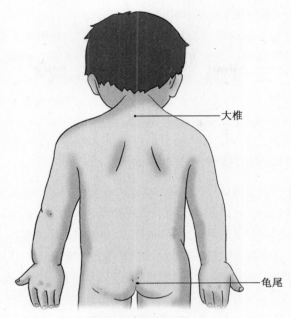

大椎

龟尾

龟尾穴和大椎穴的位置

人的精气神，所以，打通督脉，可以增强孩子的体质，祛除许多疾病。怎么打通呢？捏脊就是一种既简便效果又好的方法。捏脊能很好地调节脏腑的生理功能，特别是对胃肠功能有很好的调节作用，可提高孩子身体的抵抗力。具体操作方法如下：

孩子取俯卧位，父母用双手的拇指、食指和中指指腹，捏起孩子脊柱上面的皮肤，然后轻轻提起，从龟尾穴开始，边捻动边向上走，至大椎穴止。从下向上单方向进行，一般捏 3 ~ 5 遍，以孩子皮肤微微发红为限。

父母在给孩子捏脊时，一定要注意以下几点：

（1）应沿直线捏，不要歪斜。

（2）捏拿肌肤松紧要适宜。

（3）应避免肌肤从手指间滑脱。

打通督脉还有一个方法就是"暖脊功"，这其实是瑜伽的功法，这里借用一下。方法很简单，就是让孩子抱成团，在地上"打滚"。不是真的滚，而是脊椎受力，以头臀为两头，像小船似的两边摇。另外，此功法须让孩子在地板上做效果才好（但要有限度），在床上，特别是床垫上则没什么效果。

测一测，你的孩子属于哪种体质

中医很重视体质，父母准备的任何食疗方如果没有依照孩子的体质进行，就可能导致虚不受补或其他情况，反而会越补越糟糕。不同的孩子，其身体素质有很大的差别，在考虑养生方案的时候，就应当根据其不同体质的特殊需要"辨体施养"，选择与体质相适应的方法来调养，这样便可恢复身体的健康。

2009年4月9日，《中医体质分类与判定》标准正式发布，该标准是我国第一部指导和规范中医体质研究及应用的文件，旨在为体质辨识，与中医体质相关疾病的防治、养生保健、健康管理提供依据，使体质分类科学化、规范化。

该标准将体质分为平和质、气虚质、阳虚质、阴虚质、痰湿质、湿热质、血瘀质、气郁质、特禀质九个类型，其具体表现如下。

1.平和体质

总体特征：阴阳气血调和，以体态适中、面色红润、精力充沛等为主要特征。

形体特征：体形匀称健壮。

常见表现：面色、肤色润泽，头发多有光泽，目光有神，鼻色明润，嗅觉通利，唇色红润，精力充沛，不易疲劳，耐受寒热，睡眠良好，胃纳佳，二便正常，舌色淡红、苔薄白，脉和缓有力。

心理特征：性格随和开朗。

发病倾向：平素患病较少。

对外界环境适应能力：对自然环境和社会环境适应能力较强。

2. 气虚体质

总体特征：元气不足，以疲乏、气短、自汗等表现为主要特征。

形体特征：肌肉松软不实。

常见表现：平素语音低弱，气短懒言，容易疲乏，精神不振，易出汗，舌淡红，舌边有齿痕，脉弱。

心理特征：性格内向，不喜冒险。

发病倾向：易患感冒、内脏下垂等病；病后康复缓慢。

对外界环境适应能力：不耐受风、寒、暑、湿邪。

3. 阳虚体质

总体特征：阳气不足，以畏寒怕冷、手足不温等表现为主要特征。

形体特征：肌肉松软不实。

常见表现：平素畏冷，手足不温，喜热饮食，精神不振，舌淡胖嫩，脉沉迟。

心理特征：性格多沉静、内向。

发病倾向：易患痰饮、肿胀、泄泻等病；感邪易从寒化。

对外界环境适应能力：耐夏不耐冬；易感风、寒、湿邪。

4. 阴虚体质

总体特征：阴液亏少，以口燥咽干、手足心热等表现为主要特征。

形体特征：体形偏瘦。

常见表现：手足心热，口燥咽干，鼻微干，喜冷饮，大便干燥，舌红少津，脉细数。

心理特征：性情急躁，外向好动，活泼。

发病倾向：易患虚劳、失精、不寐等病；感邪易从热化。

对外界环境适应能力：耐冬不耐夏；不耐受暑、燥邪。

5. 痰湿体质

总体特征：痰湿凝聚，以形体肥胖、腹部肥满、口黏苔腻等表现为主要特征。

形体特征：体形肥胖，腹部肥满松软。

常见表现：面部皮肤油脂较多，多汗且黏，胸闷，痰多，口黏腻或甜，喜食肥甘甜黏，舌苔腻，脉滑。

心理特征：性格偏温和、稳重，多善于忍耐。

发病倾向：易患消渴、中风、胸痹等病。

对外界环境适应能力：对梅雨季节及湿重环境适应能力差。

6. 湿热体质

总体特征：湿热内蕴，以面垢油光、口苦、舌苔黄腻等表现为主要特征。

形体特征：形体中等或偏瘦。

常见表现：面垢油光，易生痤疮，口苦口干，身重困倦，大便黏滞不畅或燥结，小便短黄，男性易阴囊潮湿，女性易带下增多，舌质偏红、苔黄腻，脉滑数。

心理特征：容易心烦急躁。

发病倾向：易患疮疖、黄疸、热淋等病。

对外界环境适应能力：对夏末秋初湿热气候，湿重或气温偏高环境较难适应。

7.血瘀体质

总体特征：血行不畅，以肤色晦暗、舌质紫暗等表现为主要特征。

形体特征：胖瘦均见。

常见表现：肤色晦暗，色素沉着，容易出现瘀斑，口唇暗淡，舌暗或有瘀点，舌下络脉紫暗或增粗，脉涩。

心理特征：易烦，健忘。

发病倾向：易患症瘕血证等。

对外界环境适应能力：不耐受寒邪。

8.气郁体质

总体特征：气机郁滞，以神情抑郁、忧虑脆弱等表现为主要特征。

形体特征：形体瘦者为多。

常见表现：神情抑郁，情感脆弱，烦闷不乐，舌淡红、苔薄白，脉弦。

心理特征：性格内向不稳定，敏感多虑。

发病倾向：易患脏燥、梅核气、百合病及郁证等。

对外界环境适应能力：对精神刺激适应能力较差；不适应阴雨天气。

9.特禀体质

总体特征：先天失常，以生理缺陷、过敏反应等为主要特征。

形体特征：过敏体质者一般无特殊的体形；畸形或有生理缺陷。

常见表现：过敏体质者常见哮喘、风团、咽痒、鼻塞、喷嚏等；患遗传性疾病者有垂直遗传、先天性、家族性特征；患胎传性疾病者具有母体影响胎儿个体生长发育及相关疾病特征。

心理特征：随禀质不同情况各异。

发病倾向：过敏体质者易患哮喘、荨麻疹、花粉过敏及药物过敏等；遗传性疾病如血友病、小儿唐氏综合征等；胎传性疾病如五迟（立迟、行迟、发迟、齿迟和语迟）、五软（头软、项软、手足软、肌肉软、口软）、解颅、胎惊等。

对外界环境适应能力：适应能力差，如过敏体质者遇过敏源易引发宿疾。

根据以上九大类型体质的表现特征，你可以测一测，你的孩子是属于哪种体质，这样才可以为孩子制订相匹配的养生保健方案。

第二章

阴阳协调是孩子的健康根基

第一节　阴阳是个总纲，寒热左右孩子健康

孩子健康不健康，寒热来主张

人的身体内有两种能量：一为阴，一为阳。阴阳这两种能量必须平衡，身体才会健康。一个人如果身体内阴的能量多了，他就会感到寒冷；如果阳的能量多了，他就会感到燥热。《黄帝内经》说："阳盛则热，阴盛则寒。"所以，调阴阳先要从寒热开始，寒热平衡了，阴阳也就平衡了。

不健康的孩子身体存在两种状态：一为寒，一为热。但值得注意的是，寒的状态和热的状态并不是静止不动的，它们时刻都在变化，寒热变化最突出的表现莫过于感冒。

感冒都是由温度变化引起的人体机能障碍，每个人的每次感冒，都会经历一周左右的时间。孩子也不例外。

首先，感冒第一时间是给身体造成了一定的抑制状态，最明显的表现是感觉冷，要裹紧衣服，有的时候还流清鼻涕、打喷嚏，这叫风寒感冒，其实，这只是感冒的最初阶段。为什么说这是身体的一种抑制状态呢？因为这时人体处于一种"不足"的状态中，气血不能供应体表（人感觉冷），无法组织有效的抵抗，因此这是一种"属阴"的状态。

实际上，感冒的初级阶段，有的时候特别短，几个小时或半天就过去了，由于它太短了，所以很多人没有给予足够的关注。但是大家注意，这个阶段实际上十分重要，此时寒邪还没有深入，身体的抵抗机能还有能力迅速将它清除出去，因此一定要抓住这

个时机，抢时间解除抑制状态。

方法其实很简单，任何热性的食物、饮料都可以，甚至一杯热水都管用。因为身体本来是由阴和阳这两种能量来控制的，但现在阴寒的能量开始变得强大起来，它想要独自控制身体。最直接的方法就是用温热的东西来增加身体内阳的能量，使阴阳重归平衡。通常，用大葱的根部也就是葱白，切一下，加几片生姜，在水里稍微熬一下，一开锅就好，不要久熬。

这里需要说明的是，葱白和生姜都是温热的食物，它们进入身体之后，会增加体内阳的能量，阳的能量充足之后，身体就会发热出汗，从而使身体内阴阳的能量重新达到平衡。为什么葱白和生姜不宜久熬呢？因为此时寒气只停留在体表，属于肺经，肺经有寒应该宣，宣的意思就是说向外扩散。什么东西容易扩散呢？轻的东西，比如空气。所以葱白和生姜轻轻一煮，进入身体之后，就像一阵热风，肺上的寒邪很快就无影无踪了。

但如果孩子已经冷得浑身发抖，一点儿汗都没有，那就要用《伤寒论》中的麻黄汤。通常用紫苏叶、葱白等就可以了，直到孩子身上发热，不再觉得冷。最好是能微微出点儿汗，但是不要出大汗，更不要吹风。还有个方法就是把热水袋放在被窝里，放在孩子后背的肺俞穴附近，也就是靠近肺部的脊柱两旁。热水袋要不远不近，以免烫到皮肤，这样让孩子睡觉可以帮助其阳气生发，使体内的抑制状态得到改变。

此时，如果孩子咳嗽，可以选用中成药通宣理肺丸。这个方子里面基本都是温药，可以帮助身体进行抵抗，切记不可以用寒凉的药物。否则，寒邪继续深入，孩子体内的抵抗力开始和外邪展开激烈的斗争，身体就会出现发烧、骨节酸痛等症状，就得送孩子去医院就医了。

身体温暖，孩子气血才会"威风凛凛"

气血掌握着人体的生杀大权，气血流通顺畅，孩子就会保持健康，如果气血出现瘀滞，孩子就会生病。我们知道血在体内的流通是由气来推动的，那么，气又是被谁掌控着呢？答案是，温度。

对于孩子的身体来说，当温度适宜时，血流畅通，孩子会感觉适；当温度降低时，血液流速减慢，出现滞涩、瘀堵，孩子就会感觉冷。所以说，使血液流动起来的动力就是温度，温度可以决定孩子的气血盛衰。

中医对气的解释是，气是由先天之精气、水谷之精气所组成，其中的先天之精气、水谷之精气都能用温度解释。

先天之精气代表人体先天之本的"肾"。肾为人体之阳，就像人体内的一团火，和煦地照耀着全身。对于肾脏，中医里永远只存在着补，从没有泻的说法。只有通过不断地、适度地添加燃料，才能让肾火旺盛，肾气充足。而给人的肾不断补充营养、添加燃料的，就是被称为"后天之本"的脾胃，是脾胃把食物化成了充足的血液，这就是中医里常说的"血为气之母，气为血之帅"。

补气就是补肾、暖肾、保暖、祛寒。气血充足就是身体内血液的量足、肾气足、基础体温偏高、各脏器功能正常、代谢旺盛、血脉畅通；气血两亏就是身体血液的量少质劣、肾气虚、基础体温低、脏器功能低下、代谢缓慢、血脉运行不畅。

在生活中，我们经常说小朋友的"火力很足"，冰天雪地还在外面玩耍，根本不怕冷；而他们的爷爷、奶奶却要围着火炉取暖，这说到底还是肾气的缘故。小孩子肾气足，代谢旺盛，处于生长、发育的状态，所以不会非常怕冷；而老人肾气衰，循环代谢慢，体温就偏低，身体逐渐衰弱。

所以，父母一定要让孩子经常处于温暖的状态，这样他们的气血才能威风凛凛、畅通无阻。

体内寒湿重是孩子健康的最大拦路虎

孩子的身体是纯阳之体，因此无论在什么季节，手脚都应该是温暖的，但现在的很多孩子手脚总是冰凉的，并且舌苔发白，这说明孩子体内寒湿过重。在现代，孩子（其中也包括大人）的许多疾病，都跟体温低、寒湿重有关，从一定意义上讲可以说是：温度决定孩子的健康。

引起孩子体温低、寒湿过重的因素有：经常使用抗生素；喜欢喝冷饮，吃凉的东西；总爱在空调房里，很少出去活动；睡觉时不老实，喜欢蹬被子，胳膊老放在外边；光脚走路……

众多的因素导致孩子体内的寒湿过重，而孩子身体内寒湿重，会影响生长发育，而且常常生病，学习吃力。所以，孩子要想身体健康，就要远离寒湿，温暖身体。

让身体温暖起来的办法有很多：胡萝卜、苹果等属于阳性食物，可榨汁饮用；安步当车，让身体动起来，选择几项适合自己的运动；放弃淋浴，经常泡个热水澡；养成睡前用热水泡脚的好习惯……以上这些方法不仅能让身体暖和起来，而且随着免疫力的提高，人体能克服许多顽疾，因此，我们一定要用温暖把体内的寒湿祛除干净。

体内寒湿重，孩子就容易上火

在古代的医学著作《黄帝内经》里说，寒为热病之因。若寒邪过盛，身体表现出的就是热证、热病。

那么，为什么寒重反而会引起"火"呢？这是因为，身体内的寒重造成的直接后果就是伤肾，引起肾阳不足、肾气虚，造成各脏器功能下降，血液亏虚。肾在中医的五行中属水，水是灌溉、滋润全身的，当我们身体内这个水不足时，如同大地缺水一样，身体就会干燥。脏器也是一样，每个脏器都需要工作、运动，这种运动如果缺少了水的滋润，就易摩擦生热。最典型的是肝脏，肝脏属木，最需要水的浇灌，而一旦缺水，肝燥、肝火就非常明显。如果给肝脏足够的水，让它始终保持湿润的状态，它就不可能干燥，就不会有火。

孩子的头面部是最容易上火的部位。因为肾主骨髓、主脑，肾阳不足、肾气虚时髓海就空虚，远端的头部首先出现缺血，也就是"缺水"了，自然反映出干燥的症状，如眼睛干涩、口干、舌燥、咽干、咽痛等。再加上口腔、咽喉、鼻腔、耳朵又是暴露在空气中的器官，较容易受细菌的感染，当颈部及头面部的血液供应减少后，这里的免疫功能就下降，会出现各种不适，这样患鼻炎、咽炎、牙周炎、扁桃体炎、中耳炎的概率就会增加。又由于没有充足的血液供应，各种炎症很难治愈，就会反复发作，成为各种长期不愈的慢性病，严重影响孩子的身体健康。

经常运动的人都有这样的体会，只要运动开了，出汗了，就会感到身体内的燥热自然消失了，浑身轻松，心情舒畅。这是因为运动后体温明显升高，血液循环加快，出汗在排出寒湿的同时也带走了虚火，疏通经络。因此，我们要想避免上火，在平时就应注意不要贪凉，合理饮食，多运动。

孩子寒气重不重，摸摸手脚就知道

"百病寒为先"，寒气是导致许多疾病发生的关键。那么父母如何来判断孩子的体内有没有寒气呢？这里有个最简单的方法，就是摸摸孩子手脚，感受温度。

传统中医认为，头为诸阳之会，四肢为阳气之末，也就是说人的四肢是阳气灌溉的终点。如果手脚温热，就说明体内阳气比较充足；如果手脚温度不够，甚至有些人常年四肢冰凉，这就说明体内阳气不足，体内有寒气。

医生用手感知出来的手脚的温热程度，一般分为手足不温、手足冰凉和手足厥冷三种程度。手足不温是指手脚的温度比正常温度低，感觉不暖和，这往往是阳气亏虚的先兆，可能有轻微的寒气；手足冰凉则是指手足温度明显降低，摸起来凉凉的，有时还伴有出汗症状，这就说明体内阳气已经明显亏虚，体内寒气很重了；而第三种程度手足厥冷则是指手脚温度极低，甚至有的人会连肘关节、膝关节都是冰凉的，这就是提示体内的阳气已经极度亏虚，寒气过重，往往会直接伴随着疾病的发生。

除了四肢寒冷之外，还有一些孩子手脚心容易发热，总想挨着凉的东西，但他们又特别怕冷，容易出虚汗，这也是体内有寒气的表现。因为体内阳气太虚，不能回纳，就浮散于外，使手脚出现了虚热的假象。

这里要特别说明的是，中医所说的手脚温度是指持续一段时间的温度，而不是指一时的温度状况。例如有些孩子腹疼时也会伴随手脚冰凉，但疼痛缓解后，手脚温度就会恢复正常，这类特殊情况，不是寒气所导致的。

防止寒气入侵孩子身体的五种方法

病自寒来，但父母又很难完全避免寒气入侵孩子的身体，所以要在日常生活中树立正确的观念。这里我给爱子心切的父母们介绍一下防止寒气入侵的几个主要方法。

1. 别让孩子光脚走路

现在很多孩子动不动就肚子痛、拉稀，究其原因，主要和孩子喜欢光脚走路有关。现在大多数家庭铺有木地板、大理石地砖，进门时都要换鞋，但有些孩子没养成习惯，进门把鞋一脱就光着脚走路。中医自古就有"寒从脚下起"的说法，父母要注意让孩子养成进家换鞋的习惯，千万别让其光脚走路，这样可以避免寒气入侵孩子体内。

2.给孩子洗头时不做按摩

有些家长去理发店，觉得洗头时做按摩很舒服，于是回家也学着理发师的样子给孩子干洗按摩：在头发上倒上洗发水，就开始搓揉头发，再按摩头部、颈部。殊不知，按摩使头部的皮肤松弛、毛孔开放，并加速血液循环，而此时头上全是冰凉的化学洗发水，按摩的直接后果就是吸收化学洗发水的时间大大延长，张开的毛孔也使头皮吸收化学洗发水的能力大大增强，同时寒气、湿气也通过大开的毛孔和快速的血液循环进入头部。所以有这种习惯的家长千万要注意，别在洗头时给孩子做按摩。

3.顺天而行，不给孩子吃反季节食物

现在的孩子大都是独生子女，对待家里"独一无二"的宝贝，做父母的往往是宠爱有加，于是，凡孩子爱喝的、爱吃的，家长就不分季节地往家里买。有个7岁的小男孩，在冬天里想吃西瓜，家长二话不说便买了回来，孩子当时是高兴了，可第二天便开始腹泻，捂着肚子喊难受。中医认为，温热为阳，寒凉为阴，只有将食物的温热寒凉因时因地地运用，才能让人体达到阴阳平衡。如果逆天而行，不分季节、区域地让孩子乱吃一通，那么这种"爱"孩子的方式会毁掉孩子的健康。

4.睡觉时给孩子盖好被子

有些孩子睡觉时喜欢把肩膀露在外边，殊不知，这样寒气就很容易从背部入侵。一个6岁的孩子，鼻炎、哮喘总是治不好，

分析原因，原来是他睡觉时肩膀经常露在外面，致使肩膀受凉。肩膀是身体 12 条经络的源头，经常肩膀受凉的孩子身体往往不太好，易感冒、咳嗽，患慢性鼻炎等。所以，父母要在睡觉时给孩子盖好被子，别让孩子的肩膀露出来。如果是婴幼儿，父母可给孩子睡睡袋，既省事，还不会让孩子受凉。

5. 不在冬天带孩子去游泳

有些家长不知道如何维护孩子健康，喜欢在冬天带孩子去游泳。从运动的角度看，游泳能扩张胸部，对胸肺有一些好处，但冬天外界气温低，而游泳时人体温度会升高，毛孔也会随之张开，这时候，大量的水湿、寒气会通过毛孔渗入体内。中医强调天人合一，也就是说人应该顺应自然，该夏天做的事情最好不在冬天做，所以父母最好不要在冬天带孩子去游泳。

姜糖水让孩子的身体快速变暖

父母再怎么小心，也难免让孩子遭遇寒凉，那么，这时候，有没有快速让孩子身体变暖的方法呢？姜糖水是一个不错的办法。

民间有"冬天一碗姜糖汤，祛风祛寒赛仙方"，"冬有生姜，不怕风霜"的说法。生姜性温，其所含的姜辣素，能刺激胃肠黏膜，使消化能力增强，能有效治疗孩子因吃寒凉食物过多而引起的腹胀、腹痛、腹泻、呕吐等。

在五味中，生姜味辛，辛主散，故能发汗、祛风散寒。孩子吃过生姜后，会有发热的感觉，这是因为生姜能使血管扩张、血液流动加速，促使身上的毛孔张开，从毛孔渗出的汗液不但能把多余的热带走，同时还能把病菌放出的毒素、人体内的寒气一同排出体外，所以孩子身体受了寒凉，吃些生姜就能及时散寒。

讲到这里，你也许会问，那直接给孩子吃姜得了，还用糖干什么？生姜有辛辣之味，孩子一般不爱吃，但孩子对甜的东西情有独钟，而红糖性温味甘，有暖胃、祛寒的作用，且红糖中含有大量的矿物质，能加快新陈代谢、促进血液循环，所以与生姜一起熬成姜糖水，孩子爱喝，还能祛寒防病，一举两得。

按摩可以祛除孩子体内寒气

按摩可以帮助孩子舒经活血，从而达到防病、治病的效果，但这其中的原因，恐怕知道的人并不多。寒气入侵人体会堵塞经络，经络不通，人就会生病，而按摩可以疏通经络，让气血通畅。因此，父母可以经常给孩子做按摩，以祛除孩子体内的寒气。

这里就针对前面提到的寒气容易入侵的几个部位，介绍一下按摩方法：

1. 头部的按摩方法

（1）将孩子的脸部夹在双手之间，然后双手向下沿着孩子脸颊的两侧轻轻地抚摩。

（2）用双手对孩子的头部进行按摩。当你用指尖呈小圆形按揉孩子的头皮时，其头部的重量就由你双手的掌根来支撑。如果你的孩子是新生儿，一定要轻轻地按摩头部，尤其是头部那些还很柔软的部位。

（3）用你的拇指和食指捏着孩子的耳朵，从耳朵的上面按摩至耳垂。

（4）用手指由孩子的头部向下按摩至颈部和肩部。

2. 背部的按摩方法

（1）用你的双手像握杯子一样轻轻握住孩子的头，然后向下抚摩孩子的肩膀，再到背部，用两只手同时上下来回抚摩孩子的背部。按摩时你的手指要并拢，同时保证从你的手掌到你的指尖是完整的一体，动作都是一致的。

对于新生儿，可以从宝宝的颈部到臀部，用两只手交替进行抚摩。这种按摩会令宝宝感到舒适，可以重复进行几次。

（2）用你的整个手掌在孩子的背部上下来回做轻抚按摩，按摩到臀部后，这组动作就可以了。然后将你的大拇指分别放在宝宝的脊椎的两侧，另外四根手指环绕在孩子身体的两侧，然后用你的拇指向两侧滑动抚摩，可反复几次。

3. 脚部的按摩方法

（1）用手指的指腹在孩子的脚踝上呈圆形按摩。用一只手握住孩子的左脚脚跟，同时用另一只手的拇指按摩孩子的脚掌。将你的其他四根手指全部放在孩子的脚面上，同时用拇指的指肚按摩孩子的脚底，注意拇指在脚底按摩的力度要适中，按摩时不要让手指加力过大。

（2）从每一根脚趾的中间按摩到脚跟，做平行的按摩，再从脚跟按摩到脚趾中间，做到脚的侧面就可以结束了。用你的右手放在孩子的左脚上，然后用你的拇指沿着孩子的脚掌向上移动到大脚趾。注意要保持力量平稳而均匀，当你按摩至孩子的脚趾时手要迅速地返回，将拇指滑动返回脚跟再进行下一轮按摩。

（3）按顺序从孩子的小脚趾开始，轻轻地旋转和牵拉每一根脚趾。

（4）重复上述方法进行右腿和右脚的按摩。

4. 腹部的按摩方法

（1）这种按摩运动应该沿着顺时针方向按照肠的蠕动情况来进行。尽量保持你的手是扁平的，做这种圆形的按揉，会使孩子的腹部感到非常舒适。当你做这种按摩时，要时刻观察孩子的面部表情，记下按摩时发现的任何不良的反应或疼痛点。在按摩孩子的下腹部时，力度要轻，因为那是膀胱所在的位置。在下腹部用力按摩不仅会令孩子非常不舒服，而且有害健康。

（2）用手指的指肚按摩孩子的肚脐。手在孩子的肚脐上画圈按揉，注意手不要过于接近孩子的肚脐，以免导致孩子任何的不适。

按摩不仅是提高孩子的体温，帮助孩子远离寒湿的好方法，还是和孩子增进彼此联系的方法，能使自己和孩子之间更为亲密、熟悉，从而有助于与孩子更好地沟通。

让孩子坚持运动可升高体温，远离疾病

正常情况下，孩子的体温应该比大人的高，但是现在的孩子体温明显下降，大部分孩子的体温不到36℃。孩子体温的下降，除了在很大程度上和饮食有关以外，还和缺乏运动有关。孩子在运动的时候，肌肉会产生热能，使体温上升，血液循环更会因此获得改善，氧气随着血液运送至全身，促进体内废物的排泄，加速新陈代谢。所以，父母应正确地鼓励和引导孩子锻炼身体，这样才能使孩子的体温升高，从而有利于他们健康成长。

那么，到底哪些运动比较适合孩子呢？

1. 仰卧起坐

先让孩子仰卧于地垫上，膝部屈曲成90°左右，脚部平放在地上。父母用手按着孩子的脚踝，让孩子利用腹肌收缩，两臂向前摆动，迅速成坐姿，上体继续前屈，两手触脚面，低头，然后还原成坐姿。如此连续进行。

2. 跑步

父母可以陪同孩子一起跑步，跑前一定要注意做热身运动，跑后不能立即停下来，要慢走一段时间，让身体各部位慢慢放松

下来。

3. 立定跳远

让孩子双脚左右开立，脚尖平行，屈膝半蹲，两臂自然后摆。然后两腿迅速蹬伸，同时两臂迅速有力地向前上摆，最后用脚尖蹬离地面向前跳，落地时用前脚掌着地屈膝缓冲。每次练习5～10次，重复2～3组即可。

"小胖墩"和父母喂养、脾虚寒湿重有关

如今，很多父母都觉得孩子胖乎乎的比较可爱，认为孩子胖一点儿没关系，长大以后就会恢复正常，所以对孩子肥胖不但不予以重视，还希望自己的孩子吃得胖胖的。殊不知，肥胖是有记忆的，等孩子长大成人后，这种肥胖会越来越明显，而且很难控制，不但外形不再可爱了，更要命的是高血压、糖尿病、脂肪肝等病魔会悄悄地在儿童身上埋下隐患。

孩子长得太胖，不仅对身体是一种伤害，对心理的伤害更大，因为大多数孩子因为年纪太小，不太懂得尊重他人，经常歧视和嘲笑比较胖的孩子。这样一来，比较胖的孩子就容易变得自卑和孤僻，时间长了，心理发育肯定会受到严重影响。

肥胖不利于孩子的身心发展，那么孩子肥胖到底是如何发生的呢？

1. 小胖墩是父母一手喂出来的

孩子在两三岁的时候，鱼、肉做成的菜卤油水大，特别香，孩子们爱吃，家长就拿这些菜卤给孩子拌饭，孩子们吃菜少，而米饭和油摄入过多，久而久之会发胖。还有些孩子不爱吃蔬菜，只喜欢吃肉，而父母也不及时加以诱导而导致孩子肥胖。

如果是这种原因导致的肥胖，父母让孩子"吃好"就可以了，

换句话说就是科学喂养。要搭配好营养摄入的比例，须掌握好 6 个字，即"多样、适量、均衡"。不能孩子爱吃什么就吃什么，一直吃到饱，而忽视其他营养素的摄入。父母在给孩子做饭的时候，选料一定要多样，而且一定要新鲜，肉菜比例最好是 3：7。如果孩子出现偏食的现象，一定要进行干预。为了预防孩子偏食，最好在孩子 4 个月的时候就添加辅食，而且种类要多样，全方位给孩子以味觉刺激。如果某种辅食添加得晚，可能就会导致孩子难以接受这一食物，长大以后就可能偏食。

2. 脾虚寒湿重也是肥胖的原因

孩子脾虚，体内寒湿重时，就需要更多的热量来祛寒，这时孩子就会吃得更多，加上运动又少，所以形体多肥胖，动作迟缓，大便稀溏。对此父母应从健脾祛湿上着手，每天给孩子捏脊 5 次，平时少让孩子吃寒凉之物。

肥胖不是福，作为家长要从小控制孩子的体重，千万别让孩子超重。

"三暖三凉"——正确穿衣的健康法则

朱丹溪在《慈幼论》中说："盖下体主阴，得寒凉则阴易长，得温暖则阴暗消。是以下体不与帛绢夹浓温暖之服，恐妨阴气，实为确论。"孩子在 16 岁之前，血气都很旺盛，但是阴气不足，此时他们下身的衣服宜薄不宜厚，下身过于温暖，则有碍于阴气的增长。

给孩子穿衣除了"下身凉"之外，还有"两凉"。

一是头凉。从生理学角度讲，孩子经由体表散发的热量，1/3 是由头部发散，头热容易导致心烦头晕。头部最容易"上火"，孩子患病更是头先热。如果孩子保持头凉、足暖，则孩子必定神清气爽，气血顺畅。

二是心胸凉。穿着过于臃肿，会压迫胸部，影响正常的呼吸与心脏功能，还容易造成心烦与内热。

给孩子穿衣还必须注意"三暖"。三暖是指背暖、肚暖和足暖。

保持背部的适当温暖可以减少感冒机会。适当温暖，就是不可过暖，过暖则背部出汗多，反而易因背湿而患病。

肚子是脾胃之所，保持肚暖即是保护脾胃。孩子常脾胃不足，冷空气直接刺激腹部时，孩子就会肚子痛，从而损伤脾胃功能，影响营养物质的消化吸收。另外，中医还认为，脾胃与免疫功能有关，所以，保持肚暖是孩子保健的重要一环，睡觉时给孩子围上兜肚，是保持肚暖的好方法。

脚部是阴阳经穴交会之处，且皮肤末梢神经丰富，是对外界敏感的地方。孩子的手脚保持温暖，才能保证身体适应外界气候的变化。

第二节　只有阴阳平衡，孩子气血才会通畅

气血就像自然界的树

我们都知道，自然界的季节周而复始地更替变化，这已经成为规律，而正是因为有了这个规律，自然界中的万物才能春生、夏长、秋收、冬藏。人类是自然界中的普通一员，也要顺应这个规律，只有这样，我们的身体才会健康。

那么，气血是什么样的呢？讲这个问题之前先举一个例子。我们都知道，自然界里的树木在春天的时候开始长叶子，夏天时枝繁叶茂，秋天时树叶开始凋落，冬天的时候就只剩下了光秃秃的树枝。我们的气血和自然界中的树木一样，在春天的时候，气血从里往外走；夏天的时候气血全在外面，就像树的叶子；一到秋天，气血就开始从外面向里走了；到了冬天，气血都到了里面，外面就相对不足。

夏天的时候，树上所有的营养都在枝叶上，树根上几乎没有什么营养。冬天要给树灌溉，是为了在春天让它更好地生发。在夏天时，我们的气血都到外面去了，它能够通过汗液把体内多余的东西排出去。如果不热，那么人体就很可能成了堆放废物的垃圾场。而冬天的时候讲究进补，最好吃些有营养的东西，因为这个时候气血都在里面，吃了好东西使气血充分运化，为明年的春发做好准备。如果冬天不进补，那么第二年春天就没有气血供生发。这和树的冬灌是一个道理。

在冬天储存营养的同时，也会有许多多余的产物，到了夏天

发汗的时候，正好把这些多余的产物排出体外。

可是现在的一些小朋友却过着违背自然规律的生活，夏天唯恐空调不冷，冬天唯恐暖气不热。如果把自然界的树"请"到屋子里来生存，它也会吃不消的。这样违背四时的生活方式，会造成人体内气血运行混乱，我们就会因此而生病。

所以，小孩子应该要像自然界中的树木那样，顺应四时的规律，只有这样，才能身康体健。

气虚阳不足，血虚阴不足

有人说，气血像夫妻，气为阳，是丈夫；血为阴，是妻子。那么，气虚是什么呢？气虚就好比一个家庭里，作为一家之主的丈夫太懦弱了。我们可以设想，这种情况下，家会成个什么样。首先，这个家的经济来源会出现问题，家庭成员的温饱得不到保证，一家人只能在低水平的生活中生存；其次，由于丈夫太懦弱无能，家庭很容易受到别人的欺侮。丈夫懦弱，家庭会如此，那么气虚之后，一个人的身体又会怎么样呢？首先，他的脏腑功能会低下，精神委顿、倦怠乏力、少气懒言，动不动就会出虚汗。其次，就是抗病能力减弱，各类型的病毒都可以欺负他，一阵寒风吹来，别人都安然无恙，但气虚之人却可能大病一场。

其实，气出现的问题，还有气陷、气滞、气逆等情况，但气虚是其中最主要的问题。

小孩子的气虚，除了从舌诊、脉诊方面来判断外，还要从脸色来判断，一般脾气虚的孩子，往往面色晦暗，呈现不正常的黄色，俗话说："天黄有雨，人黄有病。"如果是肺气虚，则面色发白，这都是辅助的判断方法。

给孩子调理的时候，尽量不用药性猛烈的药物，能用药食同源之品，就用药食同源之品；药味能少就尽量少，这样就不会伤

父母是孩子更好的医生

着孩子。

既然气和血的关系就像一对夫妻，是紧密联系在一起的，那么如果没有了血，气无所依托就飞散消失了；同样，如果没有气，血就无法行动，也就没有了任何作用。

孩子血虚会出现哪些问题呢？

大家知道，血液是濡养四肢百骸的，身体所有的器官，都需要血液带来的营养，如果血液不足了，全身的各个部位都会出现问题。

假如孩子的心血虚，就会出现心悸、怔忡等情况。因为心藏神，要靠血来养，心血不足，与"思考"有关的整个系统都会出现问题——记忆力会变差，思考时会觉得累，晚上梦多，总是烦躁，这都是血不养心造成的。

如果孩子的肝血亏，问题也很大。因为肝藏血，中医认为肝为刚脏，属木，需要濡润，如果血液不足，那就如同一棵树没有浇水，没有水叶就会枯萎，肝缺少血，孩子就容易发火，会觉得头昏脑涨、目赤肿痛；同时，因为肝开窍于目，目得肝血的濡养才能看清东西，如果肝血虚，视力就会模糊，眼睛容易疲劳，总觉得干燥。

如果孩子的肺血不足，也会出现很多问题。肺中的血如果亏虚，则会出现胸闷、气短、呼吸不利，甚至会导致心悸、胸中憋痛，很多老人心脏出现的问题，其实都和肺血不足密切相关。

因此，父母一定要关注孩子的气血情况，从而让孩子拥有健康的身体。

储存气血，奠定孩子的健康基础

许多小朋友都玩过电动小汽车，当它没有电的时候，我们会给它充两三个小时的电，然后就又可以玩两三天，使用的时间是充电时间的数十倍。同样的道理，如果我们在儿童时期就储存了足够的气血能量，长大后再注意保养，就可以使自己的气血"用之不尽"。而且，只要我们明白人体造血的各项条件，很快就能使气血能量迅速上升。

下面提供一些简单、有效的气血储存方法，让孩子从小就养好自己的气血。

（1）好好吃饭

在传统的中医理论里，脾胃是后天之本，气血生化之源，所以要想气血充沛，必须要先把脾胃调养好才行，而好好吃饭就是调养脾胃的基础。

（2）好好睡觉

肝脏的特点是"卧则回血，坐立向外供血"。因此，一定要好好睡觉，只有保证充足的睡眠，才能养护好肝脏，肝脏养护好了，造血功能自然也就增强了。

（3）积极锻炼

因为适量运动能使气血通畅，神清气爽。所以，我们在空闲的时候要适当参加体育锻炼和文娱活动，放松自己的身心。

气虚孩子的调养"四部曲"

在中医中，"气"是构成人体和维持人体生命活动的最基本物质，人体的"正气"有促进生长发育，保卫身体及抵御疾病侵袭的生理功能。

而气虚体质的孩子容易感冒，也比较容易生病，气虚的孩子通常体形消瘦或偏胖，身体容易疲倦，全身乏力。另外，还伴有面色苍白，说话声音低，稍微活动则出汗、心悸，舌淡苔白，脉虚弱等身体特征。

气虚的孩子想要康复的关键就在于补气。肾为气之根，脾为气之源，所以补气重在补脾益肾。可从以下几方面入手：

1. 饮食调养

气虚的孩子在饮食上宜吃补气健脾的食物，例如山药、胡萝卜、香菇、鸡肉等。

2. 精神调适

气虚的孩子情绪常处于低落状态。精神调适可以让其精神变得振奋起来，变得乐观、豁达、愉快。

3. 运动健身

气虚的孩子不宜进行大运动量的体育锻炼，可在父母的帮助下多做内养功、强壮功。方法如下：

（1）将腰带松开，双手相搓，以略觉发热为度。将双手置于腰间，上下搓摩腰部，直至感觉发热为止。

（2）直立，双脚并拢，两手交叉上举过头，然后弯腰，双手触地，继而下蹲，双手抱膝，连续做10余次。

（3）端坐，两脚自然下垂。先慢慢左右转动身体3次，然后两脚悬空前后摆动10余次。

4. 环境调适

气虚的孩子适应寒暑变化的能力较差，寒冷季节常感手脚不温，易感冒。因此，冬季要避寒就温。

孩子气血不足，小心"邪气"乘虚而入

中医上认为气血掌管着人体的"生杀大权"，气血充足的人的抗病能力强，一般很少生病。反之，如果一个人气血不足，那么首先影响到的就是五脏。气血就像五脏的"粮食"一样，气血不足就会使五脏闹饥荒，五脏不肯正常工作，各种疾病就会乘虚

而入。

假如心脏"没吃饱"，就会心慌、气短、胸闷，特别想休息，然后出现心律失常，心跳得越来越慢，心脏开始痛。这些症状其实是在提醒你，它饿了、累了，需要血来补充。在这里需要特别注意的是，此时并非血液的流动受阻，而是要从增加血液的总量上入手。

肝脏"吃不饱"，它的工作量就会减少，以前吃一斤肉，它都能转化成人体所需要的能量，而在肝脏吃不饱的情况下，就好像一斤肉只能转化七两，余下的三两以脂肪的形式弃置在肝脏里，形成脂肪肝，或者堆积在血管里形成高血脂。

如果肾脏"没吃饱"，就不能保质保量地完成人体排毒工作，身体内的各种毒素就不能及时排出体外，从而引发尿酸、尿素氮过高。

如果胰脏"吃饱"了，就能奉献给人体充足的胰岛素；胰脏"吃不饱"，糖不能被正常代谢，多余的糖留在血管里，造成血糖升高。

大脑"没吃饱"，轻者头晕、记忆力下降，重者出现脑缺血、脑梗死，时间长了，脑子开始变"瘦"，脑萎缩、老年痴呆症就是这样发生的。

因此，父母平时要注意孩子的饮食，做到营养丰富均衡，这样才能保证孩子体内血的质量和浓度。

七招教你了解自己的孩子气血是否充足

孩子的气血水平处在哪个状态，关系到他们的身体健康状况，所以父母要了解孩子的气血水平，及时调整，以保证孩子身体健康。那么父母如何才能知道孩子气血水平的高低呢？

（1）看指甲上的半月形。正常情况下，半月形应该是除了小指都有。大拇指上的半月形应占指甲面积的 1/5 ~ 1/4，食指、中指、无名指的应不超过 1/5。如果孩子手指上没有半月形或只有大拇指上有半月形，说明他体内寒气重、循环功能差、气血不足，以致血液到不了手指的末端。

（2）看眼神。气血充足的孩子眼睛明亮、有神，眼神专注；眼睛不明亮、目光散乱的孩子则说明气血不足。

（3）看皮肤。孩子的皮肤白里透红，有光泽和弹性，这代表气血充足；反之，皮肤粗糙、无光泽、黯淡、发白、发青、发红都代表孩子身体状况不佳，气血不足。

（4）摸手温。如果孩子的手一年四季都是温暖的，代表他的气血充足；如果手心偏热、出汗或者冰冷，这都是气血不足的表现。

（5）看手指的指腹。如果孩子的手指指腹扁平或指尖细细的，代表气血不足；而手指指腹饱满，肉多有弹性，则说明气血充足。

（6）看头发。孩子的头发乌黑、浓密、柔顺，代表气血充足；头发干枯、发黄、开叉都是气血不足的表现。

（7）看睡眠。如果孩子入睡快、睡眠沉，呼吸均匀，一觉睡到自然醒，表示气血很足；而入睡困难，易惊易醒，夜尿多，呼吸沉重或打呼噜，则表示气血不足。

父母应该知道的一些补血良方

补血的方法有很多，父母应该结合孩子的喜好、身体的特点，选择其中的一两种，长期坚持下去，这样才能确保孩子气血充足，身体健康。

1. 食疗法补血

补血理气的首选之食就是阿胶，因为阿胶能从根本上解决气血不足的问题，同时改善血红细胞的新陈代谢，加强真皮细胞的保水功能。针对贫血的孩子，父母可以将阿胶捣碎，然后和糯米一起熬成粥，晨起或睡前食用，也可以将阿胶同鸡蛋一起煮成蛋花汤服用。

生姜红糖水也是补气血的不错选择，食用时把姜削成薄片，放在杯子里，加上几勺红糖，然后加开水冲泡后，放在微波炉里热得滚烫后再喝，这样最有效。需要注意的是喝生姜红糖水最好不要选择晚上，因为民间有"晚上吃姜赛砒霜"的说法，生姜能调动人体内的阳气，让人处于亢奋状态以致影响睡眠。

2. 穴位补血法

补气血也可以用穴位按摩法，最重要的补血穴位是血海和三阴交。

血海穴属足太阴脾经，屈膝时位于大腿内侧，用掌心盖住孩子的膝盖骨（右掌按左膝，左掌按右膝），五指朝上，手掌自然张开，大拇指下面便是此穴，经常按摩血海穴可以起到活血化瘀、补血养血的功效。

每天上午 9 ~ 11 点刺激血海穴最好，因为这段时间是脾经经气的旺时，人体阳气处于上升趋势，所以直接按揉就可以了。每侧按揉 3 分钟，力量不要太大，以"轻柔"为原则，感到穴位处有酸胀感即可。

三阴交穴具有健脾补血、舒肝补肾的功效。它位于内踝尖直上 3 寸（约一手掌宽或 10 厘米左右），胫骨后缘。左右脚各一穴，属太阴脾经，与厥阴肝经、少阴肾经交会，所以被称为三阴交。父母可以在孩子每天睡觉前坚持为他按揉三阴交 5 ~ 10 分钟，以皮肤潮红为度。

第三章

五脏和谐，孩子健康无忧

第一节　保护好孩子身体的"君主"——心脏

心为"君主之官"，君安孩子才能体健

《黄帝内经》把人体的五脏六腑命名为十二官，其中心脏为君主之官，其中是这样描述心脏的："心者，君主之官。神明出焉。故主明则下安，主不明，则一十二官危。"君主，是古代国家元首的称谓，有统帅、高于一切的意思，是一个国家的最高统治者，是全体国民的主宰者。把心称为君主，就是肯定了心在五脏六腑中的重要性。

那么，孩子应该如何来养心呢？具体来说，当注意以下几点：

1. 饮食要合理

平时的饮食宜清淡、少盐、少糖，多摄入一些蛋白质，少吃脂肪类的食物，我们一天摄入的胆固醇含量不要太多，爱吃鸡蛋的吃一个就足够了，切不可多吃。另外，平时多吃些粗加工的食物，对心脏也是有好处的，特别是心脏不好的孩子，尽量给他吃些胚芽没有被加工掉的粮食，如全麦、燕麦、糙米等食物都是心脏的"守护神"。

2. 坚持午睡

午时为心经当令的时间，此时孩子最好的养心方法就是午睡。不过午睡也有讲究：一般午饭后最好先让孩子轻微活动 15 分钟再睡；同时，不能让孩子午睡时间过长，半个小时左右就可以了；另外，午睡时以平躺姿势为好。

3. 每天及时补充水分

在中医理论中"心主血"，而血的主要成分即为水，水不足则

心脏必然受损。因此，每天一定要给孩子补充足够的水，而且要多喝凉白开水，不能用饮料代替饮水，因为饮料中含有糖分，含糖越多，渗透压也越高，越不容易为细胞吸收，容易引起体内缺水，这也是饮料不如水解渴的原因。

4. 夏季养心不贪凉

《黄帝内经》中说："此夏气之应，养长之道也。逆之则伤心，秋为痎疟，冬至重病。"可见夏季养心至关重要。而在夏季养心，尤其要注意别贪凉。因为夏季天气炎热，出汗较多，毛孔处于开放的状态，这时机体最易受外邪侵袭，如果只顾眼前舒服，过于避热趋凉，如吃冷饮、穿露脐装、露天乘凉过夜、用凉水洗脚，这些都易导致中气内虚，暑热和风寒等外邪乘虚而入。

5. 适度运动

运动不仅可以通过降血脂、降血压等方式降低心脏病的危险，还可直接改善血管功能，所以孩子每天应保证 30 分钟的运动，在空闲的时候也可以到郊外去呼吸新鲜空气，伸展一下筋骨，这对心脏非常有益。但是不宜让孩子过早进行肌肉负重锻炼，否则会使心壁肌肉过早增厚，不利于心肺的正常发育。

⊙育儿小贴士

荷花除了具备观赏效果外，还有不少药用效果，可谓全身是宝。下面我们就为大家简单介绍一下：

1. 莲子有补脾益肾、养心安神的作用，可煮粥食用。

2. 藕具有清热生津、凉血散瘀的作用。

3. 藕粉是幼儿的滋补食品，开胃健脾，容易消化。

4. 藕节具有止血消瘀的作用，可取鲜品 30 ~ 60 克，捣烂后用温开水给孩子送服。

5. 莲蓬具有化瘀止血的作用，可用于治疗尿血等出血症，取 5 ~ 9 克煎服。

6. 莲须具有固肾涩精的作用，可用于治疗尿频等，取 3 ~ 5 克代茶饮或煎服。

孩子郁闷、烦躁，去心火，苦瓜是味良药

心为君主之官，所以心火也叫君火，这一点朱丹溪在相火论中也有提到："火有君、相之分。"

心对于人体，如同君主在国中处于主宰地位，心火也是如此，是统领着其他各脏器的"火"。如果心火保持在正常的范围内，那么脏腑就会顺安，人体阴阳平衡，身体健康。而如果孩子心火过旺，那么相火也就不再听从指挥，便会妄动，使得孩子的精气易耗易损，疾病也就接踵而至。所以父母要帮助孩子去心火。

苦瓜营养丰富，具有除邪热，解劳乏，清心明目的功效，经常食用可以去心火，增强孩子的免疫力。《随息居饮食谱》载："苦瓜青则苦寒，涤热、明目、清心。可酱可腌，鲜时烧肉先瀹去苦味，虽盛夏肉汁能凝，中寒者勿食。熟则色赤，味甘性平，养血滋甘，润脾补肾。"

苦瓜可烹调成多种风味菜肴，可以切丝、切片、切块，作佐料或单独入肴，一经炒、炖、蒸、煮，就成了风味各异的佳肴。如把苦瓜横切成圈，酿以肉糜，用蒜头、豆豉同煮，鲜脆清香。我国各地的苦瓜名菜不少，如青椒炒苦瓜、酱烧苦瓜、干煸苦瓜、苦瓜烧肉、苦瓜炖牛肉、泡酸苦瓜、苦瓜炖黄鱼等，都色美味鲜，有生津醒脑、去心火的作用。

另外，心主神志，心火过旺，孩子就会出现烦躁不安、易怒等症状。所以元代名医朱丹溪说"盖相火藏于肝肾阴分，君火不妄动，相火唯禀命守位而已，焉有燔灼之虐焰，飞走之狂势也哉"，要防止相火妄动就要"正心、收心、养心"，保持精神安静内守。

第二节　孩子的健康全靠"肝胆相照"

中医如何解释"肝胆相照"

"肝胆相照"这一成语，比喻以真心相见。其实这在中医里也很有讲究，《黄帝内经》中说："肝者，将军之官，谋虑出焉。胆者，中正之官，决断出焉。"足厥阴肝经在里，负责谋略；足少阳胆经在表，负责决断。只有肝经和胆经相表里，肝胆相照，一个人的健康才有保证。打个比方，一个民族要想兴旺发达，也需要"肝"（谋略之才）和"胆"（决断之才）相表里。历史上"房谋杜断"的故事就证明了这一点，房玄龄好比是大唐的肝，他善谋略，精于管理日常政务；杜如晦好比是大唐的胆，他临危有方，善于决断。正是房、杜二人的肝胆相照，才成就了贞观之治。

心是"君主之官"，负责全局，具体的工作则交给肝和胆。肝和胆的谋略和决断又不同于心。中医的心包括心和脑，心和脑的谋虑和决断主要在思维和意识之中，它是理性的；而肝与胆的谋略和决断是本能的。如果你让他的肝和胆发生一点儿变化，他的胆子就会本能地大起来。常言道"酒壮人胆"，酒精进入人体之后，首先影响的是肝，肝与胆相表里，肝又影响到胆，肝与胆就都发生了变化，人的谋虑和决断自然会发生变化。

改变肝胆会影响人的谋虑和决断；反之，人的谋虑和决断也会对肝和胆造成影响。一个人长期谋虑不决，就会使肝胆受损，这也成为某些疾病的诱因。

日常生活中，按摩日月穴和风池穴对疏肝利胆很有好处。日

父母是孩子更好的医生

月穴在乳头之下，人的第七根肋骨间隙，它是胆经上的募穴，足少阳经、足太阴经在这里交会，按摩它可起到疏肝利胆的功效。风池穴在颈部耳后发际下凹窝内，它是足少阳经与阳维脉的交会穴，按摩它可以疏风清热、明目开窍。

肝为将军之官，总领孩子的健康全局

肝脏相当于一个国家的将军，将军主管军队，是力量的象征。清代医学家周学海在《读医随笔》中说："医者善于调肝，乃善治百病。"由此，父母可以看出肝对孩子健康具有总领全局的重要意义。

肝脏的生理特征和功能归纳起来主要有以下三方面：

1. 肝主疏泄

疏泄，即传输、疏通、发泄。肝脏属木，主生发。它把人体内部的气机生发、疏泄出来，使气息畅通无阻。气机如果得不到疏泄，就是"气闭"，气闭就会引起很多的病理变化，譬如出现水肿、瘀血、女子闭经等。肝则实现疏泄气机的功能。如果肝气郁结，就要疏肝理气。此外，肝还有疏泄情志的功能。人都有七情六欲，也就是喜、怒、哀、乐这些情绪，这些情志的抒发也靠肝脏。

2. 肝藏血

肝脏有贮藏、调节全身血量的作用。当人体活动的时候，机体的血流量增加，肝脏就排出贮藏的血液，以供机体活动的需要；当人体在休息和睡眠时，机体需要血液量减少，多余的血液则贮藏于肝脏。故《黄帝内经》有"人卧血归肝"之说。肝藏血还表现在调整月经方面，血液除了供应机体的营养需要外，其余部分，在女孩子则下注血海成为月经，因此女孩子月经正常与否，与肝藏血的功能密切相关，肝有血海之称，妇科有"女子以肝为先天"

之说。若肝血不足，血不养筋则肢体麻木；血虚生风则头摇震颤；若藏血障碍，还可出现衄血、呕血、月经量过多等症。

3.肝主筋膜

筋膜，就是人体上的韧带、肌腱、筋膜和关节。筋性坚韧刚劲，对骨节肌肉等运动器官有约束和保护作用。筋膜正常的屈伸运动，需要肝血的濡养。肝血充足则筋力强劲，使肢体的筋和筋膜得到充分的濡养，肢体关节才能运动灵活，强健有力；肝血虚衰亏损，不能供给筋和筋膜以充足的营养，那么筋的活动能力就会减退，屈伸困难。肝体阴而用阳，所以筋的功能与肝阴肝血的关系尤为密切。许多筋的病变都与肝的功能有关，如肝血不足，血不养筋，或者热邪炽盛伤了肝的阴血，就会引起肝风内动，发生肢体麻木、屈伸不利、筋脉拘急，严重者会出现四肢抽搐、牙关紧闭、手足震颤、角弓反张等症状。

正是由于肝脏具有如此重要的作用，因此一旦出现问题，便会严重影响孩子的健康。中医认为，人体的许多常见疾病都与肝脏的功能失调有关：

（1）"肝开窍于目"。肝的精气充足，眼睛明亮，炯炯有神。如果肝火上延，可见双目肿赤；肝虚，则双目干涩、视物不清，重则患青光眼、白内障、视网膜脱落等症。

（2）"肝主筋，其华在爪"。肝的精气充足，方能养筋，筋壮，肢体灵活自如，指甲丰满、光洁、透明、呈粉色；肝虚，筋气不舒，肢体活动迟钝，指甲脆弱、凹陷、不透明、缺少血色。

（3）"肝气条达，心平气和"。肝气条达顺畅，人的精力旺盛，心平气和，与人交往亲和友善；如果肝郁气滞，则易生怒火，目光凶，脸呈绛色，体内臭气鼓胀，不愿听人讲话。

（4）"肝阴足，血气旺"。肝阴，包括血液和全身筋与肌肉运动时所需要的润滑液。肝阴足，身体轻松，内心自信；肝阴虚，则会头晕眼花，迎风流泪，腰膝酸软，筋张弛不利，失眠多梦，惊恐不安，烦躁，爱哭，在女性则会表现为过早闭经或经血不止。

总之，肝脏统领健康全局，孩子的肝脏出了问题其他器官就会跟着"倒霉"，所以父母必须要加强对孩子肝脏的护养。

养肝最忌发怒，要让孩子保持情绪稳定

快乐可以增加肝血流量，活化肝细胞。而怒气不仅伤肝，也是古代养生家最忌讳的一种情绪："怒气一发，则气逆而不顺。"肝为"将军之官"，而将军动怒肯定不是什么好事，因此，在平时应尽量保持稳定的情绪。

动不动就想发脾气的人，在中医里被归类为"肝火上炎"，意指肝管辖范围的自律神经出了问题。在治疗上，一般会用龙胆泻肝汤来平肝熄火；透过发泄和转移，也可使怒气消除，保持精神愉快。科学研究显示，光是想到一些好玩的、有趣的事，这样的念头也会促使脑内分泌更多使身心愉悦的化学物质。

肝疏泄气机、疏泄情志。如果一个人经常发怒，肯定会影响到肝。当肝气郁结时，人就容易感觉郁闷，忧郁等情绪就会接踵而至。因此应该注意保持情绪稳定，遇事不要太激动，尤其不能动怒，否则对肝脏损伤会很大。

另外，如果肝气过旺的话，容易诱发高血压。所以，高血压患者一定要注意保养肝气，保持情绪稳定，保持一种平和的心态。心脑血管疾病患者，平时应注重保养肝气，如果好激动，爱发火，就很容易诱发脑卒中、脑梗死。如果情绪不稳定又有肝气虚的情况，就会引起虚脱。

因此，保持情绪的稳定是养肝的重中之重。

哪些食物最适合为孩子养肝

父母给孩子养护肝脏，最重要的是饮食要清淡，尽量让孩子少吃或不吃辛辣、刺激性食物，这些食物会损伤肝气，直接影响到肝。如生姜、辣椒这些东西要尽量少给孩子吃。要让孩子多吃新鲜蔬菜、水果；避免让孩子养成暴饮暴食或饥饱不匀的坏习惯。帮孩子养肝血，则可以让他吃枸杞、当归、阿胶这些东西。

春气通肝，春季易使肝旺。肝开窍明目，如果肝血不足，则易使两目干涩，视物模糊。

中医有一句话："春令进补有诀窍，养肝明目是首要。"丹参黄豆汤是养肝的不错选择，即把丹参洗净放砂锅中，黄豆洗净用凉水浸泡 1 小时，捞出倒入锅内加水适量煲汤，至黄豆烂，拣出丹参，加蜂蜜调味更好。当然猪肝枸杞汤和枸杞红枣鸡蛋汤效果也不错。

养肝还有一条很重要的原则，就是多饮水、少饮酒。因为肝脏代谢酒精的能力是有限的，所以喝酒多必伤肝，当然，父母也不应该让孩子饮酒。同时父母要保持孩子五味不偏，食物中的蛋白质、碳水化合物、脂肪、维生素、矿物质等要保持合理的比例，使孩子营养摄入均衡。

孩子过度疲劳会给肝脏带来损伤

你的孩子是否在平时经常熬夜做作业，过度娱乐，然后再利用周末进行补觉，却感觉自己怎么都睡不够，如果你的回答是肯定的，那么身为父母的你就要小心了，因为这很可能是孩子的肝脏在向其发出"过劳"的抗议信号。

疲劳其实是我们身体发出的正常警讯，适度的疲劳是在提醒我们晚上应该舒舒服服地躺到床上，好好睡一觉以储备明天的能量。至于较长期的疲劳感，甚至睡很久还是觉得全身乏力，就有可能是肝脏受到了损伤。

中医认为，丑时（夜里 1~3 点）是肝脏进行修复的时间段，这个时间段孩子如果不休息，就会导致肝血流量的减少，直接影响肝脏的营养以及氧气的供给，导致人体的免疫力下降，而且一些原来已经受损的肝细胞也会难于修复并加剧恶化，威胁孩子的生命。

这就要求父母从孩子的日常作息以及生活态度着手，避免孩子因过度疲劳而带来伤害。

（1）睡眠一定要充足，每天至少保证 8 小时的睡眠。

（2）调整学习心态，不要过度追求完美，量力而行地制订学习计划。

（3）积极进行体育锻炼，学会释放压力，培养多种兴趣爱好。

（4）保持良好的人际关系，多与朋友、家人交流、沟通。

（5）适时补充一些有益于肝脏健康的食物。

孩子患胆病多是不良习惯引起的

胆病主要是指胆囊炎和胆结石，致病的原因大多是不良的生活习惯。例如，孩子经常不吃早餐，会使胆汁中胆酸含量减少，胆汁浓缩，胆囊中形成结石。另外，晚饭后孩子常躺着看电视，饭后立即睡觉，晚餐摄入高脂肪等，也会使孩子胃内食物消化和排空减慢，食物的不断刺激又引起胆汁大量分泌，这时由于孩子仰卧或半仰卧，便会发生胆汁在胆管内淤积，导致形成结石。如果孩子经常吃甜食，过量的糖分会刺激胰岛素的分泌，使糖原和脂肪合成增加，同时胆固醇合成与积累也增加，造成胆汁内胆固醇增加，易导致胆结石。

因此，日常饮食应限制高胆固醇食物，多吃富含植物纤维、维生素的食物。饮食以温热为宜，以利胆管平滑肌松弛，胆汁排泄。少量多次喝水可加快血液循环，促进胆汁排出，预防胆汁瘀滞，利于消炎排石。

所以，父母在生活习惯上须严格要求孩子，不要让孩子随心所欲，起居要有规律，饮食要科学合理，睡眠要充足。

胆道蛔虫病会让孩子钻心地痛

蛔虫是寄生在人体内最为常见的虫体之一，它虽然通常作祟于人的肠腔，但它还有一个癖性，就是嗜好"钻孔"，且喜碱恶酸。当蛔虫在其寄生的环境发生改变，如机体过饥、受寒、高热、腹泻、驱蛔药使用不当时，它就会趁胆总管及括约肌由于炎症、结石等，处于松弛之时"逆流而上"，钻入人体的胆道。这时就会引起发作性的上腹剧烈绞痛，并成为外科中常见的急腹症之一。

胆道蛔虫病之所以称之为急腹症，一是因为它来势急骤，患者往往在毫无预感的情况下突然发生上腹"钻顶"样疼痛；二是疼痛剧烈，甚如锥刺刀绞，病人常抱腹屈膝，俯卧床上，辗转不安，面色苍白，大汗淋漓，呻吟不止。腹痛后不久，病人常会出现恶心、呕吐，严重者甚至可吐出胆汁及蛔虫。另外，这种腹痛常是时作时休，虽然剧痛时难以忍受，但间歇期患者又静如常人。经查时，腹部平软，压痛轻微。

孩子患上此病后，父母既不要惊慌，也不要麻痹大意，应积极治疗，早期经非手术疗法，一般可以治愈；若一周以上仍不能缓解者，可考虑手术疗法，但这种疗法的使用较前者少。

第三节　脾乃"后天之本"，孩子成长全靠它

孩子身体好不好，80% 取决于脾胃

每个家长都希望自己的孩子长得又聪明又健康，但这 80% 取决于孩子的后天之本——脾胃。脾胃好了，孩子身体就壮。反之则爱生病，不是虚胖就是瘦瘦小小的。中医认为"脾主肌肉"，如果把脾比做树干，那肌肉就是枝叶。树干粗壮，枝叶自然茂盛；树干瘦小，枝叶当然稀疏枯黄。

中医认为，我们的脾胃互为表里，是消化系统的主要器官。它们的主要作用就是运化水谷，也就是消化食物并吸收其所含的养分供身体利用。如果脾胃功能正常，水谷精微物质就会吸收得充分，孩子的气血就会旺盛，身体也会健康。如果脾胃功能减退，吸收不充分，孩子就会出现面黄肌瘦、体倦神委等症状，影响孩子的身体健康。所以，脾胃虚弱的孩子在日常生活中一定要注意脾胃的调理。

合理膳食是调理脾胃的重中之重，孩子每天的饮食要有规律，三餐定时、定量，不暴饮暴食。而且荤素要搭配合理，平时多吃水果和蔬菜，以满足身体的需要和保证排便的通畅，少吃刺激性、难以消化、生冷的食物。

适当的体育锻炼能增强我们的肠胃功能，使胃肠蠕动加强，消化液分泌增加，促进食物的消化和营养成分的吸收，并能改善胃肠道本身的血液循环，促进其新陈代谢，延缓消化系统的老化，所以孩子在平时应适量地进行体育锻炼。

另外，按摩相关穴位也可以调理孩子的脾胃，主要穴位有两个，即足三里和中脘。足三里位于两小腿外侧，膝眼下三横指胫骨外，是全身性强壮穴。父母每天适当给孩子按摩足三里穴，可使孩子的消化系统功能旺盛，消化吸收率增加，使面黄肌瘦状况得到好转。中脘位于脐上四寸，属于任脉穴，经常按摩能行气活血，清热化滞，健脾和胃，对于孩子食积疳积、腹痛胀满、便秘泄泻等症状有较好的作用。父母也可以站在孩子的右侧，让他俯卧，用双手捏起孩子脊柱两旁的皮肤，从尾骶部逐渐向上移动，直捏到颈部，反复十多回，每天2次，这有健脾助消化的作用，可以改善孩子的食欲，减少感冒，增强体质。

脾为"后天之本"，茯苓健脾最可靠

脾在人体中的地位非常重要。中医认为"肾是先天之本，脾为后天之本"，怎么理解这个"后天之本"呢？我们不妨想一想土地。虽然现在人们的生活水平提高了，有汽车、电脑等，但是这些不是人类生存所必需的，没有这些人类照样生活了几千年，那么什么才是人类不可或缺的呢？那就是土地。在中医理论中，脾属土，它就是人的后天之本，是人体存活下去的根本。那么，作为父母，具体应该怎样为孩子护好这"后天之本"呢？

1. 适当吃点儿健脾安神的茯苓

茯苓是菌科植物，生长在赤松或马尾松的根上，可食也可入药。《本草纲目》记载，茯苓性平、味甘淡，功能是益脾安神、利水渗湿，主治脾虚泄泻、心悸失眠、水肿等症。用茯苓做成的食物美味又健脾，下面为大家介绍两款：

（1）茯苓栗子粥

材料：茯苓15克，栗子25克，大枣10个，粳米100克。

做法：加水先煮栗子、大枣、粳米；茯苓研末，待粥半熟时徐徐加入，搅匀，煮至栗子熟透。可加糖调味食。

（2）茯苓麦冬粥

材料：茯苓、麦冬各15克，粟米100克。

做法：粟米加水煮粥；二药水煎取浓汁，待粥半熟时加入，一同煮熟食。

2.长夏养脾最关键

中医认为"脾主长夏"，夏季炎热又多雨，湿为阴邪，好伤人阳气，尤其是脾阳，由于脾脏喜燥而恶湿，一旦受损，则导致脾气不能正常运化，而使气机不畅，表现为消化吸收功能低下，症状表现可见腹脘胀满、食欲不振、口淡无味、胸闷想吐、大便稀溏，甚至水肿。因此，在长夏一定要注意孩子的饮食、起居的应时应季变化，以预防疾病发生。在日常生活中，除食用冬瓜、绿豆芽、小白菜、苦瓜之类清热食物外，还要吃些薏米、芡实、赤小豆，常喝稀饭、淡茶、菜汤、豆浆、果汁等。经过炎夏的消耗，入秋后人体消化功能逐渐下降，肠道抗病能力也减弱，稍有不慎，就可能发生腹泻，所以大鱼大肉等易生火的食物尽量少吃，吃海鲜和烧烤时，也要注意新鲜。

3.思伤脾，及时发现孩子的心事

中医有"思虑伤脾"之说，思虑过多就会影响脾的运化功能，导致脾胃呆滞、运化失常、消化吸收功能障碍，而出现食欲不振、脘腹胀闷、头目眩晕等症状。因此，父母一定要及时发现孩子的心事，积极为他排除烦恼。

⊙**育儿小贴士**

山药是一种具有高营养价值的健康食品，外国人称其为"中国人参"。山药口味甘甜，性质滋润平和，归脾、肺、肾经。中医认为它能补益脾胃、生津益肺、补肾固精。

对于平素脾胃虚弱、肺脾不足或脾肾两虚的体质虚弱者，以及病后脾虚泄泻、虚劳咳嗽、遗精、带下、小便频等非常适宜。但是，山药也不能多吃，吃多了会引起胃胀，反而不利于孩子的健康。

孩子消化不良怎么办

消化不良是幼儿常见病之一，主要是由于胃肠道消化酶分泌不足，或蠕动功能失常，而发生的消化功能紊乱或障碍，更多的时候是因为孩子脾胃虚，所以才伤食。消化不良的幼儿常表现为食欲不振，身体瘦弱，体重减轻，甚至反复出现腹泻。引起消化不良的直接原因，大多是饮食不节制，暴饮暴食，以致损伤脾胃，导致消化、吸收功能失常。

所以要给幼儿定时、定量进食，不能采取"填鸭"式的喂哺方法，"宁可稍带几分饥，也不宜过分饱"，才可以保证脾胃消化食物和吸收营养。消化不良的幼儿，宜多吃易消化的小米稀粥、藕粉、米汤等，忌食油腻、辛辣、坚硬食物。以下为各位家长提供几则防治孩子消化不良的食谱，以供参考。

1. 胡萝卜汤

材料：胡萝卜100克，红糖适量。

做法：将胡萝卜洗净，切成小块。锅置火上，放入适量清水，下入胡萝卜块，煮至熟烂，加入红糖，煮沸后，即可食用。

功效：健脾消食，下气和中。本膳用胡萝卜，富含维生素，尤其胡萝卜素 A 的含量特别多，还有较多的维生素 B_2、叶酸等，被称为"平民人参"。其味甘、性平，有健脾化滞、润燥明目等功效，可治小儿脾胃虚弱所致的消化不良。

2. 粟米山药粥

材料：粟米 50 克，淮山药 25 克，白糖适量。

做法：将粟米淘洗干净；山药去皮，洗净，切成小块。锅置火上，放入适量清水，下入粟米、山药块，用文火煮至粥烂熟，放入白糖调味，煮沸即成。

功效：补脾益气，安神滋阴。本膳用粟米，有补益脾胃、清热安神之功；山药健脾胃，补气阴，利尿益肾。经常食用能防治小儿消化不良。

3. 小米香菇粥

材料：小米 50 克，香菇 50 克，鸡内金 5 克。

做法：小米淘洗干净；香菇，择洗干净，切成小块或碎末；鸡内金洗净。锅置火上，放入适量清水，下入小米、鸡内金，用文火煮成粥，取其汤液，再与香菇同煮至熟烂，分次饮用。

功效：健脾和胃，消食化积。本膳用小米健脾胃；鸡内金能助消化；香菇有健脾胃、助食作用。此粥大益胃气，开胃助食，常食可防治小儿消化不良。

4. 山楂饼

材料：鲜山楂 300 克，淮山药 300 克，白糖适量。

做法：将山楂去皮、核，洗净；山药去皮洗净，切成块。将山楂、山药块放入碗内，加适量白糖调匀后，上笼蒸熟，压制成小饼，即可食用。

功效：健脾导滞，和胃助食。本膳用山楂含大量维生素 C 和酸性物质，可促进胃液分泌，增加胃中酶类，从而助消化。山药健脾益气。

5. 两米粥

材料：小米 50 克，大米 25 克。

做法：将小米、大米分别淘洗干净。锅置火上，放入适量清水，下入大米、小米，先用旺火烧沸，后改文火煮至粥熟烂即成，分次饮用。

功效：健脾和胃，滋阴生津。本膳用大米含人体所必需的淀粉、蛋白质、脂肪、维生素等物质，其味甘、性平，有健脾胃、补中气、养阴生津等作用。小米含蛋白质及脂肪量较多，有健脾和胃、益肾等作用。二米成粥，常食之可防治小儿消化不良。

孩子吃饭香，妈妈最安心，小儿厌食的家庭速调良方

厌食，古代称为"恶食"，是指小儿在较长时期内见食不贪，食欲不振，甚至拒绝饮食的病症。究其发病原因，内在胃气薄弱，外在乳食失调，如暴食不节、偏食挑食；食物品种单调，影响食欲；喜吃零食，厌进粥饭；大病之后调护不当，导致脾胃不和，纳运失健等。现代社会孩子厌食现象猛增，多与独生子女娇生惯养，任性有关。

对于本病的治疗，老中医王绵之教授认为可分为初期、中期、后期三个阶段，在不同的阶段会出现不同的症状，因而须采用不同的方法。下面，我们就具体来介绍一下王老分阶段治疗小儿厌食的方法。

1. 厌食初期

在这一阶段由于病程短，厌食患儿的正气尚未受伤，厌食症状较轻，一般只见食欲不振。王老多采用饮食疗法，即嘱咐家长暂时停止患儿的正常进食，只给米汤或开水兑入葡萄粉（或白糖）喂养，经过短暂的调理，大多数患儿都能恢复正常饮食。如果没有效果，则用鸡内金10克，白蔻仁6克，槟榔3克，炒山药15克，研末，加入细米粉100克，熬成米羹喂养患儿，多可获效。

2. 厌食中期

厌食进入这一阶段，可能是由于乳食停积，或脾胃受损而痰湿滋生，或感染了各类虫病，从而影响了脾胃功能。王老认为，虽然此时既有食积虫扰、痰湿内阻，又有脾胃功能损伤，但正气还很强，故当急急攻邪，按因论治。具体来说，分为以下三种情况：

（1）如果由乳食内阻，脾胃失运所导致，主要表现为：不思乳食，呕吐乳片、食物，口中有酸馊气，大便臭，腹部胀痛，舌苔厚腻。王老临证常以消食导滞为治则，药用保和丸加减，其方如下：

保和丸

材料：半夏、茯苓各9克，苏梗、白术、神曲、莱菔子各6克，焦山楂10克。

用法：水煎服。

加减：腹胀痛加木香6克，厚朴3克；呕吐加竹茹9克。若形体虚弱，当补攻兼施，保和丸去莱菔子加白豆蔻、草豆蔻各3克。

（2）如果是痰湿内阻于壅中，则表现为：形体虚胖或瘦弱，面黄白，常呕吐厌食，便溏，舌苔白腻。王老多以健脾燥湿化痰为治则，方用二陈汤加减，其方如下：

二陈汤

材料：苍术6克，陈皮3克，半夏6克，茯苓10克，神曲10克，炒谷芽10克。

用法：水煎服。

加减：脾虚加党参6克，砂仁3克；虚烦不寐加竹茹10克，枳壳6克，连翘心9克，木通9克。

（3）如果厌食是由虫积引起的，主要表现为：面色苍黄，消瘦食少，或嗜异物，睡时磨牙，腹胀大时痛，大便不调，面有白斑，唇口起白点。王老常以健脾安蛔为治，方用加减乌梅丸，其方如下：

乌梅丸

材料：乌梅、当归、苏梗各 6 克，黄连、白芷、川椒各 3 克，木通、川朴各 9 克，炒麦芽 10 克，细辛 1.5 克。

用法：水煎服。

加减：呕吐加姜汁二滴于药中，等到虫安之后，用五味异功散健胃。

3.厌食后期

到了厌食症后期，脾胃已伤，正气虚馁，气血生化不足，身体虚弱，见并发症。王老认为，在治疗上当分脾胃虚弱和脾肾虚弱两种情况。

（1）脾胃虚弱。

主要表现为：面色发白，形体瘦弱，神倦乏力，不思饮食，舌淡苔白。王老临证常以健脾和中为治，方用六君子汤加味。其方如下：

材料：苏梗、半夏各 6 克，泡参、白术、茯苓各 10 克，陈皮、砂仁、甘草各 3 克。

用法：水煎服。

加减：对于脾胃虚寒，手足冷，大便不消化者，用参附理中汤，药为党参 10 克，附片 6 克（先煎 1 小时），良姜 3 克，炒白术 6 克，炙甘草 3 克。

（2）脾肾虚弱。

主要表现为：面色发白，形体虚弱，四肢不温，畏寒自汗，小便清长或遗尿，五更腹泻，舌淡苔白。王老常以双补脾肾为治，方用四君子汤合四神丸加减。其方如下：

材料：党参 10 克，白术 10 克，菟丝子 10 克，茯苓、补骨脂各 6 克，白蔻、吴萸、益智仁、甘草各 3 克。

用法：水煎服。

张奇文教授是我国著名的儿科专家，他认为"治病不如防病"，家长在小儿厌食的预防上一定要引起重视。具体来说，主要包括以下几点：

1.小儿智力未开，对喜食之物往往会狼吞虎咽、恣食无度，这样最容易患伤食之症，伤食之后便会厌食，因此父母应很好地节制小儿乳食，千万不要过量过饱。

2.小儿多数喜食冷饮冷食，如冰激凌、瓜果等，它们很容易伤小儿脾胃之阳，应限制食用量。

3.俗话说："要想儿胃开，焦脆酥香斋。"要想使孩子胃口开，首先应从食物制作上考虑，儿童的主食除形、色、味、香之外，特别注意的是焦、酥、脆三个字，凡是焦、酥、脆的食物，孩子都愿意吃，当然香味可口也非常重要，先从少量开始，越吃越爱吃。如制成山药芝麻焦饼、内金核桃芝麻酥等，把食疗与药疗结合起来，制成各式各样的食品，这是研究儿童食疗的一条重要的途径。最后是个斋字，斋作"斋戒"讲，斋戒是以素食为主的，意思是少给孩子吃油腻之品，多食清淡蔬菜之类。

4.零食是导致小儿厌食的一个重要因素，也是一个不良习惯，希望做父母的要从教育着手，养成孩子按时进食、不吃零食的好习惯。

孩子胃口好也要节食

现实生活中，我们经常看到很多年轻的父母为孩子不爱吃饭、厌食担心，而很少有父母因为孩子胃口好而烦心的。然而，当孩子在一段时间内显得食欲特别旺盛，常常出现饥饿感时，父母要在满足孩子对食物基本需求的同时，注意饮食的均衡，并节制饮食，否则孩子的健康也会因此而出问题。

首先，教育孩子一日三餐按时吃饭，尽量吃好、吃饱，以满足机体的需要。

其次，如果孩子常有饥饿感，可在孩子上学或外出期间让他适当带点儿零食，如饼干、点心，以预防低血糖。

再次，要特别关注孩子的食量，不可放任自流。一般情况下，允许孩子在早餐和午餐时适当多吃一些，但晚餐不可让孩子吃得过多，以防止因晚餐吃得过多影响睡眠和消化功能。

最后，任何时候都要避免暴饮暴食，特别是在好吃的食物面前，孩子往往难以自制，常常吃得过多、过饱，形成过度饮食。医学专家指出，过度饮食的后果是扰乱孩子的胃肠道功能，使得孩子食欲减退，出现恶心、呕吐、腹胀、腹泻等消化不良症状，由一个极端走向另一个极端，对孩子的健康影响极大。

孩子食欲转佳虽是一件好事，但家长不能只顾高兴而忘了对孩子饮食的适当节制。孩子的食欲愈是旺盛，愈要加以节制，避免暴饮暴食，这样才能更好地维护孩子的身心健康。

孩子营养不良源自脾胃不适

如果孩子脾胃虚损、运化失宣，而致气血耗损、脏腑失养，就会导致营养不良。营养不良也是幼儿常见病。此病早期可见纳食不佳，厌食，腹胀嗳腐，大便腥臭；严重者见头发稀疏，面黄肌瘦，精神萎靡，腹大肢瘦，青筋暴露，食欲减退或嗜食异物等。中医称之为"疳积"，大多是因小儿断奶后，饮食失调、喂养不当、脾胃损伤或虫积及某些慢性病所致。

营养不良，可因摄食不足或因食物营养不能充分吸收，能量代谢不正常，而出现体重不增（或减少），生长发育停滞，脂肪减少，肌肉萎缩等慢性营养缺乏症，其多发生于3岁以内的婴幼儿。

久则身高低于正常儿童，皮下脂肪逐渐减少，消瘦明显，皮肤失去弹性、松弛而干燥，严重者会发生运动机能和智力发育障碍。中医治疗本病有较好的疗效。

"佝偻病"就是幼儿常见的营养缺乏症，俗称"软骨症"。它是由于饮食中缺乏维生素 D 和钙所致，现代医学称之为"维生素 D 缺乏性佝偻病"。由于维生素 D 不足，引起全身钙、磷代谢失常，继而导致骨骼病变，发病早期为烦躁不安，夜惊，多汗；随后是体质发育障碍，可见方颅，前囟门大，出牙晚，鸡胸，脊柱弯曲，下肢变异，腕部及踝部呈圆钝肥厚的手镯形、脚镯形等。

防治本病必须从饮食上加以调理。首先，强调母乳喂养，因为母乳中营养比较全面，但要注意让母亲摄取充足的维生素 A 和维生素 D，还可从婴儿出生后 1～2 周开始每日给服维生素 D，最好达到 500～1000 国际单位，连续服用至 2～3 岁。其次，及时给婴幼儿添加富含维生素 D 和钙的辅助食品，如蛋黄、肝泥、鱼肝油制剂、虾皮、菜末、果汁、米汤等。1 岁以上的幼儿，应全面提高饮食质量，每天固定摄取牛奶、鸡蛋、豆腐、绿叶蔬菜以及主食。最后，要让小儿每天多晒太阳，因为阳光可增加维生素 D 和协助体内钙、磷吸收。

为了预防营养不良的发生，父母要少给孩子吃豆类、花生、玉米等坚硬难以消化的食物，忌食煎、炸、熏、烤和肥腻、过甜的食物，还要少用芝麻、芝麻油、葱、姜和各种气味浓郁的调味料。宜让孩子多吃米粥、牛奶、鸡肉、鸭肉、鸡肝、山楂、鳗鱼、鹌鹑、银鱼之类的食物。饮食要软、烂、细，以利消化吸收。下面为大家推荐几道食谱。

1. 虾皮蛋羹

材料：虾皮 20 克，鸡蛋 1 个。

做法：虾皮择去杂质，冲洗一下；鸡蛋打入碗内，搅打出泡，然后放入虾皮搅拌均匀。将鸡蛋液碗，放入蒸锅中，蒸熟取出，可用以佐餐。

功效：补气益肾，和胃健脾。本膳用虾皮，含钙丰富，是小儿骨骼生长必不可少的食品。鸡蛋含有丰富的维生素 D，蛋黄中含钙较多。此羹经常食用，可防治儿童骨骼钙化不全等症，是补充钙和维生素 D 的理想菜肴。

2. 香菇粥

材料：香菇 5 克，粳米 50 克。

做法：将香菇用冷水泡发好，洗净，切碎；粳米淘洗干净。锅置火上，放入适量清水，香菇、粳米同煮，先用大火烧沸后，改为文火煮至粥熟即成。

功效：养血和中，健脾益气。本膳用香菇，营养丰富，《现代实用中药》说："香菇，为补充维生素 D 的要剂，预防佝偻病，并治贫血。"此粥可防治小儿食欲不振、佝偻病、贫血等。

3. 百合蒸鳗鱼

材料：百合 100 克，鳗鱼肉 250 克，黄酒、味精、精盐各适量，葱末、姜末少许。

做法：将鲜百合撕去内膜，用精盐擦透，洗净，切块放入碗内。鳗鱼肉切成小块，放少许盐，用黄酒浸渍 10 分钟后，放在百合上面，撒上姜末、葱末、味精，上笼蒸熟即成。

功效：润肺清心，补虚扶羸。本膳用百合，含淀粉、蛋白质、脂肪、多种生物碱、钙、磷、铁、钾等成分，有润肺止咳、清心安神的作用。鳗鱼又称鳗鲡，味甘，性平，能补虚羸、益气血，含蛋白质、脂肪、钙、磷、铁及维生素 A、维生素 B_1、维生素 B_2、维生素 B_6、维生素 C 和多糖等成分。常用于虚损劳瘵、小儿疳积等。

4. 乳粥

材料：牛奶或羊奶适量，大米 50 克，白糖适量。

做法：将大米淘洗干净，放入锅内，加适量清水，用文火煮粥，待粥煮至半熟时，去米汤加牛乳、白糖同煮。早晚餐热食，空腹食用较佳。

功效：补血润燥，和胃健脾。本膳用乳类，有补血润燥的作用，牛奶为常食的营养滋补食品，富含蛋白质、脂肪、糖类及维生素。同大米煮粥，既可增强健脾和胃的作用，又能延长在胃肠内消化吸收的时间，加强补益作用。此粥可用于幼儿营养不良、发育缓慢，肢体赢瘦，气血不足，面色萎黄，小儿疳积等疾病。

5. 鸡肝粥

材料：鸡肝 1 个，大米 60 克。

做法：将鸡肝洗净，切碎；米淘洗干净。锅上火，放入适量清水，下入米、鸡肝，用大火烧沸，后用文火煮至粥熟即可，分次饮用。

功效：养血明目，补肾和胃。本膳用鸡肝，营养丰富，其味甘，性微温，有补肝肾作用，《本草汇言》载："鸡肝，补肾安胎，清疳明目之药也"。常食此粥可治疗小儿营养不良。

孩子肚子胀，妈妈怎么办

《幼幼集成》中说："夫胀满者，腹胀气满也。"这就是说肚子胀的时候，里面积的全是气。常见的胀气有两种：一种是胀寒气，一种是胀食气。也就是说一种是因着凉引起的，一种是因伤食而导致的。孩子着凉了，肚子胀，会拉肚子，家人只要趴在孩子的肚子上听一听，就会发现里面像在打架，"咕噜咕噜"直响。这时，孩子还会肚子痛，怕冷，脸色发白。

如果是伤食引起的肚子胀，孩子除了大便酸臭、口气重之外，肚子里很安静，几乎听不到什么声音。这是因为有食积在肚子里不消化，肠道蠕动过慢，有时你还能摸到孩子的肚子里面有块状物，那就是没消化的食物。

中医所说的"寒性凝滞"，意思就是说寒会让肚子里的气凝聚到一起，引起腹胀、疼痛。赶走寒气的办法就是用热法，但只用热也不行，还得通气。喝碗肉桂牛肉汤就能解决孩子因着凉引起的腹痛。牛肉可以驱寒，而肉桂除了能驱寒之外，还有一个独到的效果，就是气味能审走。肉桂发出的气味就像一个不听话的孩子，在人体内到处审走，走的同时就能行气，消除胀满。

肉桂牛肉汤的做法跟我们平时炖牛肉一样。但要记住，只放肉桂，不要再放别的作料了，炖一次牛肉放 10 克左右的肉桂就可以了。因为孩子的脾胃较弱，肉食类又不容易消化，所以炖的时间一定要长一点儿，开锅后还要炖上 30 来分钟，出锅的时候再放点儿盐。在孩子空腹的时候给他喝一碗汤，一天两次。孩子喝完后，痛快地放几个屁，打几个饱嗝，腹胀和寒气就被赶走了。

孩子的脾胃弱，对食物的冷热反应最敏感，吃的食物稍微冷或凉一点儿，脾胃就会感觉不舒服，其实，这是气不通，也就是气胀。如果孩子症状轻，只是有点儿厌食，肚子有点儿胀，父母就可在孩子的早餐粥里放点儿莱菔子，每次用十几颗，捣碎放入即可。

前面说的都是实胀，最难治的还是虚胀，这种胀不是因为吐的时间太长、吃的泻药太多，就是因为长时间积食形成的严重营养不良导致的。虚胀的孩子，除了肚子胀得满满的之外，身体消瘦，精神不振，不管吃不吃东西，肚子都胀，吃什么都没有胃口，对于这种虚胀，问题还是出在脾上，所以健脾才是解决虚胀的根本。

最后，需要提醒各位家长的是，帮助孩子治疗腹胀不是最关键的，最关键的是要预防孩子腹胀，这样孩子就不需受腹胀之苦了。具体的方法是帮助孩子保护肚脐。孩子的肚脐最弱，为了不让它着凉，父母可以给孩子穿一件肚兜。此外，孩子睡觉的时候，别的地方露着没关系，但一定要为其盖上肚脐，否则孩子肚脐受凉就可能会肚胀、伤食，影响健康。

第四节　养好孩子最娇嫩的器官——肺

中医说"命悬于天"，就是命悬于肺

"命悬于天"并不是说命运由上天决定，试想一下，人不吃地上的食物可以活上几天，但是不呼吸空气，连几分钟都活不了，这不就是"命悬于天"吗！

肺在五脏六腑中的地位很高。《黄帝内经》中说肺是"相傅之官"，也就是说，肺相当于一个王朝的宰相，它必须了解五脏六腑的情况。医生要知道人身体的情况，首先就要问一问肺经，问一问"寸口"（号脉的位置）。因为全身各处的血脉都直接或间接地汇聚于肺，然后分布全身。所以，各脏腑的盛衰情况，必然在肺经上有所反映，而寸口就是最好的一个观察点，通过这个点可以了解全身的状况。

肺就像华盖，其位置在五脏六腑的最高处，负责气的宣发、肃降。中医有"肺为水之上源"之说。一旦肺热或肺寒，宣发和肃降功能失调，人的气机运行就会受阻，人就会生病，最典型的症状就是咳嗽。

咳嗽有寒热之别，不能一视同仁。受寒后，鼻塞流涕，或者稍微有些发冷寒战，这种病应该使用生姜、葱白，一日两次，不宜长服；患热咳的人，晚上咳得尤其厉害，喉咙发痒，还会有口渴之感，这种病应该服一些淡盐水，病初服用很快就会治愈，也可以长期服用。

生命离不开两样东西，一是空气，一是食物。人体内负责运

化空气的是肺，负责传导食物的是肠。肺经与大肠经相表里。

在五行里，肺与大肠同属金，肺属阴在内，大肠为阳在外。肺为"相傅之官"，主气；大肠为"传导之官"，变化水谷，传导糟粕。正因肺与大肠相表里，所以，大肠的邪气容易进入肺，肺的邪气也可以表现在大肠上。一旦外邪进入了大肠，就会出现感冒发烧和"上火"等症状。还有人会出现喉咙、牙齿疼痛的症状。还有人会出现痤疮、雀斑、酒糟鼻，有的人会腹胀、腹泻、便秘、上肢不遂。如果这时候不采取措施阻止外邪的进攻，外邪就会长驱直入，进入人体的内部，表现为较严重的肺部疾病。因此平时感冒发烧，如果不及时治疗，就容易转化成肺炎。

肺为"相傅之官"，孩子养肺从呼吸开始

前文说过肺相当于一个王朝的宰相，宰相的职责是什么？他了解百官、协调百官，事无巨细都要管。肺主要有三大功能，即肺主气、主肃降、主皮毛。肺不仅是呼吸器官，还可以把呼吸之气转化为全身的一种正气、清气而输送到全身；同时，肺在人身当中，起到肃降的作用，即可以肃降人的气机。另外，人全身表皮都有毛孔，毛孔又叫气门，是气出入的地方，都由肺直接来主管。既然肺脏如此重要，那我们应该如何为孩子保护它呢？

1. 让孩子学会腹式呼吸

人的呼吸形式分为胸式呼吸和腹式呼吸两种。平时我们呼吸的方式就是胸式呼吸，但胸式呼吸时只有肺的上半部肺泡在工作，占全肺 4/5 的中下肺叶的肺泡却在"休息"，长年累月，中下肺叶得不到锻炼，长期废用，易使肺叶老化。腹式呼吸却可以弥补胸式呼吸的缺陷，方法为：吸气时让腹部凸起，吐气时压缩腹部使之凹入。

需要让孩子注意的是，在锻炼腹式呼吸的初期，切忌急于求成地去追求呼吸的深长细缓，不要过于注意自己的呼吸，以防止出现胸闷气短、呼吸不畅、憋气等不良反应。另外，也不能机械地去任意延长呼气时间而缩短吸气时间，否则就会因为肺换气过度而出现头昏、头痛、疲乏等症状，甚至发生呼吸性碱中毒或酸中毒。

2. 让孩子多笑一笑

中医提出"笑能清肺"，笑能使胸廓扩张，肺活量增大，胸肌伸展，还能宣发肺气，调节人体气机的升降，消除疲劳，祛除抑郁，解除胸闷，恢复体力，使肺气下降、与肾气相通，并增加食欲。锻炼时若能开怀大笑，可使肺吸入足量的大自然中的"清气"，呼出废气，加快血液循环，从而达到心肺气血调和的作用，保持人的情绪稳定。

3. 注重饮食

饮食养肺应多吃玉米、黄豆、黑豆、冬瓜、番茄、藕、红薯、猪皮、贝类、梨等，但要按照个人体质、肠胃功能酌量选用。

4. 保持室内空气的清新

我们知道，肺的主要生理功能是进行体内外气体交换，吸清呼浊，即吸入阳气，呼出二氧化碳，保证机体对氧的需求，所以日常生活中肺的养生保健最重要的是周围空气的清新，所以不管是家里还是单位，多开窗通风，保持干净，不要让垃圾长时间在屋里滞留。

高度警觉，别让孩子患上肺结核

肺结核是结核病的一种，是由结核杆菌引起的慢性传染病。临床上多呈慢性症状，因身体抵抗力弱，感染结核杆菌后发病。肺结核一般有疲乏、消瘦、盗汗、胃口不好、下午发热、面颊潮红等全身症状，可伴有咳嗽、咳痰、咯血、胸痛、气急等。近30年来，我国结核病疫情虽有下降，但由于人口众多，控制病情不均衡，有的地区结核病仍为当前危害人民健康的主要疾病之一。因此，各位家长仍然要提高警惕，以防这个过气的病魔死灰复燃，伤害你的孩子。

肺结核的临床表现多种多样，病灶范围小，可无明显症状，常在X线健康检查时被发现。该病病变范围广，机体对结核菌敏感性高，则毒性症状显著。

全身毒性症状表现为午后低热、乏力、食欲减退、体重减轻和盗汗等，当肺部病灶急剧进展或播散时，可有高热。

另外，还会有一些呼吸系统症状：

（1）咳嗽、咳痰。早期咳嗽或有微咳，无痰或有少量黏液痰。肺组织发生干酪样坏死或并发感染时，痰量增加并成脓性。并发支气管结核时，可有剧烈的刺激性咳嗽。

（2）咯血。约1/3的患者有不同程度的咯血。痰中带血为炎性病灶的毛细血管扩张引起，中量以上咯血常为小血管损伤或空洞内血管瘤破裂所致。

（3）胸痛。当炎症波及壁层胸膜时，患侧胸壁有胸痛，随咳嗽和呼吸而加重。

（4）呼吸困难。慢性重症肺结核时，由于肺组织广泛破坏，或并发肺不张、肺气肿、广泛胸膜增厚、气胸或大量胸腔积液等，可引起呼吸功能障碍而出现呼吸困难。

药食疗法是治疗肺结核的一种常用方法，下面就给各位家长介绍一些常用的方法：

1. 蛤什银耳粥

材料：蛤什蟆油10克，银耳1朵，粳米100克。

做法：将蛤什蟆油及银耳以冷开水浸泡2小时，文火煎煮半小时，再入粳米，熬煮成粥。放冰糖适量调味，分顿随量食用。

用法：以上为1日量，连服半个月为一个疗程。

2.天门冬粥

材料：天门冬30克，粳米100克。

做法：先煎天门冬取浓汁，去渣，入粳米为粥，沸后加冰糖适量，再煮一二沸。

用法：分作1~2次用完，每天2次，连服半个月为1疗程。

孩子要健康就要拒绝支气管炎

孩子虽小，但是也有可能患上支气管炎，支气管炎到底是什么疾病呢？它是由炎症所致的呼吸系统疾病，分为急性和慢性两种类型。

急性支气管炎是由于病毒、细菌感染，以及物理和化学性刺激或过敏反应等导致的支气管黏膜的急性炎症。本病多发于寒冷季节，受凉和过度疲劳均可削弱上呼吸道的生理防御机能，造成感染得以发展的机会。一般感染急性支气管炎的人，先有鼻涕、流涕、咽痛、声音嘶哑等上呼吸道感染症状，全身症状较轻微，仅有头痛、畏寒、发热、肌肉酸痛等。

咳嗽为主要症状，开始为干咳，伴有胸骨下刺痒闷痛，痰少。在晨起、晚睡体位变化时，或吸入冷空气及体力活动后，有阵发性咳嗽。

慢性支气管炎是由于感染或非感染因素引起气管黏膜的炎症，黏液分泌增多，临床出现咳嗽、咳痰、气急等症状。早期症状轻微，多在冬季发作；晚期炎症加重，炎症可常年存在。病情进展可并发肺气肿、肺动脉高压、右心肥大等疾病。

1. 预防

预防支气管炎主要是依靠食物建构坚固的人体免疫系统。在感冒高发季节多吃些富含锌的食品有助于机体抵抗感冒病毒，如肉类、海产品和家禽含锌最为丰富。此外，各种豆类和种子亦是较好的含锌食品，可以取得很好的治疗效果。各类新鲜绿叶蔬菜和各种水果都是补充维生素 C 的好食品。还应多吃富含铁质的食物，如奶类、蛋类、菠菜、肉类等都有很好的效果。

2. 食疗

支气管炎患者要依据病情的寒热选择不同的食物。如属寒者用生姜、芥末等；属热者用茼蒿、萝卜、竹笋、柿子、梨等。体虚者可用枇杷、百合、核桃、蜂蜜、猪肺等，饮食宜清淡、低钠。能起到止咳平喘、化痰功效的食品有梨、莲子、柑橘、百合、核桃、蜂蜜、菠萝、白果、鲜藕、白菜、菠菜、油菜、胡萝卜、西红柿、白萝卜、枇杷等。要补充维生素，多吃一些新鲜蔬菜和水果。多补充蛋白质，瘦肉、豆制品、山药、鸡蛋、绿叶蔬菜等食物中含优质的蛋白质，应多吃。

3. 忌吃食物

忌食腥发及肥腻之物。腥发之物，特别是海鲜类，如带鱼、黄鱼、虾、蟹等，以及油炸排骨、烤羊肉串、肥肉、动物内脏、动物油等，多食损伤脾胃，易助湿生痰。

另外，再为各位家长推荐两道健康食谱：

（1）南瓜大枣粥

材料：南瓜 300 克，大枣 15 枚，大米 150 克，蜂蜜 60 克。

做法：将南瓜洗净，切成小块，大枣、大米洗净备用。锅内加水适量，放入大枣、大米煮粥，五成熟时，加入南瓜，再煮至粥熟，调入蜂蜜即成。

功效：南瓜有消炎止痛，补中益气，解毒杀虫等功效，适用于慢性支气管炎咳嗽气喘。

（2）大葱糯米粥

材料：大葱白5段（每段长3厘米），糯米60克，生姜5片。

做法：共煮粥，粥成后加米醋5毫升，趁热食用。

功效：适用于急性支气管炎。

消气解肿，治疗孩子肺气肿

严格地讲，肺气肿不是一种病，而是慢性气管炎、支气管哮喘等疾病的并发症。肺气肿是因肺充气过度，细支气管末端、肺泡管、肺泡囊和肺泡膨胀或破裂的一种病理状态，主要是因为慢性气管炎、支气管哮喘、空洞型肺结核、矽肺、支气管扩张等长期反复发作，使肺泡壁损坏、弹性减弱，甚至多个肺泡融合成一个大肺泡，使肺泡内压力增大，血液供应减少而出现营养障碍，最终形成肺气肿。按病因，肺气肿可分成老年性肺气肿、代偿性肺气肿、间质性肺气肿、阻塞性肺气肿等，而阻塞性肺气肿最常见。

帮助孩子预防肺气肿要注意保暖，严防感冒入侵，还要多吃富含维生素A、维生素C及钙质的食物。含维生素A的食物如红薯、猪肝、蛋黄、鱼肝油、胡萝卜、韭菜、南瓜、杏等，有润肺、保护气管之功效；含维生素C的食物有抗炎、抗癌、防感冒的功能，如大枣、柚、西红柿、青椒等；含钙食物能增强气管抗过敏能力，如猪骨、豆腐、芝麻酱等。香菇、蘑菇含香菇多糖、蘑菇多糖，多食用可以增强人体抵抗力，减少支气管哮喘的发作，预防肺气肿。

患有肺气肿的孩子多吃蛋白质类食品，有助于修复因病变损伤的组织，提高机体防御疾病的能力。因病人血液偏酸性，应多食用碱性的食物，如蔬菜和水果；供给充足的蛋白质和铁，饮食中应多吃瘦肉、豆腐、豆浆等，以提高免疫力，促进组织的修复；还要多饮水，以利于痰液稀释，保持气管通畅，每天饮水量至少2000毫升（其中包括食物中的水分）。

除此之外，如果你的孩子已经患上了肺气肿，身为父母的你一定要注意以下几点：

（1）避免给孩子吃容易引起过敏的食品，如鱼、虾、蛋等；

（2）急性发作期，忌给孩子食油腻辛辣之物；

（3）低盐饮食；

（4）每顿饭不宜过饱，以免增加心脏负担；

（5）限制牛奶及其制品的摄入，奶制品可使痰液变稠，不易排出，从而加重感染。

⊙育儿小贴士

为了孩子的健康，这里给家长们推荐两款健康食谱：

1.虫草炖老鸭

材料：老鸭1只，冬虫夏草15克。

做法：将老鸭去毛及杂肠，再将冬虫夏草置于鸭腹内，加水适量，隔水炖烂，加佐料食之，每周1次，连服1个月。

功效：适用于肺虚。

2.核桃仁糖

材料：核桃仁30克，莱菔子6克，冰糖适量。

做法：先将冰糖熔化，掺入核桃仁、莱菔子末，制成糖块，每日嚼食。

功效：适用于上盛下虚，气逆喘咳。

孩子肺热了怎么办

中医认为，"风热邪毒犯肺，或风寒化热，邪热蕴肺，肺受热毒所灼，失于宣降清肃，痰热内部，热壅血瘀，郁结成痈，血败化脓，形成本病"。如果你的孩子肺热了，你该怎么办呢？千万不要紧张，下面为你介绍几类食物，对缓解孩子肺热大有益处。

（1）梨性凉，味甘，能清热化痰，热咳者宜之。民间常将梨削皮后，将梨核掏出，放入川贝粉1～3克，隔水炖食，每日2次，每次1只。

（2）罗汉果清肺止咳，肺热咳嗽和风热咳嗽者宜服。可用罗汉果1个，柿饼15克，水煎服食。

（3）柿子性寒，能清热、祛痰、止咳，故热咳者宜食之。据近代药理试验观察，柿子确有祛痰和镇咳效果，且祛痰作用强于镇咳。

（4）枇杷性凉，味甘，能润肺化痰止咳。《滇南本草》云："枇杷治咳嗽吐痰。"适宜热咳吐黄脓痰之人食用。

（5）无花果能清热、化痰、理气，适宜风热型咳嗽多痰胸闷者食用。《福建中草药》还记载了当地民间方法：治肺热咳嗽、声音嘶哑，用无花果15克，水煎调冰糖服。

（6）荸荠能化痰、清热，对热性咳嗽吐脓痰者尤宜。每次可用鲜荸荠250克，洗净削去皮，用沸水烫一下，生吃，早晚各1次，连吃3～5天。

（7）红皮辣萝卜新鲜者500克，洗净不去皮，切成薄片，放于碗中，上面放饴糖（麦芽糖）2～3勺，搁置一夜，即有溶出的萝卜汁，频频饮服，有清热化痰止咳效果，适宜风热或肺热咳嗽者食用。也可用鲜萝卜与荸荠各500克，洗净后一并捣汁或榨汁服。

（8）冬瓜性凉，味甘淡，有清热消痰作用。《滇南本草》中曾说："冬瓜润肺消热痰，止咳嗽，治痰吼，气喘。"凡风热咳嗽或肺热咳嗽者，均宜选用冬瓜煨汤食用，尤其是在夏季风热咳嗽和肺热咳嗽，咳痰黄稠之人，食之最宜。冬瓜子性味甘凉，能润肺化痰清热，也是中医治疗痰热咳嗽常用之品，故肺热咳嗽的大叶性肺炎、肺痈（肺脓肿）、支气管扩张等咳嗽吐黄脓痰者，食之尤宜。

此外，如果孩子处于肺生热的早期，也就是耳朵刚刚发热的时候，你可以用消完毒的棉签沾上医用的生理盐水，给孩子擦拭鼻孔，每天少则两三次，多则四五次，很快孩子的肺热症状就会消失。

没有哪一种药能通治感冒，不同感冒的家庭调治方

世人都说感冒是"百病之首"，细论起来，感冒也分很多种，比如说着凉感冒（也就是中医所说的风寒感冒）是生活中最常见的，大多数家长都能辨别清楚。孩子流清鼻涕、怕冷、发热、头痛却不出汗，一般就是因为衣服穿少了，着凉了，给孩子吃点儿感冒药就可以。

同样是发烧、头痛、鼻塞，但鼻涕黏稠，孩子满脸通红、口很干、一个劲地要喝水，另外，舌苔不但不是那种正常的薄白，而是黄色的，舌体通红，这就是热证，也就是风热感冒。热本来就伤津，汗就是津，如果再吃感冒药发汗，津液就会流失过多，病情反而会加重。

除此之外，还有夏天发生的暑湿感冒。这种感冒也有头晕、头痛、鼻塞等症状，但更多的是胃肠不舒服，像恶心、呕吐、腹泻、食欲不振等，而且小便发黄。另外，舌苔也和风寒感冒时的舌苔有所区别。风热感冒时，舌苔黄而干。如果舌苔黄而腻，那就是暑湿引起的感冒。中医认为，风寒感冒了，可喝点儿姜汤发发汗；风热感冒了，可泡点儿薄荷和菊花茶来驱热；暑湿感冒了，熬点儿绿豆粥喝能祛暑湿。

由于感冒可能诱发许多疾病，若忽略孩子的感冒症状，很容易酿成大疾患，例如使得孩子患上病毒性心肌炎等，因此，家人一定要重视孩子感冒。

咳和嗽其实是两种疾病

生活中谁家的孩子如果咳嗽了，其家长大多会买些止咳嗽的药或者止咳糖浆给孩子吃。其实，这种做法是错误的。孩子咳嗽了，家长首先应该做的是，分清是该给孩子治咳还是治嗽。

咳与嗽皆为肺病，无论是外感六淫，还是脏腑功能失调等内伤，皆可累积到肺而发生咳嗽，故《素问·宣明五气论》说"五脏六腑皆令人咳，非独肺也"。张景岳亦说："咳证虽多，无非肺病。"咳嗽的主要病机是痰气壅塞，肺气失宣，治以宣降肺气、化痰为法。咳与嗽的病位、病机不同，治疗各异。咳证的病位在肺，主要病机是肺失宣降、气道壅塞，故咳而有声，无痰或少痰，治则是宣降肺气（畅通气道）而止咳，慎用温燥祛痰之药；而嗽证的主要病机是痰浊阻肺，肺气失宣，病位在脾肺，脾为生痰之源，痰邪阻肺，因痰而嗽也，治当健脾化痰，宣畅肺气，又当慎用收敛镇咳之品。证如《素问·病机气宜保命集·咳嗽论》中所说："咳谓无痰而有声，肺气伤而不清也；嗽谓无声而有痰，脾湿动而痰也；咳嗽谓有痰有声，盖伤于肺气，动于脾湿，咳而为嗽也。"金元四大家之一的张元素进一步明确提出了咳与嗽的不同治法，他认为"咳而无痰者，以辛甘润其肺，咳而嗽者，治痰为先"。

咳证的临床表现并不复杂，但病因复杂兼症甚多。临床多表现为阵咳、剧咳、频频干咳少痰，甚至咳到干呕、面红耳赤、头晕眼花等。急则治标，治以镇咳宣降肺气为主，佐以辨证祛邪，方用止咳汤：炙白前根、炙百部、炙紫菀、炙枇杷叶、杏仁、桔梗各15克，蝉蜕10克，甘草5克。若属冬季受风寒而咳者，加麻黄、荆芥、炙旋覆花各15克；若属春季受风热而咳者，加薄荷、桑叶各15克，芦根30克；若属秋季受燥邪而咳者，加桑叶、知母、麦冬、薄荷（另包后下）各15克；若属肝火犯肺而咳者，加桑白皮、地骨皮、栀子、麦冬各 15 克；若属感冒后过食油腻滋补而咳者，还应在以上用药的同时，加入生麻黄、莱菔子、生山楂各 15 克。

嗽证以脏腑功能失调和痰湿阻肺为多见，临床症状以胸闷痰多（或白或黄）、舌苔厚腻、脉弦滑，或伴见肺脾气虚表现等，治疗以健脾化痰为主。方用六君汤和三子养亲汤加减，药物组成为党参、陈皮、法夏、茯苓、白术、厚朴、桔梗、海蛤壳、杏仁、苏子各 15 克，葶苈子、甘草各 5 克；痰瘀化热者，加黄芩、桑白皮；气喘加炙麻黄、杏仁；食少加莱菔子、神曲。

由上我们可以得知，咳治肺、嗽治脾，所以，家长们一定要将孩子是咳还是嗽分清楚，这样才能治好孩子的咳嗽。

第五节　肾气旺，孩子的生命就旺

藏精纳气都靠肾，给生命提供原动力

肾，作为人体一个重要的器官，是人体调节有关神经、内分泌、免疫等系统的物质基础。肾是人体调节中心，人体的生命之源，主管着生长发育、衰老死亡的全过程。

《黄帝内经》说："肾者，作强之官，技巧出焉。"这就是在肯定肾的创造力。"作强之官"，强，从弓，就是弓箭，要拉弓箭首先要有力气。"强"就是特别有力，也就是肾气足的表现，其实我们的力量都是从肾来，肾气是人体力量的来源。

肾的功能主要有四个方面：主藏精，主水液代谢，主纳气，主骨生髓。

1.肾藏精，主生长发育和生殖

肾的第一大功能是藏精。精分为先天之精和后天之精，肾主要是藏先天的精气。"精"是什么？精是维持生命最基本的物质。这种物质基本上是呈液态的，所以精为水，肾精又叫肾水。肾还主管一个人的生殖之精，是主生殖能力和生育能力的，肾气的强盛可以决定生殖能力的强弱。

《内经·上古天真论》云："女子……七七，任脉虚，太冲脉衰少，天癸竭，地道不通，故形坏而无子也。丈夫八岁，肾气实，发长齿更……五八，肾气衰，发堕齿槁……而天地之精气皆竭矣。"在整个生命过程中的生、长、壮、老的各个阶段，其生理状态的不同，决定于肾中精气的盛衰。故《素问》说："肾者主蛰，

封藏之本，精之处也。"平素应注意维护肾中精气的充盛，维护机体的健康状态。

中医学认为，当生殖器官发育渐趋成熟时，肾中精气充盛，此时产生一种叫"天癸"的物质，它可以促进人体生殖器官发育成熟和维持人体生殖功能。

2. 肾主管水液代谢

《素问·逆调论》："肾者水脏，主津液。"这里的津液主要指水液。《医宗必读·水肿胀满论》说："肾水主五液，凡五气所化之液，悉属于肾。"中医学认为人体水液代谢主要与肺、脾、肾有关，其中肾为最关键的器官。肾虚，气化作用失常，可发生遗尿、小便失禁、夜尿增多、尿少、水肿等。

3. 肾主纳气

肾的第二大功能是纳气，也就是接收气。《医碥》中记载："气根于肾，亦归于肾，故曰肾纳气，其息深深。"《类证治裁·喘证》中说："肺为气之主，肾为气之根。肺主出气，肾主纳气，阴阳相交，呼吸乃和。若出纳升降失常，斯喘作矣。"肺主的是呼气，肾主的是纳气，肺所接收的气最后都要下达到肾。临床上出现呼吸浅表，或呼多吸少，动则气短等表现时，称为"肾不纳气"。

4. 肾主骨生髓

《素问·痿论》说"肾主身之骨髓"。这里髓包括骨髓、脊髓、脑髓。老年人常发生骨质疏松，就与肾虚，骨骼失养有关。中医认为血液的生成，其物质基础是"精"和"气"，精包括水谷精微和肾精，气是指自然之清气。慢性肾衰患者常出现肾性贫血，与肾虚密切相关。

中医学认为，肾是先天之本，也就是一个人生命的本钱，与人体生命过程有着密切的关系。人体每时每刻都在进行新陈代谢。

肾脏将这些有害物质通过尿排出体外，以调节机体水、电解质和酸碱平衡，保持生命活动的正常进行。所以要保持健康、延缓衰老，应保护好肾脏功能。

孩子肾衰的五种表现形式

"肾气"，是指肾精所化之气，它反映了肾的功能活动，对人体的生命活动尤为重要。若孩子肾气不足，不仅早衰损寿，而且还会发生各种疾病，对健康极为不利。其主要表现为以下五个方面：

1. 封藏失职

肾气不足，精关不固，男孩易发生滑精；女孩则会出现带下清稀而多。肾气不足，膀胱失约，会表现为小便频数而长，夜间更为严重，严重时还会小便余沥不尽或失禁。

2. 肾不纳气

肾主气，肾气不足，气失所主，气逆于上，会表现为喘息气短，气不接续，呼多吸少，唯以呼气为快，动则喘甚，四肢发冷，甚而危及生命。

3. 主水失职

肾气有调节人体水液代谢的作用。孩子如果肾气不足，水液代谢紊乱，就会造成水失所主，导致水肿发生。还会引起尿频、尿失禁或者尿少、尿闭。

4. 耳鸣失聪

肾气不足，不能充养于耳，就会造成肾虚耳鸣，听力减退，甚至耳聋。

5. 衰老提前

肾气在推动人体生长中起着重要作用。肾气不足，五脏六腑功能减退，则会出现诸如精神疲惫、腰膝酸痛等现象。

黑色食物是给孩子养肾的最佳选择

在中医里，有"五色归五脏"的说法，也就是说不同颜色的食物或药物归属于人体的五脏，即：红色入心，青色入肝，黄色入脾，白色入肺，黑色入肾。黑色食物对肾脏具有滋补作用，我们日常生活中所说的黑色食物就是其中的典型代表，包括黑豆、黑米、黑芝麻、黑枣和黑荞麦，家长们可以用来给孩子养肾。

1. 黑米

含有丰富的蛋白质、氨基酸以及铁、钙、锰、锌等微量元素，有开胃益中、滑涩补精、健脾暖肝、舒筋活血等功效，其维生素 B_1 和铁的含量是普通大米的 7 倍。冬季食用对补充人体微量元素大有帮助，用它煮八宝粥时不要放糖。

2. 黑荞麦

可药用，具有消食、化积滞、止汗之功效。除富含油酸、亚油酸外，还含叶绿素、烟酸，有降低体内胆固醇、降血脂和血压、保护血管功能的作用。它在人体内形成血糖的峰值比较延后，适宜糖尿病人、代谢综合征病人食用。

3. 黑枣

有"营养仓库"之称的黑枣性温味甘，有补中益气、补肾养胃补血的功能，它含有蛋白质、糖类、有机酸、维生素和磷、钙、铁等营养成分。

4. 黑豆

黑豆被古人誉为"肾之谷"，黑豆味甘性平，不仅形状像肾，还有补肾强身、活血利水、解毒、润肤的功效，特别适合肾虚患者。黑豆还含有维生素 B_2，对防老抗衰、增强机体活力、美容养颜有帮助。

5. 黑芝麻

黑芝麻性平味甘，有补肝肾、润五脏的作用，对因肝肾精血不足引起的眩晕、白发、脱发、腰膝酸软、肠燥便秘等有较好的食疗保健作用。它富含对人体有益的不饱和脂肪酸，其维生素 E 含量为植物食品之冠。可清除体内自由基，抗氧化效果显著，对延缓衰老、治疗消化不良和治疗白发都有一定作用。

"黑五类"个个都是养肾的好手。这五种食物一起熬粥，更是难得的养肾佳品。此外，李子、乌鸡、乌梅、紫菜、板栗、海参、香菇、海带、葡萄等，都是营养十分丰富的食物。肾不好的孩子，可以每周吃一次葱烧海参，将黑木耳和香菇配合在一起炒，或炖肉时放点儿板栗，都是补肾的好方法。

第四章

做宝宝最好的护理师，给宝宝最特殊的关爱

第一节 让宝宝在母乳的滋润下健康成长

天然母乳是孩子最理想的食品

母乳是天然的和最理想的哺育后代的食品。但是，有些做母亲的更愿意用奶粉喂养婴儿，而不愿给婴儿喂自己的奶，除了因工作或其他原因外，不了解喂母乳的好处，也是一个原因。那么，用母乳喂养婴儿有哪些好处呢？

（1）母乳的营养成分较完备，各种成分的配合比较适当，可满足婴儿的需要，尤其对6个月以内的婴儿更为适合。以牛奶和母乳比较，牛奶中蛋白质的含量比母乳高2倍，但母乳中含的多半是容易消化的乳白蛋白，牛奶中多半是会在婴儿胃里凝成块的不易消化的酪蛋白。牛奶中的乳糖含量比母乳少1/3，而且属于甲型乳糖，有促进大肠杆菌生长的作用，容易引起婴儿腹泻。牛奶中含脂肪量与母乳相似，但其脂肪体积较大，容易引起消化不良。牛奶中矿物质的含量比母乳的含量多，但正常婴儿体内矿物质储存较多，母乳已能满足需要。牛奶中维生素的含量多于母乳，但牛奶在煮沸消毒后，维生素C已有不少被破坏，而母乳内含的维生素不易被破坏。母乳还含有促进脑组织发育的多种脂、酸和各类酶，有利于营养物质的消化。

（2）母乳的成分能随着发育的需要相应地发生变化。产后1～2天内分泌的乳汁叫初乳，色黄质稀，含有较多的蛋白质和固体成分，还有轻泻作用，有利于新生儿排出胎粪。随着新生儿的生长和发育，母乳逐渐变浓，量也增多，到6个月左右达到最高峰，以满足婴儿需要，这是任何其他乳类所不及的，也是它独具的特殊优点。

（3）母乳含有抗体，新生儿能从母乳中获得，可使婴儿在6个月内很少得麻疹、小儿麻痹、腮腺炎等传染病。国外有人专门做过统计，在因病死亡的婴儿中，母乳喂养的只占1/7，这与母乳中含有多种类型的抗体，能帮助婴儿抵抗多种疾病有关，这种抗体是其他乳品和代用品所没有的。

（4）母乳的温度宜于婴儿食用而且清洁、新鲜，随时可食用，被污染的机会较少。

（5）在产后哺乳，还可能帮助产妇的子宫收缩，使子宫更快恢复正常。母亲用自己的乳汁喂婴儿，可加深母子感情，使婴儿获得更多的母爱，也有利于婴儿早期的智力发育，还有助于尽快减去怀孕期所增加的体重，恢复到正常的状态。自己哺育婴儿还能减少一些经济开支。凡是在分娩后有奶的健康母亲，最好自己哺育婴儿，如果因病（如结核、肝脏疾患等）或某些特殊原因不能坚持长期哺育婴儿，最好先用母乳哺养婴儿6个月，至少3个月，然后再用其他方法喂养。

⊙**育儿小贴士**

新妈妈要学会给孩子喂奶，让孩子吃好人生"第一餐"。一般来说，新妈妈每次给孩子喂奶时要做好以下工作：

喂奶前最好先给宝宝换尿布，让他在舒适的环境下吃奶。用湿棉球或棉纱清洁乳晕、乳头。斜抱婴儿，用手托住头部，先挤掉几滴奶，然后将乳头送入婴儿口中，紧紧地充满婴儿小口，减少漏气，但注意不要堵住婴儿的鼻孔。哺乳完毕后，将婴儿竖起直抱一会儿，轻拍后背，使吞咽下的空气从口中排出（打嗝）。

有些母亲怕呛着孩子，就只将乳头放入婴儿口中，这是不正确的。正确的哺乳姿势是，妈妈将婴儿斜抱在胸前乳房上，让婴儿能将乳头和较多的乳晕吸入口中，这样做不仅能保证婴儿吸入更多的乳汁，而且有利于预防乳头破裂及奶胀。

早产儿要尽量用母乳喂养

早产儿的吸吮能力因人而异，有的强些，可以吸吮母乳；有的弱些，不会吸吮母乳。对于有吸吮能力的早产儿，可以直接地、尽早地让孩子吸吮母亲的乳头。喂奶时要注意正确的喂奶姿势，帮助宝宝含吸住乳头及乳晕的大部分，这样可有效地刺激泌乳反射，使宝宝能够较容易地吃到乳汁。有时由于早产儿肌张力较弱易引起哽噎，这时可让母亲躺下以减慢乳汁的流速，并改变孩子的体位，使他的咽喉部略高于乳头的位置。在哺乳时观察孩子的行动是否有过度疲劳的情况，如果说孩子感到疲劳，就可以稍微休息一下然后再进行哺喂。吸吮能力差的，先挤出母乳，再用滴管滴入口内。注意动作要轻，不要让滴管划破孩子的口腔黏膜。每 2 ~ 3 小时喂 1 次。

在万不得已的情况下才可考虑用乳品喂养早产儿。在用乳品喂养的过程中，要密切注意宝宝有无呕吐、腹泻、便秘以及腹胀等消化不良的症状。

早产儿的口与舌的肌肉很弱，消化能力差，胃容量小，可是每日所喂的奶又不能太少，因此必须分多次喂哺。

另外，喂母乳的早产儿要在医生的指导下补钙。

双胞胎、多胞胎宝宝的喂养方法

母乳仍然是双胞胎儿最理想的营养品。在日常生活中，由于乳母同时喂养照看两个孩子会有许多困难，所以很多母亲就放弃了母乳喂养。一般来说，只要母亲有足够的营养和充分的休息，其乳汁是能够满足双胞胎儿需要的。

在喂养方法上，应该一个乳房喂养一个孩子。每次喂奶时，让两个孩子互相交换吸吮一侧乳房，因为孩子的吸吮能力和胃口有差异，每次交换吸吮，有助于两侧乳房均匀分泌乳汁。

如果乳汁不足，应保证两个婴儿都得到母乳的前提下，先喂体质较弱的孩子，每人再加喂奶粉。若产妇无乳汁，就要采取人工喂养。

当然，乳母同时喂哺两个婴儿，应适当加强营养素的补充，同时也要休息好以保证精力旺盛。

相对于双胞胎的母乳喂养，多胞胎儿的母乳喂养问题也是很受营养学家关注的。这是因为双胞胎儿的母乳喂养可以一个一个地轮换哺喂，或者是一边一个，采用环抱式的方法同时给两个孩子一齐喂奶。而对于一胎出生三个或三个以上孩子的母亲来说，困难就大得多了。往往三胎以上的孩子出生时体重大都在 2500 克以下，属于足月小样儿。

多胎足月小样儿的基础代谢率高，热量的需求量高，肝糖原贮存量低，且糖原异生作用差，以致血浆中异生糖原的氨基酸深度比正常儿高，所以容易发生低血糖，若不及时喂养，其血糖可迅速下降，造成脑发育不良的后遗症，甚至死亡。

因此，对多胎小样儿要早期、足量、有效地实行母乳喂养，并按需进行哺乳。但由于多胎的原因，母乳量不可能同时喂饱几个孩子，这就要适当地添加乳品，以满足多胎小样儿高基础代谢率，高热量的需求，保证孩子的正常发育和健康成长。

产后缺乳，就找膻中和少泽两大穴

产后缺乳，是指产妇分娩 3 天后，乳汁稀少或全无分泌，这主要是源于产妇的体质虚弱、乳腺发育不良；产妇厌食、挑食以及营养物质摄入不足，导致乳汁分泌减少；产妇过度忧虑、恐惧，通过神经系统影响垂体功能。气血虚弱的产妇，可伴乳房松软、胃气不调、神疲乏力、头晕心悸等；肝郁气滞的产妇，可伴乳房胀痛、胁胀胸闷、烦躁易怒等。

中医治疗产后缺乳，刺激穴位是一种很重要的方法，且多数只取膻中、少泽两大穴位。在中医经络学说里，膻中又被称为"气会"，和气有关的问题，如气虚、气机瘀滞等，都可以找膻中来调治，而缺乳的原因有两种，一种是气血虚弱，一种是肝郁气滞，无论哪一种都离不开膻中穴。膻中穴的位置很好找，两个乳头连线的中点即是。用艾灸刺激这个穴位，每天1次，乳汁很快就会下来。

少泽也是通乳的要穴。少泽穴在小指末节外侧，属于小肠经的井穴。井穴是水流开始的源头，经脉从这里开始。从字面来看，少是小、幼小，泽是沼泽、低洼、水流聚集的地方，少泽即是小水塘的意思。因此，刺激这个穴位，就可以使经脉里的液体流动起来，液体一旦流动，乳汁也就顺势而出了。刺激方法很简单：找几根牙签棒，在小指甲的外侧轻轻按揉，按到感觉酸胀的地方就可以了。每天这样按揉几分钟，婴儿就可以喝到甘甜的乳汁了。

改善产后缺乳的食疗方

妇女产后缺乳，而且妇女产后缺乳可以在配合穴位治疗的同时，用饮食加以调理。如果产妇气血不足，就应多进食芝麻、茭白、猪蹄、鲫鱼等既有营养又可以通乳、催乳的食物；如果产妇肝郁气滞，就应多吃佛手、麦芽、桂花、鸡血、萝卜等具有疏肝理气、活血通络作用的食物。产妇产后缺乳所选用的食品，最好能制成汤、羹、粥之类，一方面易于消化吸收，一方面又多汁，可以生津，从而增加乳汁生化。产后缺乳的产妇须忌食刺激性的食物，比如辣椒、大蒜、芥末等，也禁浓茶、咖啡、酒等饮品。

下面，再为产后缺乳的妈妈们推荐几款食疗方：

1. 猪蹄通草汤

材料：猪蹄 1 只，通草 10 克，水 1500 毫升，葱、盐、黄酒等适量。

做法：将全部食材都放进锅里，先用大火煮，水开后用小火煮，煮 1 ~ 2 小时，直至猪蹄酥烂为止。

食法：待汤稍凉后，喝汤吃肉，每天一次，连服 3 ~ 5 天即可见效。

功效：猪蹄含丰富的蛋白质、脂肪，有较强的活血、补血作用，而通草有利水、通乳功能。

2. 山甲炖母鸡

材料：老母鸡 1 只，穿山甲（炮制）60 克，葱、姜、蒜、五香粉、精盐适量。

做法：母鸡去毛及内脏，穿山甲砸成小块，填入鸡腹内。入锅，加水及调味料，炖至肉烂脱骨即可食用。

功效：穿山甲性味咸凉，通经下乳。鸡肉营养丰富，性味甘温平，既补气，又补血。

3. 归芪鲫鱼汤

材料：鲫鱼 1 条（250 克），当归 10 克，黄芪 15 克。

做法：将鲫鱼洗净，去内脏和鱼鳞，与当归、黄芪同煮熟即可。

食法：饮汤食鱼，每日一次。

功效：治疗产后气血不足，食欲不振，乳汁量少。

4. 猪骨西红柿（山楂）粥

材料：西红柿 3 个或山楂 50 克，猪骨头 500 克，粳米 200 克，精盐适量。

做法：将猪骨头砸碎，用开水焯一下捞出，与西红柿或山楂一起放入锅内，倒入适量清水，置旺火上熬煮，沸后转小火继续熬半小时至1小时，端锅离火，把汤滗出备用。粳米洗净，放入砂锅内，倒入西红柿骨头汤，置旺火上，沸后转小火，煮至米烂汤稠，放适量精盐，调好味，离火即成。

功效：有通利行乳、散结止痛、清热除瘀的作用。

正确抱持，宝宝喝奶才会更舒服

一般来说，中医主张产妇产后立即喂奶，正常足月新生儿出生半小时内就可让母亲喂奶，这样既可防止新生儿低血糖又可促进母乳分泌。孩子吸吮乳头可刺激母体分泌乳汁，为母乳喂养开个好头。早喂奶能减少母亲产后出血。

此外，由于是新妈妈，产妇可能还不太会正确地给孩子喂奶，这里我们具体介绍一下正确的喂奶方法，在以后的哺乳过程中，新妈妈每次都要记得把婴儿放到乳房上，并把乳头及乳晕的大部分放入婴儿的口内，而不应只让宝宝含住乳头，这样做的好处有两个，分别是：

第一，只有婴儿将大部分乳晕含在口内，才能顺利地从乳房吸吮出乳汁。婴儿以吸的方式从乳晕周围形成一个密封环，当吸食时，婴儿的舌将乳头推向口腔顶部（上腭），乳汁是在有节奏地一吸一挤的情况下被吸出来的。只有当婴儿对乳晕后方的输乳管施加压力时，乳汁才能顺利地流出来。

第二，如果乳头能正确地放入婴儿的口腔内，那么，乳头酸痛或皲裂就可以减少至最低限度。

婴儿有很强的吸吮能力，如果他没有含着乳晕而只有乳头在口内，会压迫阻塞输乳管，这时就几乎没有乳汁流出了，这样乳头就变得酸痛异常，结果乳汁的供应就由于乳汁没有被吸出而减少。婴儿将会吸不到乳汁，并由于饥饿而哭闹。

除此之外，新妈妈还要注意的是，哺乳时要注意卫生，每次哺乳前应洗手、洗乳头、洗乳晕（切忌使用肥皂清洗）。如果自己感冒了，一定要记得戴上口罩，千万不要把病毒传染给孩子。

适当地添加辅食，为孩子的健康打下基础

母乳喂养宝宝有很多优点，但随着婴儿日益长大，到了五六个月的时候，母乳中的营养成分已经不能充分满足孩子的需求，所以这时要给孩子添加辅食。

一般来说，辅食的添加可按如下方法进行：

（1）出生后2～3周

每天添加浓缩鱼肝油1滴，鲜橘汁或菜汁1～2汤匙，以补充维生素C。

（2）出生后1个月

除每天1滴鱼肝油外，应添加菜汁或果汁，包括番茄汁、山楂汁或橘子汁。开始喂时应将其冲淡，在两次喂乳之间进行。

（3）2个月

鱼肝油2滴，除上述菜汁和果汁外，夏天可增加西瓜汁。

（4）3个月

加鱼肝油3滴，菜汁和果汁适当加量。

（5）4个月

每天加鱼肝油4滴（4～12个月鱼肝油均为4滴），除菜汁和果汁外，可加蛋黄。从每天1/4个蛋黄开始逐渐增加到1/2个或整个蛋黄，每天分2次吃，可把蛋黄碾碎调在米汤或牛奶中喂，主要是为了补充铁质，预防贫血。

（6）5个月

除菜汁、果汁外，蛋黄加至1/2个，用开水调成泥状喂。另外

添加菜泥，菜泥中可加数滴烧熟后的植物油，搅拌后喂食。

（7）6个月

除加菜汁、果汁外，蛋黄加至1个，同时添加些好消化的粥、碎菜、水果泥（苹果或香蕉泥等），可在碎菜中加入少量烧热植物油。可逐渐用辅食代替1次喂奶。

（8）7～9个月

可吃一整个鸡蛋，另外添加些猪肝泥、蟹虾肉泥、鱼肉泥、什锦猪肉菜末、豆腐、鸡肉粥、面条、饼干、面包、鸡蛋羹、水果泥等。

（9）9～12个月

除上述肉末、肝泥、鱼泥、碎菜、鸡蛋外，可加烂烩饭、烂面条、玉条面粥、炒烂的碎菜、蔬果色拉、煎西红柿、碎虾仁、小饺子、馄饨、包子、水果、馒头、点心等。

辅食是宝宝从母乳过渡到饭食的桥梁，如果桥梁建得好，婴儿就能自然断奶，而后开始正规饮食。这是整个幼儿时期营养的基础，打好这个基础十分重要。

婴儿脏腑娇嫩，辅食从流食开始

很多年轻的妈妈不懂得如何喂养孩子，在孩子很小的时候就让他跟着大人一起吃饭，让他吃干硬的食物。殊不知，小孩子的肠胃脆弱而窄，过早吃干食、硬食不仅无法消化吸收，而且还非常容易对孩子娇嫩的脏器造成损害。

消化的目的是将食物磨碎，分解成小分子物质，顺利通过消化道黏膜进入肠道。刚出生不久的婴儿，因消化酶分泌较少，特别是淀粉酶很少，胃肠蠕动能力也很弱，根本无法将大米、面粉、玉米等含淀粉较多的食物分解掉。因此，如果母乳不足，只得用食物喂养，则只能用稀、烂、软的流食。

西方营养学中有种叫"要素饮食"的方法，就是将各种营养食物磨成粉状，这样的食物进入消化道后，即使是在人体没有消化液的情况下，也能吸收。

在现实生活中，很多孩子的喂养问题都出在 10 个月后开始增添固体食物的时候，以前不爱生病的孩子容易生病了，以前胖乎乎的健康孩子变得消瘦了，气色也不好。究其原因，主要就是因为许多家长为图省事，大人吃什么，孩子也跟着吃什么。孩子牙齿都没长全，胃肠又弱，不能将食物消化、磨碎，因此，这时候孩子必须回到吃碎食物的那个过程中去。

另外，大一些的孩子，生病后胃口不好，消化、吸收功能减弱，家长也应给孩子吃一些有营养糊状的、稀烂的、切碎的食物，以帮助孩子恢复健康。

给孩子喝牛奶的三大注意事项

牛奶是婴儿最重要的辅食，而它本身营养价值又高，可以补充宝宝生长发育所需的各种营养物质，于是很多妈妈每天都让孩子喝牛奶，然而牛奶该不该喝，喝牛奶又该注意哪些事项，恐怕很少有母亲了解。

1. 能否喝牛奶的判断标准

（1）身体寒湿较重、手指甲上的半月形比较少，而且脾胃虚寒、容易肚胀，大便溏不成形，舌苔经常发白的孩子要少喝牛奶，特别是稀薄的鲜奶。

（2）手指甲上半月形较多，平时吃蔬菜、水果不多，而吃荤食较多的孩子，妈妈应该经常给他们喝奶，能起到滋阴、润燥的作用。

2. 牛奶不能冲得太浓

许多年轻妈妈喂养婴儿时，往往图省事，不严格按照说明按比例冲配牛奶，甚至有的家长还直接将干奶粉喂给孩子吃。殊不知，孩子常喝冲得很浓的牛奶，不仅会发生便秘，更为严重的是此举还可能引起一种威胁孩子生命的疾病——氮质血症，治疗起来相当麻烦，只有通过透析才能让非蛋白氮"排"出体外。因此，喂养婴儿时，切不可图一时省事，换来孩子终生的遗憾。

3. 牛初乳绝不是高档营养品

牛初乳是母牛产犊后三天内产的奶，一些妈妈认为喝牛初乳能防病，于是把牛初乳当成高档营养品给孩子吃，甚至代替母乳喂养婴儿。其实，牛初乳能防的是牛的病。拿牛初乳喂养婴儿，会造成婴儿营养不良，甚至可能喝出大头娃娃，所以妈妈不要给孩子喝牛初乳。

⊙育儿小贴士

有些宝宝特别爱喝酸奶，但是中医专家认为最好在宝宝1岁之后再给他喝酸奶，而且在3岁之前还应以配方奶为主，酸奶要在配方奶的基础上进行补充，每天的量在150毫升左右。

另外，还要科学区别含乳饮料和酸奶：含乳饮料的蛋白质成分比较低，所以千万别把含乳饮料当成酸奶给宝宝喝。父母在为宝宝选购酸奶时要注意看一下包装，一般来讲，含乳饮料当中的蛋白质含量大于1%；而酸奶通常大于3%，中间的差别是很大的，父母们一定要看清楚。

夜间躺着喂奶，对宝宝健康不利

要满足婴儿对营养的需求，就应增加哺乳次数。新生儿越小，就越需要夜间哺乳，有的新生儿夜间哺乳甚至要达到4～5次。

很多妈妈在夜间怕孩子冻着或者懒得起床而躺着喂奶，这是十分不好的习惯，这样很容易造成很多不良的后果，严重的还会危及宝宝的生命，这绝非言过其实。

几乎每年的冬天在急诊室里都可以看到孩子因晚上含奶头睡觉而引起窒息死亡的病例，这是由于新生儿体力弱及反抗能力小，容易被妈妈的乳房压得透不过气而窒息死亡。具体来说，夜间喂奶有以下注意事项：

不少妈妈因为白天劳累了一天，在晚上会很困乏，当躺着给孩子喂奶时，也会很容易不知不觉地睡着，若是中间有不自觉的翻身，就很容易压迫睡在身边含着奶头的孩子，而此时孩子并无反抗能力，从而易造成窒息而死亡。

如果夜间躺着喂奶，宝宝在吃完奶后，若是有溢奶或呕吐，会由于口里含着妈妈的奶头而使奶汁或者呕吐物不能够吐出，而反流入气管或肺内，从而造成急性窒息。

因此，建议妈妈们在夜间为孩子喂奶时，一定要将孩子抱起来再喂，让孩子斜卧在妈妈的怀里，并且妈妈应该用中指和食指轻轻拖住乳房，以避免乳房堵住婴儿鼻孔。喂奶后可将孩子竖起来轻轻拍打背部 3 ~ 5 次，等到孩子嗳气后再让他入睡。

第二节　父母的爱，就藏在对宝宝的日常护理中

培养宝宝规律的生活习惯

　　婴儿经过了新生儿期对外界生活环境的适应后，就会根据其生理活动规律形成自身的饥、饱、醒、睡、活动、休息、哺喂、排泄的节律和秩序。从这时候开始，爸爸妈妈就要有意识地在他的生活内容和顺序上给予科学的安排，形成一种合理的生活规律，培养宝宝每日有规律的生活习惯。生活有规律的宝宝会更健康、快乐，不易生病，也不爱哭闹缠人。这样，爸爸妈妈和其他家人也能节省很多的精力和时间去做其他的工作和家务。

　　睡眠对婴儿来说很重要，6个月以内的婴儿神经系统发育尚未成熟，兴奋持续时间短，容易疲劳，过度疲劳后易转入抑制状态进入睡眠。婴儿体内每个细胞的生长都需要能量，而睡眠是节能的最好办法。睡眠时身体各部分的活动都减少了，会使大脑皮层处于弥漫性的抑制状态，对神经系统起保护作用。此外婴儿在睡眠期间体内会分泌出一种生长激素，可以促进蛋白质合成，加速全身各组织的成长，特别是骨骼的成长。所以要宝宝培养良好的睡眠习惯。尽管此时的宝宝常常出现白天睡觉夜晚兴奋的状况，但这时也是宝宝知道了一天有24个小时，以及睡觉和醒来的时间是按照昼夜区分的时候，所以家长在这个时期就要帮助他区分昼夜，纠正"黑白颠倒"的睡眠习惯。

　　此时还要建立规律的饮食习惯。喂哺要根据婴儿的月龄增长和时间，逐步实现定时定量。对于6个月以内的宝宝，当母乳充

足的时候，婴儿的胃肠能够形成每隔3～4小时分泌消化液的规律，因此应隔3～4小时喂一次奶。若不注意培养规律的时间，宝宝一哭就喂奶，就会因进食奶量过多而造成消化不良，这种习惯不仅不好，还会影响身体健康。而且要让宝宝养成专心吃奶的好习惯，在宝宝吃奶的时候不能干扰他，也不要让他边吃边玩，以免延长喂奶时间。另外，此时还需要为添加辅食做好准备，可以帮宝宝开始练习使用勺子。

清洁和排便也要养成规律的习惯。6个月大的宝宝除了避开喂奶前后的时间以外，在宝宝身体舒适的时间都可以洗澡，但是要保证基本上在同一时间沐浴。平时要养成勤洗手脸、勤换尿布、尿便后及时清洗臀部、勤换衣服和勤剪指甲等个人卫生习惯，还要继续练习规律排便，但此时期的重点训练是建立把尿便时宝宝的条件反射。

每天给婴儿洗脸

宝宝的脸部肌肤十分娇嫩，皮下毛细血管丰富，看起来特别红润有光泽。不过宝宝的免疫能力不强，父母如果不注意为其清洁的话，宝宝的皮肤稍有破损就会发生感染。所以，为了宝宝的健康，父母一定要注意每天给孩子做好脸部的清洁工作。

父母在给孩子清洁面部时要注意以下几点：

（1）婴儿每天都要洗脸，既可保持清洁卫生，又可让宝宝感觉舒爽。由于婴儿皮肤娇嫩，在给他洗脸时动作一定要轻柔。先用纱布或小毛巾由宝宝的鼻外侧、眼内侧开始擦，接着擦耳朵外部及耳后，然后用较湿的小毛巾擦宝宝嘴的四周、下巴及颈部。然后，用湿毛巾擦宝宝的腋下。最后，张开宝宝的小手，用较湿的毛巾将手背、手指间、手掌擦干净。

（2）婴儿鼻涕分泌较多，由于婴儿鼻孔很小，往往造成鼻塞，呼吸困难，这样宝宝就会不好好吃奶，同时情绪也会变坏。如果鼻子堵塞厉害，可用棉签轻轻弄掉。倘若鼻子堵塞得实在厉害，妨碍呼吸，用棉签又不弄出来的话，可用吸引器吸掉。婴儿不能滥用滴鼻药，非用不可时要遵医嘱，一天最多只能滴 1 ~ 2 次。经常把孩子抱到室外进行日光浴，孩子的皮肤和鼻腔黏膜会得到锻炼，鼻塞现象就会减少，只要呼吸趋于正常，鼻塞自然就少了。

（3）婴儿很容易长眼屎等，而且由于生理上的原因，许多孩子会倒长睫毛。如果倒长睫毛，因受刺激眼屎会更多。洗完澡后或眼屎多时，可用脱脂棉花沾一点儿水，由内眼角往外轻轻擦，但千万别划着眼球。如果眼屎太多，怎么擦也擦不干净，或出现眼白充血等异常情况时，就应到医院检查，看有无异常情况。

总之，宝宝的面部清洁工作，父母一定要用心，动作要轻、慢、柔，千万不可伤害宝宝的皮肤。

⊙育儿小贴士

在婴幼儿出生时，第一套牙齿（乳牙）几乎已经完全在颌骨内和牙龈下形成。孩子的乳牙很重要，因为：

1. 咀嚼食物可帮助颌骨和咀嚼肌发育。

2. 赋予你的孩子一个良好的面容和微笑。

3. 帮助你的孩子学习说话。

4. 保留空间以便恒牙直接生长。

只要孩子的牙齿一萌出，就应该保持清洁。因为一旦乳牙萌出，细菌就会出现，来自食物中的糖被细菌分解而产生酸，频繁的糖摄入，含糖的食物存留在口腔内很长时间，是导致龋齿的最大因素。

此外，哺乳期间要避免让婴儿形成夜间和睡眠时间含奶瓶睡眠的习惯。奶瓶仅应被用作喂养工具，不应该被用作安抚物。

清洁耳朵，宝宝更能听清你的爱语

婴儿的耳屎一般会自行移到外耳道，因此没有必要特地用挖耳勺来掏，否则会损害正在形成中的耳膜，对孩子今后的听觉有很大的影响。在洗完澡后用棉签在其耳道口抹抹即可，切不可深入耳内。

此外，有的宝宝耳垢很软，呈米黄色，常常粘在耳朵里，这种现象就是耳垢湿软。耳垢湿软是天生的，受父母的遗传，是由耳内的脂肪腺分泌异常所导致的，脸色白净、皮肤柔软的宝宝比较多见，并不是疾病。

宝宝的耳垢特别软时，有时会自己流出来，这时用脱脂棉小心地擦干耳道口处即可，平时洗澡的时候注意尽量不要让水进到孩子耳朵里。不能用带尖的东西去挖耳朵，以免引起外耳炎。耳垢软的宝宝，即使长大以后耳垢也不会变硬，只是分泌量会比较少。

如果爸爸妈妈不清楚自己也是耳垢湿软的话，当看到宝宝的耳垢很软，就会担心宝宝患上了中耳炎。其实，中耳炎和耳垢湿软还是很好区分的。患中耳炎时，宝宝的耳道外口处会因流出的分泌物而湿润，但两侧耳朵同时流出分泌物的情况很少见，并且流出分泌物之前，宝宝多少会有一点儿发热，还会出现夜里痛得不能入睡等现象；而天生的耳垢湿软一般不会是一侧的，并且宝宝没有任何不适的表现。

宝宝用手指抠嘴，怎么办

宝宝吮吸手指的动作有可能会演变为用手指抠嘴，严重时甚至会引起干呕，如果刚吃完奶的话很可能会把奶呕出来。

抠嘴既不卫生，也会影响宝宝的发育，因此爸爸妈妈应当予以纠正。宝宝之所以爱抠嘴，一是因为手的活动能力增强了，可以自由支配自己的手指；二是因为出牙导致牙床不舒服，于是宝宝就总是试图把手指伸到嘴里去抠，希望能缓解出牙的不适。

明白了宝宝为什么抠嘴，爸爸妈妈就知道如何解决了。平时可以多给宝宝一些方便咀嚼的食物，让他磨磨小乳牙，以促进牙齿的生长，缓解牙床的不适，或是用冷纱布帮宝宝在牙床处冷敷，也能起到舒缓的作用。当看到宝宝抠嘴的时候，可以轻轻地把他的手从嘴里拿出来，给他点儿别的东西让他拿在手里，转移他的注意力。也可以轻轻地拍打一下他的小手，严肃地告诉他"不"，但不能严厉地打骂，否则会令宝宝恐惧，也起不到任何积极有效的作用。

几个月大的宝宝还听不懂爸爸妈妈长篇累牍的大道理，但对于大人的语气、表情和一些简单的如"好""不好"之类的判断词还是能够感受和理解的。所以家长即使再着急再生气，也不能大声呵斥宝宝，更不能体罚，也没必要给宝宝赘述一堆大道理，只要用严肃认真的表情告诉宝宝"好""不好"或是"对""不对"就可以了。要知道，宝宝不会一直都这么做，只要过了这一阶段，都能慢慢好起来。

⊙育儿小贴士

1～2个月的婴儿的指甲以每天0.1毫米的速度生长，10天就能长1毫米，1个月能长3毫米。

指甲和指缝是细菌滋生的场所，虫卵在指缝中可存活多天。宝宝在咬指甲时，无疑会在不知不觉中把大量病菌带入口腔和体内，导致口腔或牙齿感染，严重的还会引发消化道传染病，如细菌性痢疾，肠道寄生虫病如蛔虫病、蛲虫病等。而且婴儿喜欢用指甲搔脸部及身上其他痒的部位，往往会抓破皮，因此要常给宝宝修剪指甲。

此外，由于婴儿指甲很小，很难剪，所以每次剪的不要太多，以免剪伤手指。最好在宝宝洗完澡睡觉的时候用小指甲刀剪，但是要千万小心，别损伤宝宝的肌肤。

学会给婴儿理发，享受亲历亲为的乐趣

我国不少地方都有给宝宝剃"满月头"的习俗，也就是等宝宝满月之后，就要把头发剃光。认为这样会使宝宝的头发长得更好，但实际上这是没有科学根据的。宝宝头发的质量受先天父母遗传和后天自身健康状况的双重影响，与满月理发无关。

而且，由于刚出生的宝宝颅骨较软，头皮柔嫩，理发时宝宝也不懂得配合，稍有不慎就可能弄伤宝宝的头皮。宝宝对细菌或病毒的抵抗力低，一旦头皮受伤就可能会导致头皮发炎或形成毛囊炎，甚至影响头发的生长。所以，给宝宝理发最好是选在宝宝3个月以后。但是，如果宝宝出生在春末夏初的话，为了避免头上长痱子，也可适当提前理发，最好是趁着宝宝睡觉时进行，以免宝宝乱动。

如果打算自己在家亲自给宝宝理发，那么在购买婴幼儿理发工具时，最好是去婴幼儿用品专柜或专卖店购买，选择可靠的品牌和安全的产品。理发工具最好用剪刀，理发前应先把梳子、剪子等理发工具用75％的酒精消一下毒，并彻底清洁双手，保证手部的卫生。

若在宝宝清醒时理发，则动作要轻柔，要顺着宝宝的动作，不可以和宝宝较劲。理发时要不断与宝宝进行交流，分散其注意力并随时注意宝宝的表情，如果宝宝不合作、哭闹的话应先暂停理发，以免不慎碰伤宝宝。理发之后要先用极软的毛刷将剪下的碎头发扫干净，防止宝宝抓挠，然后立即给宝宝清洗头发，以清理干净头皮和碎发。洗头发的时候最好是让宝宝仰着脸洗，这样可以防止误把没有清理干净的碎发弄到宝宝眼睛里。

如果宝宝头部出现痱子，在给宝宝理好发、洗干净之后，要擦上痱子粉；还要勤洗头，保持头发的清洁。如果宝宝头部长了

湿疹，更应该及时理发，防止湿疹进一步恶化。有湿疹的宝宝在理发时，要特别注意推子离头皮应远一些，防止刺激湿疹。

　　由于宝宝的头发本来就很软，洗完发之后会更软，此时理发会增加难度。所以给宝宝理发一定要选干发时，理好之后再洗发。不建议给几个月大的宝宝理光头，因为宝宝的头骨和神经系统还没有完全长好，近距离地接触宝宝的头皮往往有可能损伤头骨和神经系统。

给婴儿洗澡，一定要注意技巧

　　给婴儿洗澡是让父母头疼的事情，但又不能不洗，婴儿身体太柔弱，新父母很怕伤害他们，这里专家为你们支几招：

　　一般来说新生儿产后 8 ~ 12 小时即可洗澡，正常婴儿冬季每天 1 次，夏季每天 1 ~ 2 次，在喂奶前进行。

　　1. 洗澡用具

　　婴儿澡盆、浴巾、毛巾、婴儿香皂或沐浴露、棉签、脱脂棉、婴儿油、爽身粉等。

　　2. 洗澡时间

　　最好选一天中气温高的时间洗。在冬天，最好在正午至下午 2 点钟之间，喂奶前 30 分钟洗。

　　3. 洗澡室温和水温

　　冬天室温最好控制在 28 ~ 32℃，水温调到 37 ~ 38℃，若无水温计，可用肘部试水感到稍热而不烫为宜。

　　4. 洗澡方法

　　（1）给宝宝脱掉衣服，去掉尿布，用大毛巾裹住全身，你可以坐在小椅子上，让宝宝仰卧在你的左侧大腿上，用左臂和手掌从宝宝后背托住他的头和颈部。然后用左手拇指和中指按住宝宝的两个耳郭使之反折，堵住耳孔以防进水。

（2）用右手把专用小毛巾沾湿、稍稍捏干，轻轻地给宝宝擦眼周、嘴、鼻及耳朵（包括耳背）。然后在手上抹少许婴儿浴液洗头部，用清水洗净擦干。

（3）松开裹在宝宝身上的毛巾。将他放入盆中仍用左臂托住头、背和腋窝，在手上抹少许婴儿沐浴液，从颈部开始，依次洗净上下身，注意洗净颈部、腋下、肘窝、大腿沟等皮肤皱褶处和手指缝、脚趾缝。

（4）手托着婴儿的臀部，把婴儿从水中抱起，放在干浴巾上包裹好，轻轻拭干水。注意婴儿的身体很滑，一定要抱紧。

另外，新父母们在给宝宝洗完澡后，要帮宝宝擦干，不要盲目地给宝宝身上涂抹爽身粉。因为爽身粉中含有硅酸镁，它是一种容易诱发癌症的物质。

给宝宝洗屁股粗心不得

一般来说，宝宝每次大便后给他洗一下屁股，这样会让宝宝更舒服；但是每次小便后就不一定都洗了。宝宝腹泻时，用湿巾纸擦一下也可以。有些父母平时对宝宝照顾得无微不至，每次宝宝大小便后都洗屁股，殊不知这样适得其反，宝宝屁股的皮肤经常被摩擦、经常湿着，皮肤就容易发红、出疹或糜烂。给宝宝清洗屁股正确的方法是：

（1）分开宝宝的双腿，充分暴露其外阴部和臀部。

（2）将消毒后的干净毛巾浸湿，由前向后轻轻为宝宝清洗。如果是男宝宝，要注意帮其清洗阴茎、阴囊部位的皮肤褶皱处；如果是女宝宝，一定要帮其先洗外阴部，再洗臀部，这样可以避免污染其尿道口。

（3）洗完后，帮宝宝擦干净屁股，再包上尿布。

值得注意的是，一定要保证宝宝屁股的干燥，而且在正常情况下不必帮宝宝擦护肤品，因为皮肤本身就分泌油脂。但如果宝宝的屁股有点儿发红，就可以帮其擦点儿婴儿专用的润肤膏等。

父母在帮宝宝洗屁股时丝毫粗心不得，否则会对宝宝的屁股造成伤害，影响宝宝的健康。

⊙**育儿小贴士**

不要在洗澡后给宝宝擦上厚厚的一层痱子粉或爽身粉，太多的痱子粉或爽身粉堆积在皮肤褶皱处，遇到汗水或尿会结成小块或粗颗粒，会摩擦到宝宝娇嫩的皮肤，刺激到宝宝的皮肤，引起皮肤发红甚至糜烂。即使要擦，也要在擦完后把多余的粉掸去。要知道保护宝宝皮肤最好的方法就是清洁与干燥。

不要给宝宝戴手套

快两个月的宝宝，常常会用手抓脸，如果宝宝指甲长的话，就会把自己的脸抓破，即使没有抓破，也会抓出一道道红印。这是由宝宝在这一时期的活动特点造成的，最好的办法是把宝宝的指甲剪短并磨圆钝。

有的家长为了防止宝宝把脸抓破，就给宝宝缝制一双小手套，用松紧带束上手套口或用绳把口系上，但这种方法是不可取的，虽然这样做能避免宝宝再把脸抓破，但却会带来更大的弊端，而且还存在着安全隐患。

如果手套口束得过紧的话，就会影响宝宝手的血液循环；如果缝制的手套内有线头，那么宝宝"不老实"的手就可能会被线头缠住，造成手指缺血。宝宝即使手被缠住了也很难向爸爸妈妈表述清楚，一旦爸爸妈妈不能及时发现，严重的就会使宝宝手指坏死，造成终身的遗憾。

再有，宝宝正处在生长发育期，戴上手套会令手指活动受到限制，从而给宝宝的成长带来一定的影响。

手是宝宝发育中非常关键的器官，在大脑发育中占有很重要的位置。手部的神经肌肉活动可以向脑提供刺激，从而促进宝宝的智力发展。用手抓东西是宝宝的本能，也是宝宝初步感受事物的最基本的动作。整天把宝宝的手用手套束缚着的行为是很不利于宝宝手部运动的发展的。宝宝的小手被手套挡住了，他看不到自己的小手，就不能有意识地锻炼，减少了锻炼机会，就会导致运动能力发展迟滞，影响智力发育。

有的爸爸妈妈虽然没有给宝宝戴上手套，但会给宝宝穿上袖子很长的衣服。虽然这不会使宝宝出现手指缺血的危险，但也同样会影响宝宝手的运动能力，也是不可取的。

"蜡烛包"不能防止"罗圈腿"

"蜡烛包"是用于婴儿出生后的一种包袄，一般采用 120 厘米见方的全棉布缝制，有单、夹、棉不同形式。具体就是用布或小被子把小儿的腿包直，再用被子裹上，最后用带子把孩子的全身绑上几道。

有些上了年纪的人认为这种包法可以防止孩子长大后成为"罗圈腿"，实际上这种认识和做法是缺乏科学道理的。因为新生儿出生后，四肢仍处于外展屈曲状态，像在母体内一样，这是一种正常的生理现象。而罗圈腿，也就是医学上所称的 O 形腿，是佝偻病及其后遗症的表现，这种病是由于维生素 D 缺乏造成的。如果强行将新生儿的手脚包裹捆缚起来，不仅不利于孩子的手脚自然活动，而且由于包裹过严会影响新生儿皮肤散热，汗液及粪便的污染易引起皮肤感染。

因此，有关专家认为，婴儿尽早穿上小衣裤，让四肢处于自然放松的体位，以便婴儿的手脚能够自由活动。此外，多带宝宝出去晒太阳，及时补充维生素 D 及钙剂可帮宝宝预防佝偻病。

正确使用纸尿裤

新生儿都没有控制大小便的能力，所以父母大都会选择为其穿上纸尿裤。相比传统尿布而言，纸尿裤的优点是，使用方便，不用担心宝宝会尿湿裤子或被褥，减轻了父母的工作量。但有些纸尿裤透气性不好，长时间使用易使宝宝得尿布疹。

纸尿裤还有几点不足之处：劣质纸尿裤可引发男性不育，女婴易发生尿道感染；易形成随时大小便习惯，使长大后爱尿床、尿裤。

纸尿裤、纸尿片要具有高吸收性、透气性、舒适性。市场上高、中、低档产品共存，在选购时应注意以下几点：

（1）产品包装标识应齐全。对没有生产企业名称、地址、执行标准、生产日期、有效期的产品不要选用。

（2）产品本身应卫生。好的纸尿裤外观应干净整洁、无异味、表面无破损、无污迹、干胶条没有撕开的痕迹。揭开产品的无纺布表层观察，绒毛浆吸收层应蓬松、洁白、无浸渍。

（3）应选择知名品牌、大型企业的产品。这些企业的生产设备、工艺技术及产品设计先进、合理，生产过程及质量管理严格，生产环境好，使用的原材料质量好，产品质量稳定、可靠。

（4）考虑性价比。吸收量大的产品意味着每片产品可使用较长的时间，减少使用的数量；吸收量小的产品，使用时频繁更换，使用的数量增加。所以选择时要考虑性价比。

值得注意的是，父母在帮宝宝换尿裤的时候，不要让胶带粘到宝宝的皮肤，尤其是取下脏尿裤时，撕开的胶带要反粘在尿裤上，再取下尿裤。而且，由于使用纸尿裤形成的潮湿环境不利于皮肤的健康，所以在取下纸尿裤后不要马上更换新的纸尿裤，要让宝宝的皮肤适当透气，以减少尿布疹的发生。

⊙育儿小贴士

　　洗宝宝的尿布，要先用刷子在清水中或自来水下把尿布上的粪便冲刷掉；再用开水烫泡；然后放在肥皂水中浸泡片刻（不要用碱性强的），进行搓洗；再用清水漂净即可。或者在宝宝的尿布上铺两张质地较软的消毒卫生纸，让宝宝直接拉在纸上，使粪便中的黏稠物不污染尿布，尿布就容易洗净了。

　　为了预防新生儿尿布皮炎，每次洗尿布时一定要用开水烫泡，把肥皂粉冲净；晴天时晒干，阴雨天烘干，并定期把尿布集中煮沸消毒。

为了宝宝的健康，要尽量让他睡好

　　刚出生的婴儿有的晚上不睡觉，不是哭就是闹，这被称为"小儿夜哭"，如果孩子养成了这个习惯，长此以往会导致机体阴阳失调，人体生物钟就会出现混乱。

　　为了让宝宝尽量睡好，不哭不闹，可以尝试下面的训练法，相信很快你的宝宝就能拥有高质量的睡眠了。

　　第一个晚上。在原来固定的喂奶时间喂过婴儿后，在他还醒着的时候就把他放在床上，让其自行安睡。在半夜，必须听到他的哭声后再走到他的床边，先检查尿布，但不要把他抱起来，只轻轻拍拍他或和他小声说话。如此过 10 ~ 20 分钟后，若仍不入睡，再把他抱起来；此时尽量拖延至 20 分钟后才喂他白开水，记住，不要先喂奶，喂完水后让他安睡；如果他还是不睡，这时再让他吃奶。

第二个晚上。固定喂奶时间，应比第一个晚上迟30多分钟。婴儿如果半夜醒来，处理方法同前一晚上，采用拖延战术，但要比头一晚多拖延5～10分钟再把他抱起来，如果哭得很凶，也要比头一晚多拖15分钟再喂水。

第三个晚上。继续这么做，但在每一个环节上应试着再多拖延10～20分钟。

第四个晚上。婴儿经过3天的训练，大致已能睡到早上五六点钟。这时晚上的步骤仍同前晚，唯一不同的是，待他醒来时，等上10～20分钟再去理会他。

第五个晚上。按前4天推，固定喂奶时间应接近半夜了，此时可视情况开始将喂奶时间提早30分钟，并继续将早上醒来后的喂奶时间延迟10～20分钟，直到婴儿被训练成在大人起床后才醒为止。

⊙育儿小贴士

有些年轻的妈妈，晚上睡觉时喜欢把孩子搂在怀里，以为这样是爱孩子、关心孩子，其实不然。这是为什么呢？

1.孩子的头往往枕在妈妈胳膊上，妈妈多侧卧而睡，时间久了，手臂因长时间受压而麻木不适，造成妈妈自觉或不自觉地翻身，会把孩子弄醒，或不小心压伤孩子。

2.孩子容易吃着奶睡觉，可能会吸裂妈妈的乳头。

3.劳累了一天的妈妈，孩子吃着奶，自己也就睡熟了，若乳房堵住新生儿的口鼻，影响其呼吸，严重的可导致新生儿窒息。

4.孩子的头裹在被窝内，被窝内空气不流通，不利于孩子的健康。

可见，搂着孩子睡觉既不安全，又不卫生。为了孩子的健康，最好让孩子单独睡一个被窝，更好的办法是睡在婴儿床里。

孩子学站立，父母可不能操之过急

日常生活中，一些孩子刚过了百天，就开始跃跃欲试，想要站起来，家长看到这种情况更是兴奋不已，忙扶着孩子的小手，想帮孩子早点儿学会站立。其实，这样做有损孩子的健康。

3个月的孩子骨骼较软，不适合练习站立。他们的正常发育应该是从头至尾、由上而下，即从眼到唇、舌、颈、腰，再到下肢；学动作则是从抬头、翻身，到坐、爬、站、走，其中每一步都是环环相扣，不能超越的。才百天的孩子应该正处在头颈部的发育期，做到竖起脖子、俯卧抬头就可以了。而孩子真正会站立，通常都是在8个月以后，而且必然是经历了翻身、坐、爬之后，才能扶着墙壁或支撑物站立。因此，就算是百天的孩子较之前有了很大进步，家长也不要操之过急地扶他站立。

当然，百天对孩子来说也算是个重要标志点，在这之后的一两个月内，家长可以开始让他用手握住或触摸各种不同的东西，如丝绸、羽毛、棉布等。在动作方面，可让孩子趴着，继续训练抬头，只是时间长些。训练时家长可以站在孩子头前与他讲话，使孩子前臂支撑全身，将胸部抬起；还可让孩子学习翻身，由仰卧翻至侧卧，然后再翻至俯卧。

宝宝不会翻身，怎么办

大多数的宝宝在满5个月的时候就应该能够翻身自如了，甚至有些宝宝早在3~4个月大的时候就开始努力翻身，能从仰卧位翻到侧卧位，再从侧卧位翻到俯卧位，但不会从俯卧位翻回侧卧位或仰卧位。

如果宝宝到了快6个月的时候还不会翻身，那么首先就要考虑到护理的问题。如果宝宝这个月是在冬天的话，那么有可能是因为穿得多导致宝宝负重过重而影响活动，难以翻身；如果宝宝在新生儿时期用了"蜡烛包"，或盖被子的时候两边被枕头压着，同样也会阻碍宝宝的自由活动而造成其学习翻身较晚；还有一种可能，就是家人没有对宝宝进行翻身的训练或是训练的次数不够。

对于还不会翻身的宝宝，这一时期应加强翻身训练，不过在训练之前要给宝宝穿得少一点儿。训练的过程很简单，可以从教宝宝向右侧翻身开始：将宝宝的头部偏向右侧，然后一手托住宝宝的左肩，一手托住宝宝的臀部，轻轻施力，使其自然右卧。当宝宝学会从俯卧转向右侧卧之后，可以进一步训练宝宝从右侧卧转向俯卧：用一只手托住宝宝的前胸，另一只手轻轻推宝宝的背部，令其俯卧。如果宝宝俯卧的时候右侧上肢压在了身下，就轻轻地帮他从身下抽出来。呈俯卧位的宝宝头部会主动抬起来，这时就可以趁势再让宝宝用双手或前臂撑起前胸。以此方法训练几次，宝宝就能翻身自如了。

如果训练多次，宝宝依然还是不会翻身的话，那么最好带宝宝去医院做个检查，排除运动功能障碍的可能。一般来说，运动功能障碍不会仅仅是翻身运动落后，往往是多种运动能力都比同龄的宝宝落后许多。

⊙育儿小贴士

婴幼儿时期，由于孩子头骨尚未完全骨化，新生儿出生后如不及时注意睡眠姿势，头部就容易左右不对称。

一岁以内的婴儿，每天的睡眠占了一大半时间，应预防小儿"睡扁头"。首先要注意孩子睡眠时的头部位置，保持枕部两侧受力均匀。另外，孩子睡觉时容易习惯于面向母亲，喂奶时也习惯把头转向母亲一侧。为不影响孩子的颅骨发育，母亲应该经常和孩子调换位置躺着。此外，还可以在孩子头下垫些松软的棉垫等物，也可避免扁头。

如果孩子已经睡扁了头，家长应积极进行纠正。若孩子超过了一岁，骨骼发育的自我调整便很困难，扁头不易纠正，会影响孩子的外貌。

不能过早使用学步车

有些家长为了图方便，在宝宝到了四五个月时，就把宝宝交给了学步车，省去了整天要抱着看护宝宝的麻烦。但实际上，过早的使用学步车，对婴儿的成长发育是很不利的，存在着一些健康和安全隐患。

宝宝在一岁以前，踝关节和髋关节都没有发育稳定。虽然在学步车里，宝宝只需要用脚往后一蹬，车就能带着他满屋子跑，但这对他的肢体发育是很不利的，可能会导致肌张力高、屈髋、下肢运动模式出现异常等问题，会直接影响宝宝将来的步态，如走路摇摆、踮脚、足外翻、足内翻等，严重的甚至还需要通过手术和康复治疗来纠正。

再有，学步车只能帮助宝宝站立，而不能帮助他们学会走路。不仅如此，由于学步车的轻便灵活，宝宝能借助它轻易滑向家里的任何地方，这无疑会使他们在无意中遭到磕碰，导致意外伤害的发生。

研究发现，经常待在学步车里的婴儿会爬、会走路的时间都要晚于不用学步车的婴儿，而且学步车还限制了婴儿活动的自由，会影响今后的智力发育。四五个月大的宝宝的腿脚还不结实，本应在地上爬以锻炼腰、腿、胳膊及全身，但进了学步车之后就仿佛有了一双"脚"，可以比较自由地在房间里移动，并追随大人的身影，然而他们却很难掌握真正走路的感觉。正常的发育规律下，宝宝从爬到走，是需要一步一个脚印成长起来的，只有通过一次又一次的摔跤，才能帮助身体学会怎样摔不会受伤；可如果使用了学步车的话，则很难让身体学会如何很好地保护自己，因而使用学步车的婴儿在刚刚会走路以后，往往会比正常学走路的婴儿更容易摔跤，也就增加了受伤的概率。

所以，为了宝宝的健康成长，家长不应太早的给宝宝选择学步车，让他自然而然的学会站立、走路，对他才是最好的。

⊙**育儿小贴士**

宝宝一天天长大，越来越喜欢四处活动，有些父母担心孩子碰着磕着，或者怕孩子弄得家中一片狼藉，就干脆围一个区域，限制孩子的活动范围。殊不知，孩子不是限制、禁止、命令能控制住的，现在不让他干这干那，以后他可能做出更危险的动作。

如果孩子对危险事物也很好奇，父母也绝不能用惊吓的方法，比方说孩子老想去摸热水，父母为了给他个"警告"，就让他去接触不至于烫伤孩子的热水。

教宝宝做婴儿体操，让宝宝动起来

宝宝4个月以后的婴儿体操，除了四肢运动外，还要增加身体的运动。但由于此时的宝宝还不能爬行，所以可以给宝宝做被动体操，来达到锻炼的效果。父母可以根据室温、宝宝的情绪、健康状况以及自己的时间等具体情况来决定做操的频率、时间和方法。

（1）背肌按摩操。让宝宝俯卧，父母松握拳头，按摩宝宝的脊背，先从肩部往下按摩到臀部，然后从臀部往上按摩到肩部。重复4～5次。

（2）脚步按摩操。让宝宝仰卧，父母握住宝宝的右脚，用拇指从脚尖按揉，揉到踝骨四周为止。重复4～5次后换到左脚重复上述动作。

（3）翻身运动。让宝宝仰卧，父母一手握住宝宝的双脚腕，另一手轻托背部，稍用力帮助宝宝经右侧翻身至俯卧位，把宝宝两臂移至前方，使他的头和肩抬起片刻；将宝宝两臂放回体侧，一只手握住他的两脚腕，另一只手伸到他的胸腹下，帮助他从俯卧位翻回仰卧位。以上动作反复4次，操作时动作要轻柔、缓慢，翻身成俯卧时可以逗引宝宝练习抬头。

（4）举腿运动。让宝宝仰卧，两腿伸直，父母握住他的膝部，拇指在下，其余四指在上，将宝宝双腿向上方举起，与腹部成直角后还原。以上动作反复4次，在宝宝双腿上举时，要注意膝盖不弯曲。

宝宝出牙了，父母怎么办

如果妈妈突然发现从某天开始，宝宝吃奶时的表现与往常有些不一样了，他有时会连续几分钟猛吸乳头或奶瓶，一会儿又突然放开奶头，像感到疼痛一样哭闹起来，如此反反复复，并且开始喜欢吃固体食物，或是突然间食欲变差、咬到东西就不舒服，等等。这一切都说明，宝宝可能要长牙了，这些一般是牙齿破龈而出时，吸吮奶头或进食使牙床特别不适而表现出来的特殊现象。

通常来说，婴儿从大约6个月时就开始长牙，最早开始长的是下排的2颗小门牙，再就是上排的4颗牙齿，接着是下排的2颗侧门牙。到了2岁左右，乳牙便会全部长满，上下各10颗，总共20颗牙齿，就此结束乳牙的生长期。在牙齿出来之前，婴儿的牙龈会出现鼓鼓的现象，紧接着会出现牙龈发炎的症状，牙龈的颜色会变得红红的。由于牙齿在努力从牙龈中钻出的过程中难免会造成伤口，所以宝宝一般都会出现不适的感觉，有些较为敏感的宝宝甚至还可能会出现轻微的发烧症状。

另外，出牙期的宝宝牙龈会很痒，因此他们总是喜欢咬一些硬的东西来缓解这种不适感，帮助他的小乳牙萌出。目前有很多专为婴儿设计的磨牙玩具，如牙胶、练齿器、固齿器等，但爸爸妈妈会发现，宝宝在用磨牙玩具磨牙时特别不老实，总是咬一咬就随手扔到一边了，等到他再想起来磨牙时，磨牙玩具上已经沾满了口水和灰尘，一般擦拭很难保证卫生，而次次消毒又太麻烦。

其实，食物是宝宝最好的磨牙工具。可以给他一些手指饼干、面包干、烤馒头片等食物，让他自己拿着吃。刚开始时，宝宝往往是用唾液把食物泡软后再咽下去，几天后就会用牙龈磨碎食物并尝试咀嚼了，因此也就达到了磨牙的效果。

父母可以把新鲜的苹果、黄瓜、胡萝卜或西芹切成手指粗细的小长条给宝宝，这些食物清凉脆甜，还能补充维生素，可谓磨牙的最佳选择。还可以把外面买回来的地瓜干放在刚煮熟的米饭上面焖一焖，焖得又香又软时再给宝宝，也是不错的磨牙选择。磨牙饼干、手指饼干或其他长条形饼干既可以满足宝宝咬的欲望，又能让他练习自己拿着东西吃，一举两得。有些宝宝还会兴致高昂地拿着这些东西往父母嘴里塞，以此来"联络"一下感情。不过要注意的是，不能选择口味太重的饼干，以免破坏宝宝的味觉培养。

如果想给宝宝换换花样，父母不妨给宝宝自制磨牙棒：

1. 胡萝卜磨牙棒

将新鲜的胡萝卜洗净，刨去那层薄薄的外皮，切成适合宝宝手抓的大小后隔水蒸，不放任何调料，蒸的硬度视宝宝的需要而定，最好煮成外软内硬的程度，这样既能让宝宝吃些胡萝卜，又不至于被他"消灭"地太快，起到磨牙的作用。

2. 香菇磨牙饼

去掉香菇的根蒂部分，只保留顶盖备用。在沸水或任何的汤中投入整个的香菇顶盖，煮熟即可，千万不要炖到酥烂。等到香菇变凉了，就可以拿来当宝宝的磨牙饼，即鲜香又软硬适度，咬烂了就再换一片。宝宝较小的时候，最好用新鲜香菇，肥滑、弹性好、硬度较低；等到宝宝稍大些后，就可以改为水发香菇，加强韧度和硬度。

不过有一点要做好心理准备，就是当宝宝吃完这些磨牙食品后，通常都会弄个"大花脸"，这时就需要你多花点儿耐心来收拾这个"残局"了。

最后，宝宝的牙齿长得整不整齐、美观与否是家长最应关心的问题，这有一部分是由先天遗传因素决定，也有一部分是有后天环境因素决定。有的宝宝总是喜欢吸吮手指，这种行为就容易造成牙齿和嘴巴之间咬合不良，上排的牙齿就可能会凸出来，类似龅牙；而长期吃奶嘴的宝宝也会出现这种情况。因此，为了让宝宝有一口整齐漂亮的乳牙，爸爸妈妈就应在日常生活中，多纠正宝宝爱叼奶嘴、吃手等不良习惯。

乳牙护理，父母千万不可大意

有些家长可能会认为，乳牙迟早会被恒牙替换掉，保护恒牙才是最重要的，而乳牙即使长得不好也无大碍。这种想法是错误的，乳牙的好坏很多情况下会对日后恒牙的情况起着决定和影响作用，例如，乳牙发生龋齿、发炎肿痛，就会殃及未萌出的恒牙牙胚，导致牙胚发育不良，影响恒牙的生长和美观。此外，乳牙不好也会影响宝宝日常的饮食和情绪，对他的健康成长尤为不利。因此，保护好宝宝的乳牙同样重要。那么，面对宝宝这些刚刚萌发的乳牙，爸爸妈妈应该如何照顾，才能让他拥有一口健康的好牙呢？

首先，在宝宝长牙时期，应帮宝宝做好日常的口腔保健，这对日后牙齿的健康也有很大的帮助。由于出牙初期只长前牙，爸爸妈妈可以用指套牙刷轻轻刷刷牙齿表面，也可以用干净的纱布巾为宝宝清洁小乳牙，在每次给宝宝吃完辅食后，可以加喂几口白开水，以冲洗口中食物的残渣。等到乳牙长齐后，就应该教宝宝刷牙，并注意宜选择小头、软毛的牙刷，以免伤害牙龈。

其次，由于出牙会令宝宝觉得不舒服，爸爸妈妈可以用手指轻轻按摩一下宝宝红肿的牙肉，也可以戴上指套或用湿润的纱布巾帮宝宝按摩牙龈，还可以将牙胶冰镇后给宝宝磨牙用。这样做除了能帮助宝宝缓解出牙时的不适外，还能促进乳牙的萌出。

再者，除了磨牙食物外，爸爸妈妈还可以多为宝宝准备一些较冰冻、柔软的食物，如优格、布丁、奶酪等，在锻炼咀嚼力的同时还能让宝宝觉得舒服点。平时多注意为宝宝补充维生素 A、维生素 C、维生素 D 和钙、镁、磷、氟等矿物质，多给宝宝吃些鱼、肉、鸡蛋、虾皮、骨头汤、豆制品、水果和蔬菜，这些食物有利于乳牙的萌出和生长。

最后，在出牙期仍要坚持母乳喂养，因为母乳对宝宝的乳牙生长很有利，且不会引发龋齿。在平日里要多带宝宝到户外晒晒太阳，以促进钙的吸收，帮助坚固牙齿。

温暖的春天，让宝宝远离细菌

宝宝 1 岁了，变得越来越活跃了，而温暖的春天是宝宝茁壮成长的最好时机，很多父母都喜欢带着宝宝出门透透气，接触各种各样陌生的事物。但父母们也要注意，春天是非常容易滋生细菌的季节，因此一定要让宝宝远离细菌。具体来说，须注意以下几点：

（1）不要带宝宝去商场。

在春天可以带孩子到野外去呼吸一下新鲜空气，但千万别把孩子带入商场或其他公共场所，那里有着很多的人和细菌，把宝宝带进去，就等于进入了一个细菌和病毒的空间。

（2）餐具务必消毒。

为了防止细菌从餐具、奶嘴、奶瓶、安抚奶嘴等传入孩子口中，一定要对其进行消毒，可以放入一些专用的清洁剂，用温水洗净后放置，并且消毒后的餐具都不宜放置过久，以免再次污染。如果是新买的餐具，在使用之前应该先放入开水中煮10分钟或放入消毒锅中消毒后再使用。

（3）喝剩的奶要倒掉。

无论是牛奶还是喝瓶中的母乳，只要宝宝没有一次吃完，剩下的奶水就必须倒掉。

（4）不要让过多的人触摸宝宝。

宝宝出世，当然会有很多人前来探望，而大部分人也都愿意抱抱、摸摸可爱的小宝宝，但正是这些触摸，让细菌有机可乘。因此，你必须严格要求别人和自己，在触摸宝宝之前，先用香皂和温水认真洗手，而洗手的时间不得少于20秒，以达到杀灭细菌的目的。当然，这样会让客人很尴尬，但只要认真解释，相信大家会理解的。

婴儿夏天护理的三大误区

正当酷暑之时，娇弱的宝宝由于适应能力较差，常常会因天气的影响而吃不好，睡不香。这个时候，最着急的自然就是父母了，但千万要注意，着急归着急，一定不能乱了阵脚，做出一些对宝宝不利的事情来。

在现实生活中，有些家长为了缓解孩子因酷暑而引发的一系列症状，想方设法让宝宝更舒服，结果没想到反而让宝宝更难受。一般来说，父母暑期护理常犯的错误主要有以下三种：

1. 随便使用六神丸

六神丸是一种中成药，具有清热解毒、消炎止痛的功效，其丸剂细小，很容易给宝宝服用，所以有些父母常用它来预防宝宝生热痱或热疖。事实上，六神丸并没有我们想象的那么神奇。它的主要成分是蟾蜍，其中的毒性如果在咽喉肿痛、扁桃体炎时使用也许刚刚好，但作为预防热痱或热疖的药物时，其毒性只会伤害到宝宝。

2. 在夏天给宝宝断奶

天太热的时候，宝宝总是没有什么食欲，于是父母就会想，宝宝已经足够大了，趁此机会给他断奶也未尝不是一件好事。如果你是这样想的，那就大错特错了。此时，宝宝因为天热消化能力下降，身体已经很不舒服，突然改变喂养方法，不仅从生理上接受不了，心理上也难以承受，影响他的生长发育。

3. 让孩子正对电扇和冷气吹凉

一般情况下，现代的父母都已经意识到这种错误给孩子造成的危害，很少有人会再犯。但是，当天气异常炎热，以至于孩子不停哇哇大哭的时候，有些家长摸着宝宝滚烫的身体，开始担心宝宝会不会因为天气太热而发烧，于是就把风扇、冷气直对着孩子，想让宝宝凉快一些、更舒服一些。可是，被风吹到的地方汗液蒸发较快，没有吹到的地方蒸发就相对较慢，当宝宝的体温调节系统尚未发育成熟时，这种不均衡很容易成为宝宝生病的源头。因此，给孩子吹凉最好在屋里找一个放置风扇或冷气的最佳角度，为宝宝制造类似于自然风的"转角风"。在开风扇或冷气时，一定要给宝宝穿上衣服，最好再在肚子上套一个小肚兜，以免肚子受凉而导致腹泻。

秋防紫外线，维护幼儿稚嫩肌肤

秋天的阳光已经没有了夏日的锋芒，父母巴不得立即带着在家里躲藏了整个夏天的宝宝到户外与阳光亲密接触，享受日光浴的快乐。但是，虽然秋季没有了炎炎烈日，但讨厌的紫外线仍然不会放过宝宝稚嫩的肌肤。所以，在享受日光浴的同时，一定要学会如何护理宝宝的皮肤，让宝宝过一个滋润的秋天。

1. 给宝宝加上一层保护膜

宝宝的皮肤娇嫩，非常薄，约是成人皮肤的1/3，而且皮肤角质层及结缔组织发育尚未完善，耐受能力较低，所以宝宝很容易受到紫外线的侵袭。因此，秋天在外出时给宝宝涂些防晒护肤品是必不可少的。成人的防晒用品并不适合宝宝娇嫩的皮肤，要为宝宝选购儿童专业防晒产品。最好为宝宝选择100%不含有机化学防晒剂的无机防晒品，这样才能有效地抵御紫外线的损害，防止皮肤晒伤和晒黑。

2. 润唇油，给嘴唇加强防护

入秋之后，父母就可以为孩子涂抹上润唇油，一般早中晚饭后，帮宝宝擦干净嘴巴，然后涂一次润唇油，睡前涂一次。最好在白天给宝宝多涂几次。如果宝宝唇部非常干燥，并有脱皮现象，就要做唇部特别护理。可以在睡觉前进行护理：先用湿毛巾轻擦唇部，然后把水分擦干，再涂上大量唇膏。连续护理一个星期，嘴唇就可恢复润泽。

冬季宝宝衣食住行的注意事项

冬天对成人来说都是一个难熬的季节，更何况是三四岁的孩子呢。作为一个合格的父母，冬天必须格外关注孩子的衣食住行，给孩子一个健康的成长环境，不能让恶劣的天气影响孩子的身心发展。那么，具体怎么做呢？下面我们就为大家介绍一套冬季宝宝衣食住行的最佳方案。

1. 冬季宝宝穿衣方案

在寒冷的冬天，孩子与成人一样需要添衣保暖，以抵御风寒的袭击。但是，不必穿得过暖，因为小儿活动量大易出汗，使得皮肤毛孔开放，极易受凉。专家认为，最有效的防寒物是空气，因此保暖最好是在身体周围形成空气层——穿宽松的衣服。

2. 冬季宝宝饮食方案

寒冷季节，要注意小儿的膳食平衡，除了要注意适当补充蛋白质含量高的食物外，由于冬季蔬菜、水果相对较少，孩子容易缺乏某些维生素和矿物质，从而影响生长发育。所以，冬季可有意识地补充些维生素，但不要给孩子吃补品，即使是对一些营养不良、体弱多病的孩子，也不要给他吃补品。只要为他们建立良好的饮食习惯和生活方式，就能保证小儿的身体健康。

3. 冬季宝宝室内居住方案

冬天，孩子的居室应经常开窗通风，晚上睡眠时被子不宜盖得太厚，否则会使孩子太热而蹬掉被子，反而容易着凉感冒。冬季日照时间短，小儿容易缺乏维生素 D，导致佝偻病的发生，因此要保证居室内有一定的阳光。初冬开始冷水锻炼也是一种适应寒冷的方法，应该逐渐培养孩子用冷水洗手、洗脸的习惯，即使到了冬季严寒时节也不要放弃。

4. 冬季宝宝室外活动方案

冬天要经常让孩子到室外进行体育锻炼，如打球、跳绳、踢足球、做操、跑步等，可增强身体适应环境变化的能力。实践证明，多次反复接触冷环境，身体神经调节的灵敏度才可得到提高。冬季是麻疹、百日咳、流感和流脑等传染病的多发季节，应尽量少带孩子去人多拥挤的公共场所（如大商店、影剧院等），因为在人多的地方空气污浊，孩子很可能通过空气的传播而染上各种疾病。还要切记不要带孩子去探望病人，以减少患传染病的机会。

父母是孩子更好的医生

第三节　哺乳期，宝宝最好的药是妈妈的奶水和爸爸的细心

哺乳期父母做什么，宝宝才不会腹胀

正常的新生儿，尤其是早产儿，在喂奶后常可见到轻度或较明显的腹部隆起，有时还有溢乳，但宝宝安静，腹部柔软，摸不到肿块，排便正常，生长发育良好，这是通常所说的"生理性腹胀"，是由于新生儿腹壁肌肉薄，张力低下，且消化道产气较多所致，是正常状况。

但如果新生儿腹胀时，腹壁较硬，常伴有频繁呕吐、不吃奶、腹壁发亮、发红，偶有小血管显露，可摸到肿块，有的还伴有黄疸，解白色大便、血便、柏油样大便，发热等症状，同时宝宝的精神状态很差。

由于新生儿腹肌发育及神经控制能力未成熟，且弹性组织缺乏，易使空气存留肠内，发生腹胀，并产生疼痛。腹胀多从出生后2周左右开始，到3个月左右消失，并且常会在同一时间发生疼痛，一般以下午至晚上十点之间最为常见。如果新生儿由于腹部疼痛和长时间哭闹导致吞入更多空气的话，会导致疼痛更加剧烈，症状更为严重。

如果宝宝出现腹胀的话，父母可以用小暖水袋给宝宝捂一下，但要把握好温度，不要烫着宝宝；可以从肚脐开始，按顺时针方向螺旋向外按摩，以促进肠胃蠕动，帮助消化；或是抱起来轻轻拍拍他的背部。还可以用少量的薄荷油轻轻擦拭宝宝的腹部，帮

助排气；或者用棉花棒沾凡士林后轻轻扩大肛门以助排气或排便。

要预防新生儿腹胀，母乳喂养的妈妈要尽量少吃红薯等产气较多的食物，另外注意采取正确的哺乳方式，不要给宝宝吮空奶嘴；及时安抚宝宝的焦躁情绪，避免宝宝在吃奶中或吃奶后哭闹，从而防止空气进入宝宝的胃部，造成胀气。此外，还要注意宝宝所处室内的温度，避免寒冷的刺激。如果宝宝出现消化不良的症状，应及时予以纠正。

哺乳期父母做什么，宝宝才不会"红屁股"

新生儿的皮肤非常娇嫩，有的宝宝小屁股上可能会出现一些红色的小丘疹，变成了"红屁股"。"红屁股"也叫臀红，是新生儿常见的一种问题，一般表现为臀部出现红色的斑疹，严重时还会出现皮肤糜烂破溃，脱皮流水。

新生儿臀红主要是由于大小便后不及时更换尿布、尿布未洗净、对一次性纸尿裤过敏或长期使用塑料布致使尿液不能蒸发，婴儿臀部处于湿热状态，尿中尿素氮被大便中的细菌分解而产生氨，刺激皮肤所造成的。

臀红的防治需要注意以下几点：

（1）保持臀部的干燥。如果发现宝宝尿湿了，要及时更换尿布。尿布要用细软、吸水性强的旧棉布或棉织品，外面不能包裹塑料布。如果要防止尿布浸湿被褥，可以在尿布下面垫个小棉垫或小布垫。如果是炎热的夏天的话，可以将臀部完全裸露，使宝宝的臀部经常保持干燥状态。

（2）注意尿布的卫生。要注意尿布的清洁卫生。换下来的尿布一定要清洗干净。如尿布上有污物时，要用碱性小的肥皂或洗衣粉清洗，然后要用清水多洗几遍，要将碱性痕迹完全去掉，否则会刺激臀部皮肤。清洗后的尿布要用开水烫过、拧干后放到阳光下晒干。

（3）大便后清洁臀部。在宝宝每次大便后，都要用清水洗净臀部，保持局部的清洁。

（4）如出现臀红的话，不要用热水和肥皂清洗。如果用热水和肥皂清洗的话会使宝宝臀部的皮肤受到新的刺激而更红。

（5）臀红的治疗。可以在换尿布时，在患处涂上鞣酸软膏或消过毒的植物油。如果出现糜烂的话，应使宝宝伏卧，用普通的40瓦灯泡在距离30～50厘米处照射30～60分钟，促进局部干燥。另外在照射时需要有专人守护，避免烫伤。

臀红的治疗，局部可涂鞣酸软膏；如皮肤破溃流水，可涂氧化锌油，以帮助吸收并促进上皮生长。只要在治疗的同时注意护理好臀部的皮肤，臀红很快就会好转。

哺乳期父母做什么，才能治好宝宝肚脐出血

肚脐出血是指脐带在脱落后，本已干燥了的肚脐经过数天后又时而渗出水分，时而在覆盖肚脐的纱布上渗出血迹的现象。

新生儿脐带脱落并不意味着肚脐已经长好，事实上从脐带脱落到完全长好还需要一段时间，时间的长短因人而异，时间较长者可能需要1个多月。当新生儿的脐带结扎、切断、脱落以后，就会造成脐残端血管闭塞。但这时脐带内的血管仅为功能上的关闭，其实仍然还存在一个潜在的通道。一旦宝宝的腹压升高，就会有出血的可能。如果宝宝在这时用力咳嗽、哭闹的话，升高的腹内压会使本来闭塞的脐残端血管稍微张开，继而出现少许咖啡色或鲜红色的血迹。

新生儿脐部出血是一种正常的现象，家长只要先用75％的酒精轻轻地擦去脐部的血迹，然后再用消毒纱布包扎好即可，一般几天后就可痊愈。不必使用止血药，也不能用未消毒的水或布条

来擦洗或填塞肚脐眼来止血，要注意保持局部清洁卫生，以免造成脐部感染。

脐肉芽肿也是造成肚脐出血的一个原因。脐肉芽肿是指由于断脐后未愈合的伤口受异物的刺激形成的息肉样小肉芽肿，表现为脐部有樱红色似米粒至黄豆大小的肿物，其中有浓血性的分泌物。对于这种脐肉芽肿，可以去医院用10%的硝酸盐腐蚀或用消毒剪剪除过多的肉芽组织，同时还必须注意局部的清洁卫生。大部分患儿经处理后会很快痊愈。

此外，如果脐茸护理不好的话，也会造成出血。脐茸位于肚脐中央，实际上是脐部黏膜的残留物，它的外观看上去很像一块粉红的肉。脐茸的分泌物较多，如果在护理时碰触到的话，就会出现少量的血性分泌物。因此，对于新生儿的脐茸应去医院请医生处理，最好不要自己在家处理。

哺乳期父母做什么，才能治好新生儿脐疝

父母在护理新生儿脐部时，需要特别注意防止脐疝发生，它是新生儿的常见病，多见于未足月的早产儿。发生脐疝的时候，宝宝脐带脱落后，在肚脐处会有一个向外突出的圆形肿块，大小不一，小的如黄豆大小，大的可像核桃。当宝宝平卧且安静时，肿块消失，而在直立、哭闹、咳嗽、排便时肿块又突出。用手指压迫突出部，肿块很容易恢复到腹腔内，有时还可以听到"咕噜噜"的声音；如果把手指伸入脐孔，可以很清楚地摸到脐疝的边缘。

之所以会发生脐疝，是因为婴儿脐带脱落后，脐孔两边的腹直肌尚未合拢，一旦腹腔内压力增高，腹膜便向外突出从而造成疝。脐疝的内容物是肠管的一部分。随着年龄的增长，疝环口也会逐渐缩小，一般在2岁以内便可自然闭合。因此，只要宝宝没

有腹痛、呕吐或局部感染的话，一般不需特殊处理。

如果脐疝较大的话，为了加快其愈合，可以取一条宽 4 ～ 5 厘米的松紧带，在其中心处用布固定半只乒乓球，球的凸面对准脐孔，使肠子不再突出，松紧带两头用可调节长短的扣子固定。压力应保持在既能保证肠子不再突出，而又不影响呼吸和吃奶为准。使用后每 2 ～ 3 小时检查一次，以防止皮肤擦伤。

需要注意的是，曾有人主张用钱币压迫或绷带扎紧，但实际上效果并不理想，因为婴儿的腹部呈圆形，绷带过紧会造成局部皮肤坏死，所以还是应该用乒乓球压迫，这样既安全效果又好。

哺乳期父母做什么，才能治好新生儿腹泻与便秘

宝宝若在哺乳期发生腹泻，应首先分清是生理性腹泻还是病理性腹泻，然后从多方面找原因。宝宝受寒着凉、换用配方奶粉、奶粉冲调和喂食不当、奶粉过敏或是由母乳喂养的妈妈吃了某些过敏性、刺激性的食物，都是引起宝宝腹泻的原因。如果是生理性腹泻的话，家长不需过多担忧；但如果有病理性腹泻的特征时，就要及时警惕，必要时立即就医治疗。

宝宝除了腹泻之外，便秘也比较多见。要知道，便秘的不良后果有很多，最直接的后果就是肛裂，可引起便后滴鲜血，肛周疼痛。宝宝在便后疼痛，就不愿意排便，这样必然会加重便秘，最终导致恶性循环，严重时还会引起外痔。此外，若宝宝患有慢性便秘的话，多数情况会表现得食欲不振，从而导致营养不良，精神萎靡，肠道功能紊乱等一系列问题。所以，对于宝宝的便秘，应想方设法予以纠正改善。

母乳喂养的宝宝如果是母乳量不足所致的便秘，常伴有食后啼哭、体重不增等现象，这时只需增加乳量，便秘的症状就会得到缓解。

相对于母乳喂养，人工喂养的宝宝要更易发生便秘，多半是由于牛奶中酪蛋白含量过多，导致大便干燥坚硬而引起的。对于这种情况，可以减少奶量、增加糖量，即把牛奶的含糖量由原来的 5% ~ 8% 增加到 10% ~ 12%，并适当增加新鲜果汁；还可以在牛奶中加一些奶糕，使奶糕中的碳水化合物在肠道内部发酵后刺激肠蠕动，有助于通便。

哺乳期父母做什么，才能预防新生儿百日咳

目前在 3 个月以下的婴儿中，百日咳仍然有较高的发病率。这种病是由百日咳杆菌感染引起的，是一种急性呼吸道传染病，主要经由飞沫传播，起病 1 ~ 3 周内传染性最强，以冬春季节的发病率最高。

这个月龄的宝宝患了百日咳后没有典型痉挛性咳嗽，往往在咳了 2 ~ 3 声后出现憋气、呼吸停止、头面部及全身皮肤因缺氧而发红、发绀，甚至窒息、惊厥等。对于患了百日咳的宝宝，要做好日常的护理和观察，室内环境要保持通风、清净，无烟尘的刺激以及其他不必要的刺激。可以在宝宝身边放一个容器，以便他有痰咳出或咳后有呕吐物，容器用后用水洗净，以确保感染不致扩散。此外，还要注意每天仔细观察宝宝的变化，如有发现阵咳后脸色发青的话，就说明已经缺氧了，要立即入院抢救治疗。

虽然宝宝总是咳嗽，但此时并不能随便给宝宝服用止咳药，不祛痰而强行止咳对于宝宝来说是很危险的。如果宝宝在喂奶时发生阵咳，就要等阵咳过后再喂奶，避免宝宝呛奶甚至窒息。如果宝宝出现痉挛性的咳嗽时，就更要防止窒息的发生。

预防百日咳最有效的办法是按时注射百白破三联疫苗，满 3 个月时要注射第一针百白破疫苗，在 3 个月以前，主要是从日常护理上来做预防，如保持室内空气流通和卫生的整洁干净，在百

日咳流行期间要减少与人群的接触，家人从外面回来后接触宝宝之前要先洗净双手，尽最大努力将一切可能的传染源切断。

哺乳期父母做什么，才能护理好新生儿黄疸

新生儿黄疸是指新生儿时期，由于胆红素代谢异常引起血中胆红素水平升高而出现于皮肤、黏膜及巩膜黄疸为特征的病症，有生理性和病理性之分。生理性黄疸多发生在脸部和前胸，一般在出生后 2 ~ 3 天出现，4 ~ 6 天达到高峰，7 ~ 10 天消退，早产儿持续时间会稍微长些。发生新生儿黄疸的宝宝除了偶尔会有轻微食欲不振之外，没有其他不适症状。而且，新生儿黄疸不会对足月健康的宝宝造成危害，所以家长们尽可放心。

如果宝宝在出生半个月后仍有黄疸不退的话，家长也不必立即去医院检查看宝宝是否出现胆管堵塞或是肝脏有异，因为很多生理性黄疸也会持续到一个半月左右。当发生这种情况时，家长可以再耐心地等待一段时间，并注意观察自己的宝宝。只要宝宝吃奶很好、大声啼哭、不发烧、大便没有变白、体重仍在增加的话，就没有必要担心，照常喂养就好了。

但如果宝宝在出生后不到 24 小时即出现黄疸，或是 2 ~ 3 周后仍然不退，甚至还有继续加深加重的趋势，再或者是黄疸消退后重复出现以及出生后至数周内才开始出现黄疸的话，则可判断为病理性黄疸，需要及时请医生检查治疗。

哺乳期父母给孩子喂药，需要注意什么

孩子生病了，如果能用饮食、按摩等物理方法调理，就不要给孩子用药。但有时候孩子病得比较严重，不得不吃药，这时父母就要知道一些用药的注意事项，主要有三个：

1. 不能用糖给孩子解苦

孩子一般都怕苦而拒绝服药，尤其是一些中药，父母为了让孩子顺利喝下，就在药里放点儿糖，或者喝完药后就让孩子喝糖水。其实，加糖后的药剂在降低了苦味的同时也降低了药效。这是因为，中药的化学成分一般比较复杂，一些苦味的中药都具有特殊的疗效。糖，特别是红糖中多含有较多的铁、钙等元素，一旦与中药里的蛋白质和鞣质等成分结合，就会引起化学反应，使药液中的一些有效成分凝固变性，这样就从一定程度上影响了药效。

2. 不可用果汁、牛奶、茶水送服药物

给孩子服西药时忌用果汁。这是因为果汁中含有酸性物质，能使药物提前分解，或使药衣提前溶化，不利于肠胃的吸收。而一些碱性药品更不能用果汁送服，因为二者酸碱中和会使药效大减。

此外，牛奶中含蛋白质、脂肪酸较多，可以在药物周围形成一层薄膜将药物包裹起来，从而影响机体对药物的吸收。茶叶中含有咖啡因、茶碱、鞣酸、硅酸等，如与药中成分发生反应，会使药物失效或产生不良后果。

3. 不能给孩子服用成人药

有许多家长在孩子生病时，因离医院较远，为了省事，就给孩子服用成人药。要知道，这是非常危险的，小儿体内各组织器官未完全发育好，生理功能尚未成熟，解毒功能也较差，很可能会造成药物中毒。因此，家长切不可图方便、省钱，而将大人的药给孩子服用。

第四节　断奶后，宝宝的成长离不开父母的精心呵护

断乳后，父母要注重宝宝的营养保持

幼儿断乳后，应该用代乳品及其他食品来取代母乳。这是一个循序渐进的过程，从流质到糊状，再到软一点儿的固体食物，最后到米饭，每一个时期都要先熟悉之后再慢慢过渡。断乳后，幼儿每天需要的热能是 4600 ~ 5000 千焦（成年人一天需要的热能约是 8372 千焦），父母可以根据食物的热量信息来调配幼儿的饮食。

断乳后幼儿每日需进食 4 ~ 5 次，早餐可供应牛奶或豆浆、鸡蛋等；中午可吃软一些的饭、鱼肉、青菜，再加鸡蛋虾皮汤；午饭前可给孩子吃些水果，如香蕉、苹果片、鸭梨片等；午后为饼干及糖水等；晚餐可进食瘦肉、碎菜面等；每日菜谱尽量做到轮换翻新，注意荤素搭配。

孩子断乳后的辅食安排，父母须注意改变食物的形态，以此来适应孩子身体的变化：

（1）稀粥可由稠粥、软饭代替。

（2）烂面条可过渡到挂面、面包和馒头。

（3）肉末也不必太细，加以碎肉、碎菜混合较适合。

（4）用作辅助食物的种类可大大增加，如软饭、面包、面条、通心粉、薯类；蛋、肉、鱼、豆腐、乳酪；四季蔬菜、水果，特别要多吃红、黄、绿色的蔬果；另外，还可添加紫菜、海带、黄油、花生油、核桃等。

（5）每日三餐应变换花样，以增加孩子的食欲，使他不再留恋香甜的母乳，因为除了妈妈的乳汁，还有更多美味的东西等着他们去品尝！

孩子断奶后，培养健康的饮食习惯很重要

幼儿断奶后，除了营养问题，就是饮食的习惯问题最令父母们头痛。既要让孩子吃下去各种各样的食物，又要让孩子不因为吃饭而养成拖拉、耍脾气的坏习惯，这需要父母在幼儿开始吃饭的过程中就多加注意。

首先要注意的是，幼儿的饭量并不是根据吃米饭的量来衡量的。实际上这个时期的婴儿并不那么喜欢吃米饭，为了让孩子多吃米饭，父母们会严格要求，这样一来，孩子有限的饭量就全部用来吃米，而其他营养食物的摄入量就会降低，另外也会引起孩子讨厌吃饭的情绪。如果孩子不爱吃米饭，那么让他吃点儿土豆泥、面条一类的主食也是可以的。

其次，当孩子刚开始吃饭的时候，不要要求他一定要用筷子。大部分孩子要到两三岁才会使用筷子，只要孩子有食欲，让他用勺子自己吃，哪怕会弄撒到桌子上，家长也不要太在意，因为弄撒了饭粒而挨骂，也会降低孩子的食欲。

在吃饭之前，妈妈爸爸要带着孩子去洗手，养成吃东西前先洗手的习惯；吃饭的时候，关掉电视和收音机，大家坐在一起和和气气地吃饭，幼儿也可以和爸爸妈妈一起上桌，但另外给他准备餐具；还要按时吃饭，这些都是养成饮食好习惯的细节。

远离厌食，让孩子在愉快的氛围下吃饭

为了让孩子长得壮壮实实的，父母就希望孩子多吃些。但是很多幼儿往往不太爱吃饭，父母看到孩子不肯吃饭，十分着急，先是

又哄又骗，哄骗不行，一时性急，就对孩子又吼又骂，甚至大打出手，强迫孩子进食。长此以往，会严重影响孩子的健康发育：

第一，为避免家长的责骂，孩子会在极不愉快的情绪下进食，未经仔细咀嚼便硬咽下去，孩子根本感觉不到饭菜的可口香味，久而久之，会厌烦吃饭。

第二，孩子在惊恐、烦躁的心情下进食，中枢神经系统不处于促进消化液分泌的状态，即使把饭菜吃进肚子里，食物也无法被充分消化和吸收。长期下去，会导致孩子消化能力减弱，营养吸收障碍，造成营养不良，更加重拒食心理，影响宝宝正常的生长发育。

第三，强迫进食也不利于孩子养成良好的饮食习惯。

一般来说，孩子吃多吃少，由他们正常的生理和心理状态决定，绝不能以家长的主观愿望强迫孩子吃饭。吃饭时，要给孩子一个开心、愉快的氛围，让孩子保持愉快的进餐心情。

让孩子站直、坐正、走稳

两三岁的宝宝走路基本上已经不成问题了，为了宝宝健康着想，父母这时候一定要让他养成正确坐立行的好习惯。因为孩子的骨骼中有机物较多，无机物较少，比较柔软，再加上起固定关节作用的韧带、肌肉尚比较薄弱，不良的姿势便很容易造成他们脊椎系统不平衡、不对称，小关节多处损伤或移位，这也是为什么如今很多学生都会有头痛、偏头痛、颈部酸痛、眼睛疼痛等症状的原因。

俗话说，站有站相，坐有坐相，一定要让孩子从小养成科学合理的姿势。具体来说，主要包括以下三个方面：

1. 正确的坐姿

人们常说要"坐如钟"，意思是将臀部作为身体的基底座，臀部以上就成为一座整体的"钟"。孩子无论是看书，还是写字，都应挺起腰部，在靠椅子背时让臀部与椅子紧贴，同时收腹和收下巴，头稍向后仰起，胸部挺出，身后形成板块状，尽量使上身与臀部刚好呈90°直角。这样背部两侧的肌肉收缩可使身体维持正直，既能让颈后肌肉群同时受力牵拉，也能对面部肌肉群起到整体绷紧的作用，促进脸部肌肉群的运动，使面部肌肉拉紧，避免松弛。

2. 正确的站姿

古往今来，人们常用"站如松"来督促孩子，其实，这是有科学道理的。所谓"站如松"，指根据人体生理曲线，以脊柱体为中轴线，站立时使重心最终落在两脚上。具体来讲，就是要面向正前方，两眼平视，下颌微收，胸挺肩平，腰背挺直，以腹部为整体的重心，把手放松贴在大腿旁，两腿直立，双脚的距离等于肩宽；腹肌紧收，感觉肌肉是向上拉的，而下背至股肌收紧并感觉向下拉；盆骨必须轻松地平放，并且与身躯保持垂直的状态。在这样的站姿中，人体的全部重量才会平均地通过脊骨，达到骨盆，再传到下肢，直到脚底。但需要注意的是，千万不可将腹部过分向上挺，也不要将上身向后弯，以防身体出现不平衡，增加对脊骨的压力。此外，在"站如松"的过程中，还要用脚趾紧抓地面，好像树根紧抓泥土一样，以使人有稳重的感觉。

3. 正确的走姿

一般来说，正确的迈步动作，应以腰部为中心，向下带动大腿，再延伸至小腿与脚；向上则带动背部，甩开双臂，如同一棵行走中的大树，"枝"动也带动"主干"同步移动，"叶"摆也同步带动"枝干"共振摇动。具体可分为快走和慢走两种。快走时，要注意身体的整体平衡，双臂自然下垂，臀部提起，前脚掌先着地，然后过渡到后脚跟，最好感觉到是背和腰在用力，脚并没有受力且无特别辛苦的感觉，尽量伸直迈步，不要拖，也不要迈八字步。慢走时，要注意变换脚底受力点，手臂应交替在腰以上运动，也可抱在前胸，或做高抬举的动作，这样可以减低手臂下垂时间长而引起的血管张力持续加大，以免影响血管管壁的质量，或造成回心血量减少而增加负荷负重的疲劳感。

总之，培养正确的姿势对孩子的身体发育、身材和姿势美感都很有影响，家长不可掉以轻心。

1岁多了，宝宝还不会说话怎么办

通常1岁多以后孩子就能说一些简单的日常用语了，但也有例外。很多心急的父母看到和自己孩子同岁的小孩已经可以说一些简单的话了，但是自己的孩子还是"嗯嗯啊啊"地不能说话，就会很着急，有的甚至去咨询儿科医生。要知道，说话的早晚和智力并没有太大的关系，说话晚的孩子也一样很聪明。

说话的早晚和孩子所处的环境关系密切。如果父母经常能和孩子对话，会征求孩子的意见，遇到问题的时候注意观察孩子的行为，帮助他们表达自己的意思，这些行为对孩子说话有很好的引导作用。但如果家里人不喜欢说话，父母不在孩子身边，等等，会让孩子说话晚一些。

也有人担心孩子是不是在发声器官上有问题，这个从孩子的哭声中是可以听出来的。哭的时候正常发声的孩子是可以说话的。如果担心孩子听力不好，可以测试一下。父母在孩子的身后叫他们的名字，如果孩子能够回过头来，说明孩子能够听到。万一听力有问题，应该及早学习聋哑儿童的教育方法，孩子在年幼时的学习能力是最强的，不管怎样都不要错过了学习的时机。

如果经检查是孩子的舌系带过短，影响他说话，可进行一个小手术，就能矫正舌系带。

1岁半以后的孩子认识世界的方式就是去动手，有时候会把一本书撕坏，有时候可能会把父母的东西弄坏。要知道，孩子并不是想要破坏一样东西惹父母生气，他们只是不知道怎么去用不熟悉的东西，或者不知道怎么观察它，就会用撕、扯的方式。如果父母因为弄坏了东西而大声呵斥他，对孩子来说是很委屈的事情。

但是家里的东西肯定也不能随意让孩子破坏，这就需要父母提前做好教育工作。例如，电器是危险的东西，不要放在孩子的活动范围内，玻璃瓶等东西不要放在幼儿能拿到的地方，等等，做好预防工作是父母的责任。另外，给孩子提供一个玩耍的地方，如果孩子在这个区域里面弄坏了自己的玩具，父母不要生气。玩具本来就是给孩子玩的，他们想要一探究竟是很正常的。

宝宝喜欢咬人怎么办

1岁半以前的儿童咬人，可能是想要表达什么想法但是自己说不清，或者是下意识地什么都咬。但是1岁半以后，孩子能知道哪些可以吃哪些不能吃，也不再把什么东西往嘴里送了。如果宝宝这个时候咬人，父母可以表现出很痛的样子，告诉他这样不对。孩子会收敛这种行为。

如果孩子总是以咬人为乐，怎么说也不听，家长可以问问他假设被别人咬了是什么感受。让孩子从别人的角度来考虑，他们能意识自己这样做是不对的。

也有的小孩看到别的孩子咬人，就跟着学。如果父母知道孩子是因为跟着别的孩子学来的咬人现象，要告诉他这样做不对。

如果孩子是在和父母闹着玩，那么父母就主动提出来玩一个有趣的游戏，来分散孩子的注意力。

宝宝喜欢大喊大叫怎么办

很多人最怕带着孩子在公共场合的时候，他突然大喊大叫。这个时候给他讲道理是没有用的，纵容他或者迁就他又会养成坏习惯，怎么办才好呢？其实，孩子喜欢大喊大叫，一般人是可以理解的，父母最需要注意的是他第一次出现这种情况的时候怎样来处理。如果是在家里，孩子高兴的时候大喊大叫，父母可以用玩别的游戏的方式来转移他的注意力，不要让他觉得通过大喊大叫引起父母的注意这种做法很好玩；如果是在公众场合，孩子第一次因为发脾气大喊大叫，父母要用眼神告诉他这样做很不好。孩子对父母的眼神是很敏感的。

如果孩子对父母制止的目光没有反应，你可以用平静的语气告诉他："你打扰到别人了，大家都在看你。"大部分孩子会停止哭闹的，但也有极少数孩子性格太强，即使有人在议论他也不会收敛。这时候父母也只能听之任之。

如果孩子在家里总是大喊大叫，很明显是他的精力很旺盛。一个没有精神的孩子是不会这样的。如果父母能够找到渠道来帮助孩子解决自己的精力过剩的问题，和他一起玩各种游戏，这个问题也就不治而愈了。

亲密的身体接触是不可或缺的

哈佛医学院神经生物学教授就孩子成长与父母的关爱做过一项研究，她提出缺乏爱的触摸，会影响孩子的成长。

爱不仅对感情的发育有着良好作用，而且是身体成长的强大动力。在我们国家，越来越多的年轻父母开始学习西方，用直接而热烈的方式来表达对孩子的爱，但也有一些父母不太喜欢和孩子亲吻、拥抱，觉得不自然。其实，身体接触不光是亲吻和拥抱，拍拍肩膀，拉拉手，摸摸头，轻轻地抚摸一下也是传达爱的方式。

父母不要小看这些身体动作，它们也是一种语言，在给孩子传达"我好喜欢你""没关系""你真聪明"这样的信息。这些可以增强孩子的信心，使他们在与人相处的时候也能更加自然。

当然，打屁股也是一种身体语言，是在惩罚孩子的错误，同时也告诉他"你做错了""以后不要这样了"。还有的父母会揪耳朵、扯头发，这些都是很不友善的身体语言，会让孩子产生不安全感，他的整个身体都处于警惕不安的状态，也会影响正常的身体发育。

身体接触应该是善意而自然的，更主要的是经常的。晚上睡觉之前亲亲他的小脸蛋，这样每一次入睡对孩子来说都是一件幸福的事情。

另外，身体接触也因人而异。例如对男孩子来说，父亲的身体接触很重要，拍拍他的肩，想对待男人一样搭着他的背，这些动作可使男孩子的表现越来越勇敢。女孩喜欢被爸爸顶在肩头，喜欢被爸爸高高举起。

与男孩子的直接身体接触在最初几年很重要，而女孩子最需要父母的爱抚和关怀的关键年龄是在 12 岁左右，那时候她们更需要爸爸的赞赏、鼓励。但是女孩 12 岁之后，男孩 10 岁之后，作为异性的父母就不要再和孩子毫无顾忌地身体接触了，这样对孩子的成长反而会起到不好的作用。

第五章

做孩子最好的营养师，把孩子养得壮壮的

第一节　为孩子合理安排三餐，让孩子营养充足

一日三餐，让孩子的膳食科学营养

"人是铁，饭是钢"这句俗语道出了最深刻的道理，一日三餐是我们的生命所需，应该吃得营养、吃得健康，但是有多少人的一日三餐都是在凑合呢？答案应该为数不少吧。那么，一日三餐的时间与食物选择究竟由什么决定？下面我们就来介绍一下。

（1）生物钟与一日三餐：人体内的消化酶在早、中、晚这三段时间里特别活跃，所以在什么时候吃饭是由生物钟控制的。

（2）大脑与一日三餐：人脑每天占人体耗能的比重很大，而且脑的能源供应只能是葡萄糖，每天需要 110～145 克。而肝脏从每顿饭中最多只能提供 50 克左右的葡萄糖。经过一日三餐，肝脏才能为人脑提供足够的葡萄糖。

（3）消化器官与一日三餐：固体食物从食道到胃需 30～60 秒，在胃中停留 4 小时才到达小肠。因此，一日三餐间隔 4～5 小时，从食物的消化时间上看也是比较科学的。

（4）三餐中食物的选择：一日三餐的主食和副食应该荤素搭配，动物食品和植物食品要有一定的比例，最好每天吃些豆类、薯类和新鲜蔬菜。一日三餐的科学分配是根据每个人的生理状况和工作需要来决定的。如按食量分配，早、中、晚三餐的比例为 3：4：3，如果按照每天吃 500 克主食来算，那么早晚各应该吃 150 克，中午吃 200 克比较适合。

下面有个小测试，你可以将其与生活中孩子的真实情况进行

对照，看看你的孩子能得多少分，得分越高，表明他的膳食越接近营养科学。

（1）从来没考虑过如何吃饭的问题，有啥吃啥。（有，扣5分；无，不加分）

（2）凭个人口味，爱吃的多吃，不爱吃的少吃，持"适口而吃"的观点。（有，扣10分；无，加10分）

（3）知道平衡膳食的组织原则及实施方法。（有，加10分；无，扣10分）

（4）不吃早餐，或吃简单早餐。（有，扣5分；无，不扣分）

（5）晚餐很丰盛，吃得特别多。（有，扣5分；无，不扣分）

（6）喜欢并经常食用快餐或方便面。（有，扣5分；无，加5分）

（7）有挑食、偏食等不良饮食习惯。

　　a. 不爱吃蔬菜。（有，扣5分；无，加5分）

　　b. 不爱吃豆制品。（有，扣5分；无，加5分）

　　c. 不爱吃水果。（有，扣5分；无，加5分）

　　d. 不爱吃荤菜。（有，扣5分；无，加5分）

　　e. 不爱吃牛奶。（有，扣5分；无，加5分）

　　f. 不爱吃鸡蛋。（有，扣5分；无，加5分）

（8）喜欢并经常吃油炸食品。（有，扣5分；无，加5分）

（9）喜欢并经常吃冰淇淋、巧克力、糖果等甜食。（有，扣5分；无，加5分）

（10）喜欢并经常吃全麦面包及粗杂粮。（有，加5分；无，扣5分）

（11）喜欢并经常喝软饮料。（有，扣5分；无，加5分）

（12）喜欢并经常吃新鲜的天然食品。（有，加5分；无，扣5分）

（13）喜欢并经常按照食品广告选择食品。（有，扣5分；无，

加5分）

（14）喜欢并经常吃得很咸。（有，扣5分；无，加5分）

（15）喜欢并经常吃菜多吃饭少。（有，扣5分；无，加5分）

不可忽略孩子的早餐

一日三餐中，早餐是非常重要的，然而有很多人却恰恰忽略了早餐。

延年益寿的要素之一就是要每天坚持吃早餐。在生活中应把早餐放到重要的位置。如不吃早餐，易造成精神不振。人体所需要的能量，主要来自糖，其次靠脂肪的分解氧化。早饭与头一天晚饭间隔时间多在10个小时以上，胃处于空虚状态，不吃早餐会使人体血糖下降，造成思维混乱、反应迟钝、精神不振。其次，不吃早餐易致身体发胖。因只吃两餐，肚子饥饿，在晚餐时必然会吃下过多的食物，饭后不久就睡觉，极易造成体内的脂肪堆积，使人发胖。其三是易患胆结石。人在早晨空腹时，体内胆汁中胆固醇的饱和度较高，吃早餐有利于胆囊中胆汁的排出；反之，容易使胆汁中的胆固醇析出而产生结石。

由此可见，孩子每天吃好早餐十分重要。而要让孩子吃好早餐，父母就要对餐前活动、营养量、主副食品搭配等都要予以重视。理想的做法是，起床后先让孩子做些室外运动，呼吸新鲜空气，可增进孩子食欲，有助消化。最少活动30分钟后再吃早餐。早餐营养量须占全天营养量的1/3以上，一般以糖类为主，还应有足够的蛋白质和脂肪。

⊙育儿小贴士

清晨，孩子的胃肠道功能尚未由夜间的抑制状态恢复到兴奋状态，消化功能弱，食欲也不好，此时若只吃一些缺乏水分的干燥食物，肯定吃不多，也不容易消化。所以，早上不要给孩子吃干食。

同时，通过一夜睡眠，孩子的身体消耗了不少水分，已经处于相对脱水状态，应当及时为孩子补充一定量的水分。

早餐营养很重要

"一日之计在于晨"，吃好早餐对人的健康也非常重要。俗语"早餐吃得像国王"就是说早餐应吃一些营养价值高、少而精的食物。因为人经过一夜的睡眠，头一天晚上摄入的营养已基本耗完，早上只有及时补充营养，才能满足上午工作、劳动和学习的需要。但是很多人由于生活忙碌，养成了不吃早餐的习惯，这对身体有百害而无一利。

不吃早餐对身体的危害主要表现在：

（1）不吃早餐精力不集中，情绪低落。经过一晚上的消化，体内血糖指数较低，这时如果不吃早餐补充能量，身体没有充足的养分供应身体各部，人就容易疲倦，精神难以集中，并出现记忆力下降、反应迟钝等症状。

（2）不吃早餐容易衰老。早餐提供的能量和营养在全天的能量摄取中占有重要的地位，不吃早餐或者早餐质量不好是全天营养摄入不足的主要原因之一。人长期营养不足就会导致皮肤干燥、起皱和贫血等。

（3）不吃早餐容易引发肠炎。不吃早餐，肠胃一上午都在空运化，中午突然吃很多东西，消化系统负担过重，容易患肠胃疾病。

（4）不吃早餐罹患心血管疾病的机会加大。经过一夜的空腹，人体血液中的血小板黏度增加，血液黏稠度增高，血流缓慢，明显增加了中风和心脏病的风险。缓慢的血流很容易在血管里形成小血凝块而阻塞血管，如果阻塞的是冠状动脉，就会引起心绞痛或心肌梗死。

（5）不吃早餐容易发胖。不吃早餐，中餐吃的必然多，身体消化吸收不好，最容易形成皮下脂肪，影响身材。

列数了不吃早餐的危害，也就凸现了早餐的重要性，那么早餐应该怎样吃，吃什么，这同样是需要我们关心的问题。

（1）早餐的时间。研究证明，7点到8点吃早餐最合适，因为这时人的食欲最旺盛。早餐与中餐以间隔4～5小时左右为好。如果早餐较早，那么数量应该相应增加或者将午餐时间提前。

（2）早餐前应先喝水。人经过一夜睡眠，从尿、皮肤、呼吸中消耗了大量的水分和营养，早餐起床后身体正处于一种缺水状态。因此，早上起来不要急于吃早餐，而应立即饮500～800毫升凉开水，既可补充一夜流失后的水分，还可以清理肠道。但不要在吃早餐前喝较多的水。

（3）对于早餐，不同的人群应该有不同的搭配方案。

儿童：儿童正是生长发育的旺盛时期，应注重补充丰富的蛋白质和钙。首先要少吃含糖量较高的食物，以防引起龋齿和肥胖。在条件许可的情况下，儿童的早餐通常以一杯牛奶、一个鸡蛋和一两片面包为最佳。牛奶可与果汁等饮料交替饮用。面包有时也可用饼干或馒头代替。

青少年：青少年时期身体发育较快，特别需要足够的钙、维生素C、维生素A等营养素。因此，合适青少年的早餐是一杯牛奶、一个新鲜水果、一个鸡蛋和二两干点（主要是馒头、面包、饼干等碳水化合物）。

中年人的早餐：人到中年肩负工作、家庭两大重任，身心负担相对较重，为延缓衰老过程，其饮食既要含有丰富的蛋白质、维生素、钙、磷等，又应保持低热量、低脂肪。可以选择脱脂奶、豆浆等饮料，粮食方面一般的馒头、面包都可以，还可以选择吃个水果和鸡蛋，不要吃油条和比较甜的食物。

早餐还可以吃些蔬菜，如葱、青菜、萝卜之类，但是不用太多。早餐吃得过多，会影响中午的进食，也会导致肥胖。

⊙育儿小贴士

现在有很多家长喜欢一早就给孩子喝蔬果汁，理由是帮助孩子摄取蔬果中直接的营养及清理体内废物。但是，他们却忽略了一个非常重要的问题，那就是人的体内永远喜欢温暖的环境。只有当身体温暖的时候，人体的微循环才会正常，氧气、营养及废物等才会得到正常的运送。

从中医角度来看，吃早餐时是不宜先喝蔬果汁、冰咖啡、冰果汁、冰红茶、绿豆沙、冰牛奶的。因为，这样一来，也许在短时间内不会感到身体有什么不舒服，但事实上会使身体日渐衰弱。

所以，父母早上应该给孩子准备热食，以免使孩子伤胃伤身。

午餐搭配更重要

午餐是三餐中最好补充营养的时候，尤其要注重蛋白质的补充。蛋、肉、豆、菜等要搭配好，以保证正常的能量需要。午餐热量分配以占全天总热量的35%~40%为宜。最好多吃一些含有微量营养素的食物，像谷类主食、新鲜水果、蔬菜、动物肝脏、豆制品等。当然，餐后别忘了给孩子准备一个水果。

现在，很多家长都选择让孩子带午饭到学校吃，那么怎样保证孩子自备午饭的营养和卫生呢？

（1）主食要粗细搭配，花样多变。副食应品种多样，营养丰富，供给足够的蛋白质、脂肪、维生素和矿物质。如果只考虑携带方便或怕麻烦，品种单调，长期下去则会营养不足，影响健康。

（2）要带营养素损失少的菜。自备午餐一般都是把米饭放在饭盒里，饭在下，菜在上，中午在微波炉里热一下。因此，应尽量让孩子带一些营养素损失少的荤菜，如排骨、烧鱼、烧肉等。还应给孩子准备一些水果以供饭后食用，也可带点儿生吃的经过清洗、消毒的蔬菜，如西红柿、黄瓜、小水萝卜等，以补充维生素。

（3）要注意饮食卫生。在选择食物时要选用不易变质，可以保存几个小时的食物。切勿给孩子带头一天剩下的饭菜，这样的饭菜已经不新鲜或者变质，是不卫生的。

晚餐像贫民，吃得少，孩子才会更健康

现在对于大多数人来说，都已经颠覆了午餐才是正餐的饮食习惯，晚上反而吃得比较正式，这样的习惯容易引发多种疾病。高血压、糖尿病、心脑血管疾病、肝胆疾病等慢性病就与晚餐进食不当有着必然联系。

其实，晚餐才是最需要少吃的一餐，晚餐要吃的像贫民的说法就是这个道理。

首先，晚餐少吃睡得香。具体吃多少依每个人的身体状况和个人的需要而定，以自我感觉不饿为度。晚餐千万不能吃饱，更不能过撑。并且，晚餐后四个小时内不要就寝，这样可使晚上吃的食物充分消化。

其次，晚餐少吃少患结石。有关研究表明，晚餐早吃可大大降低尿路结石病的发病率。人的排钙高峰常在进餐后 4 ~ 5 小时，若晚餐过晚，当排钙高峰期到来时，人已上床睡觉，尿液便潴留在输尿管、膀胱、尿道尿路中，不能及时排出体外，致使尿中钙

不断增加，久而久之，逐渐扩大形成结石。所以，傍晚6点左右进餐较合适。

除此之外，健康的晚餐还有很多地方需要我们注意。

（1）晚餐应选择含纤维和碳水化合物多的食物。晚餐时应有两种以上的蔬菜，如凉拌菠菜，既增加维生素又可以提供纤维。面食可适量减少，适当吃些粗粮。可以少量吃一些鱼类。

（2）晚上尽量不要吃水果、甜点、油炸食物，尽量不要喝酒。不少人有晚餐时喝酒的习惯，这种习惯并不利于健康，过多的酒精在夜间会阻碍新陈代谢，因酒精的刺激胃得不到休息，导致睡眠不好。需要特别注意的是晚餐不要食用含钙高的食物。比如虾皮、带骨小鱼等一定不要吃，以免引发尿道结石。

（3）用脑过多晚餐更要吃好。长期高强度用脑的人需要补充酰胆碱，增强记忆力。这里推荐一个晚餐营养食谱：100克清蒸鲫鱼或素烧豆腐，200克凉拌芹菜或菠菜，一个玉米面的窝头，一小碗紫菜汤（不要加虾皮）或一碗紫米粥。

对于不同年龄的孩子来说，晚餐也要有不同的侧重。

（1）学龄前儿童。这个年龄段的孩子消化功能未完善，晚餐不宜吃得太多，主食以米面、粗粮类为宜，菜肴不宜太素，可以多吃些黄色蔬菜如胡萝卜、南瓜和绿色蔬菜如菠菜等，适当食用蛋白质含量较丰富的食物如肉末、豆腐、蒸鸡蛋、鱼虾类及动物内脏等，但不要食用油腻和刺激性食物，睡前1小时最好不要进食。

（2）青少年。青少年身体消耗量大，新陈代谢旺盛，晚餐要吃饱、吃好，晚餐提供的热量应占全天总热量的30%，荤素搭配，少吃油炸食品等高脂类食物或不易消化的食物，而以富含淀粉、蛋白质、粗纤维和维生素的食物为最佳。这样既能帮助消化，防止便秘，又能供给身体所需的营养物质和微量元素。如果晚上熬

父母是孩子更好的医生

夜学习或工作，可以在睡前 1 小时左右加餐，吃点儿牛奶、饼干等，夏天可以吃点儿清热解暑的饮品，如莲子汤、绿豆汤、红枣汤等。

一天为孩子准备三颗枣

红枣是一种营养佳品，富含蛋白质、脂肪、糖类、胡萝卜素、B 族维生素、维生素 C、维生素 P 以及磷、钙、铁等成分，其中维生素 C 的含量在果品中名列前茅，有"天然维生素丸"之美称。我国民间一直有"一天三枣，终身不老"的说法，这是对枣的营养价值的肯定。李时珍在《本草纲目》中也说：枣味甘、性温，能补中益气、养血生津，用于治疗脾虚弱、食少便溏、气血亏虚等疾病。常食大枣可治疗身体虚弱、神经衰弱、脾胃不和、消化不良、劳伤咳嗽、贫血消瘦等，其养肝防癌的功能尤为突出。

这里需要提醒父母们，大枣虽然营养丰富，但在给孩子食用时还应注意一些问题：

（1）腐烂变质枣忌食用。

大枣腐烂后，会使微生物繁殖，枣中的果酸酶继续分解果胶产生果胶酸和甲醇，甲醇可再分解生成甲醛和甲醇。食用腐烂的枣，轻者可引起头晕，重则危及生命。

（2）不宜与维生素同时食用。

枣中的维生素可使维生素 K 分解破坏，使治疗作用降低。

（3）不宜和黄瓜或萝卜一起食用。

萝卜含有抗坏血酸酶，黄瓜含有维生素分解酶，两种成分都可破坏其他食物中的维生素。

（4）不应和动物肝脏同时食用。

动物的肝脏富含铜、铁等元素，铜铁离子极易使其他食物中所含的维生素被氧化而失去功效。

（5）服用退热药时忌食。

服用退热药物同时食用含糖量高的食物容易形成不溶性的复合体，减少初期的吸收速度。大枣为含糖量高的食物，故忌同食。

（6）服苦味健胃药及祛风健胃药时不应食用。

苦味及祛风健胃药是靠药物的苦味来刺激味觉器官，反射性地提高食物对中枢神经的兴奋性，以帮助消化、增进食欲。若服用以上药物时用大枣，则会明显地影响药物的疗效。

同时，这里还要提醒大家，在给孩子吃枣时，一定要去核，以免卡到孩子。

第二节　调整饮食，用五谷、鲜果给孩子补充营养

五谷杂粮就是孩子生命力的源泉

中国有个象征幸福的成语叫"五谷丰登"，千百年来，我们的祖先就是吃着这些谷物一代一代繁衍生息，即使现在很多长寿之人，也是靠着这些看似平凡的食物健康活到天年的。这些不起眼的谷物承载了无数人的生命，有着非凡的养生保健价值。我们的身体就是靠着这些最常见的五谷杂粮来保养的。

先说作为五谷之首的小米，抗日战争时期，红军就是靠着小米加步枪打跑了侵略者，现在很多地方的妇女"坐月子"的时候还要喝小米粥，在民间，小米有"代参汤"之称，有滋阴养血的功效。此外，小米可防治消化不良，也是老人和病人的绝佳补品。民间常将小米同桂圆煮粥，再加入红糖，空腹食用，可补血养心、安神益智。对心脾虚弱，气血不足、失眠健忘、惊悸等症有治疗作用。

我们用小米熬粥时，千万不要扔掉上面的那层"粥油"，这是小米粥最精华的部分，主要作用是益气健脾。小孩脾胃生发力最弱，常常会腹泻，喝了粥油以后，很快就可以康复。

再说大米，我们生活中经常吃的就是大米，大米粥可补脾、益胃、清肺，米汤可以养气、养阳、润燥，有助于消化和促进脂肪的吸收，用米汤给婴儿冲米粉是不错的育儿方法。

粳米具有调和五脏等作用。取粳米熬粥成乳汁状，喂养初生婴儿，可开胃助食，此粥也适用于脾胃不好的老年人。

小麦是北方人的主食，具有安心、养神、去烦躁的作用。可将小麦洗净，加水煮熟后将麦粒捞出取汁，再加入粳米、大枣等量同煮，此粥有健脾养胃的作用。

玉米是全世界公认的"黄金作物"，常吃玉米可加速致癌物质和其他毒物的排出，还能延缓衰老，降低血清胆固醇、抗眼睛老化，增强记忆力等。

荞麦是自然的"消炎粮食"，用荞麦粉反复涂敷可以治疗痘疮溃烂。将苦荞麦皮、黑豆皮、绿豆皮做枕芯，可以健脑明目，有促进睡眠的作用。

大豆是人们不可缺少的长寿食品。除了平时多吃豆制品，还可将大豆研碎涂在疮肿处，有一定疗效。将其煮成汁喝，能除邪毒并能治水肿。把大豆炒黑再放入酒中饮用，可治疗瘫痪、口吃。大豆皮可治疗痘疮和眼睛昏暗视物不清。

绿豆可谓"济世神谷"。用绿豆粉蒸成糕取皮食用可解酒。将绿豆粉炒成黑色，用醋调和敷在肿块上，可治疗肿毒初发。绿豆荚可有效治愈血痢。绿豆芽可解酒毒和热毒。绿豆叶绞出的汁与醋隔水顿热可治上吐下泻。

芝麻更是强身健体的必备食物。取半汤匙黑芝麻，细嚼后吞下，每日 3 ~ 5 次，连用 7 天，对鼻出血有奇效。将黑芝麻晒干后炒熟研碎，和粳米同煮成粥，可补肝肾，润五脏，还可治疗身体虚弱、头晕目眩、大便干燥、贫血等症。

所以，父母应该给孩子适当吃五谷杂粮。

为孩子学会菜中"健康经"

蔬菜是我们每天都离不开的食物，菜市场中各色各样令人眼花缭乱的蔬菜，每种都有其自身的营养价值，但是对于健康来说，哪些是适合孩子经常吃的呢？

先从"菜中之王"——白菜说起。民间常说鱼生火，肉生痰，白菜豆腐保平安。白菜不仅可润肠排毒。另外，取一个白菜根茎头，30克绿豆芽，加适量清水煎煮15分钟喝汤，每日2～3次，可治疗风热头痛、口干身热等症。

韭菜有"春天第一美食"之称，民间有"黄韭试春盘"之说。在半杯牛奶中加放少许韭菜、姜汁，可治疗恶心呕吐。将韭菜和羊肝一起放入铁锅，旺火炒熟食用，可治疗阳痿、盗汗、女子月经不调等。

医生常嘱咐高血压病人要常吃芹菜。用芹菜降血压，最好的方法是将新鲜芹菜捣烂取汁，每日饮用3汤匙，每日3次。如果将捣烂后的汁液加蜂蜜炖服，可清热解毒，养肝，对治疗肝炎有辅助作用。

俗话说"冬吃萝卜夏吃姜，不用医生开药方"。生吃萝卜，止渴宽中；煮熟再吃，可化痰消胃肠积滞。而且将生萝卜捣烂涂在烫伤、烧伤处，可很快痊愈。

胡萝卜不仅可以增强人体免疫力，在最新的研究中还发现它具有抗癌成分。把胡萝卜切碎后，与粳米一起煮成粥，可以强胃健脾、下气化滞、明目，还对高血压和消化不良等症有一定的治疗作用。

在民间，马齿苋有"长寿菜"之称，它的营养价值非常高。把洗净的马齿苋剪碎，加水煮半小时，再加粳米煮成粥，可治疗肠炎和痢疾，对腹痛腹泻也有很好的疗效。

别看茄子是非常普通的菜，常吃茄子，可散血止痛，消肿宽肠。将茄子切开后擦拭患部，可治疗蜈蚣咬伤和蜂蜇。

黄瓜常食可以减肥。把黄瓜洗干净当水果食用，每天生食250克以上，有明显的减肥作用，也可以利尿消水肿，凉拌吃可以增进食欲、消腹胀。黄瓜还可以解口渴，退干热。黄瓜还有"厨房里的美容剂"之称。将黄瓜皮贴在皮肤上，可有效防止皮肤老化、减少皱纹的产生，对皮肤起到清洁和保护的作用。

菜中也有君子，那就是苦瓜，它虽然味苦，但用它做菜却不用担心它把苦味传给其他配料，将苦瓜制成干粉或炒食可治疗糖尿病。将苦瓜切碎后与绿茶加水煎服，可以预防中暑。

南瓜是不可多得的食疗保健品。南瓜花和猪肝同煮食用，对治疗夜盲症有一定疗效。南瓜仁炒食可治疗前列腺肥大。此外，把南瓜瓤捣烂后，凉抹火烫伤处，很快就能愈合。

冬瓜含有人体必需的多种微量元素，但不含脂肪，它含有丙醇二酸，能抑制糖转化为脂肪，防止人体内脂肪的堆积，有消脂的功效。孩子一旦中暑、发烧、头晕，父母可用冬瓜 500 克煮汤，一天喝 3 次，每次 1 大碗，有明显的疗效。把冬瓜切成小块擦痱子效果甚佳，也是治慢性肾炎水肿的良药，用 1000 克冬瓜同鲤鱼 1 条煮汤吃，可收到良好效果。

丝瓜能顺气健脾、化痰止咳、平喘解痉、凉血清热，常食可以治疮疖，解暑热。

以上提到的都是对孩子身体健康有益的蔬菜，适合一年四季经常食用。不过像韭菜、苦瓜等季节性较强的，最好在应季的时候吃，那样不但鲜美可口，营养价值也会更高。

水果营养多，但也要"因人而吃"

我们都知道，水果营养丰富，对身体的健康有益，因此一些小朋友每天都要吃许多不同的水果，但是这样吃是否科学呢？答案当然是否定的。因为从中医的角度来说，每种水果都有它的属性，水果进入我们体内就会产生寒、热、温、冷的作用。所以，不同体质的孩子吃水果应有所侧重，尤其是身体虚弱的孩子在吃水果时更要慎重。

有些小朋友是虚寒体质，在平时就应该多吃一些温热水果，例如荔枝、桂圆、杏等，这对于虚寒体质的孩子来说是祛寒的上好佳品。而对于那些正在发烧或者身体内某些器官正在发炎的孩子来说，就应该避免食用这些温热水果。

　　有些小朋友消化系统比较差，所以应该避免吃凉性水果，例如西瓜、杞果、香蕉等，因为这类孩子越吃凉性的水果，越会降低肠胃的蠕动，使肌肉无力，吃多了还会因为消化不良而导致腹胀。

　　还有一些小朋友容易感冒。他们可以多吃些颜色深的水果，例如黄杏、黄桃等，这些深色水果里富含维生素C，而维生素C可以起到增强身体抵抗力，预防伤风感冒的作用。

生活中的鲜果更有利于孩子健康

　　大家都记得《西游记》中的"人参果"吧，吃一个就可以长生不老，这当然只是神话，但是在生活中，的确有很多水果不仅美味鲜香，而且对孩子的身体有很好的保健作用，堪称真正的"长生果"。

　　苹果被称为"水果之王"。饭后吃一个苹果，可治疗反胃、消化不良及慢性胃炎。将苹果煎服或服用苹果汁，对治疗高血压有一定功效。

　　梨是人见人爱的"天然矿泉水"，具有清肺润燥、生津止渴之功效。民间经常用"冰糖梨水"治咳嗽，疗效显著。

　　柑色香味俱佳且可解毒。柑核是天然的"洗面奶"，具有美容养颜的效果。柑叶捣烂取汁滴入耳孔，可治耳内流水或流脓血。

　　橙子可解酒，橙子核浸湿捣碎后，每晚睡前涂擦可治面上各种粉刺和斑。

　　香蕉具有美容通便的功效。把香蕉皮敷在发炎处，可很快治愈皮肤感染。把剥好的香蕉切碎，放入茶水中，加糖饮用可治疗高血压、冠心病，还可润肺解酒，清热润嗓。

柚子是天然的"口气清新剂"。其果肉可解酒毒，健脾温胃，还能化痰和祛除肠胃恶气。

橘子在我国一些地区被视为吉利果品。把橘子剥皮后用白糖腌一天，再用小火把汁液熬干，把每瓣橘子压成饼状，再拌上白糖，风干后食用，可治疗咳嗽多痰、腹胀等症。

猕猴桃是酸甜可口的"仙果"，可以预防老年骨质疏松症、动脉硬化，可改善心肌功能，防治心脏病，对高血压、心血管病也有明显疗效。经常使用可防止老年斑形成，延缓人体衰老，清热除烦止渴。

山楂含有丰富的营养。取山楂果肉放入锅中，加水煎煮到七成熟，当水快耗干时加适量蜂蜜，再用小火煮透，食之可活血化瘀，开胃消食。

西瓜是盛夏最佳消暑果品，饮用西瓜汁能治口疮。但不能多食用，以免助湿伤脾。将西瓜与西红柿放在一起榨汁饮用，可治疗感冒。

核桃具有健脑的功效，被称为"益智果"。把核桃与薏米、栗子煮粥食用，可治疗尿频、遗精等症。

枇杷是止渴利肺的佳品。取12个枇杷，30克冰糖，将枇杷果肉与冰糖一起煮食，可治疗咳嗽。

虽然水果鲜美可口又对健康有益，但是父母在给孩子吃水果时也要有所注意，否则不仅无法达到保健的目的，反而会给孩子带来多种疾病。具体应注意以下几点：

（1）忌饭后立即吃水果：饭后立即吃水果，不但不会助消化，反而会造成胀气和便秘。因此，吃水果宜在饭后2小时或饭前1小时。

（2）忌吃水果后不漱口：有些水果含有多种发酵糖类物质，

对牙齿有较强的腐蚀性，食用后若不漱口，口腔中的水果残渣易造成龋齿。

（3）忌食水果过多：过量食用水果，会使人体缺铜，从而导致血液中胆固醇增高，引起冠心病，因此不宜在短时间内进食水果过多。

（4）吃水果忌不卫生：食用开始腐烂的水果，以及无防尘、防蝇设备又没彻底洗净消毒的果品，如草莓、桑葚、剖片的西瓜等，容易发生痢疾、伤寒、急性胃肠炎等消化道传染病。

（5）水果忌用酒精消毒：酒精虽能杀死水果表层细菌，但会引起水果色、香、味的改变，酒精和水果中的酸作用，会降低水果的营养价值。

（6）忌用菜刀削水果：因菜刀常接触肉、鱼、蔬菜，会把寄生虫或寄生虫卵带到水果上，使孩子感染寄生虫病。尤其是菜刀上的锈和苹果所含的鞣酸会起化学反应，使苹果的色、香、味变差。

宁可不给孩子吃肉，不可不给孩子吃豆

民间有"宁可食无肉，不可食无豆"的说法，还有人把豆类与豆制品称为"人类的健康之友"，现代营养学也证明，孩子每天坚持食用豆类食品，就可以减少脂肪含量，增加免疫力，降低患病的概率。

豆的种类非常多，每种所含的营养成分和营养价值都各不相同。

1. 大豆：抗癌降血脂

大豆含有丰富的植物固醇。植物固醇进入人体后，在肠道与胆固醇竞争，可较多地被吸收，从而降低人体对胆固醇的吸收。这样，不仅可以抑制结肠癌的发生，还能防治冠心病。

另外，当人体内的胆固醇过多时，会沉积在血管壁上，使血管变硬，管腔变窄，甚至发生血管破裂或栓塞，导致中风。大豆中的磷脂可使胆固醇软化，生成胆固醇酯。胆固醇酯不会沉积在血管壁上，从而起到降血脂作用。

由大豆制成的豆浆还是牛奶的最好替代品。有些人喝了牛奶会出现腹胀、肠鸣和腹泻。这是因为牛奶中含有乳糖，而这些人体内缺乏分解乳糖的乳糖酶，因此出现"乳糖不耐受"现象。而豆浆不含乳糖，且大豆中有40%的优质蛋白质，18%的脂肪（其中以有益人体健康的不饱和脂肪酸为主），还含有多种矿物质和维生素。所以说，不习惯喝牛奶的人可以用豆浆来代替。

2. 豇豆：健脾和胃

豇豆也就是我们所说的长豆角。它除了有健脾和胃的作用外，最重要的是能够补肾。李时珍曾称赞它能够"理中益气，补肾健胃，和五脏，调营卫，生精髓"。所谓"营卫"，就是中医所说的营卫二气，调整好了，可充分保证人的睡眠质量。此外，多吃豇豆还能治疗呕吐、打嗝等不适。小孩食积、气胀的时候，用生豇豆适量，细嚼后咽下，可以起到一定的缓解作用。

3. 毛豆：降血脂

毛豆是未成熟的黄豆，而且是老少咸宜的"零嘴"。毛豆含有的植物性蛋白质量多质高，足以与动物蛋白质媲美。毛豆中的皂素能排出血管壁上的脂肪，并能减少血液里胆固醇的含量。所以，常吃毛豆可使血脂降低，有利于健康。

4. 蚕豆：健脾利湿

蚕豆，又叫胡豆，蚕豆性味甘平，特别适合脾虚腹泻者食用。蚕豆还可以作为低热量食物，对需要减肥，以及患高血脂、高血压和心血管系统疾病的人，是一种良好的食品。但蚕豆不可生吃，也不可多吃，以防腹胀。

5. 芸豆：利减肥

芸豆又叫菜豆，味甘平、性温，有温中下气、利肠胃、止呃逆、益肾补元气等功效。

芸豆是一种难得的高钾、高镁、低钠食品，尤其适合心脏病、动脉硬化、高血脂、低血钾症和忌盐患者食用。吃芸豆对皮肤、头发大有好处，可以提高肌肤的新陈代谢，促进机体排毒，令肌肤常葆青春。想减肥者多吃芸豆一定会达到减肥的目的。但必须煮熟、煮透，否则会引起中毒。

日常生活中，只要每餐都给孩子吃些豆类食物，食足两周，孩子便可增加纤维的吸收，减少体内脂肪，增强身体免疫力，降低患病的概率。

常为孩子准备好吃又养身的小零食

说到零食，我们接触的似乎都是关于给孩子吃零食的坏处，比如发胖、影响食欲，妨碍消化系统功能等，但其实只要适量、适时地给孩子巧吃零食，不但有利于孩子身心健康，还能为孩子补充一些身体必需的营养物质。

美国的一项研究结果认为，科学地给孩子吃零食是有益的。在三餐之间加吃零食的儿童，比只吃三餐的同龄儿童更易获得营养平衡。这表明，零食已成为孩子获得生长发育所需养分的重要途径之一。吃零食还有这样的好处，下面我们就来列数一下，哪些是可以经常吃的"好"零食。

（1）花生。花生中富含的维生素 B_2，正是我国居民平日膳食中较为缺乏的维生素之一。因此有意多吃些花生，不仅能补充日常膳食中维生素 B_2 之不足，而且有助于防治唇裂、眼睛发红发痒、脂溢性皮炎等多种疾病。

（2）核桃。核桃中含有丰富的生长素，能使指甲坚固不易开裂，同时，核桃中富含植物蛋白，可促进指甲的生长。核桃的补脑作用，更是众所周知。

（3）奶酪。奶酪是钙的"富矿"，可使牙齿坚固，父母可以适当给孩子吃一些。

（4）无花果。无花果中含有一种类似阿司匹林的化学物质。可稀释血液，增加血液的流动，从而使大脑供血量充分。

（5）南瓜子和开心果。富含不饱和脂肪酸、胡萝卜素、过氧化物以及酶等物质，适当食用能保证大脑血流量，令人精神抖擞、容光焕发。

（6）奶糖。含糖、钙，适当进食能补充大脑能量，令人神爽、皮肤润泽。

（7）芝麻糊。有乌发、润发、养血之功，对症吃可防治白发、脱发，令人头发乌亮秀美。

（8）葡萄干。有益气、补血、悦颜之益，但要注意卫生，吃之前一定要洗干净。

（9）薄荷糖。能润喉咙、除口臭、散火气，令人神清喉爽。

（10）牛肉干、烤鱼片。富含蛋白质、铁、锌等，适量常食令人肌肤红润。

另外，父母在给孩子吃零食时一定要注意以下几点：

（1）不能让孩子以零食代替正餐。有的孩子非常喜欢吃零食，手里的零食总是不断，这可能会影响正餐的摄入量，甚至可能会以零食代替正餐。其实，孩子对营养的摄取，还是应以正餐为主。零食带给孩子的营养毕竟比较单一，所以，不要以零食代替正餐。

（2）不能让孩子滥食零食。中国消费者协会公布的调查结果显示，许多城市的儿童存在食用零食过量的问题，而且其中不少

　　　　父母是孩子更好的医生

零食是"五高一多"食品，即高碳水化合物、高脂肪、高热量、高盐、高糖、多味精。原料中的维生素、矿物质、纤维素等营养成分，在加工过程中被破坏，含量较低，对儿童的生长发育不利。

（3）让孩子学会巧吃零食。根据每个孩子正餐营养的摄入情况来选择零食。比如，正餐吃得比较素，应选择能补充蛋白质的零食。如果正餐吃得比较饱，则应吃些助消化的零食。平时应注意选择一些有营养价值的零食，尽量少吃高热量、高脂肪的零食。肥胖者应少吃或不吃太甜的零食。坚果类零食对儿童的大脑发育有益。食欲不振、消瘦、营养不良的孩子，应改变以吃零食为主的习惯，让一日三餐成为孩子摄取营养的主要渠道。

另外，还要注意经常变换零食的种类，不要让孩子长期只吃一个品牌的一种零食，这样获取的营养也是很单一的。

红白黄绿黑蓝紫，彩虹食物谱写孩子的健康歌

科学研究发现，不同颜色的食物所含的营养成分和具有的功效有所不同，下面为各位家长介绍七种不同颜色的食物的特殊功效，让你的孩子在满足口福的同时，也从食物中得到最均衡的营养，从而进一步提高生活质量，获得健康。

1. 红色食物——营养生力军

红色源于番茄红素、胡萝卜素、铁、部分氨基酸等。红色食物是优质蛋白质、碳水化合物、膳食纤维、B族维生素和多种矿物质的重要来源，常吃红色食物有助于减轻疲劳，并且有驱寒作用，可以令孩子精神抖擞，增强自信及意志力，使孩子充满力量。不过进食过量，会引起不安、心情暴躁、易怒，所以切记要适可而止。

代表食物：胡萝卜、番茄、红豆、红薯、红苹果、红枣、山楂、枸杞子、草莓等。

2. 白色食物——一日三餐均需要

白色食物含有丰富的蛋白质等十多种营养元素，消化吸收后可维持生命和运动，但往往缺少人体所必需的氨基酸。白色食物含纤维素及一些抗氧化物质，具有提高免疫功能、预防溃疡病和胃癌、保护心脏的作用。通常说，白色食品如豆腐、奶酪等是含钙质丰富的食物，经常吃一些白色的食物能让孩子的骨骼更健康。同时各种蛋类和牛奶制品还是富含蛋白质的优质食品，而我们常吃的白米，则富含碳水化合物，它是饮食金字塔坚实根基的一部分，更是身体不可或缺的能量之一。

代表食物：大米、面粉、豆腐、奶酪、冬瓜、白萝卜、花菜等。

3. 黄色食物——维生素 C 的天然源泉

黄色源于胡萝卜素和维生素 C，二者功效广泛而强大，在抗击氧化、提高免疫力、维护皮肤健康等方面更有协同作用。黄色食物是高蛋白、低脂肪食物中的佳品。

代表食物：玉米、黄豆，以及水果中的橘、橙、柑、柚等。

4. 绿色食物——肠胃的天然"清道夫"

绿色食物含有利于肝脏健康的叶绿素和多种维生素，能清理肠胃，防止便秘，减少直肠癌的发病。另外，还能保持体内的酸碱平衡，在压力中强化体质。不仅如此，孩子常吃绿色食品还可以舒缓精神压力，并能预防偏头疼等疾病。

代表食物：菠菜、茼蒿、油菜、韭菜、西兰花等。

5. 黑色食物——益脾补肝

黑色食品具有三大优势：来自天然，有害成分极少；营养成分齐全，质优量多；能在一定程度上降低动脉粥样硬化、冠心病、脑卒中等严重疾病的发生率。另外，很多黑色的食物都是滋阴的佳品。蘑菇中含有促进皮肤新陈代谢和抗衰老的抗氧化物质——硒，它有助于加速血液循环，防止皱纹产生。黑米中含有18种氨基酸，还含有铁、锰、钙等多种微量元素。而黑芝麻中的维生素E含量极丰富，具有益脾补肝的作用。

代表食物：香菇、黑米、黑芝麻、黑木耳、黑豆等。

6. 蓝色食物——稳定情绪

蓝色的食物并不常见，除了蓝莓及一些浆果类以外，一些白肉的淡水鱼原来也属于蓝色的食物。虽说蓝色的食物有镇定作用，但吃得太多也会适得其反，因为冷静过度会令人情绪低落。为避免失控，进食蓝色食物时，可以放点儿橙色的食物，如和香橙之类同食，便保证不会有问题了。

代表食物：海藻类的海洋食品。

7. 紫色食物——延年益寿

甘蓝、茄子以及紫菜都是含碘丰富的食品。紫色的葡萄更是为皮肤的养护和心脏的健康立下了汗马功劳，因为葡萄中富含维生素 B_1 和维生素 B_2，能加速身体的血液循环。

代表食物：葡萄、紫菜、茄子、甘蓝、洋葱等。

粥可养生又治病

粥被古代医家和养生家称为"世界第一补人之物"，是中国饮食文化中的一绝。李时珍是明代的医药学家，他非常推崇粥养生，说："每日起食粥一大碗，空腹虚，谷气便作，所补不细，又极柔腻，与肠胃相得，最为饮食之妙也。"由此我们知道，粥是不错的养生佳品，对养护脏腑很有好处。

此外，现代中医也认为，健康的人经常喝粥，可以滋养脾胃，保护元气；而生病的人也可以通过喝粥来健体治病，尤其是身体还没有发育成熟的婴儿、青少年，更应该多喝粥，这样可以加快气血的生成，促进身体的健康。

因此，父母在日常生活中应该多为孩子准备粥类的食品。为了给各位家长提供便利，我们在下面着重介绍两大类粥：

1. 养生类粥

（1）大米粥：选择好大米熬制而成，有健脾益气的作用，对保护胃黏膜、促进胃溃疡的愈合有疗效，脾胃虚弱的孩子可常服用。

（2）小米粥：具有健脾、益气、补血的功效，可保护胃气，对刚恢复健康的孩子最适宜。

（3）玉米糁粥：新产玉米碾成的糁子熬制而成。香甜可口，养脾胃，利大小便，对孩子的健康有益。

（4）绿豆粥：用大米和绿豆熬制而成，有清热解毒的作用，还可以养脾清胆，解暑止渴，润肤消肿，利小便。称得上高营养、多疗效的食粥佳品。父母可适当为孩子准备。

（5）赤豆粥：用红小豆和大米熬制而成，营养价值高，有健脾利水作用，对患有脚气病、心脏病的孩子较为适合，还可治小儿肥胖。

（6）莲子粥：用莲子、大米、江米熬制而成的粥。具有益精气、强智力、聪耳目之功效，也可以清热泻火，孩子适当吃有益。

（7）腊八粥：我国农历腊月初八家家都要喝这种粥。用多种谷类、豆类、果仁、大枣、粟子、莲子搭配熬制而成。营养极为丰富，还可以帮助孩子养胃气，益气血，益健康，是一种食疗佳品。

2. 治病类粥

治病类粥其实就是在粥中有选择地加入相应的药物，但是，可不要小看这种养生方式，它不同于常用药物的祛邪治疗，也不单纯靠米谷饮食来扶正调理，而是一种以食扶正，以药辅疗的简便易行、双重效应的食疗佳法，对孩子的健康大有益处。下面就来具体介绍几种药粥。

（1）补血药粥：菠菜粥、益母草粥、何首乌粥、海参粥、花生粥等。

（2）清热药粥：无花粉粥、绿豆粥、芹菜粥、决明子粥、生地黄粥、竹叶粥等。

（3）散寒药粥：椒面粥、干姜粥、防风粥、附子粥、吴茱萸粥、荆芥粥等。

（4）止咳药粥：枇杷叶粥、百合粥、乌梅粥、珠玉二宝粥等。

（5）健胃药粥：山楂粥、梅花粥、山药粥、苡仁粥、豆蔻粥、芋头粥、橘皮粥等。

（6）养心安神药粥：枣仁粥、小麦粥、龙眼肉粥、莲实粥等。

（7）益气药粥：人参粥、大枣粥、黄芪粥等。

（8）滋阴药粥：木耳粥、沙参粥、枸杞粥、银耳粥等。

日常生活中，父母应该经常给孩子煮粥喝，这些粥制作起来非常简单，但是对孩子的身体大有益处，而且对孩子来说，喝粥比吃一些补品还要有用。

汤是父母为孩子优选的佳肴

法国著名烹调家路易斯·古斯说："汤是餐桌上的第一佳肴，汤的气味能使人恢复信心，汤的热气能使人感到宽慰。"在我们国家，很多地方的人非常讲究喝汤，这是因为汤不仅味道可口，还有很多不容忽视的保健功能，下面我们就为各位家长具体介绍一下。

（1）海带汤。海带含有大量的碘元素，有助于甲状腺激素的合成，可以加快组织细胞的氧化过程，提高人体基础代谢，使皮肤血流增加。冬春寒冷季节多喝海带汤可增强抗寒力，特别是有助于提升孩子的体温。

（2）蔬菜汤。各种新鲜蔬菜含有大量碱性成分，溶于汤中可使体内血液呈正常的弱碱状态，防止血液酸化。使沉积于细胞中的污染物或毒性物质重新溶解，排出体外。蔬菜汤有"最佳人体清洁剂"的美称，孩子常饮用有助于保持体内环境的平衡。

（3）鸡汤。鸡汤中的特殊养分，可加快咽喉部及支气管黏膜的血液循环，增强黏液分泌，清除呼吸道病毒，促进咳嗽、咽干、喉痛等症状的缓解，对感冒有特别的疗效。

（4）骨头汤。动物的骨头中含有多种对人体有滋补和保健作用的物质。孩子经常喝些骨头汤就可补充人体必需的骨胶原等物质，达到强健骨骼的目的。

（5）鱼汤。鱼汤中含有大量具有抗炎作用的脂肪酸，可以阻止呼吸道发炎，防止哮喘发作。经常饮用鱼汤，可使上呼吸道感染及由此引起的哮喘发生率减少75%，对儿童哮喘尤为明显。

（6）羊肉汤。羊肉味甘性热，具有助阳、补精血、疗肺虚、益劳损的药用功能，是冬季理想的滋补佳品。中医古籍著名方剂"当归生姜羊肉汤"，药肉同煮，食肉喝汤，具有温阳、补血、祛寒等功效，适用于气血虚弱、营养不良、腰酸腿软、风寒咳嗽等。

（7）面汤。医学研究发现，人的记忆力与一种神经传递介质——乙酰胆碱有关，这种物质可增强人脑的记忆功能。大脑中若乙酰胆碱不足，记忆力就会大大削弱。而补充脑内乙酰胆碱的最好办法是多吃富含卵磷脂的食物。卵磷脂的特点就是极易与水结合，煮面条时大量的卵磷脂会溶于汤内，因此，多喝面汤可达到补脑、增强记忆的效果。

不过，最好让孩子在饭前喝汤，这样对孩子的身体才会更有益。俗话说"饭前先喝汤，胜过良药方"，这是有科学道理的。因为从口腔、咽喉、食道到胃，犹如一条通道，是食物必经之路，吃饭前，先喝几口汤，等于给这段消化道加点儿"润滑剂"，使食物能顺利下咽，防止干硬食物刺激消化道黏膜，保护消化道，降低消化道肿瘤的发生率。

　　吃饭的过程中，不时给孩子喝点儿汤水也是有益的。因为这有助于食物的稀释和搅拌，从而有益于孩子胃肠对食物的消化和吸收。若饭前不喝汤，吃饭时也不进汤水，则饭后会因胃液的大量分泌使体液丧失过多而产生口渴，这时才喝水，反而会冲淡胃液，影响食物的吸收和消化。所以，有营养学家认为，让孩子养成吃饭时不断进点儿汤水的习惯，有助于减少孩子患食道炎、胃炎的发生率。并且，常给孩子喝各种汤、牛奶和豆浆，孩子的消化道也最易保持健康状态。

　　当然，这里说孩子饭前喝汤有益健康，并不是说喝得多就好，要因人而异，也要掌握进汤时间。一般中晚餐前以半碗汤为宜，而早餐前可适当多些，因一夜睡眠后，人体水分损失较多。进汤时间以饭前 20 分钟左右为好，吃饭时也可缓慢少量进汤。总之，给孩子喝汤要以胃部舒适为度，千万不可让孩子在饭前饭后"狂饮"。

第三节　水是生命之源，让孩子喝出健康

孩子喝水有讲究

　　研究数据表明，成人每日每公斤体重需水 30 ～ 40 毫升，婴儿每日每公斤体重则为 100 ～ 160 毫升，是大人的 3 ～ 4 倍。给孩子喝水看似简单，但也很有学问。

　　（1）新生儿不能喂过甜的水。新生儿的味觉比成人灵敏得多，成人觉得甜时，对他们来说，就甜得过度了。有人做过实验，用高浓度的糖水喂新生儿，最初可加快肠蠕动速度，但不久就转为抑制作用，使孩子腹部胀满。因此给新生儿喂糖开水浓度以 5% ～ 10% 为好，成人品尝时在似甜非甜之间。给婴儿喂水应采用小勺或滴管喂给，尽可能不要使用容易吸吮的奶瓶和橡皮奶头，这样可以避免造成乳头错觉。婴儿日后不会拒绝吸吮母亲乳头，以免给母乳喂养造成困难。

　　（2）饮料不能替代白开水。不少家长用各种新奇昂贵的甜果汁、汽水或其他饮料代替白开水给孩子解渴或补充水分，这是不妥当的。饮料里往往含有较多糖分和电解质，口感很好，但是喝下去不能像白开水那样很快离开胃部。饮料长时间滞留胃部会对胃部产生不良刺激，影响消化和食欲，还会加重肾脏负担。孩子口渴了，只要给他们喝些白开水就行，偶尔尝尝饮料之类，也最好用白开水冲淡再喝。

　　（3）不要给孩子喝冰水。孩子天性好动，活动后往往浑身是汗。有的家长习惯给孩子喝一杯冰水，认为这样既解渴又降温。其

实，大量喝冰水容易引起胃黏膜血管收缩，影响消化、刺激胃肠，使胃肠的蠕动加快，甚至可能引起肠痉挛，导致腹痛、腹泻。

（4）饭前不要给孩子喝水。饭前给孩子喝水会稀释胃液，不利于食物消化。而且孩子喝得太多会影响食欲。恰当的方法是在饭前半小时，让孩子喝少量水，以增加口腔内唾液分泌，帮助消化。

（5）睡前不要给孩子喝水。年龄较小的孩子在夜间深睡后，还不能完全控制排尿。若在睡前喝水多了，容易遗尿。即使不遗尿，一夜起床数次小便也会影响睡眠，导致次日精神不佳。

（6）久存的开水不宜给孩子饮用。室温下存放超过三天的饮用水，尤其是保温瓶里的开水，易被细菌污染，并可产生具有毒性的亚硝酸盐，喝多了可使血液里运送氧的红细胞数量减少，造成组织缺氧。亚硝酸盐在体内与有机胺结合，会形成亚硝胺，是一种危险的致癌物质。

（7）教育孩子养成良好的喝水习惯。让他知道喝水不要过快，不要一下子喝得过多，否则不利于吸收，还会造成急性胃扩张，出现上腹部不适症状。另外，要教育孩子不要喝生水，以防感染胃肠道传染病。如果孩子因病出现缺水症状时，除了通过喝水的方式补充水分外，还要根据病情，在医生的指导下，通过口服或静脉输液等途径补充水分。

⊙**育儿小贴士**

人在剧烈运动后会出很多汗，而这时汗水带走了人体中的一部分盐分。如果运动完后马上喝水，汗水的排出会更多，盐分也就损失得更多。同时，这样还增加了血液的循环，给心脏加重了负担。所以在剧烈运动后不要马上喝水。

适当给孩子喝水，以避免"中毒"

炎热的夏日，烈日当头，酷暑难耐，体育课后小李便不停地喝水，一上午喝了10多瓶矿泉水。到中午吃饭时小李觉得头痛、恶心、呕吐，浑身疲乏无力，后来还出现了视力模糊。医生检查说是水中毒，喝水怎么还会中毒呢？

喝水过多会引起水中毒，这是由于人体内盐分丢失的缘故。血液中的盐丢失过多，吸水能力就会降低，水分就会通过细胞膜进入细胞内，使细胞水肿，人就会出现头晕、眼花等"水中毒"的症状。大量喝水后冲淡血液，全身细胞的氧交换受到影响，脑细胞一旦缺氧，人还会变得迟钝。脑组织固定在坚硬的颅骨内，一旦脑细胞水肿，颅内压力就会增高，出现头痛、呕吐、嗜睡、呼吸及心跳减慢等一系列的神经刺激症状、严重者还会出现昏迷、抽搐甚至危及生命。

预防水中毒的发生，应该注意：

（1）少量多饮。喝水过多、过少都不利于健康。每个人的排尿情况不同，一般每天喝8杯水较为适合且要分几次喝。一下子饮水过多，即使没有水中毒，大量的水积聚在胃肠中，也会使人胸腹感到胀满，不利于健康。饮水过多，还会冲淡胃液，导致胃肠的吸收能力减弱。

（2）未渴先饮。如果发现口渴，实际上你的体内已出现脱水状况。

（3）喝水不要喝得太快太急。喝水太快太急，无形中会把带着的很多空气一起吞咽，容易引起打嗝或是腹部胀气。如果是肠胃虚弱的人，喝水更应该一口一口慢慢喝。特别是剧烈运动后的喝水方法是，先用水漱漱口，润湿口腔和咽喉，然后喝少量水，停一会儿，再喝一些，让机体慢慢吸收。

（4）水温30℃以下最好。一般建议以30℃以下的温开水最好，比较符合肠胃道的生理机能，不会过于刺激肠胃道造成血管收缩或刺激蠕动。

（5）最理想的饮水是凉开水、淡茶水。开水在自然凉到20～25℃时，溶于其中的氯气等会减少一半，而对人体有益的微量元素并不减少，其张力、密度等理化特性与生物细胞内水的化学特征极相似，易被机体吸收。凉开水特有的生物活性，易透过细胞膜，增加血红蛋白量，改善免疫功能，常饮凉开水的人，肌肉中乳酸积存减少不易感疲劳。大量出汗后，宜补充含盐的水，一般以每500毫升水放1克盐为宜。

⊙育儿小贴士

夏季旅游，酷日炎炎，孩子走路会大量出汗，还很容易口渴，这时家长就要给孩子适当补充水分，不过这时给孩子补水可是大有学问的，各位家长一定要注意。

一是外出旅游要给孩子喝适量的淡盐水，以补充其机体需要，同时也可防电解质紊乱。

二是在旅途中要多给孩子喝水，这里的多指的是次数而不是量。千万不能任由孩子一次猛喝，应分多次喝水，比如，每20分钟就可以给孩子喝上一口。

三是饮水的温度，不要让孩子喝5℃以下的饮料，甚至是冰镇的饮料。最好让孩子喝10℃左右的凉开水，可助其降温解渴。

此外，在旅游的过程中适量给孩子补充糖水也很重要，因为在旅途中，过多的运动会让孩子消耗大量的热量，其体内贮存的糖量无法满足运动的需要。因此，外出旅行时，父母一定要让孩子适当喝些糖水，以及时补充体内能量消耗。

孩子喝牛奶喝出营养来

牛奶是众所周知的营养佳品，父母应该经常给孩子食用。但饮用牛奶也很有讲究，如果饮用不当，非但影响营养吸收，还可能影响健康。

牛奶营养丰富，具有补充钙质、增强免疫力、护目、改善睡眠、镇静安神等保健功效，但是只有科学地喝牛奶，孩子才能喝得更健康，才能发挥牛奶的营养价值。现给家长们提出以下几点注意事项，仅供参考。

1. 早上饮用，切忌空腹

一般晨起后会感到口干，有些人就拿牛奶解渴，一饮而尽，好不酣畅。如此"穿肠而过"，胃来不及消化，小肠来不及吸收，牛奶的营养价值也就无从体现。况且，如果单纯以一杯牛奶作为早餐，则热量也是不够的。为此，早上饮用牛奶时一定要与碳水化合物同吃。具体吃法可以用牛奶加面包、点心、饼干等，搭配起来。可先吃点儿面包、饼干，再喝点儿牛奶；也可以在牛奶中加大米、麦片或玉米等做成牛奶粥。牛奶与碳水化合物同吃，一方面牛奶中所含的丰富的赖氨酸可提高谷类蛋白质的营养价值，另一方面也可使牛奶中的优质蛋白质发挥其应有的营养作用。

2. 小口饮用，有利消化

进食牛奶时最好小口慢慢饮用，切忌急饮，对碳水化合物要充分咀嚼，不要狼吞虎咽。这样，可以延长牛奶在胃中停留的时间，让消化酶与牛奶等食物充分混合，以有利于消化吸收。

3. 晚上饮用，安神助眠

按照一般的习惯，以早上或晚上饮用牛奶者居多。一般来说，如果每天饮用 2 杯牛奶，可以早晚各饮 1 杯。如果每天饮用 1 杯

父母是孩子更好的医生

牛奶，则早晚皆可。晚上饮用牛奶可在饭后两小时或睡前一小时，这对睡眠较差的人可能会有所帮助，因为牛奶中含有丰富的色氨酸，具有一定的助眠作用。

4.冷饮热饮，任君自便

牛奶煮沸后，其营养成分会受点儿影响，如 B 族维生素含量会降低，蛋白质含量会有所减少，但总的损失不会很大。饮用方式要看各人的习惯和肠胃道对冷牛奶的适应能力而定。一般而言，合格的消毒鲜奶只要保存和运输条件符合要求，完全可以直接饮用。如果需要低温保存的消毒鲜奶在常温下放置超过 4 小时后，应该将其煮沸后再饮用，这样比较安全。

5.食品标志，举足轻重

在食用牛奶之前，要看包装是否完整，并仔细阅读包装上的说明。一要看成分，否则就不知其含奶量，也难以判断其营养价值。二要看生产日期、保质期和保存条件。如果不按条件保存，即使在保质期内也有可能变质。三要看生产厂名、地址和产品批准文号，以防假冒、伪劣产品混迹其中。四要看内在，鲜奶如出现沉淀、结块或怪味现象，说明已经变质，不可食用。

6.冲牛奶不宜用开水

冲牛奶不宜用 100℃的开水，更不要放在电热杯中蒸煮，水温控制在 40 ~ 50℃为宜。牛奶中的蛋白质受到高温作用，会由溶胶状态变成凝胶状态，导致沉积物出现，影响乳品的质量。

7.不宜采用铜器加热牛奶

铜在食具中使用已不多，但有些中高档食具中还使用，比如铜质火锅、铜质加热杯等。铜能加速对维生素的破坏，尤其是在加热过程中，铜对牛奶中发生的化学反应具有催化作用，会加快营养素的损失。

8. 避免日光照射牛奶

鲜奶中的 B 族维生素受到阳光照射会很快被破坏，因此，存放牛奶最好选用有色或不透光的容器，并存放于阴凉处。

9. 不要吃冰冻牛奶

炎热的夏季，人们喜欢吃冷冻食品，有的人还喜欢吃自己加工的冷冻奶制食品。其实，这是不科学的。因为牛奶冷冻后，牛奶中的脂肪、蛋白质分离，味道明显变淡，营养成分也不易被吸收。

10. 喝牛奶应选最佳时间

早餐的热能供应占总热能需求的25%～30%，因此，早餐喝一杯牛奶加鸡蛋或加面包比较好，也可以在下午4时左右作为晚饭前的饮料喝。除此之外，晚上睡前喝一杯牛奶有助于睡眠，喝的时候最好配上几块饼干。

⊙育儿小贴士

有的父母图省事，早上将牛奶煮好后，装入保温瓶中存放，待孩子起来时再倒出来给孩子饮用。殊不知，牛奶这种营养丰富的饮品，在温度适宜的环境中，极易滋生细菌，导致腐败变质。

孩子怎么喝酸奶才健康

酸奶一直是那些对牛奶过敏的孩子的保健圣品，很多父母都认为它对孩子的身体有百利而无一害，其实要想百利而无一害还需要科学地喝、健康地喝。

1. 空腹不宜喝酸奶

为什么空腹时不宜喝酸奶呢？这是因为通常人的胃液酸碱度即 pH 值为 1～3，空腹时的 pH 值在 2 以下，而酸奶中活性乳酸菌生长的 pH 值在 5.4 以上，如果在空腹时喝酸奶，乳酸菌就会很容易被胃酸杀死，其营养价值和保健作用就会大大降低。如果在饭后喝酸奶，这时胃液被稀释，pH 值上升到 3 ~ 5，这种环境很适合乳酸菌的生长，特别是在饭后 2 小时内饮用酸奶，效果最佳。

2. 酸奶不能加热喝

酸奶一经蒸煮加热后，所含的大量活性乳酸菌会被杀死，其物理性状也会发生改变，产生分离沉淀，酸奶特有的口味和口感都会消失。酸奶最有价值的东西就是酸奶里的乳酸菌，它不仅可以分解牛奶中的乳糖，从而产生乳酸，使肠道的酸性增加，且有抑制腐败菌生长和减弱腐败菌在肠道中产生毒素的作用，如果把酸奶进行加热处理，酸奶中的乳酸菌会被杀死，其营养价值和保健功能便会降低，因此饮用酸奶不能加热。夏季饮用宜现买现喝，冬季可在室温条件下放置一段时间后再饮用。

3. 饮后要用白开水漱口

酸奶中的某些菌种及所含的酸性物质对牙齿有一定的危害。对于儿童来说，喝完酸奶后如不进行漱口，特别容易出现龋齿。

4. 不能用酸奶服药

用酸奶代替开水服药是不正确的习惯，应加以改正。特别是不能用酸奶服用氯霉素、红霉素、磺胺等抗生素及服用治疗腹泻的一些药物，因为这些药物同样也会破坏或杀死酸奶中的乳酸菌。

⊙育儿小贴士

　　酸奶的食用数量应因情况而异，正常饮食的人每天饮用 1 ~ 2 杯酸奶（250 ~ 500 克）为好。对于青少年来说，早晚各一杯酸奶，或早上一杯牛奶、晚上一杯酸奶是最为理想的。

给孩子喝豆浆的讲究

豆浆是人们喜爱的饮品，也是一种老少皆宜的营养食品，在欧美享有"植物奶"的美誉。但是喝豆浆也是有讲究的，不能随便喝。

作为日常饮品，豆浆中含有大豆皂甙、异黄酮、大豆低聚糖等具有显著保健功能的特殊保健因子。常饮豆浆可维持正常的营养平衡，全面调节内分泌系统，降低血压、血脂，减轻心血管负担，增加心脏活力，优化血液循环，保护心血管，并有平补肝肾、抗癌、增强免疫力等功效，所以有科学家称豆浆为"心血管保健液"。

中医理论认为，豆浆性平味甘、滋阴润燥，"秋冬一碗热豆浆，驱寒暖胃保健康"，孩子常饮豆浆，对身体大有裨益。但是，孩子饮用豆浆一定要注意，否则很容易诱发疾病。那么，给孩子饮用豆浆要注意什么呢？

1. 忌喝未煮熟的豆浆

很多家长喜欢买生豆浆回家自己加热，加热时看到泡沫上涌就误以为已经煮沸，其实这是豆浆的有机物质受热膨胀形成气泡造成的上冒现象，并非沸腾，是未熟的。

未熟的豆浆对人体是有害的。因为豆浆中含有两种有毒物质，会导致蛋白质代谢障碍，并对胃肠道产生刺激，引起中毒症状，孩子喝了很可能中毒。预防豆浆中毒的办法就是将豆浆在100℃的高温下煮沸，这样你就可以安心地让孩子饮用了。如果孩子饮用豆浆后出现头痛、呼吸受阻等症状，父母应立即送其就医，绝不能延误时机，以免导致生命危险。

2. 忌在豆浆里打鸡蛋

很多家长喜欢在给孩子喝的豆浆中打鸡蛋，认为这样更有营养，但这种方法是不科学的。这是因为，鸡蛋中的黏液性蛋白质和豆浆中的胰蛋白酶结合，会产生一种不能被人体吸收的物质，大大降低人体对营养的吸收。

3. 忌冲红糖

在豆浆中加红糖喝起来味道甜香，但红糖里的有机酸和豆浆中的蛋白质结合后，可产生变性沉淀物，大大破坏营养成分。

4. 忌装保温瓶

有些家长喜欢用保温瓶装豆浆给孩子带去学校喝。其实豆浆中有能除掉保温瓶内水垢的物质，在温度适宜的条件下，以豆浆作为养料，瓶内细菌会大量繁殖，经过 3 ~ 4 个小时就能使豆浆酸败变质。如果孩子喝了变质的豆浆，轻者腹泻，重者就得送医院了。

5. 忌喝超量

一次给孩子喝太多豆浆，容易使孩子引起蛋白质消化不良，出现腹胀、腹泻等不适症状。

6. 忌空腹饮豆浆

家长们不能让孩子在空腹时喝豆浆。因为豆浆里的蛋白质大都会在人体内转化为热量而被消耗掉，不能充分起到补益作用。饮豆浆的同时吃些面包、糕点、馒头等淀粉类食品，可使豆浆中蛋白质等在淀粉的作用下，与胃液较充分地发生酶解，使营养物质被充分吸收。

7. 忌与药物同饮

给孩子吃药时，一定不能让孩子用豆浆送药。因为有些药物会破坏豆浆里的营养成分，如红霉素等抗生素药物。

当生豆浆加热到80～90℃的时候，会出现大量的泡沫，很多父母误以为此时豆浆已经煮熟，但实际上这是一种"假沸"现象，此时的温度不能破坏豆浆中的皂甙物质。正确的煮豆浆方法应该是，在出现"假沸"现象后继续加热3～5分钟，使泡沫完全消失。

让孩子远离碳酸饮料

美国科学家韦什克等人经研究发现，常饮碳酸饮料会影响人体骨骼健康。

碳酸饮料就是我们俗称的汽水，是充入二氧化碳的一种软饮料。专家提醒各位家长，喝碳酸饮料须适量，尤其是青少年更不能上瘾，因为它对人体的副作用会大大超过它带来的刺激。具体来说，碳酸饮料含有三种成分影响健康。

1. 二氧化碳过多影响消化

别看碳酸饮料的口味儿多样，但里面的主要成分都是二氧化碳，所以你喝起来才会觉得很刺激。

有人说，碳酸饮料含二氧化碳，可能对人体不太好。事实上，足量的二氧化碳在饮料中能起到杀菌、抑菌的作用，还能通过蒸发带走体内热量，起到降温作用。不过，如果碳酸饮料喝得太多对肠胃是没有好处的，而且还会影响消化。因为大量的二氧化碳在抑制饮料中细菌的同时，对人体内的有益菌也会产生抑制作用，所以消化系统就会受到破坏。特别是年轻人，喜欢喝汽水、喜欢汽水带来的刺激，但一下喝太多，释放出的二氧化碳很容易引起腹胀，影响食欲，甚至造成肠胃功能紊乱。

2. 大量糖分有损牙齿健康

除了含有让人清爽、刺激的二氧化碳，碳酸饮料的甜香也是吸引人们饮用的重要原因，这种浓浓的甜味儿来自甜味剂，也就是饮料含糖量太多。

饮料中过多的糖分被人体吸收，就会产生大量热量，长期饮用非常容易引起肥胖。最重要的是，它会给肾脏带来很大的负担，这也是引起糖尿病的隐患之一。所以本身就患有糖尿病的人，尽量不要饮用。

另外，很多青少年，尤其是小孩子特别偏爱这种甜味。其实，这种糖分对孩子们的牙齿发育很不利，特别容易使牙齿被腐损。

3. 磷酸导致骨质疏松

如果你仔细注意一下碳酸饮料的成分，尤其是可乐，不难发现，大部分都含有磷酸。通常人们都不会在意，但这种磷酸却会潜移默化地影响你的骨骼，常喝碳酸饮料，骨骼健康就会受到威胁。

人体对各种元素都是有要求的，而大量摄入磷酸就会影响钙的吸收，引起钙、磷比例失调。一旦钙缺失，对于处在生长过程中的青少年身体发育损害非常大。缺钙无疑意味着骨骼发育缓慢、骨质疏松，所以有资料显示，经常大量喝碳酸饮料的青少年发生骨折的危险是其他青少年的 3 倍。

孩子喝果汁越多越好吗

果汁当中含有丰富的维生素，一直是老少皆宜的饮品，那么果汁好喝是不是多多益善呢？

其实，喝太多的果汁对我们的身体健康是有一些影响的。它会冲淡胃酸，消化与稀释以后，对我们的消化吸收会产生影响。长此以往，特别是婴幼儿会引发营养不良。另一方面，果汁在制配的过程中，损失了一些营养，比如说纤维素，现代医学证明纤维素对人体健康是有很大好处的。

　　每天大量饮用果汁容易导致水果摄入量的减少，这会使人体内缺乏纤维素。而水果当中富含的纤维素对于预防和减少多种疾病，以及防止胃肠系统病变是很有好处的。还应该注意的是，果汁喝多了不仅会使人没有了食欲，影响正餐的食量，而且也会导致奶的摄入量的减少。而奶类对于我们大家，尤其是孩子们来说，是增进免疫力，促进骨骼发育不可缺少的。另外有人还做过这样一项调查，每天饮用200毫升以上果汁的儿童，他们当中许多人的身高、体重不但没有增加，反而比其他同龄人偏低。

　　这是因为不少果汁当中含有果糖、山梨酸等难以消化的成分。有的孩子长期摄入过多容易引起慢性腹泻，造成营养的流失，所以身高、体重就会偏低，影响孩子的生长发育。

　　那每天该喝多少果汁呢？年龄不同，每天果汁的饮用量也是不一样的。举例来说，婴儿每天的饮用量一天在 20～40 毫升左右，最好是加水稀释。因为婴儿的消化系统发育还没有完全成熟，喝浓的果汁对消化系统刺激性比较强一些。对学龄前儿童来说，一次的饮用量可以控制在 150 毫升左右。成人一次可以饮用 250 毫升左右，一天可以饮用 1～2 次，最好不要超过 3 次。

　　饮用果汁还要注意以下两点：饭前半小时饮用果汁可使谷物中铁的吸收率提高 3～6 倍；果汁不宜加热饮用。

第四节 膳食治病也"致病"，会吃的孩子不生病

给孩子准备膳食要遵循冷热原则

中国人一向讲究"趁热吃"，这是怕吃了寒凉的东西会生病，但是热食也要有限度，不能一味贪热，更不能贪凉，要把握"热无灼灼，寒无沧沧"的原则。古代医学家孙思邈在《千金方》中就指出："热食伤骨，冷食伤肺，热无灼唇，冷无冰齿。"所以，父母为孩子准备膳食应当注意冷热平衡。

1. "热食"的危害

从冒着热气的面条，到热乎乎的粥，以及滚烫的火锅，中国人的饮食一直离不开"热"这个字。这是因为亚洲人的体质相对较弱，吃热食可以为身体提供更多的能量，帮助人们御寒保持体温。相比之下，欧美等地的人体格更壮，平时吃的食物本身热量就高，因此对食物温度没有特别的要求，所以他们的饮食结构中冷食较多。

但是，现在却有越来越多的研究显示，饮食过热和食道癌等多种消化道疾病息息相关。这是因为人的食道壁是由黏膜组成的，非常娇嫩，只能耐受 50 ~ 60℃的食物，超过这个温度，食道的黏膜就会被烫伤。如果经常吃烫的食物，黏膜损伤尚未修复又受到烫伤，可形成浅表溃疡。反复地烫伤、修复，就会引起黏膜质的变化，进一步发展变成肿瘤。

2. "凉食"更不可取

在炎热的夏天，人们往往会通过吃冷饮的方式来为身体降温，

缓解燥热。但总是吃冷饮会伤害"胃气"，降低身体的抵抗力。中医所说的胃气并不单纯指"胃"这个器官，而是包含脾胃的消化（消化食品）、吸收能力，后天的免疫力和肌肉的功能等。

其实，夏天喝点儿绿豆汤就是很好的清凉解暑方，适当增加白萝卜、莲子、黄瓜、冬瓜、香蕉、橙子等凉性食物的摄入，每天吃点儿凉拌菜也是不错的习惯，可以调和体内摄入的高热量、高油脂食物。此外，有关学者研究证实，喝凉开水对人体大有好处，也是最解渴的饮料。冬季若每天都喝点儿凉开水，还有预防感冒和咽喉炎的作用。

总的说来，最健康最合适的食物温度是"不凉也不热"。许多家长在给小宝宝喂饭时，都会吹至微温后再喂，其实，这个温度对成人来说同样是最合适的。用嘴唇感觉有一点点温，也不烫口，就是最适宜的。

同样，父母给孩子饮水时也应该讲究温度。日常最好饮用温水，水温在18 ~ 45℃。过烫的水不仅会损伤牙齿的珐琅质，还会强烈刺激咽喉、消化道和胃黏膜。即使在冬天，喝的水也不宜超过50℃。如果实在怕冷，可以多吃些姜、胡椒、肉桂、辣椒等有"产热"作用的食物，既不会损伤孩子的食道，还有额外的保健功效。

不同的食物可以呵护孩子身体的不同部位

不同的食物可以呵护孩子身体的不同部位，或许你对这种说法感觉有点儿陌生，但其实这里面的道理都是你已经熟知的。

（1）菠菜护脑：拥有胡萝卜素以及超氧化物歧化酶等成分的"还原食物"，可以阻止脑血管的病变而保护大脑。而"还原食物"中，菠菜的护脑功能最好。其次为韭菜、葱、豌豆角、西红柿、胡萝卜等蔬菜，核桃、花生等干果，以及糙米饭、猪肝汤等都是补脑的好选择。

（2）红薯护眼：维生素 A 素有"护眼小卫士"之称，假如人体缺乏它，眼睛感受弱光的能力便会下降，对黑暗环境的适应能力也会减退，严重时易患上夜盲症。维生素 A 是由胡萝卜素转变而成的。除胡萝卜外，红薯中也含有丰富的胡萝卜素，能提供丰富的维生素 A，可以提高视力，而且常食红薯对皮肤有好处。

（3）海带护发：护发的食物有很多，例如黑芝麻、生姜、核桃等。但护发冠军是海带，经常食用海带不但能补充身体的碘元素，而且对头发的生长、滋润、亮泽也都具有非常好的功效。

（4）番茄护肺：每星期吃番茄 3 次以上可以预防呼吸系统疾病，保护双肺免受细菌的感染。但番茄红素的含量与番茄中可溶性糖的含量是成反比的，也就是说，越是不甜的西红柿，其中番茄红素含量越高。

（5）香蕉护腿：含钾元素丰富的香蕉是食物中排名第一的"美腿高手"，它所含丰富的钾元素能帮助你伸展腿部肌肉和预防腿抽筋。其次是芹菜，它有大量的胶质性碳酸钙，易被人体吸收，可补充双腿所需钙质，还能预防下半身水肿。

（6）深海鱼护心：坚持每天吃鱼 50 克，可减少 40% 的心脏病的发生，尤以吃深海鱼为佳。鱼类所含的不饱和脂肪酸，被俗称为"好脂肪"，它们能担当天然抗凝血剂的帮手，可降低血压、抑制心肌的兴奋性、减慢心率，从而保护心脏。

（7）黑豆护肾：自古黑豆就被誉为"肾之谷"，而黑豆从外表上看与人体肾脏也颇为相似。它味甘性平，中医认为它具有补肾强身、活血利水、解毒、润肤的功效，非常适合肾虚者。

（8）甘蓝护胃：甘蓝是世界卫生组织推荐的最佳蔬菜之一，被誉为"天然胃菜"。患胃溃疡及十二指肠溃疡的人，医生都会建议多吃甘蓝。可将甘蓝与蜂蜜混合食用，此法有促进溃疡愈合的作用。

（9）西蓝花护肤：西蓝花不仅营养丰富、口感绝佳，还是闻名的"抗癌战士"，尤其是在防治胃癌、乳腺癌、皮肤癌方面效果尤佳。它含有丰富的维生素 A、维生素 C 和胡萝卜素，能增强皮肤的抗损伤伤能力。

（10）鸡蛋护指甲：健康的指甲是粉红色的，因为有充足的血液供给。若指甲颜色异常，往往是营养缺乏或其他潜在症状造成的。而高蛋白饮食是维持健康指甲所必需的，鸡蛋则是获得蛋白质的良好来源。

如果你觉得孩子身体的哪个部位不够健康，需要改善，就多给他吃一些对应的食物吧，一直坚持的话，孩子的情况就会慢慢好转。

别拿主食不当事儿，孩子吃不够就会出麻烦

现在很多爱漂亮的女孩子为了减肥而不吃主食。实际上这种方法对健康的伤害是相当大的，最后带给孩子们的也不是美丽。为什么不吃主食的时髦赶不得？让我们首先从迎粮穴说起。

鼻子旁边有个穴位叫迎香穴，而在嘴巴两旁各有一个穴位叫迎粮穴。从名字上我们就可以看出，鼻子是用来闻香味的，而嘴巴是用来吃东西的。现在有很多素食主义者，他们觉得吃素就是吃蔬菜。还有些人认为菜是好东西，比饭好吃也比饭有营养，所以"少吃饭，多吃菜"的饮食观念也风行起来。

其实我们祖辈早就给我们指了条明路——"迎粮"，就是说人要多吃大米、玉米、高粱、地瓜、胡萝卜、土豆等主食。

为什么这么说呢？我们知道蔬菜要做得可口需要大量的油，现在这不是什么问题，但过去的时候，人们缺衣少食，能吃饱就已经是最大的幸福了，想吃点儿有油水的东西并不容易。所以，

蔬菜的制作一般都是用水煮并加点儿盐，根本谈不上可口。而土豆、地瓜等种子类的食物，不需要加油，煮熟后就香喷喷的，会引起人的食欲，还容易饱腹，所以几千年来，我们的祖辈们都是用种子类的食物作为口粮，蔬菜只是辅助。

虽然如此简单，那时人们的体质也相当不错，很少生病。现在那些以蔬菜摄入为主的素食者，经常会上火、生病，体质弱得似乎一阵风就能吹倒。而且主食的摄取量长期不足，对身体健康极为不利。

另外，为了减肥，就尽量少吃主食多吃菜，甚至一点儿主食都不吃，这也是不可取的。肥胖的根本原因在于摄取热量过多而消耗过少造成热量在体内的过度蓄积，而产生热量最多的营养成分是脂肪，所以胖人往往在食量过大、吃肉过多而运动过少的人群中产生。单从饮食上讲，米、面等主食中含有的脂肪成分并不算多，而往往由副食中的油和肉类中获得。多吃蔬菜不是坏事，但大部分蔬菜要用油烹调才可口，这样易造成热量蓄积。

按照中国人的体质状况，一个孩子每天应当至少吃 3 两米饭，否则，如果长期吃含有高蛋白、高脂肪、低纤维的菜，极容易得高血压、心血管病和肥胖病。即便没有，亚健康也会悄悄袭向孩子的身体。所以，父母一定要抛弃"少吃饭，多吃菜"的观点，将孩子的主食与副食科学合理地搭配。

孩子若想身体壮，要把饭菜嚼成浆

这一句民间谚语是讲吃饭时要细嚼慢咽，这是很细节的问题。细嚼慢咽只是一种单纯的口腔动作，但并不只是关系到口腔的问题，它对于人的健康与疾病的防治都有很大的影响。如果人们能在吃饭时养成细嚼慢咽的习惯，也是养生之妙道。

我国历代医学家和养生家都非常看重吃饭时的细嚼慢咽。唐代名医孙思邈在《每日自咏歌》中云："美食须熟嚼，生食不粗吞。"明朝郑瑄的《昨非庵日纂》云："吃饭须细嚼慢咽，以津液送之，然后精味散于脾，华色充于肌。粗快则只为糟粕填塞肠胃耳。"清代医学家沈子复在《养病庸言》中说："不论粥、饭、点心、肴品，皆嚼得极细咽下，饭汤勿作牛饮，亦徐呼徐咽。"这些说的都是进食时应细嚼慢咽，狼吞虎咽不可取。

现代社会患口腔疾病的人越来越多，这与所吃的食品太精细以及"狼吞虎咽"不无关系。而细嚼慢咽则对人体的健康有着许多好处。

（1）预防口腔疾病。反复咀嚼可让口腔有足够的时间分泌唾液，而唾液中含有多种消化酶及免疫球蛋白，不但有助于食物的消化，还有杀菌作用，可预防牙周病。

（2）增进营养吸收。充分咀嚼让食物变得细小，使之与消化酶完全混合，被分解成更小的物质，便于人体吸收。

（3）增强食欲。细嚼慢咽可让人的牙齿和舌头感受到食物的美好滋味，从而可对中枢神经产生良好的刺激，产生食欲。

（4）减少胃肠道疾病。通过细嚼慢咽的食物，因在口腔中已对食物作了精细的加工，所以可减少胃肠道加工的负担，有利于胃肠道的健康。

（5）有利于减肥。狼吞虎咽者因血糖值上升较慢，只有在胃中充满食物时才有饱腹感，由于进食太多，必然导致肥胖。

（6）促进血液循环。多咀嚼具有改善脑部血液循环的作用。咀嚼时，下颌肌肉牵拉该部位的血管，加速了太阳穴附近血液的流动，从而可改善心脑血液循环。

（7）有利于防癌。唾液中含有过氧化酶，可去除食物中某些致癌物的致癌毒性。经过实验发现，唾液腺的分泌物与食物中的黄曲霉毒素、亚硝胺、苯并芘等多种致癌物接触 32 秒钟以上就有分解其致癌毒性的作用。细嚼慢咽会使口腔分泌更多的唾液，并与食物中的致癌物充分接触，可以减少致癌物对人体的危害。嚼的次数愈多，抗癌作用愈强。

那么，怎样才能让孩子达到慢食的要求呢？你可以让孩子在饭前喝水或淡汤以增加饱腹感，或者多吃耐咀嚼的食品，如红薯条、鱼干、带骨鱼、带刺鱼、鱼头、鸭头、鸡头、螃蟹、牛肉干、甘蔗、五香豆、玉米等。

另外，孩子吃饭的时候要专心，不能一边看电视或看书一边吃饭，或者边吃边说，这样很容易会忽略对食物的咀嚼，也会阻碍食物营养的摄入，甚至会导致营养不良。

聪明的孩子远离"伤脑"的食物

我们都知道，牛奶、胡萝卜、海带等食物对大脑是有好处的，经常吃能起到健脑益智的作用，同样的道理，大脑也会不喜欢某些食物，经常吃它们，大脑就会变得迟钝、笨拙，甚至出现记忆力减退的现象。它们包括以下食品：

1. 含铅食品

有的小朋友爱吃爆米花和皮蛋，但是爆米花在制作过程中，机罐受高压加热后，罐盖内层软铅垫表面的铅有一部分会变成气态铅，皮蛋的原料中则含有氧化铅和铅盐，而铅能取代其他矿物质铁、钙、锌在神经系统中的活动地位，因此是脑细胞的一大"杀手"。如果长期吃含铅的食物或者食物中含铅量过高，就会损害大脑导致智力低下。

2. 含铝食品

有些孩子在吃早餐时喜欢吃油条，但是在油条的制作过程中，须加入一定量的明矾，而明矾正是一种含铝的无机物。当它被人体吸收后，很难被排出而导致逐渐蓄积。长期下去就会导致孩子记忆力下降，思维变得迟钝。

3. 高糖食品

白糖是典型的酸性食品，如果我们经常在饭前吃含糖分高的食物，就容易形成酸性体质，这会严重影响我们的记忆力。

4. 过咸食品

人们对盐的生理需要很低，尤其是儿童，只要保持在每天 4 克以下就可以，而经常吃过咸食物的人，其动脉血管就会受到损伤，影响脑组织的血液供应，使脑细胞长期处在缺血、缺氧的状态下，从而导致反应迟钝，大脑过早老化。

5. 含过氧脂质的食品

油温在 200℃以上的煎炸类食品及长时间曝晒于阳光下的食物都含有较多的过氧脂质，而过氧脂肪对大脑的危害很大，他们会在人体内积聚，使人体内某些代谢酶系统受到损害，导致大脑早衰，所以孩子应少吃炸薯条、烧鸭、熏鱼等食物。

别把肚皮吃成小圆球，养成不贪食的好习惯

由于孩子的年纪小，所以自制力不够，看到一些自己喜欢吃的食物，通常会过度进食，在生活中我们经常会看到一些孩子在过度进食之后，肚子变得圆鼓鼓的，不得不痛苦地揉来揉去。其实，贪食不仅会导致肚子疼，还会对健康造成危害。

我们的大脑管理着我们身体的不同器官，其中有一个区域专门管理着我们的消化系统。如果我们每天都吃很多东西，就会导致这个区域始终处于运动的状态，而大脑的其他区域却没有事情可做，时常处在休息的状态。长期这样下去，由于大脑的各个区域使用的次数和时间不同，一些经常处于休息的区域（语言、记

忆等智能区域）就会退化，这就会影响我们的智力。

另外，为了消化过多的食物，消化道在不停地做着扩张运动，有限的血液和氧气就会从大脑转移到消化道，导致大脑供血出现不足，造成脑疲劳。

吃得过饱也是导致小胖墩的一个原因，因为我们的胃是一个有限的空间，如果装得太满，胃就会被撑大。当它逐渐适应我们的饮食习惯，变得越来越大的时候，我们只有吃得越来越多才会有饱的感觉，这就会导致人体摄入的能量增多，并且逐渐转化为脂肪。

既然贪食的危害这么大，那么我们在日常生活中就应该教孩子养成每顿饭吃七八分饱的习惯，也就是说应该告诉孩子：当你感觉到有些饱了，但是还能吃一些食物时，就应该停止进食了，因为这时你吃进去的食物已经足够给你的身体提供充足的营养了。如果不小心贪食了，也不要害怕，可以找一个地方先休息一下，双手按顺时针方向轻轻按揉自己的腹部，这可以帮助胃肠运动，促进食物的消化和吸收。

四气五味，孩子吃不好就会得病

所谓"四气"，即食物有寒、热、温、凉四性，"五味"即辛、甘、酸、苦、咸，人食四气五味来调养身体，但如果使用不当，不但对人不利，反而有害。也就是说，饮食中的四气五味，吃好了对身体有益，吃不好会对人体有害，易导致疾病的发生。所以我们要知道食物禁忌的道理，根据自己的身体状况摄取食物，这样才能达到好的效果。

寒性或凉性的食品，如绿豆、芹菜、柿子、梨、香蕉、冬瓜、丝瓜、西瓜、鸭肉等都有清热、生津、解暑、止渴的作用，对阳气旺盛、内火偏重的人非常适宜。

热性或温性食物，如羊肉、辣椒、生姜、茴香等热性或温性食物，有温中、散寒、补阳、暖胃之功，阳虚畏寒的人食之为宜，热病及阴虚火旺的人就应忌食。

此外，还要与四时气候相适应，寒凉季节要少吃寒凉性食品，炎热季节要少吃温热性食物，饮食宜忌要随四季气温而变化。

食物除五味外，还有淡味、涩味，习惯上把淡附于甘味，把涩附于咸味。

辛味能行气，通血脉。胃痛、腹痛者，可以吃些辣椒、茴香、桂皮等有行气、散寒、止痛作用的食物；外感风寒的人可以吃些有辛辣味的生姜、葱白等食品；风寒湿痹患者则宜饮用白酒或药酒，以辛散风寒、温通血脉。

甘味有补益强壮的作用，气虚、血虚、阴虚、阳虚以及五脏虚羸的人比较适宜。甘还能消除肌肉紧张和解毒，但甜食不能过量摄入，否则易发胖。

酸味能增进食欲、健脾开胃、增强肝脏功能，提高钙、磷的吸收率。久泻、久痢、久咳、久喘、多汗、虚汗、尿频、遗精、滑精等患者宜食用。

苦味具有清泄、燥湿的功能，适宜热证、湿证病人食用。比如苦瓜味苦性寒，用苦瓜佐餐，能达到清热、明目、解毒、泻火的效果，适宜热病烦渴、中暑、目赤、患疮疡及疖肿的患者。茶叶苦甘而凉，能够清利头目、除烦止渴、消食化痰。

咸味能软坚散结、润下，对结核、便秘患者比较适宜，而具有咸味的食物，多为海产品和某些肉类。如海蜇味咸，可清热、化痰、消积、润肠，对痰热咳嗽、痰核、痞积胀满、小儿积滞、大便燥结者最为适宜。海带味咸，有软坚化痰的功效。猪肉味咸，滋阴润燥，适宜热病津伤、燥咳、便秘的人食用。

第五节　牢记饮食禁忌，千万别让孩子吃出毛病来

少给孩子吃冷饮，以防闹肚子

炎热的夏季到来，孩子们在玩耍出了一身汗之后，马上去食品店购买冷饮。但是他们并不知道，冷饮一类的凉性食物很有可能令他们的脾胃受伤。

很多儿童营养专家都表示，雪糕、冰饮料等冷饮会影响儿童的肠胃，因为儿童的胃肠黏膜对冷的刺激非常敏感，食过多冷饮会使胃肠道血管突然收缩，影响胃液的分泌，引起肚子痛、拉肚子和消化不良等症状。

虽然，适当吃些冷饮对我们的身体没有什么坏处，但是吃得多了对身体很不好，因此父母应该叮嘱孩子注意自己平时饮用冷食的量，控制自己贪吃的小嘴，这样才能为自己培养一个强壮的身体。此外，父母应让孩子注意以下几点：

（1）运动之后不马上喝冷饮解渴降温。

（2）夏季炎热时，最好喝凉开水降温。凉开水虽然没有冷饮那么美味和凉爽，但它是最好的饮料，既解渴又干净，还不伤胃肠。

（3）少喝冰汽水、可乐，少吃雪糕、冰棍。

（4）吃了热的食物不要马上喝冷饮。

（5）饭前饭后不喝冷饮。冷饮会冲淡胃中的消化液，不利于胃部对饭菜的消化和吸收。

膨化食品只会危害孩子的健康

膨化食品对小朋友似乎有着特殊的吸引力。据一些营养学家介绍，膨化食品之所以味道美，是因为里面含了很多添加剂和味精的缘故。尤其是味精，能够刺激孩子的味觉，让他们吃了就上瘾，可是这些味精和添加剂会给孩子的身体造成伤害，会使孩子得一些成人病，比如脂肪肝、高血脂、糖尿病、肾病等。

膨化食品是零食的一种，但是它是零食中的"垃圾食品"，含有很高的糖分、油脂，其他营养成分几乎没有，大量食用很容易产生饱的感觉，影响孩子的正常饮食，而且吃多了也会发胖，所以它是零食中尤其应该少吃的一种。如果你的孩子每天都把膨化食品作为自己的主食，那么就应坚决让他抛弃这种坏习惯，养成以下好习惯。

（1）按时吃三餐，把膨化食品排除在正常饮食之外。如果每一顿饭都吃得营养又美味，就不会总是想着膨化食品，抛弃它也不是一件难事。

（2）多到外面做运动，和小朋友们玩一些游戏，分散自己的精力，让自己没有时间去想膨化食品。

⊙育儿小贴士

我们可以看看膨化食品包装袋上印刷的"制作成分"，你会发现这些原料和添加剂中并不含铅，那么它们是从哪里来的呢？原来食品在加工过程中是通过金属管道的，金属管道里面通常会有铅和锡的合金，在高温的情况下，这些铅就会汽化，汽化了以后的铅会污染膨化的食品。另外为了让食品看起来更好看，有些厂家会在里面放入一些膨松剂，膨松剂的种类有很多，有的本身就含铅。

如果我们的孩子摄入过量的铅，就会引起注意力低下、记忆力差、多动、容易冲动、爱发脾气等症状，严重危害孩子的智力发育和神经系统的健康。

给孩子吃"洋快餐"不是宠他而是害他

中国的古老传统很多都得以保存，但现在却仿佛屈服于不可抗拒的西方生活方式……从美国那里，中国模仿到了最糟糕的东西——洋快餐。"洋快餐"具有三高（高热量、高脂肪、高蛋白质）和三低（低矿物质、低维生素和低膳食纤维）的特点。营养学家为"洋快餐"取了个绰号——"能量炸弹"和"垃圾食品"。因为吃一顿洋快餐，就等于你一天能量消耗的下限。可以想象，如果孩子天天吃"洋快餐"，孩子能健康吗？"洋快餐"还破坏了食物种类多样性的原则，其品种非常简单，不像中国食物这么丰富，中国人认为"杂食者、美食也，广食者、营养也"。

某些"洋快餐"用的油和中国传统用的普通植物油不同，因为用的是氢化油，即把植物油加氢生产出的油。哈佛大学公共卫生学院营养学系主任威利特教授指出：将天然植物油加氢后生产的氢化油危害健康！因为氢化油中含一些自然界本不存在的反式脂肪酸，反式脂肪酸会影响人类内分泌系统，危害健康。

瑞典国家安全管理局经研究发现，炸薯条、汉堡包、薄脆饼、烤猪肉等含有大量的丙烯酰胺，由于丙烯酰胺会损害中枢神经系统，可以诱发良性或恶性肿瘤，所以有学者认为这解释了西方国家肿瘤高发的原因。美国药品与食品管理局 2004 年公布了对 750 种食品的检查结果，再度证实了炸薯条、炸薯片、爆米花、炸鸡中致癌物质含量最高。

所以，在"洋快餐"的美食面前，你一定要让孩子学习顶得住诱惑，别上了它的当！

方便食品只会让孩子更快生病

方便面因为它"方便"，所以，深受中小学生、住校学生和假期喜欢熬夜的孩子的青睐。然而，专家们已明确地指出：最好少让孩子吃方便面，因为它只会威胁孩子的健康。

小强的爸爸在一家方便面厂工作，他经常往家里带一些不同口味的方便面，说是在进入市场前让孩子尝尝鲜。这样一来，时间长了，小强迷上了方便面的味道，他甚至觉得妈妈做的饭菜没有味道，奶奶做的点心也对他没有丝毫的吸引力了。每天三餐小强就以方便面为主，尤其是方便面的汤，他都是当水喝的。上初一的时候，身高130厘米的小强却有70千克的体重。父母对小强的身体很是担心，便带着他去医院检查，医生诊断出小强除了患有肥胖症外，还有胃病、头痛的问题。这些都是因为他长期吃方便面造成的。那么，为什么小强吃方便面会患上这么多病呢？

现在，让我们为各位家长来剖析一下方便面的危害，看看它到底隐藏了怎样的祸患。

现如今的食品添加剂有300多种，有着漂白、着色、调节胃口、防止氧化、延长保存期限等不同的作用，按照国家的有关规定这些添加剂都是可以使用的。所以，父母偶尔可以让孩子吃几餐方便面，算是"尝尝鲜"。不过，如果长期给孩子吃方便面，就会影响孩子的身体健康。下面我们着重列举方便面中常用的几种添加剂，让各位家长明白它们到底是"何方神圣"。

1. 盐

每包方便面中的盐含量是6克，而人每天食盐的摄取量为8克左右，所以，方便面的含盐量明显偏高了。我们都知道吃盐过多对人的健康无益，而且容易导致高血压，或损害人的肾脏。所以，孩子多食盐对身体危害不小。

2.磷酸盐

在方便面中，磷酸盐起了不小的作用，它可以改善方便面的味道。只不过，人体摄入磷太多，会导致体内的钙无法充分利用，还容易引起人体骨折、牙齿脱落以及骨骼变形。

3.氧化脂质

为了延长方便面的保存期限，厂家都会将其先用油炸过，因为油炸后面中的水分会减少，这样有助于保存。然而，这些油脂经过氧化后会变成"氧化脂质"，这种物质积存在人体的血管以及其他器官中，会导致人体老化加速，并引起动脉粥样硬化，从而引起脑出血、心脏病、肾病等症。

4.防氧化剂

现实生活中，方便面从工厂制成到消费者买到手中，短的需要一两个月，长的可能会有一到两年的时间，在这段时间里，方便面中的防氧化剂和一些其他化学药品已经在慢慢变质，这对人体来说更是有害无益的。

所以，专家们建议各位家长：最好少给孩子吃或不给孩子吃方便面，即便时间再忙偶尔让孩子吃方便面，每周也不要超过两包，这样才不会那么容易危害孩子的健康。另外，为了防止和降低方便面对孩子的身体造成危害，在给孩子吃方便面的时候，应该将第一次泡面的汤倒掉，然后再兑上开水或其他的汤，这样可以减少方便面中的盐分和其他有害物质。当然，为了增加营养，父母在给孩子吃方便面时，可以在面中适当加些蔬菜，如菠菜、青椒等含维生素丰富的有色蔬菜，这样可以冲淡各种添加剂对孩子身体的危害。

罐头食品，营养大缩水

很多人，尤其是青少年，喜欢吃罐头食品，但多吃罐头食品对健康并无好处，所以专家提醒你，最好别常吃罐头食品。

无论是鱼、肉类罐头，还是水果、蔬菜等素罐头，为延长保存期，罐头食品在制作过程中要加入防腐剂（常用的如苯甲酸）。一般而言，罐头食品所加防腐剂经过检验对人体无毒害作用，少量短期食用是相对安全的，但是，经常食用对肝、肾均有损害。

另外，罐头中还加入了添加剂，是为了使食品味美，在加工过程中，罐头中加入的添加剂包括香料、色素、人工调味剂等，它们会影响身体的健康，甚至还可因某些化学物质的逐渐积累而引起慢性中毒。

再者，罐头加工后损失维生素 C 有 10%～60%，维生素 B_1 损失 20%～80%，维生素 B_2 损失不到 10%，泛酸损失 20%～30%，维生素 A 损失 15%～20%。据研究，罐头食品经过加热处理后，50%以上的维生素 C 被破坏掉。所以，吃罐头食品也不利于维生素 C 的补充。

罐头食品存在着这么多的健康隐患，我们还是少让孩子吃为好，如果你想图个"新鲜"，想品尝一下美味的罐头，那么就按专家教你的方法去挑选。购买水果罐头时，可以通过辨别颜色和汤汁等方法来识别好坏：好的水果罐头果肉颜色不均匀，比如黄桃水果罐头，果肉有金黄色的，还有一点儿带青色的，假的黄桃罐头的果肉则完全一致，颜色很好看；正常水果罐头的汤汁一般是无色的或略带一点儿颜色，如黄桃罐头汤汁应该是无色的，而染色的汤汁是黄颜色的。另外，劣质罐头果肉一般比正常的要小。

⊙**育儿小贴士**

由于儿童体质稚嫩，内脏器官尚处于发育不成熟阶段，尤其是肝、肾的解毒和代谢功能尚不完善。如果食用罐头过多，会影响儿童的生长和发育，甚至还可能引起"慢性中毒"。

吃香喷喷的烧烤，孩子付出的代价不小

烧烤食品一向是小朋友们喜爱的食品之一，不过虽然它的味道鲜美，但它也和膨化食品一样，被国家列为儿童"限制食品"之一。这是由于很多烧烤食品卫生不合格，食物中有很多细菌，可能会令食用的小朋友患上肠胃疾病。不仅如此，烧烤食物还是导致癌症的祸患之一。

许多小学的校园外都有很多卖烧烤食物的摊贩，每天中午或

放学的时间，学生们都会围到烧烤摊上购买肉串一类的烧烤食品。但烧烤食物会让人的肚子里生蛔虫，

这是因为很多时候，由于烤肉的炭火太急，肉的表面熟了，可是里面却没有熟，生肉里寄生的一些细菌在体内滋生，就会引起肠胃不适。而如果肉的来源不合格，往往含有某些寄生虫，如果食用这些不熟而含有寄生虫的烤肉，那么肠道里很容易生虫子。

不仅如此，为了让烤肉的味道变得更鲜美，烧烤店可能会在肉中加入很多味精，而过多的味精会影响少年儿童的视力。

所以，如果你发现孩子爱吃烧烤，应尽早引导孩子远离它：

（1）平日让孩子少吃烤肉，多吃煮、炖的肉。煮肉和炖肉都能让肉熟透，还能保留其中的营养成分，就算肉的一部分营养流失，也只是进入肉汤里，一样能被我们吸收利用。

（2）主动远离烧烤店，远离烧烤美味的诱惑，烧烤店飘出的烟尘对我们的身体也会造成一定程度的危害。

⊙育儿小贴士

烧烤的坏处主要有以下几点：

首先，烧烤不仅可能引起我们肠胃的不适，还会减少肉中蛋白质的含量。我们都知道肉里含有丰富的蛋白质，在烧烤的过程中，蛋白质会因为高温发生变性，由它分解出来的氨基酸也会遭到破坏，其中的维生素也被破坏。如果经常食用烧烤食品，会造成这些营养元素的摄入量减少。

其次，常吃烧烤食品还会诱发癌症。肉中的核酸在烧烤的过程中会发生质的变化，生成致癌的物质，引发癌症，而烤前腌制过的肉也有一定的致癌物质。癌症是人类健康最大的敌人，所以我们一定要远离容易致癌的食物。

孩子用饮料送药，会毫无疗效

生病对于每个人来说都是无比痛苦的事情，很多小孩子生了病，都因为药的苦感而拒绝吃药，让家长很操心。

家长们为了让孩子能将药吃进去，有的时候会在药里加上冰糖或蜂蜜，可是依然有一些孩子不肯吃药，除非爸爸妈妈将果汁和饮料拿过来放到他们的面前，他们才勉强能将药物吃进嘴里。

可是，甜甜的果汁和饮料虽然消除了药的苦味，但是却让药物失去了药效。

这是因为果汁是酸性水，能够将药快速溶解到水中，不利于胃对药的吸收，而且果汁饮料里面有很多维生素 C，它严重影响药物发挥作用。还有一些小朋友喜欢直接拿牛奶当水，然后才肯把药吃下去。但牛奶中的蛋白质、钙元素会在药的周围形成一层保护膜，让胃无法吸收药物。

因为孩子有这些吃药的坏习惯，所有药物不被吸收，或者吸收得很少，也就无法发挥它们的作用，拖延了疾病的复原时间。为了让病痛尽快远离孩子，父母应该让孩子快点儿改掉吃药的不良习惯，做到以下几点：

（1）吃药用白开水送服，不要依赖果汁、牛奶、糖果的甜味消除嘴中的苦味儿。

（2）刚吃完东西就吃药，影响胃对药物的吸收；空腹的时候也不宜吃药，因为药对肠胃有一定的刺激作用。

⊙**育儿小贴士**

我们生活中的很多饮品都不能用来送服药物，比如果汁、豆浆、汽水、矿泉水和茶等。可是有的小朋友会问，矿泉水也是清水啊，为什么不能用来吃药呢？

这是因为矿泉水中含有多种微量金属元素，这些金属元素可以使很多药物失去疗效，因此我们也不能用矿泉水服药。

让孩子对汤泡饭说"不"

吃饭的时候，尤其是吃米饭，如果能泡一点儿菜汤，不仅味道不错，还省去了喝汤的环节。相信很多人都有这样的想法。其实这种做法是极不科学的。

常吃汤泡饭对你的胃来说是没有好处的，尤其对小孩和老人不利。大家都知道，口腔是人体的第一大消化器官，我们吃东西的时候，首先要咀嚼食物，充分利用这一道消化工具将食物初步分解消化，因为坚硬的牙齿可以将大块的食物切磨成细小的粉末、颗粒状，便于下咽，也方便下一步继续消化吸收。同时更重要的是，在不断咀嚼的过程中，口腔中的唾液腺才有唾液不断分泌出来，咀嚼的时间长，唾液的分泌就多。唾液能把食物湿润，其中有许多消化酶，有帮助消化吸收及解毒等功能，食物在口腔中较好地得到初步消化和分解，胃的消化吸收工作就减轻了负担，对肠胃健康是十分有益的。

汤泡饭是汤和饭混在一起的，由于包含水分较多，饭会比较松软，很容易吞咽，人们因此咀嚼时间减少，食物还没咀嚼烂就连同汤一起快速吞咽下去，这不仅使人"食不知味"，而且舌头上的味觉神经没有得到刺激，胃和胰脏产生的消化液不多，这就加重了胃的消化负担，日子一久，就容易导致胃病的发作。

就小孩来说，由于汤泡饭会有大量的汤液进入胃部，会稀释胃酸，影响消化吸收。其次，小孩的吞咽功能不是很强，如果长期吃汤泡饭，由于吞咽速度过快，还容易使汤汁米粒呛入气管，造成危险。再者，吃饭本应细嚼慢咽才能食出滋味和营养，长期的汤泡饭会使小孩养成囫囵进食的坏习惯，不利于健康。

⊙育儿小贴士

　　常言道："饭前先喝汤，胜过良药方。"这是有科学道理的。因为从口腔咽喉、食道到胃。犹如一条通道，是食物的必经之路。在吃饭前先喝几口汤，就等于给这段消化道加了"润滑剂"，使食物能顺利下咽，防止干硬食物刺激消化道黏膜。另外，在吃饭中途不时地进点儿汤水也是有益的。

生食，为孩子健康埋下陷阱

　　现在，"生吃活食"似乎成为时尚，不少人认为这样可使营养更丰富，味道更鲜美，所以不仅自己吃，还给孩子吃。其实，万事都不能绝对化，专家认为"生吃活食"不能作为一种饮食习惯进行倡导。

　　有些食物是不能生吃的，因为生吃这些食物会给你的健康带来莫大的伤害，不能生吃的食物包括：

　　（1）河鱼。肝吸虫卵在河塘的螺蛳体内发育成尾蚴，并寄生在鱼体内，若吃了生的河鱼，肝吸虫卵就会进入人体发育成虫，可使人体产生胆管炎，甚至发展成肝硬化。

　　（2）螃蟹和龙虾。生螃蟹带有肺吸虫的囊蚴虫和副溶性弧菌，龙虾则是肺吸虫的中间寄主，生吃螃蟹和龙虾后，肺吸虫进入人体，会造成肺脏损伤，严重者会使肠道发炎或肠道水肿充血。

　　（3）荸荠。常吃生荸荠，其中的姜片虫就会进入人体并附在肠黏膜上，可造成肠道溃疡、腹泻或面部水肿。

　　（4）鸡蛋。蛋清所含的抗生物蛋白在肠道内与生物素结合后，会阻碍人体对生物素的吸收。生鸡蛋还常含有沙门氏菌，会使人呕吐、腹泻。

（5）鲜黄花菜。鲜黄花菜含有秋水仙碱，进入人体形成氧化二秋水仙碱，极毒，食用3～20毫克就可致死。

（6）新鲜木耳。新鲜木耳含叶林类光感物质，生吃新鲜木耳后，可引起日光性皮炎，严重者会出现皮肤瘙痒、水肿和疼痛。

（7）蜂蜜。在酿制蜂蜜时，常常会采集到一些有毒的花粉，这些有毒的花粉酿进蜂蜜以后，人吃了生蜜就容易发生中毒。另外蜂蜜在收获、运输、保管的过程中，又很容易被细菌污染。因此，生蜂蜜不可食用。

（8）豆浆。豆浆味美可口，其营养价值并不比牛奶低。但饮用未煮沸的豆浆，可引起全身中毒。因为生豆浆中含有一些有害成分——抗胰蛋白酶、酚类化合物和皂素等。抗胰蛋白酶会影响蛋白质的消化和吸收；酚类化合物可使豆浆产生苦味和腥味；皂素刺激消化道，引起呕吐、恶心、腹泻，从而破坏红细胞，产生毒素，以致引起全身中毒。

（9）豆角。豆角包括扁豆、芸豆、菜豆、刀豆、四季豆等。吃豆角容易中毒，是因为豆角里面含有一种毒蛋白"凝集素"，这种物质在成熟的或较老的豆角中最多。豆角应该煮沸或用急火加热10分钟以上，这样"凝集素"就会被除掉。吃炒豆角或者用豆角做馅时，要充分加热，吃凉拌豆角也要煮10分钟。

（10）白糖。白糖中常有螨虫寄生，生吃白糖很容易得螨虫病。螨是一种全身长毛的小昆虫，肉眼看不见，螨在糖中繁殖很快。若螨虫进入胃肠道，就会引起腹痛、腹泻、形成溃疡。若进入肺内，会引起咯血、哮喘。若进入尿道，可引起尿路炎症。因此，白糖最好不要生吃，食用前应该进行加热处理（一般加热到70℃左右保持3分钟就可以了）。

以上食物最好不要生吃，否则对孩子的身体健康会带来很大的影响，但是有些蔬菜生吃可以最大限度地留住营养，并有防癌抗癌和预防多种疾病的神奇作用。

适宜生吃的蔬菜有胡萝卜、黄瓜、西红柿、柿子椒、莴苣等。生吃的方法包括饮用自制的新鲜蔬菜汁，或将新鲜蔬菜凉拌，可酌情加醋，少放盐。而包心菜、甜菜、花菜等，可通过绞碎、发酵产生活性酶后再食。胡萝卜也可每天细嚼慢咽15克，每天1次，长期坚持，就可起到抗癌的奇效。生吃黄瓜最好不要削皮，黄瓜富含维生素C，有关医学研究证实，新鲜黄瓜中所含维生素C的量由高至低的顺序为瓜皮、子、瓜肉。柿子椒含有丰富的维生素C，据测试，每1000克柿子椒含有70～120毫克维生素C，含维生素A达40多个国际单位，如果每天生吃柿子椒50克，就可满足人体一天对维生素C的需求。西红柿烫了以后维生素C便发生变化，吃起来发酸。而生吃莴苣最好是先剥皮，洗净，再用开水烫一下，拌上作料腌上1～2小时再吃。

不过，生吃蔬菜要注意营养、健康和卫生，提防"病从口入"。在生吃瓜果蔬菜时，必须进行消毒处理。通常可在瓜果蔬菜经水冲洗后，再用开水浸烫几分钟；或者用清洗消毒剂清洗。凉拌蔬菜时，加上醋、蒜和姜末，既能调味，又能杀菌。

⊙育儿小贴士

血液病患者可生吃卷心菜、菠菜或饮其生鲜蔬菜汁液，因为菜中的叶酸有助于造血功能的恢复；高血压、眼底出血患者，宜每早空腹食鲜番茄1～2个，可有显著疗效；咽喉肿瘤患者，细嚼慢咽青萝卜或青橄榄等，可使肿瘤很快消失。

别让孩子与酱油多打交道

大部分父母给孩子做菜时都离不开酱油，它不仅能给菜肴加色，还能添味，而且适当吃还有助于健康，但是不管是大人还是孩子都不能多吃，否则很容易对健康造成危害。

酱油的主要原料大豆中含有植物雌激素，植物雌激素能够有效地抑制人体内雌激素的产生，而一旦人体的雌激素水平过高就会引发乳腺癌。研究还发现，大豆中含有丰富的卵磷脂，卵磷脂具有提高人体代谢能力和免疫能力等作用，对于防治癌症，尤其是对防治乳腺癌有一定作用。另外，酱油中所含的异黄酮可降低人体 10% 的胆固醇，减少患心血管疾病的危险，还可以减缓甚至阻止肿瘤的生长。

另外，酱油中能产生一种天然的抗氧化成分，有助于减少自由基对人体的损害，其功能比常见的维生素 C 和维生素 E 等抗氧化剂大十几倍。自由基是导致细胞变异的代谢产物。根据研究结果显示，酱油所达到的抑制自由基的效果，与一杯红葡萄酒相当。尤其令人惊讶的是，酱油能不断地消灭自由基，不像维生素 C 和维生素 E 在消灭一定分量的自由基后就停止了。

尽管酱油的营养价值很高，并具有防病的作用，但是平时最好不要多吃。酱油的含盐量高达 18% ~ 20%，即 5 毫升酱油里大约有 1 克盐，这些盐除了调味以外，主要是为了防止酱油变质而添加的。患有高血压、肾病、妊娠水肿、肝硬化腹水、心功能衰竭等疾病的人，平时更应该小心食用，否则会导致病情恶化。

食用酱油时应该注意以下几点：

（1）酱油应在菜肴出锅前加入，不宜在锅内高温烧煮，高温会使其失去鲜味和香味，同时，酱油中的糖分在高温下会焦化变苦，食后对身体有害，所以放酱油应在出锅之前。

（2）蘸食酱油或在调拌凉菜时，要加热后再用。这是因为酱油在贮存、运输、销售等环节中会受到各种细菌污染，通过加热可减少或杀灭细菌。加热方法是蒸煮，不宜煎熬。

（3）要烹制绿色蔬菜应少加或不加酱油，放酱油或放得多，会使蔬菜的色泽变得暗淡黑褐，不仅影响美观，浓重的酱香还会掩盖蔬菜的天然美味。

⊙**育儿小贴士**

临床中经常有人询问，皮肤受伤后吃酱油会不会让伤口变黑，留下疤痕？其实，这种担心完全没必要。皮肤是否会留下疤痕，主要取决于损伤的深浅度、细菌感染程度、个体差异等因素。酱油的主要成分是谷氨酸，与组织修复没有直接关系。其中的色素是食用色素，摄入体内后也不会被输送到皮肤。因此，受伤的孩子不必忌食酱油。

"盐"多必失健康

盐，虽看似不起眼，却可使食物变换无穷风味。但是，各位家长，你们知道吗？盐并不是多多益善！一项研究发现，法国每年至少有 7.5 万人因食盐过量而患心血管疾病，其中 2.5 万人因病情严重而死亡，这一数字是法国交通事故死亡人数的 4 倍，可见，吃盐过多会有损健康。

要想了解为什么食盐过量会对身体造成伤害，首先，我们要了解人的身体。氯、钠和钾是人体电解质的主要成分，而钠和钾，就像两个势均力敌而又互相制衡的战友。钠在细胞外，钾在细胞内，两者共同捍卫着身体细胞内外渗透压、水分和酸碱值的平衡。一旦平衡被打破，钠含量增多，则会对人体造成危害！而盐的主要成分就是氧化钠，食量过多当然会对身体造成损害，那么"盐"

是如何侵袭人的身体的呢？下面我们逐一介绍。

1. 嗜盐易致使骨质疏松

如果嗜食口味重的食物，盐中的钠会耗尽人体骨骼中的钙，最后孩子会因为骨质疏松而失去健康，甚至丧失生命。

钠约占盐主要成分的40%，是导致人体骨质流失的杀手。严格来说，钠本身并非一无是处，人体的神经信息传递和肌肉收缩都需要这种矿物质。若得不到适量的补充，就会发生若干功能性问题。

但过多的钠却是有害无益，一般而言人体的肾每天会将使用过的钠随着尿液排到体外，可是每排泄1000毫克的钠，大约也会同时耗损26毫克钙。看起来似乎没有什么影响，可是人体需要排掉的钠越多，钙的消耗也就越大，最终必会影响到骨骼健全所必需的钙质。

2. 咸出来的感冒

很多国内外专家研究认为，不良的饮食习惯与感冒关系密切。过多地进食高盐餐饮，可导致唾液分泌减少，使口腔黏膜水肿、充血、病毒增多，易引起上呼吸道感染，最终导致感冒。过多地进食高糖餐饮，可消耗体内水分和维生素等营养物质，引起口干舌燥，使免疫力低下，进而诱发感冒。过多地进食高脂肪饮食，如奶油、肉类、肉汤等可降低机体的免疫细胞抗病毒能力，易引起感冒。为预防感冒，应远离高盐、高糖、高脂肪的"三高"饮食。

3. 口味重易患胃病

胃黏膜会分泌一层黏液来保护自己，但黏液怕盐，如果吃得太咸，日积月累，胃黏膜的保护层就没有了。酸甜苦辣长驱直入，娇嫩的胃怎么能受得了呢？长期如此会引起胃溃疡、胃炎，甚至胃癌。

盐虽然不能多吃，但是盐却有许多功用很值得利用，盐利用得当就能让身体健健康康，现在向各位父母介绍一下盐的妙用。

1.漱口水，取1/2茶匙的盐泡240毫升的温水，可当喉咙的漱口药水。

2.消除脚部疲劳：将脚泡在温盐水中数分钟，再用冷水冲净即可。

3.减少蜇痛：如遭蜂蜇，将蜇处弄湿并沾盐，再用冷水冲净即可。

4.治蚊虫咬伤：被蚊子、跳蚤等虫子咬伤的患部，先浸泡盐水，再敷上加有盐的猪油。

5.消除眼部肿胀：拿一茶匙盐加入600毫升温热水中，待其完全溶解后，取块棉花浸泡一会儿，再取出敷在眼部肿胀处，可消肿。

6.消除疲累：在浴缸内的热水中加入几把盐，再进入浸泡至少10分钟，可消除身体疲累。

7.抗湿疹：在浴缸里适度撒盐浸泡全身，或直接拿盐揉搓身体，一两周斑点即会逐渐消失。

8.减轻腹痛：将2杯炒过的盐放入厚纸袋或用毛巾包裹好，置于下腹，经过20~30分钟，疼痛就会消失。

不给孩子乱吃保健品

保健品虽然对我们的身体有一定的保健作用，但它却不是可以依赖的东西，一旦你离不开它，它便成了戒不掉的"毒品"，危害我们的健康。

保健品只是对身体健康起到一个辅助的作用，却无法代替饮食提供的各种营养。并且单一地补充一种营养元素，很容易引起身体内营养失衡，或者某种营养元素在身体内含量过高，引发中毒现象。

（1）蛋白质吃多了伤肝肾。儿童如果过量食用高蛋白食物，不仅会增加肝脏负担，而且容易引起胃消化不良。长期下去，还会影响肝、肾功能，造成身体瘦弱和免疫力下降。过量服用蛋白质还会增加患癌危险，还有可能引发心脏病。

（2）维生素A吃多了会引发骨病。过量服用维生素A，会影响幼儿骨骼发育，使软骨细胞造成不可逆转的破坏，一生的骨骼健康都受到影响。

（3）维生素AD（鱼肝油）吃多了容易引起中毒。如过多服用会出现头发干枯、眼球突出、烦躁不安、发热等毒副作用。

（4）维生素C吃多了会引发多种疾病。大量吃维生素C往往会出现浑身无力、血小板增多、消化不良的症状，还会得皮疹、荨麻疹、水肿等疾病。长期过量服用，还会患骨病。

（5）钙多了会引发心脏病。过量地服用钙，会导致血液中钙含量增高，心脏的负担增加，严重时会引发心脏疾病。

由此可见，保健品绝对不是能够依赖的东西。我们以后在给孩子吃保健品的时候，要对它的功效有所保留，不要认为这些药品可以防治疾病，真正能守护我们身体的就只有我们自己，只有良好、规律的饮食习惯和作息习惯，才是保卫健康的最佳"药品"。

强迫孩子吃饭未必是好事

不知从什么时候起，孩子不爱吃饭成了很多父母的烦恼。为此有的家长软磨硬泡，变着方法劝或骗其吃饭，甚至冲着孩子发脾气，但孩子还是不愿意多吃一口。其实强制饮食对于孩子的机体和个性来说，是一种最可怕的压制，是孩子身心健康的大敌，有时孩子不想吃东西，那就是他当时并不需要吃。

那么为什么孩子会不想吃东西呢？父母就要自己观察分析了，这里我们归纳了几点孩子不愿意吃饭的原因：

（1）因疾病引起。有些孩子患病，如肠胃不适、上呼吸道感染、发烧等都会引起孩子食欲不振、胃口不佳，不想吃饭。

（2）因吃零食过多引起。有些孩子在家零食不断，糖果、糕饼、杂食、冷饮、水果等食物过多食用，到吃饭的时候就影响了胃口，不想吃饭。

（3）因活动量不当引起。活动量过大或过小都会影响孩子的食欲和进食量。有的孩子个性文静，生活中好静不好动，活动量过小，活动内容单调，从而影响他的消化吸收功能；而有的孩子个性好动，活动量过大，活动时间过长，过度疲劳或饮水过多，以致影响食欲和进食量。

（4）因营养不良引起。有的孩子因营养不良，身高体重均未达标，体质虚弱。这些孩子肠蠕动速度减慢，胃内排空时间延长，平时无饥饿感，这也会影响食欲和进食量。

（5）与生活日程的安排有关。在孩子一日生活日程中，早睡早起，活动时动静交替，活动量适当，能引起幼儿良好的食欲；反之，晚上睡得晚，早上醒得迟，每餐的间隔时间过长或过短，都会影响孩子的消化和吸收。

（6）因家庭教育问题引起。由于有的家长过分溺爱孩子，造成孩子任性、倔强，这些孩子常常会把不吃饭作为威胁父母的手段，父母迁就孩子，就会形成孩子吃饭时哭闹，不好好吃饭的现象，家长在吃饭时打骂孩子，也会影响孩子的进食量。还有的家长不注意以身作则，吃饭时大声谈笑，或者边吃边看电视，孩子也会模仿，以至于造成吃饭不专心或者不肯吃饭的情况。

（7）饭菜重复单调引起。有的孩子看到每餐饭菜品种重复单调，烹调的色、香、味不够或太油腻，也会引不起食欲。

总而言之，除了孩子生病以外，所谓不爱吃饭多是由于饮食安排不当，烹调不合孩子口味，饮食习惯不好造成的。所以，父母要根据不同的现象，找出原因，再针对不同情况，采取不同措施来提高孩子的食欲。除安排好饮食，烹调色、香、味均佳的菜肴外，还要让孩子在进食时有一个活泼愉快的情绪，不要迁就孩子挑食偏食的坏习惯，也不要强迫或哄骗孩子进食。只有父母遵循孩子身心发展的特点，耐心教育引导，用正确的方法培养孩子进食，就能培养孩子良好的饮食习惯，孩子也就能顺顺利利地吃好每一顿饭。

⊙育儿小贴士

在正常情况下，孩子都知道饥饱。当孩子不愿吃时，少吃一顿并无多大妨碍，反而可借此让已疲劳的消化腺有一个休整机会，对儿童消化功能的恢复也有益。

多数孩子饿了自然会产生食欲，自然会吃，因此在孩子不饿的时候，父母不要强填硬塞。父母应多尊重孩子的意愿，食量由他们自己定，不要强迫孩子进食，否则容易造成孩子的消化不良。

父母要纠正担心孩子食量不足而引起营养不良的心理状态。有些父母因担心孩子营养不良，就强迫孩子多吃，并严厉训斥，这对孩子的机体发育和个性发展都是一种可怕的压制，使孩子认为进食是极不愉快的事，时间长了，容易造成顽固性厌食。

第六章

日常生活好习惯
影响孩子一生健康

第一节　生活细节是孩子健康的"维生素"

梳头护脑，孩子身体好

在我国古代，许多名人都注重梳头保健的养生作用。北宋大文学家苏轼以前掉头发很严重，后来接受一位名医的建议，每天早晚都坚持梳头，没过多久就长出了浓密的头发。南宋大诗人陆游，每天睡前都坚持梳理自己的白发，后来竟然长出了一头黑发。

那么，梳头为什么会有这么神奇的效果呢？这是因为大脑所需要的营养主要来自我们的血液，而血液要经过血管流进大脑。在我们的大脑外表，也就是头部的表面分布着像蜘蛛网一样的毛细血管和神经，如果我们每天用木梳去梳头，木梳的梳齿就会轻重有序地碰触着这些血管和神经，这和按摩有着同样的效果。所以，梳头能够促进脑部的血液循环，让营养物质畅通无阻地进入大脑，延缓大脑衰老。睡前梳头，还能改善睡眠，提高睡眠质量。

另外，经常梳头还能把堵塞在毛孔上的灰尘和头皮屑清理干净，也会让头皮上的毛孔舒张开，尽情呼吸，头发的营养也能顺顺利利地供应，正因为如此，我们的头发才可以健康地长出来。

知道了梳头的好处，父母还要告诉孩子该怎样梳头。

首先要选好木梳，黄杨木梳是最好的选择，牛角梳也可以使用，而塑料梳容易产生静电，对头皮、头发有害，不宜使用。梳齿宜宽大，这可以确保梳头时既可有一定的按摩力度，又不至于划伤皮肤。

其次，最好每天早、中、晚梳头三次，每次 10 分钟，每一处梳 5 ~ 6 遍即可，在梳的时候要一绺一绺地梳理。紧贴头皮前后左右有规律地梳，然后从脑勺开始向脑门儿的方向轻轻地用梳齿按摩，使血液流通到头发的根部。

最后，父母一定要牢记，当孩子头皮出现炎症或受到损伤的时候，千万不要让孩子对头发进行梳理。

起床后先刷牙后喝水，孩子才会更健康

有些父母在孩子起床后，会先让他喝一杯白开水，这是一种健康的习惯，因为晨起喝水不仅可以补充身体代谢失去的水分，还能起到清肠的作用，防止便秘。但是，有很多父母都忽略了一个细节，那就是应该在孩子喝水之前先让他刷牙。

孩子晚上睡觉时，牙齿上会残留一些食物的残渣或污垢，它们与唾液的钙盐结合、沉积，就容易形成牙菌斑及牙石。如果起床后直接喝水，就会把这些细菌和污物带入体内，从而危害孩子的身体健康。

但是，有人说，起床后马上喝水，可以把唾液里的消化酶喝进肠胃，当我们吃东西时，有助于肠胃的消化。如果起床后先刷牙，就会把唾液里的消化酶刷走，岂不可惜？

其实，这种想法是多虑的，因为唾液里的消化酶只有在吃东西的时候，才有分解消化食物的作用，不吃东西时，它处于"休息"状态。而人们睡觉时，唾液分泌很少，产生的消化酶也很少。况且，人体胃肠道里本身就有消化酶，唾液产生的只是很少一部分，它的消化作用微乎其微，即使在刷牙时被刷去，也不会影响对食物的消化。

吃饭不做其他事，孩子才能健康

许多孩子从小就没有养成吃饭不说话、不玩闹的好习惯，很多孩子还跟大人一样，端着饭菜跑到客厅一边看电视一边吃，饭

粒掉得满地都是，食品垃圾随处乱丢。

吃饭不专心不只是有被呛到的危险，而且进食的速度因分散精力而不统一，有时候吃得快，有时候吃得慢，胃肠的蠕动就会忽快忽慢，引起消化不良。

为了让孩子更健康，让其养成吃饭专心的习惯是很重要的：

（1）吃饭不说话。吃饭也要有吃相，做到吃饭时不说话、不看电视、不听广播、不看书。

（2）吃饭时身体微微向前倾，不能吃得太快，以免噎到。

（3）吃滑溜的食物，如凉粉、果冻之类，尽量不要用力吸，以免将食物吸入气管。

（4）吃饭剩下的鱼刺、骨头不要乱扔，更不要丢在地上。

上述几点，父母需要在日常生活中监督孩子，并且自己要以身作则，这样一来让孩子在吃饭的时候不做其他事也就不是什么难题了。

别任由孩子吐出嘴里的营养

在我们的嘴里，有一种身体赐予我们的珍宝，没有它，我们的胃就无法转动起来，身体也会随即变差，这种珍宝就是嘴里的唾液。但是很多小朋友喜欢将嘴里的唾液随意吐出，这是一种有损健康的行为。

唾液中含有黏蛋白、淀粉酶、溶菌酶、氨基酸以及钾、钠、钙等物质。黏蛋白是保护胃健康的物质；淀粉酶能分解食物中的糖分，使身体易于吸收；溶菌酶有杀菌的作用；氨基酸、钙、钾、钠则是人体所必需的营养成分。

一个人每天能够分泌 1 ~ 1.5 升的唾液，它可以保证口腔的湿润。没有唾液，不但不利于消化吸收食物，而且会让人感到口干舌燥，甚至导致口内发炎。

对于喉咙常常泛酸水的小朋友来说，唾液是最好的治疗"药物"。经常泛酸水是由于胃酸过多，有些小朋友的肠胃功能不好，经常吃了饭就吐酸水，唾液可以起到中和胃酸的作用，所以对于消化不好的小朋友来说唾液显得更珍贵了。

因此，在平时父母不但要教导孩子保护唾液，还要时不时地让孩子吃一些促进唾液分泌的食物，如梨、梅子、黄瓜、蜂蜜等。有些小朋友说话的时候喷唾沫，这时父母不要急着训斥孩子，只要让孩子控制一下自己的语速，说话不要太快，声音不要太大，嘴不要张得太大，自然就会减少喷唾沫情况的发生。

叫孩子起床声音太大会影响孩子的身心健康

不少家长每天早晨唤醒孩子的方式过于简单生硬，这样做不但会有碍孩子的身心健康，而且会影响孩子当天的学习。

叫孩子起床时，轻声细语比态度生硬更有效。大声而高频率喊叫，或强行掀开被子将孩子拉下床，都会在无形中造成孩子的生理障碍。虽然身子已起床，但大脑仍处于睡眠状态，脑波活动在短时间内难以调整过来，这样被喊起来，孩子会出现神情呆滞、反应迟钝、周身发懒、疲惫不堪等。家长应采取以下方式让孩子在轻声细语的呼唤中醒来：一是适当提早唤醒孩子的时间，俯首在孩子耳边轻声细语、低频率地呼唤；二是用手轻摸孩子面颊，或轻轻按摩孩子的脊椎两侧，直到把孩子唤醒；三是诱导孩子自然苏醒，比如在孩子早晨起床时，提前10～15分钟将收音机或录音机打开，播放一些轻音乐，逐渐加大音量，然后拉开窗帘，诱导孩子从睡梦中自然醒来。

这些方法有利于孩子从深睡状态进入浅睡状态，再从浅睡到睁开眼睛。孩子醒后最好允许其躺两三分钟，伸伸懒腰，或闭目养神，再穿衣服下床。

让孩子远看宠物不乱摸

现在的小朋友大多数是独生子女，从小就缺少玩伴，所以父母会买来一些小宠物陪伴他们。但是，医学研究发现，宠物身上隐藏着很多可怕的细菌，如果处理不好就会对孩子的健康带来隐患。

有些孩子喜欢抱着宠物睡觉，宠物身上的细菌就会在这时趁机侵入孩子的体内，危害孩子的健康。以小狗为例，小狗的身上大约有 18 种病原体会给人带来疾病，小狗还能通过肠寄生虫、跳蚤、螨虫等传播疾病给人。

许多宠物还喜欢亲昵地在小主人身上舔来舔去，如果碰到孩子身上破损的皮肤，细菌和病毒就会进入孩子的身体，引发多种疾病。

所以，为了身体的健康，最好不要养宠物，如果家里已经养了宠物，就要注意宠物的卫生，经常给宠物做清洁和防疫注射。在睡觉时不要和小宠物共枕而眠，不要和小宠物亲嘴、贴脸，也不得和小宠物在一块儿吃东西，与宠物玩耍后要洗手、洗澡，清除身上的宠物毛屑。

父母应该告诉孩子，"狂犬病"是一种危险的传染性疾病，它并不是像我们平时所想的那样只有狗的身上才携带，在猫、鼠等肉食动物的身上也会有。被这些动物咬了容易得"狂犬病"，即使是被抓伤，也容易感染，因此小朋友们一旦被宠物抓伤，父母一定要尽快带其去医院打预防针。

第二节 个人卫生是支撑孩子健康的"双脚"

让孩子为自己创造一个干净的环境

小朋友们要想获得健康，就必须要注重个人卫生，那么到底什么是个人卫生呢？个人卫生是一种与日常基本的卫生标准相同的良好行为，它可以让我们的身体维持在最健康的状态。比如饭前便后要洗手，衣服、鞋袜等要勤换洗，要尽量保持整洁，勤剪指甲，不乱堆放杂物等。另外，少年儿童要做一些力所能及的事，比如洗一些小衣物、小手帕，收拾自己的书桌与床铺，这些都是良好的个人卫生习惯。

但是，在生活中，有一些小朋友忽略了个人卫生的重要性，把玩具、睡衣、书本杂乱地堆放在床上或书桌上，指甲很长了也不剪，不洗手就去抓东西吃……不注重个人卫生不仅会危害我们的身体健康，还会让我们把这些不良习惯带到成年。

所以，父母一定要教小朋友养成良好的个人卫生习惯，整齐地摆放自己的物品，勤换洗衣服，勤洗澡……只有这样，才能让自己处于一个干净的环境中，才能保证细菌不在离我们最近的地方滋生，从而也能守护我们的健康。

唇部清洁不烦恼，养成不舔嘴唇的好习惯

嘴唇出现干燥起皮的情况时，小朋友通常会用舌头去舔嘴唇，想让嘴唇变得湿润一些，但往往适得其反，嘴唇会变得更加干燥，有时甚至会患上唇部疾病。

父母是孩子更好的医生

用舌头去舔嘴唇，只是通过唾液使干燥的嘴唇得到短暂的湿润，当被舔的唇部水分蒸发时，就会带走嘴唇内部更多的水分，而且唾液中含有淀粉酶、黏液素等物质，比较黏稠，舔在发干的嘴唇上面等于涂上了一层"糨糊"，当水分被蒸发后，会引起嘴唇深部结缔组织的收缩，导致唇黏膜发皱，从而造成"越舔越干，越干越舔，越舔越痛，越舔越裂"的恶性循环。嘴唇周围的金黄色葡萄球菌、链球菌等细菌此时还会乘虚而入，形成糜烂、浸渍或结痂等的唇部疾病。

患上唇部疾病后，会导致进食困难，甚至连说话都会很费劲，所以唇部的清洁工作十分重要，小朋友吃完东西时要擦擦嘴，嘴唇上干净了，就不会老去舔了，每天应用温水清洗嘴唇 3 ~ 4 次，平时多饮水，多吃有生津滋阴作用的食物，例如梨等。春秋季节比较干燥，此时嘴唇最容易干燥起皮，所以要涂一些润唇护唇的膏体或精油。

头发是孩子身体的保护伞

一些小朋友，尤其是头发很长的女孩，心中可能一直都有一个疑问，那就是洗头真麻烦，为什么还要洗头呢？

其实，洗头和洗澡是一样的，因为头发是身体的一部分，它对大脑具有一定的保护作用，可以说它是大脑的"保护伞"，如果不经常清洗头发，不仅会出现许多头皮屑，还会影响身体健康。

清洗头发既是一件简单的事情，又是一件不易做的事情，它需要一定的方法和技巧。小朋友们最好养成隔一天洗一次头的好习惯，因为头发天天洗或者很长时间洗一次，都不利于头部的健康。另外，一些小朋友在洗头的时候，总喜欢用指甲挠头皮，这样很容易把头皮抓坏，从而引发感染。

正确的洗头方法应该是用手指肚轻轻地摩擦头皮，每次洗头轻揉的时间应为5～10分钟，不要随便揉一揉就算了。用肥皂和碱性强的洗发液洗头都不可取，擦头发时不要用毛巾用力搓，因为粗糙的毛巾对柔软的头发伤害很大，最好用毛巾轻轻地擦掉头发上的水。

值得注意的是，在室温很低的情况下和睡觉之前不能洗头，因为洗头后头发是湿的，头上的水分蒸发会带走人体的热量，由于散热增加，人会感到寒冷，开始打哆嗦，上呼吸道的抵抗力也会大大减弱，这时空气中的病毒会通过呼吸道进入身体，生长繁殖，造成上呼吸道感染，引起感冒发烧症状。如果在头发未干的情况下睡着，人体温度调节中枢调节功能低下，更容易感冒。

⊙**育儿小贴士**

父母在给孩子洗头之前，应该拿木梳把孩子的头发梳通，将打结的地方梳开，这样可以刺激头部皮肤的血液循环，还能够减少断发的出现。

教孩子认真刷牙，健康肠胃靠牙齿

我们在进食的时候，牙齿可以将食物咀嚼碎，这些被咀嚼碎变成糊状的食物进入胃中后能够很容易被消化。我们如果没有牙齿，就会让大块的食物不经咀嚼直接进入胃中，这会加重胃肠的负担，导致各种胃肠疾病，所以说牙齿是胃肠的"卫士"。

另外，牙齿还具有帮助发音和保持脸部外形的功能。没有牙齿，说话喷气时没有阻隔，发音就会发生异变；没有牙齿，脸部和唇部皮肤少了内侧的支撑，便会凹陷下去，脸形变得很难看，影响外貌。

因此，父母要想自己的孩子有一副健全的好牙齿，就要让其从小做起，从第一颗牙生长出来开始，就要好好地保护。

平时，父母要多给孩子吃含钙丰富的食物，并且要认真咀嚼一些蔬菜和坚果，比如芹菜、菠菜、瓜子、榛子等，这些蔬菜和坚果可以增加牙齿硬度和坚固度。

护牙的重中之重是要从小养成刷牙的好习惯，因为牙齿经过一天的咀嚼，有很多沾染了细菌的残渣，这些残渣会慢慢地腐蚀牙齿，并且滋生蛀虫。只有养成爱刷牙的好习惯，才能保证牙齿的健康。所以，父母要让孩子养成早晚刷牙的好习惯，每次刷牙的时间要保证在 3 分钟左右。

正确的刷牙方法是顺着牙齿生长的方向刷，先将牙刷平放在口腔内，刷毛轻压牙龈的边缘，上牙从上往下刷，下牙从下往上刷，反复刷动。每刷一个地方，需要往返 5 ~ 10 次，这样既能清洁牙齿表面和牙缝，又能使牙龈得到适当的按摩。刷完外面，再刷里面。刷上、下前牙的里侧时，应将牙刷竖起来，沿牙缝上下提拉刷动，刷里面大牙的咬合面时，则用横刷的方法来回刷。

让孩子的小手远离污染

"饭前便后要洗手"，这是父母要告知孩子的常识，可就是这个简单的卫生习惯，好多小朋友都不能很好地养成。比如和家人吃饭时，很多小朋友不洗手，直接拿起筷子就吃，这种行为既不卫生，也不礼貌。

双手是我们平时最常用的，我们用它吃饭、写字、劳动……因此它也成为身体上细菌最多的部位，据研究发现，一双没有洗过的手上最多有 80 万个细菌，一克指甲泥污里面藏了 38 亿个细菌，如果我们用这样的手去抓东西吃，就会感染很多细菌。

尽管父母告诉了孩子洗手的重要性，但是有些孩子还是不会洗手，总是匆忙地冲洗一下就去吃饭，这样并不能消灭手上的细菌，正确的洗手方式应该分为七个步骤：

（1）要用温水湿润双手，然后涂抹洗手液（或香皂），掌心相对，手指并拢相互揉搓。

（2）洗背侧指缝：手心对手背沿指缝相互揉搓，双手交换进行。

（3）洗掌侧指缝：掌心相对，双手交叉沿指缝相互揉搓。

（4）洗拇指：一手握另一手大拇指旋转揉搓，双手交换进行。

（5）洗指背：弯曲各手指关节，半握拳把指背放在另一手掌心中旋转揉搓，双手交换进行。

（6）洗指尖：弯曲各手指关节，把指尖合拢在另一手掌心中旋转揉搓，双手交换进行。

（7）洗手腕、手臂：揉搓手腕、手臂，双手交换进行。

另外，父母在让孩子养成经常洗手的好习惯的同时，也要注意保护孩子的小手。洗手时不要让孩子用碱性很强的肥皂，因为皮肤不断分泌油脂，这些油脂起着防止双手干裂的作用，但是碱性肥皂能去除这些油脂，导致手上的皮肤干裂流血。尤其是冬天里寒风一吹，更容易使皮肤缺水，让小朋友们小手上的皮肤变成又黑又干的"土豆皮"。每次洗完手要抹一些乳液或者油脂，这可以弥补因洗手造成的肌肤油脂损失。

别让孩子咬指头，当心病从口入

在我们还不会说话的时候，咬手指头是一种生存本能，这个举动表示我们感到很饥饿。可是随着年龄的增长，如果还咬手指头、啃指甲，那就是一种很不好的习惯了。

孩子每天都在外面玩，手指头和指甲都存留很多细菌，就算洗手了，也会有很多细菌残留，如果总是伸进嘴里咬，细菌便会慢慢地跑入肚子中，引发肠胃疾病。

一些小朋友还很喜欢把长出来的指甲咬掉，指甲是保护手指头的盔甲，盔甲坏掉了，手指头的皮肤就很容易受伤感染。虽然不会到手指溃烂、需要截肢的程度，但是这个习惯对手部健康有非常不利的影响。

为了孩子的健康，父母一定要帮助孩子改掉咬手指头的坏习惯，让孩子做到以下几点：

（1）管住自己的手，养成不咬手指头的好习惯。让双手做一些有用的事情，比如做一些模型，写一些文章，手指头就没有时间进入我们的嘴巴了。

（2）勤洗手，勤剪指甲，让细菌远离我们。

（3）充实自己的知识，对自己充满信心，遇事不紧张。孩子平时一紧张或者遇到老师提问答不上来，就会不自觉地去咬手指头，只要努力学习，充实自己，遇事就能克服紧张，咬手指头的习惯也会改掉很多。

不要随便给孩子挖耳朵

很多人有挖耳朵的习惯，有的甚至拿木柴梗或其他又细又硬的东西，伸到耳朵里，七掏八掏，非把耳屎全部掏出来才感到满足。有些父母觉得孩子的耳朵里有耳屎，很不干净，所以也经常给孩子挖耳朵。其实父母这样做是不对的，因为耳屎对人的健康并没坏处，有时候还会对耳朵起到保护作用。

说到耳屎，就应该了解它是怎样产生的。人的皮肤中有很多皮脂腺，经常分泌出油性物质，这种物质能把耳道中脱落下来的皮屑或吹进耳道的脏东西粘在一起，结成一块一块的东西，于是就形成了耳屎。

身上的脏东西可以通过洗脸洗澡除去，但耳朵孔又细又深，不容易清除，时间久了就会越积越多。如此说来，掏耳朵就像洗脸洗澡那样必不可少了，其实并不是这样，因为在通常情况下，耳屎积多了就会自己掉出来，例如，我们平时吃饭说话，嘴巴一张一合，下巴骨牵动耳朵动来动去，就会慢慢把耳屎抖出来。

适量的耳屎在耳道中，有时还会带来意想不到的好处。例如，一只小虫子钻进耳道，如果让它长驱直入，进入到中耳地区，可能对耳膜造成伤害，一旦耳膜被损害，还会发生中耳炎，引起听力减退。但是，耳道中有了耳屎，就能防止这种意外发生，因为耳屎带有特殊的苦味，小虫子遇到后会自动退出。

挖耳朵带来的最大危害是容易损伤耳道。因为耳道里的皮肤非常娇嫩，尤其是孩子，一不留神就会碰破，容易使耳道感染上细菌，发炎化脓。当然，若是戳破了鼓膜，问题就更严重了。

所以，随便给孩子挖耳朵不好，这一点一定要注意。

⊙育儿小贴士

　　有时孩子因为耳屎积得太多，确实痒得难受，听声音不大灵便，父母也可以为他挖一挖。但是，用干净的棉花签伸进去，轻轻卷几下就可以了，千万不要用树枝或带尖儿的东西去挖，那样容易令孩子的耳朵受伤。

钱币是细菌的大仓库，别让孩子胡乱揣钱

金钱能买来漂亮的新衣，但它买不来永恒的美丽；金钱能买来美味的食物，但它买来的食物对人体未必有益；金钱能买来崭新的房屋，但是它不一定能让你安居；金钱能买来享乐，但它无法令你永远快乐。

金钱上的小小细菌，会带给我们无数病痛，让我们即使花再多的钱，也无法把健康买回。这是因为，经过多次流通、被很多人触摸的钱币上，所沾的细菌和病毒数量是我们无法想象的，这些细菌和病毒有的会引起各种各样的疾病，有的引起感冒发烧，

有的会引起胃肠疾病，还有的会引起眼病，致使终身残疾。

一个叫雷浩的男孩，平时总是把钱币乱揣，他的妈妈给他买了各种各样的小钱包，可是从来不见雷浩把钱币放进钱包，经常团成一团塞进口袋，要么放进文具盒，或者夹进书本里。

钱币上的病菌布满了他生活的每一个角落，雷浩不管碰到哪里，都会沾到钱币上的病菌，他的手上、衣服上、脸上、肌肤上到处都被病菌威胁着。

终于有一天，病菌侵袭了雷浩那双明亮的大眼睛，让他得了结膜炎。虽然结膜炎治好了，但是因为雷浩仍然不改掉乱揣钱币的坏习惯，碰到细菌的手再去揉眼睛，眼睛便再次发炎了。

由于眼睛反复发病，雷浩的视力渐渐出现了问题，他眼中的世界也不再明亮，而是蒙上了一层灰影。

像雷浩这样乱揣、乱放钱的小朋友有很多，如果我们的孩子仍然不注意用钱卫生，身体就会处在一个时刻被细菌威胁的环境当中。为了让孩子远离钱币的威胁，应该尽早给孩子的钱币找一个安乐的小窝，那就是钱包。有了钱包，孩子可以将钱币整齐地放入其中，既不会因为乱放钱而将钱弄丢，也可以防止钱币污染我们身边的环境，还能减少钱币被外界环境污染的概率，这是一举三得的好习惯，所以，各位家长，赶紧给自己的孩子准备一个钱包吧！

除此之外，父母须培养孩子养成良好的卫生习惯，做到以下几点：

（1）将钱币放进钱包或者专用的袋子里。

（2）手上沾了泥或者油污，不要往钱币上蹭，这样只会越蹭越脏，既污染钱币也污染自己的双手。

（3）将钱币规整起来，有序整洁地放在钱包里，这是对钱币的一种尊重。

第三节 健康的睡觉习惯是孩子一生的"保护伞"

让孩子养成作息规律的习惯

小朋友们常听大人说，只有早睡早起，才能保证身体健康，而且我们也能感觉到，如果前一天晚上有一个良好的睡眠，那么第二天我们就会感到精力非常充沛，这是为什么呢？

其实，睡眠就像空气、阳光、水分一样，是我们体内不可缺少的"营养"。它可以帮助我们的大脑消除疲劳，促进生长激素的分泌，增强机体的免疫力，对于正处在生长发育期的我们来说，每天保证 9 个小时的睡眠是很有必要的。

但是，有的小朋友会说，我已经养成熬夜看电视，早晨睡懒觉的习惯了，怎样才能改掉"小懒虫"的称号呢？

这样的小朋友可以为自己制定一个作息时间表，然后严格按照表上的作息时间来要求自己。每天 21 点之前要上床睡觉，并设定闹钟，如果实在起不来，可以把闹钟设定得早一点儿，让自己有一段缓冲的时间。

另外，如果小朋友刚刚被闹钟叫醒后感到身体很不舒适，可以下床做少量的运动，比如弯腰、伸腿、转动手腕等，这可以帮助我们尽快清醒过来。

改变孩子开灯睡觉的习惯

有些小朋友因为在黑暗中会感到害怕，所以不少家庭整夜地为他们开着灯，这种做法其实是错误的。

在熄灯睡眠后，人体的生理机能协调，代谢平衡。但孩子如果长时间处于人工光源的照射下，由于微妙的"光压力"，孩子的视网膜生理调节会受到干扰，眼球和睫状肌得不到充分的休息，久而久之，就会影响孩子的视力。尤其是直接在光源下的婴儿，一旦醒来便会注视电灯，这种长期的凝视很容易使他们的双眼变成"对眼"。

专家经过研究也发现，晚上经常处于光照环境下的孩子，钙质的吸收会降低 25% 左右。而钙质的缺乏，不仅会引起近视，还会使孩子出现入睡后易醒易惊、体重增长缓慢等许多问题，这对孩子的生长发育不利。另外，还有可能影响中枢神经的保护性抑制，导致孩子出现智力和语言障碍。

所以，为了使孩子健康发育，父母在其入睡后应熄灯，并且不要在孩子身边开灯干活、阅读或看电视。

改变孩子蒙头睡觉的习惯

有些小朋友在冬天因为怕冷，或者是自己一个人睡觉害怕，所以总爱把头蒙在被窝里，这样做对健康是非常有害的。

人在入睡的时候，身体内的各个器官仍然在不停地运动，这就需要吸进新鲜空气，呼出二氧化碳。而蒙头睡觉就会导致这些二氧化碳在被窝里不断积累，容易造成空气污染，使含氧量降低。当空气中的二氧化碳达到 1% 时，人就会呼吸困难，达到 5% 时就会出现气喘、头晕、四肢无力等症状。因此，蒙头睡觉的小朋友在清晨起床后，经常会感到头痛、眩晕、精神萎靡不振，这就会严重影响白天的学习效率。

另外，由于氧气量减少，孩子感到不舒服，就会挣扎翻动，直到把被子蹬开，有的还会从梦中突然惊醒或大叫大喊，长久下去有损孩子身体健康，蹬开被子也可能使孩子患上感冒、气管炎等疾病。

所以，为了身体健康以及白天能有较高的学习效率，我们在睡觉时千万不要把头蒙住。

培养孩子正确午睡的习惯

经过一个上午的学习，孩子通常会感到很疲劳，这时，利用中午休息的时间小睡一会就显得尤为重要，午睡可以帮助孩子补充睡眠，使其身体得到充分的休息，进而消除疲劳，提高下午的学习效率。虽然午睡很重要，但我们也需要讲究科学的方法，否则可能会适得其反。

首先，午饭后不能立即睡觉，因为刚吃完饭就午睡，这时胃里充满了食物，很可能会引起食物反流，使胃液刺激食道，轻则让孩子感到不舒服，严重的则可能产生反流性食管炎。所以，午饭后最好先轻微地活动 15 分钟，然后再入睡。

其次，午睡的时间不能过长，达到半个小时左右就可以，因为睡得时间过长，人就会进入到深度睡眠的状态，大脑中枢神经会加深抑制，体内代谢过程逐渐减慢，醒来后就会感到更加困倦，影响下午的学习。

再次，午睡时最好以平躺姿势为好。许多人为了省事，习惯坐在椅子上或趴在书桌上睡觉，这样会压迫身体，影响血液循环和神经传导，轻则不能使身体得到调节、休息，严重的可能导致颈椎病。对于实在没有条件而又需要午睡的孩子来说，至少也应该在椅子上或书桌上采取卧姿休息。

虽然午睡是非常重要的，但对于那些没有午睡习惯的孩子，顺其自然是最好的。因为午睡是一种需求和享受，它可以让孩子充分休息和放松心情，但对于没有这种需求的孩子来说，强迫自己午睡，反而会扰乱生物钟，导致疲劳和困倦。

改变孩子吃饱就睡的习惯

人在饱餐后往往会有困倦的感觉，但是应注意，小朋友千万不要吃完饭后马上去睡觉。

这是因为，人体的各种组织器官，每时每刻都在不停地活动，都需要血液循环来供给营养和氧气。但各组织器官工作性质或劳动强度不同，所需的营养元素和氧气量也有差异。大脑工作量最大，消耗能量也最多，所以在一般情况下，就得供给它较多血液加以照顾。

人体血液供给的分配，脑部的血流量占心脏每分钟输出量的15%～20%左右，其次是心脏、肾脏和肝脏，而供应较少的是胃肠、皮肤和骨骼。但当人们饱餐后，胃的工作量加大了，因此就需要更多的营养和氧气，所以，胃本身血液供应比平时就多得多了。而这时候，其他组织器官特别是大脑组织的血流量，便相对地会减少，大脑会出现暂时性缺血缺氧现象，使人发生疲劳困乏想睡觉的感觉。

我们吃完饭后如果感到困乏，可稍加休息，适当玩一会，散散步，这有助于腹肌节律性地收缩，使胃肠活动，促进胃肠功能。

如果吃饱饭马上上床睡觉，则会影响胃的正常蠕动和消化液的正常分泌，妨碍胃的正常功能，天长日久，会引发消化不良和胃病。可见，刚吃完饭就睡觉，是一种不良的卫生习惯，因此我们应避免饭后立即睡觉。

改变孩子湿发入眠的习惯

夏季炎热，很多孩子习惯睡前冲凉，然后湿着头发、开着电扇或空调即睡，第二天醒来后，感觉头痛乏力或感冒流涕。这是因为，一天当中，人的阳气在午夜最弱，夏季人体本来能量消耗就大，容易疲惫，抵御病痛的能力较低，所以睡前洗头，使水分滞留于头皮，头部的阳气遇冷而凝，长此下去，会导致气滞血淤、经络阻闭。如果洗完头后即睡进空调间里，头部又对着冷空气吹，就会寒湿交加，最容易患病。睡到半夜会感到头皮局部有滞胀障麻木感，伴绵绵隐痛。次日清晨，更会头痛难忍。长此以往，还会引发一种称为头皮下静脉丛炎的疾病，体征检查可触及局部的头皮增厚、增粗，乃至皮下肿块隆起。

因此，父母最好不要让孩子睡前洗发，即使洗发也得将头发吹干后或等头发自然干燥后再让孩子去睡觉。

改变孩子赖床的习惯

睡眠对于孩子来说是最好的休息方法，但要注意适度，并不是睡眠时间越长越好。有些孩子因冬天怕冷，秋天困倦，夏天贪凉，在早上总想多睡一会。星期天更甚，不到肚子饿得咕咕叫绝不起床。父母看孩子睡得很香甜，也不忍心把孩子叫醒，一再迁就，任其贪睡懒觉。

其实，长时间的睡眠对身体是有害无益的，在正常情况下，保证每天小学生睡眠 10 小时、中学生 9 小时就足够了。睡懒觉非但无益于孩子生长，还有以下弊病。

（1）孩子常睡懒觉会打乱自身生物钟。每个孩子的内分泌及各种器官的活动有一定的昼夜规律，这种规律调节着孩子自身的各种生理活动，可以让孩子在白天有充沛的精力去学习，晚上能睡一个高质量的觉。如果总是睡懒觉，就会扰乱体内生物钟节律，使内分泌激素出现异常。这样长时间下去，孩子会精神不振，情绪低落。

（2）常睡懒觉还会影响胃肠道功能。孩子最佳的早饭时间一般是 7 点左右，此时晚饭的食物已基本消化完，胃肠会因饥饿而引起收缩。很多孩子为了睡懒觉常常没有时间吃早餐，时间长了，易患慢性胃炎、溃疡等病，也容易发生消化不良、厌食。

（3）爱睡懒觉的孩子身体素质差。俗话说得好："早睡早起身体好。"早晨爱睡懒觉会增加多余的体内脂肪的积累，使孩子发胖。体内脂肪越多，患上疾病的概率就越高。此外，体力锻炼对中枢神经系统和内分泌系统有着良性的刺激作用，能改善新陈代谢过程，如果爱睡懒觉，不参加体育锻炼，则不利于身体素质的增强。

（4）懒觉还能影响孩子肌肉的兴奋性。孩子在经过一夜的休息之后，早晨是肌肉最为放松的时刻。如果醒后立即起床活动，可使血液循环加剧，血液供应增加，从而有利于肌肉纤维的修复能力。而睡懒觉的孩子肌肉组织长时间处于松缓状态，得不到好的锻炼，因此肌肉修复能力差，起床后会感到腿酸软无力，腰部不适。

（5）睡懒觉能降低孩子的记忆力。家长应该培养孩子"黎明即起"的良好生活习惯，即使是节假日也要保持正常的生活规律，按时睡觉，按时起床，这样可使孩子朝气蓬勃，身心健康，对记忆力也有促进。

所以年轻的父母们要培养孩子早起早睡的好习惯，千万不要让孩子睡懒觉。父母可以通过一些技巧引导孩子早起。

（1）应该从小帮助孩子培养按时睡觉和起床的习惯。父母要为孩子制订固定的睡眠时间，无论什么情况都不要轻易打乱。不要因节日、假日、家中来客人、看电视或打游戏等而改变睡眠习惯。

（2）不要让孩子在睡前做剧烈活动。晚上父母不要让孩子做一些剧烈的运动，剧烈运动能导致孩子因为兴奋而长时间无法入睡，进而第二天不能按时起床。晚上临睡前可以让孩子做一些安静的事情，比如看看书，听听音乐，或者写字画画之类的。等孩子感觉到疲倦了，自然就能睡着。

（3）要选择适当的时间叫醒孩子。人的睡眠分几个阶段，早晨多处于做梦阶段。最好的判断方法就是仔细观察孩子在睡眠中睫毛是否颤动，如果有颤动，此时父母最好不要叫醒孩子，不然孩子醒后会情绪不好，身体不舒服，父母无论让做什么，孩子也常不愿配合。

（4）用鼓励的方法让孩子早起。父母不要为孩子赖床而大声训斥，这样孩子会产生逆反情绪，以后更不愿意起床或起床后不愉快。父母应该耐心地对待孩子，起床时多给他一些鼓励的话，亲切的动作，悦耳的音乐，可口的早点，让孩子高兴起来。

（5）对于孩子的赖床可以适当地处罚。父母在处罚不起床的孩子时，应注意公平合理，不可过重，也不可说了不算。如因起床晚就要让孩子自己去学校等。要让孩子为自己的行为付出代价，要让孩子适当吃些"苦头"，避免将来栽大跟头。

父母强迫孩子起床，这种做法对孩子的健康有损害。父母应在早上诱导孩子自然起床，这样孩子才会精神饱满。

让孩子习惯有个正确的睡姿

小朋友在睡觉时一定要选对睡姿，因为错误的睡姿不但会影响睡眠质量，还会影响身体的健康。

那么，什么样的睡姿才是正确的呢？古代人认为屈膝侧卧胜过正面仰卧，我们现代人经过医学研究也发现侧卧是最好的睡姿。因为俯卧会阻碍胸廓扩张，影响呼吸，人体吸入的氧气相对减少，不利于新陈代谢。同时心脏受压，心搏阻力加大，血液循环也会受到影响。

而人体在侧卧时，内脏器官受压较小，胸廓活动自如，有利于呼吸，心脏也不会受到手臂、被子的压迫，两腿屈伸方便，身体翻转自如，这种睡姿能让我们的大脑很快安静下来，由兴奋转为抑制状态，不久就能进入梦乡。

有一句健康谚语叫"坐有坐相，睡有睡相，睡觉要像弯月亮"，所以孩子在睡觉时应采取这样的标准睡姿：身体向右侧卧，屈右腿，左腿伸直；屈右肘，手掌托在头下；左上肢伸直，放在左侧大腿上，这样的睡姿就像一轮弯月亮。

那么有的孩子会问，为什么要向右侧卧，向左侧不可以吗？这是因为我们的胃、肝偏于右侧，左侧卧时会压迫胃部，使胃内的食物不易进入小肠，不利于食物消化和吸收，还会压迫心脏，对患有心脏病的孩子尤为不利。

睡觉时手臂上抬，肩部和上臂的肌肉不能及时得到放松和恢复，时间长了会引起肩臂酸痛。睡觉时高抬双臂，由于肌肉的牵拉，横膈膜产生移位，使腹压增高。特别是睡前进食过饱者，这种现象更为明显。长时间双手高举过头睡眠，会造成对"反流防止机构"的刺激，一旦这种机构的功能被削弱或破坏，就会引起食物连同消化液返流入食管，使管道黏膜充血、水肿、糜烂、溃疡，造成反流性食管炎。因此，睡觉时不宜高抬手臂。

当然，人在睡眠中的姿势不可能一成不变，一夜之间，总得翻几次身，以求得舒适的体位，其实无论怎样的睡眠姿势，只要放松身心，舒适而眠就好。

别让孩子趴在桌子上睡觉

午休时间，许多孩子不喜欢在家睡午觉，却习惯于趴在学校的课桌上睡觉。这种休息方式不利于孩子的健康。

首先，人在睡熟之后，由于全身基础代谢减慢，体温调节功能亦随之下降，导致机体抵抗力降低，特别是在气温较低的冬春季，即使背部盖有衣物，醒来后，往往也会发现鼻塞、头晕等症状。同时，当头部枕在手臂上时，手臂的血液循环受阻，神经传导也受影响，极易出现手臂麻木、酸疼等症状。

其次，伏在桌上睡觉还会殃及大脑。这是因为此时头部的位置过高，入睡时流经脑部的血液减少，容易引起脑缺血。经常采用这种方式睡眠，势必会因大脑的氧和其他营养物质减少而造成对大脑功能的影响。

此外，趴在桌子上睡觉容易压迫眼球，使眼睛充血，造成眼部血压升高，甚至还会引起角膜变形，眼睛弧度改变等结果，尤其是高度近视的孩子，经常伏案午睡会严重损害视力。

所以，父母一定不能再让孩子趴在桌子上睡觉了。

第四节　好的运动习惯是孩子快乐成长的"源泉"

让孩子从小养成科学锻炼的习惯

少年时期是我们一生中生长发育最重要的时期，在这一阶段如果我们能够科学地锻炼身体，不仅可以促进身体的血液循环和发育，还可以增强抵御疾病的能力。这对我们一生的健康都会有很大的影响。

在学校时，我们应该好好利用课间操和体育课的时间，积极地参加学校组织的各种体育活动。在周末或节假日的时候，不仅要认真地完成功课，还要和其他小伙伴一起到户外参加一些对身体有益的运动，比如打羽毛球、慢跑。

另外，小朋友在进行体育锻炼的时候，不但要注意身体各部位的协调发展，同时也要发展力量、速度、耐力、柔韧、灵敏、平衡等各项身体素质，提高生活劳动所必需的跑、跳、投掷、攀登和游泳等实用技能，在锻炼中培养果断、机敏、勤奋、吃苦耐劳、大胆沉着的意志品质。只有这样，才能起到健身、强身、养身的功效。

值得注意的是，一些患病的小朋友应该有选择地进行锻炼，患呼吸系统疾病的小朋友在刮大风时应停止体育锻炼，天冷时严格遵守用鼻吸气的原则，避免冷气直入肺部。患心血管系统疾病的儿童不宜做剧烈的运动，锻炼时间以 30 分钟左右为宜。患消化系统疾病的儿童要加强腹肌锻炼，多进行水浴，不可做剧烈运动和引起身体震荡的运动，例如跳高、跳远等。

最近几年，青少年近视发病率一直居高不下，有些学校的学生近视患者占到80%。这主要是因为孩子的大部分时间都是在学校度过的，所以需要长时间地近距离看事物，这就使得晶状体总是处在高度调节的状态，而且孩子在看近处物体时，双眼的眼球会聚向鼻根方向，使眼外肌肉压迫眼球，长期这样就会造成近视。

为了预防孩子患上近视眼，家长可以让孩子经常打乒乓球，每天练习1～2个小时，就会收到明显的效果。因为孩子在打球时，双眼以球为目标，不停地上下调节运动，可以改善睫状肌的紧张状态，使其放松和收缩；眼外肌也可以不断活动，促进眼球组织的血液循环，提高眼睛视敏度，消除眼睛疲劳，从而起到预防近视的作用。

养成运动过后不猛灌水的习惯

人们在运动后会出很多汗，尤其是在炎热的夏天，出汗后人们通常会感到格外的口渴，因此一些小朋友在运动后通常会大量地饮水，这样对健康是非常不利的。

在运动量加大的时候，我们消耗的能量会增加，心跳和呼吸的次数都会有明显的加快。此时，大量带有氧气的血液流向四肢和体表，供肌肉活动的需要。全身血液经过这样的调整，胃肠道的血液量就相对减少了，对水的吸收能力也相应降低。如果运动后立即喝很多水，胃内的水分不能及时送到小肠进行吸收和利用，水就潴留在胃里，孩子会感到不适。另外，被肠胃吸收的那部分水分会进入到血液中，使循环血量增加，这给刚刚结束运动，需要休息的心脏又增加了负担。而且胃内水分过多，胃酸被冲淡，减弱了杀菌和消化的能力。

所以，孩子运动后父母应让其先慢走一会，使呼吸、心跳逐渐减慢而恢复正常，然后才能喝水。在喝水之前先用水漱漱口，湿润一下嗓子，再喝适当的淡盐水，补充运动中流失的水分，这样做才是正确的。

另外，运动后出汗时小朋友一定要用温水洗脸，不能让孩子带着汗水洗凉水澡，也不能马上喝冷饮，吃冰激凌，否则易感冒。

有些运动孩子不宜过早进行

在生活中，孩子因为运动而造成伤害的事情并不少见，所以父母有必要知道哪些运动孩子不宜过早地进行。

（1）拔河。儿童的心脏正处于发育阶段，自主神经对心脏调节功能尚不完善，当肢体负荷量增加时，就必须依靠提高心率来增加供血量。拔河时孩子需要屏气用力，有时一次憋气可能长达十几秒钟，当孩子由憋气突然变成开口呼气时，静脉血流也会突然涌向心房，损伤孩子的心房壁。

拔河除了会对孩子的心脏造成影响，还可能会伤到他们的"筋骨"。儿童时期肌肉主要是纵向生长，固定关节的力量非常弱，骨骼弹性大而硬度小，拔河时极易引起关节脱臼和软组织损伤，抑制骨骼的生长，严重时还会引起肢体变形。

（2）倒立。孩子的眼压调节功能是比较强的，但是如果经常进行倒立或者每次倒立的时间很长，就会损害眼睛对眼压的调节，从而影响眼睛的发育。

（3）滑板。儿童的身体正处在生长发育的关键时期，如果经常玩滑板，就会造成腿部肌肉过分发达，影响身体的全面发育，甚至会影响孩子的身高。

（4）掰手腕。掰手腕时需要屏气，这样会使孩子胸腔内压力急剧上升，静脉血向心脏回流受阻，而后，静脉内滞留的大量血液会猛烈地冲入心房，对心壁产生过强的刺激。而且孩子四肢各关节的关节囊比较松弛，坚固性较差，掰手腕时很容易发生扭伤。

（5）兔子跳。孩子在做兔子跳运动时，身体重心所承受的重量相当于自身体重的 3 倍，每跳一次，膝盖骨所承受的冲击力相当于自身体重的 1/3，这样很容易造成韧带和膝关节半月板损伤。

别让孩子像你一样饭后百步走

俗话说，"饭后百步走，能活九十九"。很多家长受到这句话的影响，不仅自己每次吃完饭后要出去活动一下，而且还让孩子跟着自己一起活动。那么，这种做法是否有益于孩子的健康呢？

孩子在吃完饭后，胃部正处于充盈状态，这时必须保证胃肠道有充足的血液供应，以进行初步消化。如果饭后马上活动，血液就必须抽出一部分来满足身体其他部位的需要，供应给胃肠的血液就会相应地减少，食物也就不会得到充分的消化。而饭后让孩子适当休息一下再活动，就可以保证胃肠道得到更多的血液供应量。

另外，胃里的消化液是由吃进食物的条件反射而产生的，胃部饱满，胃液才能分泌旺盛。如果饭后立即活动，胃部在活动中快速蠕动，把没有经充分消化的食物过早地推入小肠，使食物的营养得不到充分的消化与吸收。有些孩子感觉"吃饱"了，不过是胃感觉到胀满，而营养却没有吸收进体内，身体仍然处于"饥饿"状态。这个时候匆忙起身活动，势必会有一部分血液集中到运动系统，这样就延缓了消化液的分泌，破坏了胃的正常消化，容易诱发功能性消化不良。

所以，孩子在饭后是不宜立即行走的，应先坐下来休息，过20 ~ 30 分钟以后再开始活动。

空腹锻炼不健康，别让孩子饿着运动

孩子上学之后，运动成了必要的课程，这时候妈妈们要加倍小心了。所有妈妈都知道，孩子在吃饱的时候不能剧烈运动，否则会引起消化不良，但有些妈妈认为，空腹运动能让孩子感到更饥饿，在运动之后就可以吃下很多东西，其实这样的想法也是错误的。

医学研究发现，人体在运动的过程中，体内的血糖被大量消耗，如果这个时候处于空腹状态，没有任何食物给身体提供糖分，血糖浓度就会迅速降低，脑部供养不足，出现头晕、眼前发黑和心慌等症状，一不小心就会昏倒，发生危险。

孩子正处于生长发育期，身体每天都在生长，需要大量的营养，更何况小朋友活泼好玩，喜欢做游戏和运动，因此食物的供给应该更加及时。为了孩子的健康，也为了孩子能快乐、自由地活动，妈妈们应当记住，不管一天当中的什么时候做运动，都应保证孩子不是饿着肚子，这样才能通过运动获得健康的体魄。

在孩子运动时，妈妈应当注意以下几点：

（1）运动前如果孩子感动饥饿，应适当给孩子补充营养，大概是孩子平时饭量的一半或者更少一些就可以，补充之后还要等孩子消化一会儿再投入运动。

（2）运动中，孩子一旦有身体不舒服的感觉，要立刻停止。

（3）孩子运动后不要让他大量进食，只要正常吃饭就可以补充失去的能量。因为孩子在做完运动之后，虽然处于饥饿的状态，但胃的消化功能比平时弱，如果在这时候猛吃东西，很容易引起胃胀、肚子疼，严重的还会出现急性胃炎。

孩子应该选择适合自己的运动

"橘生淮南"的典故我们都知道，说的是同样的橘子分别生长在淮河的南北，结果味道变得不一样，这是因为它们生长的地方不同，因此土壤、气候、水质也不一样，所以会发生一定的变化。

其实，我们的身体也一样，不同的小朋友生在不同的地方，有着不同的饮食习惯和身体素质，而且小朋友们所处的年龄阶段也不同，因此在进行体育锻炼的过程中，身体能承受多大的运动量，自己比较适合哪种运动也是有所不同的。小朋友在进行体育锻炼时，一定要遵循自身的生长发育规律来选择适合自己的运动。

6岁以下的孩子的运动要以游戏性项目为主，也可以利用各种玩具进行游戏，例如：骑童车、玩皮球等，通过这些运动就能起到锻炼身体的作用。6～10岁的孩子应该选择那些能够增强身体平衡性、灵敏性的项目，如游泳、体操等。10岁以上的孩子要进行有利于生长发育的运动，可以参加田径运动，例如：短跑、跳高等，这可以有效地训练身体的灵敏性和速度，促进机体的反射活动；另外可以扩展胸廓、促进呼吸、增强肌力和神经机能，并可提高身体的抵抗力，有助于塑造健美体型。13～14岁及以上的孩子，可以参加各种球类活动，如篮球、足球等。

另外，身体强壮的小朋友可以做一些跑步、跳高等活动，天生体质不好的小朋友，也不要因为自己的身体不好，不能和小朋友们一起跑跳而感到沮丧，可以做一些伸展运动来锻炼身体，例如：广播体操、慢步走等，用不了多久，身体的健康程度就会逐渐赶上其他小朋友。

第七章

让孩子在季节轮转中茁壮成长

第一节　春季养"生"，让孩子的身体与万物一起生长

春天让孩子的阳气生发

俗话说"一年之计在于春"。春季天气转暖，自然界的阳气开始生发，同时，人体内的阳气也开始生发，因此，父母在春天时应该注意给孩子保护阳气。

在精神上，暴怒和忧郁都会伤身，因此要保持心胸开阔、乐观向上、心境恬静的好心态。在饮食上，最好多吃些扶助阳气的食物，比如面粉、红枣、花生等辛温类食物，新鲜蔬菜如春笋、菠菜等可以补充维生素。酸性食物要少吃，油腻、生冷、黏硬食物最好不吃。体质过敏，易患花粉过敏、荨麻疹、皮肤病者，应禁食如羊肉、蟹之类易过敏的食品。那么用什么来补阳气呢？韭菜其实就是这个季节最好的选择。

《本草纲目》中记载，韭菜辛、温、无毒，有健胃、温暖作用。常常用于补肾阳虚，精关不固等。经常食用韭菜粥可助阳缓下、补中通络，适合背寒气虚、腰膝酸冷者食用。用韭菜熬粥，既暖脾胃，又可助阳。下面介绍一下韭菜粥的做法：

韭菜粥

材料：新鲜韭菜、小米。

制法：先煮熟小米粥，然后将适量韭菜切碎投入，稍煮片刻便可食用。

除了食补养阳以外，春季要保持阳气生发，就要注意时刻保暖。我们常说"春捂秋冻"，但具体怎么捂呢？

首先要把握时机。医疗气象学家发现，许多疾病的发病高峰与冷空气南下和降温持续的时间密切相关。比如感冒、消化不良，在冷空气到来之前便捷足先登。因此，捂的最佳时机，应该在气象台预报的冷空气到来之前24 ～ 48 小时。

注意这样一个温度临界点——15℃。据研究表明，对多数体弱多病而需要春捂者来说，15℃可以视为捂与不捂的临界温度。也就是说，当气温持续在15℃以上且相对稳定时，春捂就可结束了。

另外需要小心温差，当日夜温差大于8℃时，春捂就是必不可少的。春天的气温，前一天还是春风和煦，春暖花开，刹那间则可能寒流涌动，让你回味冬日的肃杀。面对"孩儿脸"似的春天，你得随天气变化给孩子加减衣服。

初春孩子免疫力下降，应多吃杀菌食物

初春，正是天气乍暖还寒的时候，气候干燥多变，孩子的免疫力会有所下降，很容易患上流感、麻疹、猩红热、肺炎等疾病。所以，此时，父母应该想办法帮助孩子提高免疫力。

春季多吃杀菌食物可提高人体免疫力，同时还能祛阴散寒。葱、姜、蒜、韭菜等温性食物具有很好的杀菌功效，葱内所含的葱辣素、大蒜中的大蒜素均有很好的杀菌作用，能杀灭多种病菌；韭菜含有丰富的蛋白质、维生素A、钙、磷等。初春多食用这些食物对提高人体免疫力有很好的作用。

此外，孩子多吃富含维生素C的食物也能提高自身免疫力，它们不但有助于维持呼吸道黏膜的完整性，构成抵御呼吸道感染的屏障，而且对冬春时节多风和气候干燥引发的鼻子出血等症状也有一定的预防作用。富含维生素C的温性食物有白萝卜、青椒、卷心菜等，孩子可多吃一点儿。

春季孩子脾弱，食韭菜可增其脾胃之气

　　春季人体肝气易偏旺，会影响脾胃的消化功能，此时需要保养阳气。韭菜性温，乃入肝经之菜，春季最宜食用，孩子常食可增益其脾胃之气。

　　韭菜中含有极丰富的蛋白质、脂肪、糖类、维生素C、胡萝卜素、钙、磷、铁以及硫化物等，不仅味美，而且还是治病的一味良药。

　　据《本草纲目》记载，韭菜有补肝肾、暖腰膝、壮阳固精之效。韭菜性温味甘，微酸、涩，有除胃热、安五脏、活血壮阳的功效。韭菜中的蒜素与硫化物具有杀菌作用，可治肠炎、痢疾等疾；维生素C有防治牙龈出血、坏血病之效；钙、磷、铁等矿物质有利于造血补血；纤维素可促进肠胃蠕动，帮助消化，有防治便秘的作用。韭菜中含有挥发性精油、硫化物、粗纤维等，有降低血脂、扩张血管的作用，可预防高脂血症、冠心病等。

　　韭菜味道辛香浓郁，可炒食、做馅、做汤、做调料或腌渍，无论是制作荤菜还是素菜，都十分提味。初春时节的韭菜品质最好，晚秋次之，夏季的最差，故有"春食则香，夏食则臭"的说法。

春季孩子适当食用野菜可健脾

　　跟随着春的脚步，人们喜爱的野菜，如荠菜、苦菜、蒲公英、槐花、榆钱儿、香椿芽等也悄悄地长出来了，可让孩子适当吃些

野菜，因为野菜入肴，不仅新鲜味美，而且营养丰富，有很好的食疗功效。

1. 荠菜

民间有"到了三月二，荠菜可以当灵丹"之说。荠菜又名清明菜、护生菜，含丰富的蛋白质、脂肪、糖、钾、钠、钙、磷、铁、锰、胡萝卜素及多种维生素，叶绿素和纤维素的含量也很丰富，荠菜含有十多种氨基酸，具有很高的营养价值。

中医学认为，荠菜味甘性温，无毒，能利肝和中，补虚健脾，益五脏，有清热解毒、止血明目的作用，故对有内热者甚宜。现代医学也证实荠菜具有止血、降低血压的作用，可治疗乳糜尿、肾炎水肿、胃炎、肠炎，也可治疗目赤肿痛、结膜炎、夜盲症等眼科疾病。

2. 苋菜

苋菜又名刺苋菜，含有丰富的铁、钙、胡萝卜素和维生素 C，对青少年的生长发育和成人的身体健康都有帮助。苋菜中没有草酸，其钙质很容易被人体吸收，而丰富的铁可以合成细胞中的血红蛋白，有造血和携带氧气的作用，被誉为"补血菜"。苋菜中含有多种氨基酸，尤其是赖氨酸，是人体所必需的，常吃苋菜对人体的健康十分有益。

中医学认为，苋菜性凉味甘，具有清热明目、通利二便、收敛消肿、解毒治痢、止血等功效，可治疗尿血、内痔出血、扁桃体炎、急性肠炎等症。但因其性寒凉，故脾虚便溏的孩子不宜食用。

3. 苦菜

苦菜又名苦苣，含有丰富的胡萝卜素、维生素 C，以及钾、钙等物质，对预防和治疗贫血病，维持孩子正常的生理活动，促进孩子生长发育和消暑保健有较好的作用。

中医学认为，苦菜性寒味苦，具有清热解毒、凉血的功效，可治疗急性细菌性痢疾、急性咽炎、阑尾炎等。但苦菜性寒，故脾胃虚寒的孩子不宜食用。

4. 马齿苋

马齿苋又名马齿菜、马苋菜、长命菜等。其味酸，性寒，具有清热解毒、利水去湿、散血消肿、杀虫杀菌、消炎止痛、止血凉血的功效，可以治疗痢疾、肠炎、肾炎、便血等病症。

⊙**育儿小贴士**

　　父母在选择野菜的时候一定要小心谨慎。一般来说，公园、绿地、人行道旁的野菜不宜食用，因为为了更好地绿化管理，园林部门都会在街头绿地喷洒农药或者除草剂，野菜上自然会残留一些有害物质。除此之外，由于野菜长在马路两旁，不可避免要遭受到生活垃圾和汽车尾气的双重污染，一旦食用这样的野菜，很容易中毒或致病。

春季菠菜多，孩子食后能增强抗病能力

春季里，正是菠菜大量上市的时候，这个时候孩子应多吃菠菜。因为菠菜的营养成分高，含有大量的蛋白质、丰富的维生素，以及碳水化合物、脂肪、粗纤维和多种矿物质。中医学认为，菠菜味甘性凉，入肠、胃经，适当使用对身体有如下益处：

（1）通肠导便、防治痔疮。

菠菜含有大量的植物粗纤维，具有促进肠道蠕动的作用，利于排便，且能促进胰腺分泌，帮助消化。对于痔疮、慢性胰腺炎、便秘、肛裂等病症有治疗作用。

（2）促进生长发育、增强抗病能力。

菠菜中所含的胡萝卜素，在人体内转变成维生素 A，能维护正

常视力和上皮细胞的健康，增加预防传染病的能力，促进儿童生长发育。

（3）保障营养、增进健康。

菠菜中含有丰富的胡萝卜素、维生素 C、钙、磷及一定量的铁、维生素 E 等有益成分，能供给人体多种营养物质。其所含铁质，对缺铁性贫血有较好的辅助治疗作用。

（4）促进人体新陈代谢。

菠菜中所含微量元素物质，能促进人体新陈代谢，增进身体健康。大量食用菠菜，可降低中风的危险。

春季让孩子食笋，营养又保健

立春以后，春笋纷纷破土而出，苗壮成长，此时为吃春笋的最佳时节，春笋肉质鲜嫩，清香醇正，营养丰富，在宴席上常作为山珍佳肴配肉类烹炒，在我国民间有"素食第一品"的美誉。

春笋营养丰富，含有充足的水分、丰富的植物蛋白、脂肪、糖类和大量的胡萝卜素，B 族维生素、维生素 C、维生素 E，以及钙、磷、铁等人体必需的营养成分，具有较高的营养价值，除此之外，春笋也有很高的医用价值。

我国历代中医常用春笋来治病保健。中医认为，春笋味甘性寒，有利九窍、通血脉、化痰涎、消食胀之功效，将春笋和粳米熬粥，或将鲜春笋煮熟切片，以麻油、盐、姜、醋拌食，对热痰喘咳有良好的辅助治疗作用，并可助小儿麻疹早透，还可治便结难通，此外，竹笋还有减肥功效。因为竹笋具有吸附脂肪、促进消化和排泄的功能，单纯性肥胖的孩子常食竹笋会大有裨益。

春日宜"省酸增甘"，蜂蜜是孩子理想的饮品

　　中医认为春日宜"省酸增甘"，以养脾气，所以春季适宜吃些甜食。孩子当然也不例外。而蜂蜜是甜食中的极品，是春日里父母为孩子准备的最佳滋补品。蜂蜜是蜜蜂将采集的植物花蜜或分泌物经过充分酿造而贮存在蜂巢内的甜性物质。它是一种甜而有黏性的透明或半透明的液体。

　　《本草纲目》说，蜂蜜入药之功有五：清热、补中、解毒、润燥、止痛。蜂蜜味甘，性平和，质地滋润，可润燥滑肠。生用性凉，清热润肺；熟用补中，缓急止痛，甘以解毒，调和百药。

　　蜂蜜中含有葡萄糖、果糖和蔗糖，还有多种人体必需的氨基酸、蛋白质、酶类、脂肪、苹果酸、维生素、铁、钙、镁等多种成分。小儿食用能促进生长发育。

　　另外，蜂蜜还有清肺解毒的功能，春季父母如果每天能给孩子服用 1 ~ 2匙蜂蜜，对其身体有很好的滋补作用，还能增强其免疫力。

多吃水果可以让孩子远离春季病

在春天多吃些水果，孩子可以吸收一些营养素，能够有效增强抵抗力，从而远离春季病。

有心脏病史的孩子应该多吃葡萄柚。葡萄柚是医学界公认的最具食疗功效的水果，其瓣膜所含天然果胶能降低体内胆固醇，预防多种心血管疾病。

肺部不太健康的孩子可以适当吃些葡萄。葡萄中所含有效成分能提高细胞新陈代谢率，帮助肺部细胞排毒。另外，葡萄还具有祛痰作用，并能缓解因吸烟引起的呼吸道发炎、痒痛等不适症状。

孩子肌肉拉伤后要多吃菠萝。因为肌肉拉伤后，组织发炎、血液循环不畅，受伤部位红肿热痛，而菠萝所含的菠萝蛋白酶成分具有消炎作用，可促进组织修复，还能加快新陈代谢、改善血液循环、快速消肿，是此时身体最需要的水果。

樱桃可缓解供氧不足。孩子容易疲劳，在多数情况下与血液中铁含量减少，供氧不足及血液循环不畅有关。吃樱桃能补充铁质，其中含量丰富的维生素 C 还能促进身体吸收铁质，防止铁质流失，并改善血液循环，帮助抵抗疲劳。

多吃柳橙，可帮孩子摆脱脚气困扰。体内缺乏维生素 B_1 的人容易受脚气困扰。这种情况下最适合选择柳橙，它富含维生素 B_1，可帮助葡萄糖新陈代谢，能有效预防和治疗脚气病。

春季要防止孩子过敏

天气好转，春暖花开，带孩子逛逛公园、游游动物园本来是件好事，可是有的孩子游玩后会出现皮肤干痒、鼻子痒、打喷嚏和流眼泪等症状，严重的甚至出现呼吸困难。其实这些症状都是由过敏引起的。

春天到处都是鲜花盛开的景象，这时也是花粉传播的盛季，这个季节的许多过敏性疾病都是因为花粉混杂在空气中，从鼻子进入体内后导致的"春季过敏症"。由于孩子体质比较弱，所以很容易被传染上。

　　过敏就是人体的免疫系统对外来物质发生过度敏感，是一种变态反应性疾病。发生过敏有两个因素：一个是孩子本身就是过敏体质；还有一个因素就是接触了过敏源。目前来说，过敏源多得数不胜数，生活中任何一件东西都可能会引发孩子过敏。但每个人的体质不同，也不是所有的过敏源都会引起孩子过敏。想要确定孩子对哪种物质过敏，只要去医院检查一下就可以知道。

　　为了防止孩子在春季里过敏，父母要做到以下几点：

1. 远离过敏源

　　对于容易过敏的孩子，一定要让他远离过敏源。家长可以做个有心人，注意观察孩子发病时其周围的环境和孩子的饮食，尽量避免让孩子再次过敏。比如孩子对花粉过敏，就不要带孩子去花草树木茂盛的地方，也不要让孩子去闻花香。

2. 补充营养

　　容易过敏的孩子更要注意补充营养。许多家长会有错误的想法，认为会过敏的小孩这个也不能吃，那个也不能吃，常常严格限制孩子的饮食，从而造成营养摄入的不均衡。事实上，均衡的营养仍是相当重要的。在饮食的照料方面，对于过敏疾病高风险的孩子，应注意下列事项：

　　（1）若家族有明显过敏倾向，母亲在怀孕期间就应注意，减少易导致过敏食物的摄入。

　　（2）对于过敏疾病有高风险的孩子，添加辅食可以适当延后，而且尽量不要吃易导致过敏的食物。

（3）已经出现过敏症状的孩子，则应避免高油、高热量或者冰冷的食物。

（4）食物中的五大营养素即脂肪、蛋白质、维生素、矿物质、糖类（碳水化合物）应均衡摄取。不能吃有壳的海鲜，但并不是所有的海鲜都不能吃，一些深海鱼类，如鳕鱼、鲑鱼等具有预防过敏疾病的功效，可适量吃一些。

3. 加强身体锻炼

加强身体锻炼，以提高孩子的免疫力。父母应该常带孩子去户外活动，增强体育锻炼，只有这样才能很好地提高孩子的免疫力。孩子体质好了，就不容易发生过敏症状。

4. 保持卫生

保持家里的环境卫生，让孩子在一个卫生的环境中成长。家里的床底下、柜子底下都有可能成为灰尘和病菌的聚集地，所以父母要常对这些地方进行清扫。如果孩子对毛绒过敏，那么就不要使用绒毛毛毯，也不要让孩子接触动物和毛绒玩具。定期用热水清洗床上用品，可以杀掉隐藏在其中的病菌。

5. 心情放松

通过自身的榜样作用适当地给孩子放松心情。孩子过敏本来是一件很难受的事，如果家长再表现出非常紧张非常担心的样子，就会加深孩子的恐惧，甚至使病情加重。因此父母应该放松心情，不要给孩子增加压力。可以和孩子玩一些游戏，做一些孩子感兴趣的事情，给他玩喜欢的玩具，把孩子的注意力从疾病上转开，让孩子以一种轻松的心情面对疾病。

父母们要随时注意孩子的健康，如果发现孩子有连续咳嗽、打喷嚏、鼻塞等症状，就要考虑是否有过敏的可能性。因此，这时不要随意给孩子服药，应尽快到医院确诊。

要想让孩子远离过敏源，父母首先要知道哪些是过敏源，以下是比较常见的几种过敏源：

1.吸入性过敏源：如花粉、尘螨、灰尘、真菌、动物皮毛、羽毛、寒冷的空气等。

2.食物性过敏源：如牛奶、鸡蛋、花生、海鲜、核果类等。

3.接触性过敏源：如化妆品、油漆、酒精等。

七种"解药"，解除孩子春困的烦恼

俗话说，春困秋乏夏打盹。睡意绵绵的状态影响了孩子的正常学习与生活，那么父母采取何种相应措施，才能解除孩子的春困烦恼呢？以下几种"解药"可消春困之烦恼：

（1）视觉刺激减春困。尽量使孩子学习和生活的地方明亮清爽，还可增添些艳丽和富有生机的饰物，以刺激视觉神经。休闲时去郊游踏青，生气勃勃的大自然会通过孩子的视觉加快机体调节，以适应春季气温上升的气候。

（2）运动刺激除春困。春日环境优美，一派生机。此时应带孩子多去室外活动，进行一些适合孩子身体和年龄的体育锻炼，可有效解除春困。

（3）听觉刺激缓春困。孩子在独自一人时最易困倦，因此春天要让孩子多交际，可让其与朋友一起谈天说地，会有很好的解困效果。经常听些曲调优美明快，有刺激振奋人心作用的音乐或歌曲，或多听一些相声、笑话，都会使人听觉兴奋而缓解困意。

（4）嗅觉刺激压春困。春困时可以通过使用风油精、清凉油、香水、花露水闻其气味而刺激神经减轻困意，最好能种养些有芳香味又可提神的时令花草，并在孩子学习间隙增加点儿劳作也可压制春困倦意。合适时还可在室内使用空气清新剂或负离子发生器，它们都有助于提神醒脑。

（5）味觉刺激去春困。春天适时多吃一些酸、甜、苦、辣的食物或调味品，日常给孩子多吃一些蔬菜、水果及豆制品，能刺激人体神经，增加食欲，并及时补充其新陈代谢趋旺所需的能量。另外，春茶味正香，适当给孩子喝些清淡的香茶也能减轻春困，还可帮助消化，增加微量营养物质，促进身体健康。

（6）温度刺激排春困。春暖乍寒，可适时洗冷水浴，提高孩子的神经系统的兴奋性，增强物质代谢和各器官系统的活动，特别是它可通过刺激全身皮肤血管的急剧收缩使血液循环加快，增加体温调节机能，并减少患感冒和其他并发症的概率。

（7）补阳刺激解春困。春季人体阳气升发，气血趋向体表，形成阳盛于外而虚于内的生理特征。此时可摄食适当的养阳之品如羊肉、狗肉、雀肉、黑枣等，使阳虚体质得以纠正，恢复人体阴阳的动态平衡，与自然界四时阴阳协调，孩子精力充沛便不会再春困。

春天让孩子"泡森林浴"可祛病抗邪

森林中树木散发出来的芳香空气具有杀菌作用。春天带孩子"泡泡森林浴"，能培养孩子身体的正气，达到祛病抗邪的目的。那么，怎样"泡森林浴"呢？

（1）散步：当我们在森林中步行时，各个关节会自动替自己"加油"，使各机能发挥它的功能，对身体的四肢及五脏六腑等都会自动协调，有韵律地活动着，尤其可以促进细胞的新陈代谢作用。

（2）做体操：在森林中行走、做体操，可以舒展筋骨和肌肉，促进孩子的骨骼发育。

（3）推拉运动：用手抓住树木的某个部位，全身随手臂的屈伸做来回运动，可用于治疗腰痛，还能使头、肩、背部得到舒展，消除疲劳。

（4）腹式呼吸：深吸一口气，在 15 ~ 20 秒内将气缓慢全部呼出，用鼻呼吸 10 ~ 20 秒，暂停呼吸 5 秒钟左右。将上述三个动作连续做 10 ~ 15 次，可以调和五脏六腑。

（5）仰天长啸：在森林中放开喉咙，昂首挺胸，仰望天空，尽情地有节律地发出吼声或呼叫声，每间隔半分钟至一分钟吼叫一声，连续 10 ~ 20 声为一次，每日一次，顿时就会精神振作、轻松愉快、心平气和、胃口大开。

（6）日光浴：森林中由于枯叶的作用，阳光疏密适中，人体能适当地受到紫外线照射且不会灼伤皮肤，从而增强人的体质。

（7）闭目养神：在森林中闭目养神，忘掉周围一切，在幽静的环境中，使大脑极度放松，可调节人的自律神经系统，对治疗神经衰弱、失眠症等，极为有效。

第二节　夏季养"长"，使孩子浑身阳气宣泄通畅

清淡是炎夏孩子养生的第一法宝

夏天烈日炎炎，拿什么来帮助孩子对抗炎热呢？下面将介绍几种清淡养生法：

（1）头脑宜清净。

盛夏高温闷热，易令人感到困倦、烦躁和不安，因此使头脑清静，神气平和是养生之首要。古医经《养生篇》中记载，夏日宜"静养勿躁"，节嗜欲、定心气，切忌脾气火暴、一蹦三跳，情绪激越而伤神害脏腑。

（2）饮食宜清淡。

炎夏暑热，少食高脂厚味、辛辣上火之物，饮食清淡可起到清热、祛暑、敛汗、补液等作用，还有助于增进食欲。新鲜蔬菜瓜果，如西红柿、黄瓜、苦瓜、冬瓜、丝瓜、西瓜之类清淡宜人，既能保证营养，又可预防中暑；菊花清茶、酸梅汤和绿豆汁、莲子粥、荷叶粥、皮蛋粥等亦可清暑热，生津开胃。

（3）居室宜清凉。

早晚室内气温低，应将门窗打开，通风换气。中午室外气温高于室内，宜将门窗紧闭，拉好窗帘。阴凉的环境，会使人心静神安。

夏季怎样给孩子补充水和维生素

夏季天气炎热，父母应注意帮助孩子补充水分和维生素，这样才能使孩子的胃口更好，身体更健康。

下面介绍夏季补水和维生素的具体方法：

（1）补水要在饭前。在饭前1小时喝1杯水，除了可以解除肠胃脱水的现象，还能促进肠胃蠕动以及胃的排空，增进食欲。

（2）补充维生素 B_1。夏天因为流汗多，容易把B族维生素冲出体外，导致食欲不振，而B族维生素中的维生素 B_1 是将食物中的碳水化合物转换成葡萄糖的"媒人"。葡萄糖提供脑部与神经系统运作所需的能量，少了它，虽然可照常吃饭，体内的能量却不足，就会表现出无精打采的现象。维生素 B_1 最丰富的来源是所有谷类，如小麦胚芽、黄豆、糙米等，肉类以猪肉含量最丰富。

（3）补充维生素 B_2。

维生素 B_2 负责转化热能，帮助身体将蛋白质、碳水化合物、脂肪释放出能量。在活动量大的夏天更需维生素 B_2 的补充。美国康乃尔大学一项研究发现，人体对B族维生素中 B_2 的需求量是随着活动量而增加的，维生素 B_2 的最佳食物来源是牛奶、乳酪等乳制品以及绿色蔬菜如花椰菜、菠菜等。

（4）补充维生素 B_3。

维生素 B_3 和维生素 B_1、维生素 B_2 一起负责碳水化合物新陈代谢并提供能量，缺乏维生素 B_3 会引起焦虑、不安、易怒，所以夏天常常觉得烦躁。富含维生素 B_3 的食物有青花鱼、鸡肉、牛奶等。

（5）补充维生素C。

暑热也会给人一种压力，而维生素C具有抗压的作用，在夏天自制苦瓜汁、芹菜汁、凤梨汁等各种果汁，既可补充水分，也可以补充丰富的维生素C。

夏日给孩子准备点儿凉茶

夏季来临，天气越来越热，一层层热浪扑面而来，在持续的高温酷暑下，孩子很难适应，大量流汗后，他们容易出现口干舌燥、胃口差、小便短赤、大便不畅、痘痘增多等症状，持续的高温还会导致人们火气上升，出现心烦、焦虑、失眠等症状。

此时，多喝凉茶可起到清热解毒、去湿生津、清火明目等消暑降火的作用。所谓凉茶，是指将药性寒凉和能消解内热的中草药煎水作饮料喝，以消除夏季人体内的暑气。夏季喝凉茶，是有效减少夏季暑热给孩子带来各种疾病的保健措施。下面介绍的几款凉茶中，总有一款适合你的孩子。

（1）西瓜皮凉茶：可将外皮绿色的那一层利用起来，洗净后切碎去渣取汁，再加入少量白糖搅拌均匀，有去暑利尿解毒之功。

（2）陈皮茶：将干橘子皮 10 克洗净，撕成小块，放入茶杯中，用开水冲入，盖上杯盖焖 10 分钟左右，然后去渣，放入少量白糖。稍凉后，放入冰箱中冰镇一下更好。

（3）薄荷凉茶：取薄荷叶、甘草各 6 克放入锅内，加 2500 克水，煮沸 5 分钟后，放入白糖搅匀，常饮能提神醒脑。

（4）橘子茶：将橘子肉和茶叶用开水冲泡，可制成橘子茶，它可防癌、抗癌和预防心血管疾病，如果将经过消毒处理的新鲜橘子皮与白糖一同冲喝，还能起到理气消胀、生津润喉、清热止咳的作用。

（5）桑菊茶：将桑叶、白菊花各 10 克，甘草 3 克放入锅中稍煮，然后去渣叶，加入少量白糖即成，可散热清肺润喉，清肝明目，对风热感冒也有一定疗效。

（6）荷叶凉茶：将半张荷叶撕成碎块，与中药滑石、白术各 10 克，甘草 6 克，放入水中，共煮 20 分钟左右，去渣取汁，放入少量白糖搅匀，冷却后饮用，可防暑降温。

（7）淡盐凉茶：开水 500 毫升冲泡绿茶 5 克，食盐 2 克，晾凉待饮，能止渴解热除烦，治头晕恶心。

（8）果汁红茶：锅中加水 750 毫升，加热至沸倒入红茶 40

克，微沸 5 分钟，离火去茶叶，晾凉后放入冰箱。饮用时在杯中倒入红茶 40 毫升，放少许柠檬汁、橘汁、白砂糖，再加冰水 150 毫升，滴入少许白兰地酒，放橘子一瓣，碎冰少许。既可去火，又很爽口。

但要注意的是，万事皆有度，而且小孩子的脾胃还很脆弱，所以父母如果选用凉茶给孩子降火的话还需小心谨慎，千万要讲求适度，不能过于频繁，甚至给孩子乱喝凉茶。

夏季孩子睡眠时盲目追求凉快对健康不利

夏季的炎热让有些人想出了一些睡眠措施，比如在室外露宿、吹穿堂风等，事实上，这些都非常不利于身体健康，尤其是对孩子。因此，在夏天，父母不能任由孩子盲目追求凉快，并应注意以下几点：

（1）夏天睡觉不要袒胸裸腹。尽管夏日天气炎热，在晚上睡觉时仍应穿着背心或薄衬衫，腹部、胸口盖条被单，以避免受寒、着凉而引起腹痛、腹泻。婴幼儿更应盖好被子。

（2）不宜在室外露宿。即使在夏季气温很高的夜晚，也不能因贪图凉快，在廊檐、室外露宿，以防蚊叮虫咬或因露水沾身而发生皮肤感染或头昏脑涨、四肢乏力。

（3）不要睡地板。有些孩子只因图一时凉爽，在水泥地或潮湿的地面上铺席而卧。这样很容易因湿气、邪寒袭身，而导致风湿性关节炎、腰酸腿痛或眼睑水肿等病症。

（4）千万别吹穿堂风。夏季，通道口、廊前虽然风凉，但是"坐卧当风"。在这样的地方睡觉，虽然凉爽，但很容易受凉、腹痛、感冒。

（5）要远离塑料凉席。夏季的夜晚，有的人图凉快，睡在塑料凉席上。这是很不健康的。因为塑料制品的透气性差，不能吸汗，水分滞留，不易蒸发，不但影响睡眠，而且危害健康。

（6）午觉不可"偷工减料"。夏季日长夜短，气温高，人体新陈代谢旺盛，消耗也大，容易感觉疲劳。而夏季让孩子午睡可使大脑和身体各系统都得到放松，也是预防中暑的措施之一。

夏季小儿暑热宜食疗

夏季，如果孩子出现暑热症状，父母可以采用适当的食疗帮助孩子缓解症状，恢复健康。下面我们为各位家长介绍几类防暑热的食疗方法，适当给你的孩子食用，一定可以令孩子免受暑热所扰。

1. 三鲜饮

材料：鲜荷叶、鲜竹叶、鲜薄荷各 30 克。

制法：上述材料加水适量，熬煮浓汤，取汤拌蜂蜜，代茶饮。

功效：具有生津止渴、清热解暑的功效。

2. 绿豆枣汤

材料：绿豆 250 克，红枣 15 克。

制法：加水适量，熬煎浓汤，煎好后加入糖少许，温服。

功效：绿豆甘凉，具有清胆养胃、解暑止渴的功效。红枣健脾益气，两者合用，适用于发热而微汗者。

3. 六味鲜汁饮

材料：西瓜汁、西红柿汁、梨汁、鲜藕汁、甘蔗汁、荸荠汁各适量。

制法：将西瓜汁、西红柿汁、梨汁、鲜藕汁、甘蔗汁、荸荠汁这六种汁混合当茶饮。

功效：适用于口渴、心烦、食欲不振及小便赤黄等症。

4. 荷叶冬瓜汤

材料：嫩荷叶 1 张（切碎），鲜冬瓜 500 克（切片）；

制法：将上述材料加水 1000 毫升，熬煮浓汤，汤成后去荷叶，加入食盐少许服用。

功效：适于治疗夏季低热、口渴心烦等病症，疗效较佳。

5. 八宝清暑粥

材料：桂圆肉 10 克，莲子肉 10 克，花生 10 克，麦冬 10 克，芡实 10 克，绿豆 10 克，蜜枣 10 个（去核），糯米 50 克。

制法：将上述材料加水适量，熬煮成粥，待凉后食用。

功效：具有醒脾健胃、清热祛暑的功效。

夏季孩子饮食应坚持做到"五宜"

一到三伏天，孩子的饮食便成了令家长们挠头的事。在炎热酷暑的夏季，孩子的胃口不好，不爱吃饭，只喜欢吃冷饮，常常闹肚子，容易上火……看起来，都是一些生活小事，一旦发生，痛苦的是孩子，担心的是家长。

那么，怎么让孩子在夏天吃好吃饱吃得又安全呢？具体而言，应做到以下"五宜"：

1. 在食品采购上，宜讲究食品卫生

夏季儿童容易发生两大类与饮食密切相关的疾病，一是胃肠道疾病，二是皮肤病。而要预防这些疾病的发生，就要控制食品的质量与种类。

采购食品，要去有冷藏条件的大商场、超市。可是，有一些家长为了图方便，常常在下班的时候，在路边或居民小区的流动摊点上，买奶制品、豆制品、熟食。在这种地方购买的食品，一方面难以保证产品是否是正规厂家出品；另一方面这些食物在温

热条件下，容易滋生各种有害细菌，易于腐败变质。熟食的运输、出售，应该在冷藏的环境下进行，而小摊点上根本没有这种条件，食物容易腐败变质。而儿童肝脏的解毒能力比大人差，如果不小心吃了这些食品，容易导致各种胃肠道疾病。

在清洗食物时，最好把蔬菜和水果多在水里浸泡几分钟，以避免蔬菜、水果表面的农药残留。不要让孩子吃没有清洗过的水果。一定要让孩子养成饭前便后洗手的习惯，以减少病从口入的机会。

2. 汤、粥最宜人

孩子是纯阳之体，夏季容易上火发热，宜多吃一些偏凉性的食物，少吃温热的食物。在主食方面，宜多给孩子做一些汤、粥，如小米粥、绿豆粥、西瓜水、绿豆汤、酸梅汤等。这些汤粥，既可以解渴，补充孩子体内损失的水分，又可清热解表，预防孩子因体内过热而发疖子、痱子等夏季皮肤病。

3. 宜选择平、凉性食品

为了保证孩子的营养均衡，可以适当给孩子吃些猪肉和鸭肉等食品，因为猪肉属于平性食品，鸭肉属于凉性食品，较适宜夏季食用。同时，还可以给孩子多吃些豆制品和冬瓜、白菜、黄瓜等蔬菜，因为蔬菜中含矿物质比较多，可以补充孩子体内矿物质的丢失。

4. 宜适量喝一些淡果汁饮料或运动饮料

夏天，在保证正常饮食的基础上，应适量给孩子喝一些淡果汁饮料或运动饮料。同时，每天的奶制品也不应该中断。这些果汁饮料，可以保证孩子的热能需要，营养均衡，从而促进孩子身体的正常生长发育。

5. 宜每顿备有一个凉拌菜

维生素C具有解毒功能，可以增强人体的抵抗力，缺乏维生素 C 会导致人体免疫力下降。夏季儿童饮食也要注意维生素 C 的补充。维生素 C 在水果、蔬菜中含量丰富，但是遇到高热及加工烹调就易流失。凉拌菜能保证蔬菜中的维生素 C 被破坏得较少。

夏日多吃苦味食物可帮孩子去火

在炎热的夏季，很多孩子会出现烦躁、焦虑、激动、失眠等症状，这也就是中医所说的"上火"。中医认为，"夏日属火，主心"，指的就是夏季天气炎热，高温影响人体内的阴阳平衡，所以人火气大，容易情绪焦躁。因此，夏季多给孩子食用一些去火的食物能达到"去火除烦"的效果。

一般来说，苦味食品是"火"的天敌，苦味食物之所以发"苦"，是因为其中含有生物碱、尿素类苦味物质，这些苦味物质可解热祛暑、消除疲劳等。

最好的苦味食物要属苦瓜，苦瓜不管是凉拌，热炒还是煲汤，只要能把苦瓜做熟且不失青色，都能达到去火的目的。除了苦瓜之外，其他苦味食物也有不错的去火功效，例如：

（1）苦菜。苦菜又名荼草、苦马菜，为菊科植物苣菜的全草。苦菜主要含有碳水化合物、B 族维生素、维生素 C 及矿物质等营养成分。中医认为，苦菜性味苦、寒，具有清热凉血、解毒的作用。李时珍在《本草纲目》一书中指出："苦菜调十二经脉，安心益气，轻身耐老，强力明目……"腌苦菜是夏日佐饭的美味佳肴，具有爽口开胃、消暑、清心除烦的作用。

（2）蒲公英。蒲公英又名婆婆丁、黄花地丁等，为菊科植物蒲公英带根的全草，全国多有分布。《本草纲目》说："地丁，江之南北颇多，他处亦有之，岭南绝无。小科布地，四散而生。茎叶花絮并如苦苣，俱小耳，嫩苗可食。"蒲公英是一种营养丰富的蔬菜，主要含有蛋白质、脂肪、胡萝卜素、核黄素及钙、磷、铁等营养成分。在食用方面，夏季多用嫩叶凉拌，也可烹调。蒲公英多吃不伤人，而且还可入药治病。中医认为，蒲公英性味甘、苦、寒，入肝、胃经，具有清热、解毒、止泻、利胆、保肝、健胃、降血压、提神、抑菌、抗癌等作用。

（3）苦笋。中医认为，苦笋味甘，性凉而不寒，具有消暑解毒、减肥健身、健胃消积等功效。苦笋是夏季餐桌上的可口菜肴。人们通常用苦笋、排骨，加上咸菜配制成苦笋煲，苦甘可口，味道鲜美，吃后令人回味无穷。

（4）芜菁。芜菁又名鸡毛菜，原产中国，是古老的蔬菜之一，全国各地都有栽培。中医认为，芜菁性平，味苦、辛、甘，入胃、肝、肾经，具有开胃下气、祛湿解毒的作用，适于治疗食积不化、消渴、热毒风肿等病症。芜菁风味佳，可以代粮，也可菜用，或盐渍加工。

（5）莴笋。莴笋又叫千金菜、莴菜。中医认为，莴笋性凉，味苦、甘，入肠、胃经，它具有通利小便、开胸利膈、顺气调中、清热止渴的作用。适于治疗小便不利、脾胃气滞、饮食不振、消渴多饮等病症。莴笋可炒、可拌，炒要用大火快炒，拌要放少许精盐稍腌后，挤去汁，再食用。

（6）仙人掌。中医认为，仙人掌性味苦寒，入心、肺、胃经，具有清热解毒、行气活血、化痰安神的作用。研究表明，仙人掌能防止动脉硬化，还可治疗糖尿病、肥胖症、肺癌等病症。

（7）野蒜。野蒜又叫大头菜子、小独蒜。它具有理气宽胸、通阳散结的作用，可治疗胸痹、心痛、干呕等。

（8）枸杞苗。枸杞苗又叫甜菜、枸杞尖。中医认为，枸杞苗全株性凉，味甘苦，具有清热除烦、滋阴明目的作用，适于治疗阴虚发热、消渴口干、手足心热以及肝肾亏虚、两目干涩、虚火牙痛等病症。

姜汤可帮孩子治夏季空调病

　　夏季天气炎热，孩子大多贪凉，常常待在空调屋里，或者一从外面回来就对着空调猛吹。无论你的孩子属于上述情况中的哪一种，都对其身体不利，而且孩子在夏季常吹空调还容易引发"空调病"。怎样给你的孩子治疗空调病呢？这里为你提供一种简单的方法，你可以给孩子熬一碗姜汤，姜汤不仅能预防"空调病"，而且对孩子因吹空调受凉而引起的一些症状有很好的治疗作用，比如：

　　（1）四肢酸痛。孩子在空调房里待久了，四肢关节和腰部最容易受风寒的侵袭，导致酸痛，症状较轻时可以煮一些浓浓的热姜汤，用热毛巾敷患处。如果症状严重，可以让他喝一些姜汤，同时可以用热姜汤给孩子洗手或者泡脚，这样就能达到散风驱寒、舒筋活血的效果，能最大限度地帮助孩子缓解疼痛。

　　（2）腹痛胃痛。炎炎夏日，一些孩子晚上睡觉都习惯了开空调。吹了一晚上的空调，第二天早晨起床后，他们经常会出现胃部和腹部疼痛，并伴有大便溏的症状，这就说明他们晚上着凉了。这个时候，作为父母的你一定要让孩子喝一点儿姜汤，帮助其驱散脾胃中的寒气。

　　（3）伤风感冒。尽管外面酷暑难耐，但是有了空调，孩子在室内可以感受到凉风习习。室内外温差如此之大，孩子很容易引起风寒感冒，出现恶寒、头疼、发热、鼻塞、流涕、咳嗽等症状，此时，给孩子喝上一碗姜汤，就能缓解其感冒症状。

⊙育儿小贴士

虽然姜汤可以帮助孩子治疗夏季空调病，但是也没有必要让孩子把姜汤当水喝，毕竟孩子年龄小不比成人，肠胃等的承受能力有限。此外，父母们要注意一点儿，即姜汤不可过淡也不宜太浓，如果孩子受不了姜汤的味道，可适当在姜汤中加些红糖，因为红糖有补中缓肝、活血化瘀的作用，对孩子的身体有益。

夏热多渴，孩子饮水过多恐患"水中毒"

夏天天气比较炎热，活泼好动的孩子很容易会流汗。有一些父母觉得自己的孩子因为流了不少汗，所以体内的水分流失了，因此给孩子大量喝水。孩子不愿意喝，也要强迫孩子喝。

其实，给孩子饮用太多的水很可能导致孩子"水中毒"。水中毒是指体内水分潴留过多导致细胞内水含量过多引起细胞功能紊乱，同时引起体内电解质紊乱。过量饮用水会导致人体盐分过度流失，一些水分会被吸收到组织细胞内，使细胞水肿。水中毒开始会出现头昏眼花、虚弱无力、心跳加快等症状，严重时甚至会出现痉挛、意识障碍和昏迷，如不及时治疗就会造成脑组织损伤，甚至是死亡。

因此，在炎炎夏日孩子流汗后，不要任由孩子贪一时之快而大量饮水，也不要因为担心孩子缺水而强迫孩子过量饮水，应该把握好尺度。

夏季清淡饮食并不是不吃荤腥

夏季天气闷热，不少父母认为应该"清淡"饮食，天天让孩子以青菜瓜果为食。有的父母考虑到孩子的健康问题，也大多给孩子吃蔬菜瓜果，至于肉食类和主食则常常忽略。长此以往，不仅孩子的免疫力会有所下降，严重的还会导致孩子出现贫血现象。

中医认为，清淡饮食并不是不吃荤腥。相反，夏季气温高，人体代谢速度加快，蛋白质消耗量大增，加之天气炎热使人体胃肠道活力变差，易使人食欲不振，食物摄入减少，人体对碳水化合物、矿物质、蛋白质等多种基本营养的需求反而增加，若只注重蔬菜水果，不及时补充蛋白质，将对人体内分泌系统、消化系统、免疫系统等产生不利影响，导致体质下降。

另外，利用三餐水果帮助孩子减肥也是错误的。水果中的非血红素铁很难被孩子吸收，要是孩子长期以水果作为正餐，会导致蛋白质和铁摄入不足，并且由于大多水果中含糖量高，所以不仅无法达到减肥的目的，反而还容易使其体重反弹或增加。

夏季孩子吃水果要分体质

夏季，各种水果相继上市。水果不仅含有丰富的维生素、水分以及矿物质，而且果糖、果胶的含量明显优于其他食品。这些营养成分，对人体健康无疑是有益的。

食物有属性，即所谓"四气"，是指食物进入人体内会产生"寒、热、温、凉"的作用。根据划分，介于四者之间，既不温不热，又不寒不凉，则归属于"平"性。水果作为食物中的一类，当然也有属于其自身的"四气"。那么，我们在给孩子选择水果的时候，应该遵循哪些原则呢？

一直以来，中医都强调均衡，阴阳调和。对于虚寒体质的孩子来说，其基础代谢率低，体内产热量少，四肢即便在夏季也是冷的。但是，由于他们的副交感神经兴奋性高，所以，面色较常人白。他们很少口渴，也不喜欢接触凉的东西，包括进空调屋。体质偏寒的孩子，在吃水果时，自然要择食温热性的，这类水果包括荔枝、龙眼、石榴、樱桃、椰子、莲子、杏等。相反，对实热体质的孩子来说，其代谢旺盛，产热多，交感神经占优势，容易发热，经常脸色红赤，口渴舌燥，喜欢吃冷饮，易烦躁，常便秘。按照上面的原则，这样的孩子要多吃寒凉性的食物，如香瓜、西瓜、水梨、香蕉、猕猴桃、杧果、莲藕、西红柿、柿子、荸荠、甜瓜、黄瓜、柚子等。

平和类的水果有葡萄、菠萝、木瓜、苹果、椰肉、梨、橙、西瓜皮、杧果、橄榄、白果、李子等，不同体质的孩子均可食用。可见，在给孩子选择水果的时候一定要先弄清楚自己的孩子属于哪种体质。

⊙**育儿小贴士**

父母平时在给孩子吃水果时，应该注意以下几点：

1.吃水果前要让孩子将手洗干净，否则不讲卫生就容易使其"病从口入"。

2.不能用菜刀给孩子削水果，那样会使孩子感染寄生虫病。

3.吃水果的时间应该是在饭后2小时后或者饭前1小时前。

4.吃完水果，父母一定要监督孩子漱口，否则很容易使得孩子生龋齿。

饮食不洁，小心寄生虫

夏季，很多家庭喜欢吃一些凉拌食品，但一定要注意卫生，否则，食物上未死的寄生虫会随同食物进入体内，将对人体造成危害，给孩子吃的凉拌食品更应注意其卫生。一般情况下，寄生在人体内的一些成虫吃药后就可驱除，但寄生虫的幼虫一旦进入人体的脑、肝、肺或心脏等处，则很难治疗。

1.猪肉与绦虫病

猪肉是人们最常食用的肉类，不过有一些猪肉中含有囊虫（绦虫的幼虫），如果囊虫被人吃进肚子里，就会使人患上绦虫病。囊虫若在脑、眼、心脏等处寄生，危害就会很大，治疗也较为困难。所以绦虫病患者必须及时治疗，否则会患上囊虫病。

2.淡水鱼虾与华支睾吸虫业病

有些民间说法并不科学，如"生吃螃蟹活吃虾"就是不正确的。这主要是因为淡水鱼虾中有华支睾吸虫的囊蚴寄生，可使人得华支睾吸虫病，也叫肝吸虫病，其症状表现如同肝炎。所以淡水鱼虾一定要做熟了吃，像生鱼片之类的生吃法并不科学。

3.螺肉生吃不科学

一些螺体内有寄生虫存在，由于寄生虫所处的生长阶段不同，对人体的危害也有所不同。玛瑙螺不宜生食，生吃可使人患头痛、恶心、呕吐、发热、间歇性嗜睡或昏睡；有些患者还会出现头、躯干、四肢等部位的知觉异常，如伴有烧灼、麻木等；还有些患者会出现视力障碍，严重的甚至会造成失明。

4. 青蛙和曼氏迭宫绦虫

青蛙是益虫，原本就不该食用。更何况，青蛙也是吃不得的，这是因为青蛙是曼氏迭宫绦虫的中间宿主，吃青蛙时，如果曼氏迭宫绦虫的幼虫顺势进入人体，就可能使得人体组织遭到破坏，出现失明、昏迷、皮肤瘙痒等症状，严重的也可能会造成瘫痪。

夏季儿童发热的饮食五忌

夏季，孩子发热了，父母一定要注意其饮食，主要有"五忌"：

（1）忌食冷饮。夏季小儿发热，体温增高，常有口渴喜冷饮的症状，特别喜欢吃冰淇淋、雪糕、棒冰、冰冻果汁、冰冻汽水等冷饮食品。但是，食用这类冷饮后，容易使小儿食欲不振，消化不良，导致营养不良的病症。

（2）忌食油腻食物。小儿发热后消化不良，宜食清淡易消化的食物，忌食油腻食物，如油炸糕、炸猪排、油煎馒头、奶油蛋糕、肥腻的猪肉、羊肉、带油的鸡汤、鸭汤及用油煎油炸的各类食物。在炒蔬菜时也不宜放油太多。油腻食物会妨碍小儿的消化功能，常可引起食欲减退、腹泻等消化道症状。

（3）忌食过甜食物。过甜食物不仅会引起胃肠湿热而影响食欲，而且还会引起腹胀导致消化不良，疾病不易痊愈。这类食物包括各种甜饮料、冰淇淋、果汁、水果罐头、蜂蜜、水果糖、巧克力等。另外，在喝牛奶时应尽量少放糖，以免引起腹胀，影响消化。

（4）忌食助阳及热性食物。夏季小儿发热，多为阴虚之体，一方面忌食升阳助火之品，食物宜选择性味甘寒之物；另一方面忌食猪头肉、公鸡、鲤鱼、狗肉、羊肉、龙眼、荔枝、栗子、橘子等，因为这类食物性热，食用以后可加重发热。

（5）忌食油炸或刺激性食物。小儿发热后应限制脂肪和盐的摄入量，忌食油炸或刺激性食物，以免增加烦渴和多饮多尿。

夏天酷热，孩子要运动更要健康

酷热的夏日，孩子在运动后为了"舒服"各有高招，但有些做法却是过激的，会对身体造成损害。只有合理运动，才能保证健康。

1. 运动时不宜过多暴露皮肤

赤膊或露背只能在皮肤温度高于环境温度时，才能通过增加皮肤的辐射、传导散热起到降温的作用。而酷暑之日，最高气温一般都接近或超过37℃，皮肤不但不能散热，反而会从外界环境中吸收热量，因而夏季赤膊或露背会感觉更热。而且，在太阳下露背进行活动，强烈的紫外线直接照射在皮肤上，还会引起皮肤疾病。

2. 运动后不宜过快降温

运动后大汗淋漓，急忙到风扇前揭开衣服猛吹，或在过冷的空调下直吹，以及拧开水龙头，让冷水直冲身体，这种"快速降温"的方法常常只会令人快活一时，却会难受好几天。因为运动后毛孔处于扩大状态，经过突然的冷刺激，毛孔迅速缩小。这对身体极其不利，容易受寒邪的侵扰，甚至引起各种疾病。

3. 运动中喝水不宜过猛

如果喝水过猛，会引起胃部肌肉痉挛、腹痛等症状，应该在剧烈运动后间隔几分钟再适当补充水分。

4. 运动后不宜补充纯水

纯水中几乎不含人体出汗排出的盐分及矿物质等，而孩子在高温下进行剧烈运动时，身体大量出汗，会造成机体里水分和盐分丢失。若大量饮水而没有及时补充盐分，血液中的氯化钠浓度就会降低，肌肉兴奋性增高，易引起肌肉痉挛和疼痛。因此在训练前，应补充足够的水分和盐分；在运动时注意全身各肌肉群交替进行活动，避免只运动局部肢体，使局部肢体负荷过重。

第三节　秋季养"收"，孩子应处处收敛不外泄

孩子多喝蜂蜜少吃姜，"多事之秋"不担忧

干燥是秋天最主要的气候特点，空气中缺少水分，人体同样缺少水分。为了适应秋天这种干燥的特点，父母就必须经常给孩子的身体"补液"，以缓解干燥气候对于孩子身体的伤害。多给孩子喝水是对付"秋燥"的一种必要手段。但对付秋燥不能只让孩子喝白开水，最佳饮水良方是："朝盐水，晚蜜汤。"这是因为，喝白开水，水易流失，若在白开水中加入少许食盐，就能有效减少水分流失。白天喝点儿盐水，晚上则喝点儿蜜水，这既是补充人体水分的好方法，也是秋季养生的饮食良方，同时还可以防止因秋燥而引起的便秘，可谓一举三得。

蜂蜜所含的营养成分特别丰富，主要成分是葡萄糖和果糖，两者的含量达70%，此外，还含有蛋白质、氨基酸、维生素等。蜂蜜具有强健体魄、提高智力、增加血红蛋白、改善心肌等作用。蜂蜜对神经衰弱、肺病等，均有疗效。在秋天经常服用蜂蜜，不仅有利于这些疾病的康复，而且还可以防止秋燥对于人体的伤害，起到润肺、养肺的作用，从而使孩子更为健康。

秋燥时节，最好不要给孩子吃辛辣烧烤之类的食品，这些食品包括辣椒、花椒、桂皮、生姜、葱及酒等，特别是生姜。这些食品属于热性，在烹饪中又会失去不少水分，食后容易上火，加重秋燥对孩子身体的危害。当然，将少量的葱、姜、辣椒作为调味品，问题并不大，但不要常吃、多吃。比如生姜，它含挥发油，

可加速血液循环；其所含姜辣素，具有刺激胃液分泌、兴奋肠道、促进消化的功能；生姜还含有姜酚，可减少胆结石的发生。可见它既有利亦有弊，不可多吃，尤其是在秋天最好少吃，因为秋天气候干燥、燥气伤肺，若再吃辛辣的生姜，更容易伤害肺部，加剧人体失水、干燥。古代医书有记载："一年之内，秋不食姜；一日之内，夜不食姜。"

当秋天来临之际，父母最好让孩子"晨饮淡盐水，晚喝蜂蜜水，拒食生姜"，如此便可让孩子安然度过"多事之秋"。

枇杷生津、润肺，让孩子不再咳

枇杷，又称腊兄、金丸等，因外形似琵琶而得名。

中医学认为，枇杷性甘、酸、凉，具有润肺、化痰、止咳等功效。《本草纲目》中说：枇杷"止渴下气，利肺气，止吐逆，主上焦热，润五脏"。"枇杷叶，治肺胃之病，大都取其下气之功耳，气下则火降，而逆者不逆，呕者不呕，渴者不渴，咳者不咳矣"。

此外，枇杷中所含的有机酸能刺激消化腺分泌，对增进食欲、帮助消化吸收、止渴解暑有很好的疗效；枇杷中含有苦杏仁苷，能够润肺止咳、祛痰，治疗各种咳嗽；枇杷果实及叶有抑制流感病毒作用，常吃可以预防四时感冒；枇杷叶可晾干制成茶叶，有泄热下气、和胃降逆的功效，为止呕的良品，可治疗各种呕吐呃逆。

需要注意的是：脾虚泄泻的孩子忌食；枇杷含糖量高，患有糖尿病的孩子也要忌食。另外，枇杷仁有毒，不可给孩子食用。

下面为大家介绍两道枇杷食疗方，以供参考：

1. 枇杷冻

材料：枇杷 500 克，琼脂 10 克，白糖 150 克。

做法：

（1）将琼脂用水泡软；将枇杷洗净，去皮，一剖为二，去核。

（2）锅置火上，放入适量清水、糖和琼脂，熬成汁；将枇杷放入碗中，倒入琼脂汁，晾凉，放入冰箱内冷冻即成。

功效：可增进食欲，帮助消化，还能提高视力，保持皮肤健康。

2. 秋梨枇杷膏

材料：雪梨6个，枇杷叶5片，蜜糖5汤匙，南杏10粒，蜜枣2颗，砂纸1张。

做法：

（1）先将5个雪梨切去1/5做盖，再把梨肉和梨心挖去。

（2）把枇杷叶、南杏和蜜枣洗净，放进梨内。

（3）余下的1个梨削皮、去心、切小块，将所有梨肉和蜜糖拌匀，分放入每个雪梨内，盖上雪梨盖，放在炖盅里，封上砂纸，以小火炖2小时即成。

功效：生津润肺、止咳化痰。

让孩子食玉米好处多

现代研究证实，玉米中含有丰富的不饱和脂肪酸，尤其是亚油酸的含量高达60%以上，它和玉米胚芽中的维生素E协同作用，可降低血液胆固醇浓度并防止其沉积于血管壁。因此，玉米对冠心病、动脉粥样硬化、高脂血症及高血压等都有一定的预防和治疗作用。维生素E还可促进人体细胞分裂，延缓衰老。玉米中还含有一种长寿因子——谷胱甘肽，它在硒的参与下，生成谷胱甘肽氧化酶，具有恢复青春，延缓衰老的功能。玉米中含的硒和镁有防癌抗癌作用，硒能加速体内过氧化物的分解，使恶性肿瘤得不到分子氧的供应而受到抑制。镁一方面能抑制癌细胞的发展，另一方面能促使体内废物排出体外，这对防癌也有重要意义，并且其含有的谷氨酸有一定健脑功能。

金秋时节，正值嫩玉米上市时，每天让孩子啃一个玉米最为理想。在秋季日常饮食中，可用玉米面熬粥，每日让孩子喝上一小碗即可。

⊙育儿小贴士

一般在煮粥时不需要加碱，但是煮玉米面粥的时候不同，应该加一点点纯碱或者小苏打，这样可以使其中的B族维生素中的结合型 B_5 更有利于人体的吸收。

美味冬瓜秋日熟，浑身是宝多品食

夏秋暑热之际，正是吃冬瓜的好时候。冬瓜性凉，味甘淡，肉质柔软，有独特的清凉感，是最受小朋友喜爱的瓜类之一。民间常用冬瓜煨汤，是最好的消暑妙品；鲜冬瓜绞汁或捣汁饮用，更可消暑解热；秋天用以配合肉类、冬菇煨汤，特别受小朋友的喜爱，还有消除烦闷的功效。

此外，冬瓜有很高的营养价值，全身都是宝，其肉、皮、子、瓤皆可入药：肉、瓤有利尿、清热、化痰、解渴之作用，还能治疗水肿、胀满、痰喘、痈疽等症；连瓜皮煮汤服用，有清热解暑之功效；冬瓜肉可止痰润喉、清热解毒；痔疮肿痛时，用冬瓜煎汤熏洗，可消炎止痛；患慢性肾炎者，可常吃鲤鱼冬瓜汤；冬瓜子、冬瓜皮，皆是中药，常与其他药物配伍入药，用于利尿、消肿等。

父母是孩子更好的医生

下面介绍两道冬瓜汤：

1.鲤鱼冬瓜汤

材料：鲤鱼1尾（500克以上），冬瓜500克，葱白50克，盐适量。

制法：鲤鱼剖腹去肠、杂物、腮；冬瓜洗净，切块，葱白切段，加适量水炖煮，加适量盐提味，每日1次。

功效：补中益气，利尿消肿。

2.红豆冬瓜汤

材料：红豆30克，冬瓜皮30克，白糖适量。

制法：将红豆洗净，浸泡一夜，煮汤，加入冬瓜皮煮至豆烂，调入白糖即可。

功效：清热利尿、解毒消肿。

板栗迎秋熟，孩子食后可健肾、补脾

板栗有很高的药用价值，能供给人体较多的热能，并帮助脂肪代谢，保证机体基本营养物质的供应，有益气补脾、健胃厚肠之功效。《本草纲目》中指出："栗治肾虚，腰腿无力，能通肾益气，厚肠胃也。"食板栗可以益气血、养胃、补肾、健肝脾；生食还有治疗腰腿酸疼、舒筋活络的功效。栗子所含高淀粉质可提供高热量，而钾有助维持正常心跳规律，纤维素则能强化肠道，保持排泄系统正常运作。

由于栗子富含柔软的膳食纤维，糖尿病患者也可适量品尝。但栗子生吃难消化，熟食又易滞气，所以，一次不宜多食。最好在两餐之间把栗子当成零食，或做在饭菜里吃，而不是饭后大量吃，以免摄入过多的热量，不利于保持体重。新鲜栗子容易发霉变质，吃了发霉的栗子会引起中毒，所以，变质的栗子不能吃。

中医学认为，栗性甘温，无毒，有健脾、补肝、壮骨的医疗作用，经常生食可治腰腿无力；果壳和树皮有收敛作用；鲜叶外用可治皮肤炎症；花能治疗瘰疬和腹泻，根治疝气。民间验方多用栗子，每日早晚各生食一至二枚，用治老年肾亏，小便弱频；生栗捣烂如泥，敷于患处，可治跌打损伤，筋骨肿痛，而且有止痛止血，吸收脓毒的作用。

此外，板栗含有大量淀粉、蛋白质、脂肪、B族维生素等多种营养素，素有"干果之王"的美称，能防治高血压病、冠心病、动脉硬化、骨质疏松等疾病。常吃板栗对日久难愈的小儿口舌生疮和成人口腔溃疡也颇为有益。

初秋吃萝卜能去盛夏孩子心中的火

中医认为萝卜有消食、化痰定喘、清热顺气、消肿散淤之功能。大多数幼儿感冒时出现喉干咽痛、反复咳嗽、有痰难吐等上呼吸道感染症状，多吃点儿爽脆可口、鲜嫩的萝卜，不仅开胃、助消化，还能滋养咽喉、化痰顺气，有效预防感冒。

萝卜有很高的营养价值，含有丰富的碳水化合物和多种维生素，其中维生素C的含量比梨高 8 ~ 10 倍。萝卜不含草酸，不仅不会与食物中的钙结合，而且更有利于钙的吸收。近来有研究表明，萝卜所含的纤维木质素有较强的抗癌作用，生吃效果更好。幼儿怕辣，最好为他们选择色绿、水分多、辣味轻、甜味重的萝卜。

初秋吃萝卜能祛除盛夏时积存在心中的火，

下面，我们就为各位家长介绍几道以萝卜为主的食疗方：

1. 白萝卜煲羊腩汤

材料：白萝卜 1 个，羊腩 500 克，生姜 3 片，食盐少许。

制法：

（1）选优质大白萝卜 1 个，与生姜分别用清水洗干净，分别去皮。白萝卜切成块状，生姜切三片，备用。

（2）羊腩用清水洗干净，切成块状备用。瓦煲内加入适量清水，先用猛火煲至水开，然后放入以上全部材料，改用中火继续煲3小时左右，加入少许食盐调味，即可食用。

功效：本方具有补中益气，健脾消积食等功效，也可预防皮肤干燥、皲裂、生冻疮等。

2. 萝卜煲鲍鱼

材料：鲜萝卜300克（去皮）、鲍鱼25克。

制法：煮汤服食。隔日一次，6～7次为一个疗程。

功效：滋阴清热、宽中止渴。

3. 萝卜饼

材料：白萝卜250克，瘦猪肉100克，生姜、葱白、精盐、菜油各适量，面粉250克。

制法：将萝卜丝用菜油炒至五成熟与肉丝等调料拌匀成馅，将面团加馅制成饼，放油锅烙熟，作主食，可长期服用。

功效：主治痰湿中阻之眩晕头痛、呕吐、咳喘、食后腹胀等症。

秋日葡萄熟，多食可排出孩子体内毒素

葡萄是一种营养价值较高的水果，被科学家誉为"植物奶"。其味甘、酸、性平，具有补气血、强筋骨、利小便等功效，可用于气血虚弱、肺虚咳嗽、心悸、盗汗、风湿骨痛、小便不利等。身体虚弱、营养不良的孩子，多吃些葡萄或葡萄干，有助于恢复健康，因为葡萄含有蛋白质、氨基酸、卵磷脂、维生素及矿物质等多种营养成分，特别是糖分的含量很高，10%～25%，而且主要是葡萄糖，容易被人体直接吸收。葡萄中含较多酒石酸，更有帮助消化的作用，适当多吃些葡萄能健脾和胃，对身体大有好处。

葡萄汁对体弱的孩子有辅助疗效，在那些种植葡萄和吃葡萄多的地方，癌症发病率也明显减少。葡萄是水果中含复合铁元素最多的水果，是贫血患者的营养食品。常食葡萄对神经衰弱者和过度疲劳者均有益处。葡萄制干后，糖和铁的含量均相对增加，是儿童和体虚贫血者的滋补佳品。

此外，秋季让孩子多吃葡萄也可助其排毒。葡萄能促进肠内黏液组成，帮助肝、肠、胃、肾清除体内的垃圾。唯一的缺点是其热量有点儿高，40 粒葡萄相当于两个苹果的热量。所以，父母在给孩子吃葡萄时，也应该考虑到量的问题，千万不可任由孩子随便吃。

秋季为孩子滋阴润燥，麦冬、百合少不了

由于夏天出汗过多，体液损耗较大，身体各组织都会感觉缺水，人在秋季就容易出现口干舌燥、便秘、皮肤干燥等病症，也就是我们常说的"秋燥"。如果你的孩子也深受"秋燥"之苦，身为父母的你该怎么做呢？

《本草纲目》里说，麦冬可以养阴生津、润肺清心，适用于肺燥干咳、津伤口渴、心烦失眠、内热消渴及肠燥便秘等。而百合入肺经，补肺阴，清肺热，润肺燥，对"肺脏热，烦闷咳嗽"有效。所以，要防止秋燥，用麦冬和百合最适宜。

下面各介绍一道用麦冬和百合来滋阴润燥的食疗方，以供参考。

1. 西洋参麦冬茶

秋季需要护气，尤其是肺气和心气，如平时应尽量少说话。不过，那样也只能减少气的消耗，而真正需要的是补气，补气佳品非西洋参麦冬茶莫属。

材料：西洋参 10 克，麦冬 10 克。

制法：泡水，代茶饮，每天 1 次。

2. 蜜蒸百合

秋天多风少雨，气候干燥，皮肤更需要保养，多食百合有滋补、养颜、护肤的作用。但百合因甘寒质润，凡风寒咳嗽、大便稀溏、脾胃虚弱者忌用。关于具体的吃法，《本草纲目》中记载了这样一个润肺的方子。

材料：百合 200 克，蜂蜜适量。

制法：用新百合加蜜蒸软，时时含一片吞津。

秋燥时，怎么防止孩子上火

北方秋季气候比较干燥，使得孩子很容易上火。上火是人体各器官不协调造成的，上火的症状主要表现为心跳加快、全身燥热、口唇干裂、心绪不宁、口内生疮、咽喉肿痛等。上火期间，不宜吃辛辣食物熬夜，应注意保持口腔卫生，经常漱口，多喝水。如果上火症状比较明显，一周以上还没有好转，需及时到医院就诊。

牛奶能解热毒、去肝火。中医认为牛奶性微寒，可以通过滋阴、解热毒来发挥去火功效。牛奶中含有多达 70% 左右的水分，还能补充人体因大量出汗而损失的水分。

除此之外，常见的去火食物还有西瓜、草莓、大豆、苦瓜等。西瓜性凉，含有丰富的钾盐，能弥补大量流汗造成的体内钾盐缺乏；草莓不但好吃，还有药用价值，中医认为它有去火功效，能清暑、解热、除烦；大豆除了可以滋阴外，还能补充因为高温而大量消耗的蛋白质。

为避免孩子上火，父母须让孩子拥有并保持科学的生活规律，按时作息、定时定量进餐；保持平和的心态，避免情绪受到刺激。多吃清火食物，如新鲜绿叶蔬菜、黄瓜、绿茶都有良好的清火作用，而胡萝卜对补充人体的 B 族维生素，避免口唇干裂也有很好的疗效。

秋季干燥，要防止静电伤了孩子身

在气候干燥的秋季，我们常常会碰到这种现象：晚上脱衣服睡觉时，黑暗中常听到噼啪的声响，而且伴有蓝光；见面握手时，手指刚一接触到对方，会突然感到指尖针刺般疼痛；早上起来梳头时，头发经常会"飘"起来，越理越乱……这就是人体的静电对外放电的结果。

人体活动时，皮肤与衣服之间、衣服与衣服之间互相摩擦，便会产生静电。

为了防止静电的发生并干扰孩子，室内要保持一定的湿度，要勤拖地、勤洒水或用加湿器加湿；要给孩子勤洗澡、勤换衣服，以消除人体表面积聚的静电荷。发现头发无法梳理时，将梳子浸入水中片刻，等静电消除之后，便可以将头发梳理服帖了。脱衣服之后，可用手轻轻摸一下墙壁，摸门把手或水龙头之前也要用手摸一下墙，将体内静电"放"出去，这样静电就不会伤害你的孩子了。

此外，父母应为孩子选择柔软、光滑的棉纺织或丝织内衣、内裤，尽量不要让孩子穿化纤类衣物。

别让"秋老虎"伤了孩子

进入秋季以后，雨水逐渐减少，空气湿度降至人们生活所需限度（相对湿度70%）以下。因而，天气干燥，草木渐枯。秋燥伤津，伤津而见燥症。燥是秋季的主气，属阳邪，其引起的疾病有温燥（初秋）和凉燥（深秋）。初秋，仍有夏的高温。加上天晴少雨，气候干燥，此时感染的燥邪为温燥，主要伤阴，即损害人体的津液，症状是皮肤干燥、眼干裂、舌红少津、毛发干枯、小便赤黄、大便干结、口鼻咽干、胸痛干咳、少痰、痰中带血丝，甚至发热至高热。秋燥所致咳嗽时间较长，难以治愈，使人生畏。所以，人们把秋季的温燥称为"秋老虎"。

那么，父母怎么预防"秋老虎"伤害自己的孩子，在饮食方面又该注意哪些方面呢？

第一，宜多饮水。每天让孩子至少饮水1000毫升；常喝稀饭、淡茶、菜汤、豆浆、果汁等。

第二，宜多吃水果。每天吃1～2个梨（雪梨或沙梨）、西瓜、蕉类、山竹等凉性水果。

第三，宜常吃些清热、生津、养阴的食物。如萝卜、茅根、马蹄、西红柿、豆腐、菱角、莲藕、蜂蜜及新鲜时令水果和蔬菜、瘦精肉、木耳、老鸭肉、鳖肉、青鱼、鲳鱼、黄花鱼、鲍鱼、鳗鱼、银耳、百合、紫菜、莲子、芡实、核桃、乌梅、芝麻等。

⊙**育儿小贴士**

秋冬之交，天气渐凉，孩子的内分泌系统也会受到不同程度的影响，使热能消耗得更快。在这样的环境下，不妨让孩子吃些有营养的甜品补充能量，而红豆正是较好的选择之一。

红豆中富含蛋白质、脂肪、糖类、B族维生素、铁、磷、钾等营养成分，纤维素含量也相当丰富，能有效刺激肠胃蠕动，除了利尿之外，还有预防便秘、排便顺畅的作用。

所以，在秋冬之时，经常喝红豆汤对身体大有裨益。如果在烹煮过程中，添加有活血作用的红糖，或是能促进血液循环功能的生姜，则能达到更好的效果。

此外，需要注意的是，虽然红豆中铁的含量相当丰富，具有很好的补血功能，是非常适合孩子的食物，但最好不要与汤圆等甜食混合吃，否则会导致热量过高。

孩子"秋冻"要适当，千万别冻坏身体

老百姓常说"春捂秋冻"，意思是说春天棉衣要晚脱一段时间，以免受凉生病；秋天则相反，厚衣服要晚些穿，多经受寒冷的刺激，从而增强机体抵抗力。不过，对于孩子来说、不同部位应区别对待，一味地秋冻则会把身体冻坏。

有4个部位一定要注意保暖。第一个是腹部，上腹受凉容易引起胃部不适，甚至疼痛，特别是有胃病史的孩子更要加以注意；下腹受凉对女孩子伤害大，容易诱发痛经和月经不调等，经期的女孩子尤其要加以重视。另外秋季最好不要让女孩子穿露肚皮的时装；第二个是脚部，脚是人体各部位中离心脏最远的地方，血液流经的路程最长，而脚部又汇集了全身的经脉，所以人们常说"脚冷，则冷全身"。全身若受寒，机体抵抗力就会下降，病邪就有可能乘虚而入；第三个是颈部，这个部位受凉，向下容易引起肺部症状的感冒；向上则会导致颈部血管收缩，不利于脑部供血；第四个是肩部，肩关节及其周围组织相对比较脆弱，容易受伤。

另外，要领悟"秋冻"内涵。对于"秋冻"的理解，不应只局限于未寒不忙添衣，还应从广义上去理解，诸如运动锻炼，也

要讲求耐寒锻炼，增强机体适应寒冷气候的能力。不同年龄可选择不同的锻炼项目。无论何种活动，都应注意一个冻字，切勿搞得大汗淋漓，当周身微热，尚未出汗，即可停止，以保证阴精的内敛，不使阳气外耗。

秋季按摩可防冻疮

虽然冻疮常常发生在冬季，但其防治应从秋末开始。

中医认为，冻疮虽然病在皮肤上，其实多为体内阳气不足，外寒侵袭，阳气不伸，寒凝血淤而致。因此，在治疗上常采用温经散寒、活血化瘀、消肿止痛的方法。

而预防冻疮，进行局部按摩是最好的方法：

首先，进行手按摩，具体方法是两手合掌，反复搓到发热，然后左手紧握右手手背用力摩擦一下，接着右手紧握左手手背摩擦一下，这样反复摩擦 15 ~ 20 次。

其次，进行脚心按摩，具体方法为：坐床上，屈膝，脚心相对，左手按右脚心，右手按左脚心，两手同时用力，反复按摩 15 ~ 20 次。

再次，进行腿按摩，具体方法为：坐在床上，腿伸直，两手紧抱左大腿根，用力向下擦到足踝，然后擦右大腿根，一下一上为 1 次，共擦 15 ~ 20 次。

最后，进行臂按摩，具体方法为右手掌紧按左手臂里边，然后用力沿内侧向上擦到肩膀，再翻过肩膀，由臂外侧向下擦至左手手背，连续做完为 1 次，共做 15 ~ 20 次。右手做法与左手相同。

如果孩子有了轻度冻疮，可以用辣椒、柑橘、柚子皮煎水，浸洗伤处。冻疮较为严重时，要及时治疗，防止溃疡及感染。

第四节　冬天养"藏"，正是补养孩子身体的好时节

冬季给孩子进补应讲原则

俗话说"今年冬令进补，明年三春打虎"，这是在强调冬季进补对健康的益处，而传统中医也认为冬季进补有助于体内阳气的发生，能为下一年开春直至全年的身体健康打下基础，但是冬季进补也是要讲原则的，如果胡乱进补，不但不能强身健体，还会损害健康。

（1）不要随意服用补品。一个孩子如果身体很好，对寒冷有良好的适应能力，在冬季就不要刻意进补，过多进补不但对健康无益，反而会产生一系列副作用。

（2）平素胃肠虚弱的孩子，在进补时应特别注意。药物入胃全靠胃肠的消化吸收，只有胃肠功能正常，才能发挥补药的应有作用。对于这类孩子，可先服用些党参、白术、茯苓、陈皮之类调理胃肠的药物，使胃肠功能正常，再由少至多地进服补药，这样机体才能较好地消化吸收。

（3）在孩子感冒或患有其他急性病期间，应停服补品。尤其是有些体质虚弱的孩子，应该等急性病治愈后再继续进补，否则会使病症迁延难愈。

（4）在给孩子滋补的同时，父母应鼓励孩子参加适当的体育运动，这样可以促进孩子身体的新陈代谢，加快全身血液循环，增强胃肠道对滋补品的消化吸收，使补药中的有效成分能够被机体很好地吸收。

药食同源，孩子冬季养生最便宜的"药"

父母在给孩子选择补品的时候往往存在一个误区，即认为越贵重的补品越好，其实不然，补品的价值和价格根本就不成正比。俗语说："药症相符，大黄亦补；药不对症，参茸亦毒。"因此，药无贵贱，对症即可。

对于一般无病而体弱的青少年来说，冬补应以"食补"为主。如果其患有慢性病，则需食补加药补。有许多食品为"药食两兼"之品，因此食补和药补并无严格区别，关键在于合理调配，对症施补。下面介绍的这些食疗品并不贵重，但只要合理搭配，对症进补，就能起到"贵重药"的效果。

（1）补气类：具有补益脾胃、益气强身的作用，适用于脾胃虚损、气短乏力者，如小米、糯米、莲心、山药、扁豆、鸡肉、大枣、鹌鹑、鲫鱼等。

（2）补血类：具有补益气血、调节心肝之效，如龙眼、枸杞、葡萄、牛羊肝、猪心、带鱼等。

（3）补阴类：具有滋阴润肺、补脾胃和益气之效，适于阴虚火旺、体弱内热者，如黑豆、百合、芝麻、豆腐、梨、甘蔗、兔肉、蜂蜜等。

（4）补阳类：具有补肾填髓、壮阳强身之效。如核桃肉、羊肉、薏苡仁、韭菜、虾类等。

人参虽好，孩子不可乱吃

人参是一种名贵药材，其性味甘、微苦、微温，归肺、脾经，具有补脾益肺、生津止渴、安神益智的功效。入冬时节，很多人开始进补人参，但是有不少消费者很容易陷入误区。比如，有一些父母往往以为给发育过程中的孩子服用人参会使其更强壮。事实上，青少年服用人参，容易导致口干舌燥，鼻孔出血，而出血往往是服用人参中毒的特征；新生儿服用人参会出现烦躁不安、哭闹拒乳等现象；正常儿童如果动不动就服用人参，容易引发神经衰弱、青春期发育提前等问题。

此外，《金匮要略》中曾说过，服用人参有五大忌：咳嗽忌用、疼痛忌用、感冒忌用、发热忌用、正在失血忌用（失血后可服用）。正所谓病无常形，医无常方，药无常品，服食人参也不能一概而论，不同的孩子有不同的需要，为人父母者千万不可给孩子乱补。

寒冬为孩子潜阳理气就找大白菜

冬季天气寒冷，人体的阳气处于潜藏的状态，需要食用一些具有滋阴潜阳理气功效的食物，于是大白菜就成了这个季节的宠儿。父母也可适当给孩子吃些大白菜，营养又健康。

千万别小看价格低廉的大白菜，其营养价值很高，含有蛋白质、脂肪、膳食纤维、水分、钾、钠、钙、镁、铁、锰、锌、铜、磷、硒、胡萝卜素、维生素 B_3 等多种营养成分，对人体有很好的保健作用。由于其所含热量低，还是肥胖病及糖尿病患者很好的辅助食品；白菜含有的微量元素钼，能阻断亚硝胺等致癌物质在人体内的生成，是很好的防癌佳品。

中医认为，大白菜味甘，性平，有养胃利水、解热除烦之功效，可用于治疗感冒、发烧口渴、支气管炎、咳嗽、食积、便秘、小便不利、冻疮、溃疡出血、酒毒、热疮等。《本草纲目》中便说大白菜"甘渴无毒，利肠胃"等。

不过，需要注意的是，白菜在凉拌和炖菜时最好与萝卜分开来，不要混杂在一起，那样可能会产生一些相互破坏营养成分的不利影响。患有慢性胃炎和溃疡病的孩子，应少吃大白菜。

北方地区的居民经常把大白菜腌制成酸菜。专家提醒，经常吃酸菜对健康不利，特别是大白菜在腌制 9 天时，是亚硝酸盐含量最高的时候，因此腌制白菜至少要 15 天以后再食用，以免造成亚硝酸盐中毒。

也有些家长喜欢炖白菜给孩子吃，实际上各种蔬菜都是急火快炒较有营养，炖的过程中各种营养素，尤其是维生素 C 的含量会损失较多。

最后，向各位家长推荐一道海米白菜汤，它具有预防感冒的功效。

材料：白菜心 250 克，海米 30 克，高汤 500 克，火腿 6 克，水发冬菇两朵，食盐 3 克，味精 2 克，鸡油 6 克。

做法：将白菜心切成长条，用沸水稍烫，捞出控净水，海米用温水泡片刻，火腿切成长条片，把冬菇摘洗净，挤干水后，切成两半；汤勺内加高汤、火腿、冬菇、海米、白菜条、精盐烧开，撇去浮沫，待白菜烂时加味精，淋上鸡油即成。

冬食萝卜，可温中健脾

民间有句养生俗语"冬吃萝卜夏吃姜，不劳医生开处方"，可见冬天多吃点儿萝卜，是有利于健康的。

为什么提倡冬天多吃萝卜呢？冬季气温低，人们经常待在室内，饮食上还常进补，加上运动少，人的体内易生热生痰。据《本草纲目》记载，萝卜可消积滞、化痰、下气宽中、解毒，所以萝卜可以用来消解油腻、去除火气，又利脾胃、益中气。多给孩子吃一些萝卜，对其健康大有补益。

萝卜肉多汁浓，味道甘美，有多种烹调方法。在餐桌上，摆上一碗萝卜炖羊肉，就是一家老小的养生大餐。

将羊肉去筋膜洗净切成小方块，将萝卜去皮切成滚刀块。将羊肉块放入开水锅中，用微火煮 20 分钟后放入萝卜块，加入少许精盐、料酒、味精，煮5分钟后，撒上香菜末即成。

不过需要注意的是，吃萝卜也有一些禁忌。现代医学研究证明，萝卜不能与橘子、柿子、梨、苹果、葡萄等水果同食，因为萝卜与这些水果一同摄入后，产生的一些成分作用相加形成硫氰酸，会抑制甲状腺，从而诱发或导致甲状腺肿。此外，萝卜属凉性，脾胃虚寒的孩子不宜多食。

萝卜也经常用作治病防病的食疗方，下面介绍几道常见病症的萝卜疗方，以供参考。

（1）扁桃体炎：萝卜汁100毫升（用鲜萝卜制成），调匀以温开水送服，每日2～3次。

（2）哮喘：萝卜汁300毫升，调匀以温开水冲服，每次服100毫升，每日3次。若与甘蔗、梨、藕汁同饮，则效果更佳。

（3）偏头痛：鲜萝卜捣烂取汁，加少许冰片调匀滴鼻，左侧头痛滴右鼻孔，右侧头痛滴左鼻孔。

（4）咳嗽多痰：霜后萝卜适量，捣碎挤汁，加少许冰糖，炖后温服，每日2次，每次60毫升。

（5）治咽喉痛：萝卜300克，青果10个，共煎汤当茶饮，每日数次。

鲫鱼，"冬月肉厚子多，其味尤美"

鲫鱼又名鲋鱼，另称喜头，为鲤科动物，产于全国各地。《吕氏春秋》载："鱼火之美者，有洞庭之鲋。"可知鲫鱼自古为人所崇尚。鲫鱼肉嫩味鲜，尤其适于做汤，具有较强的滋补作用。冬季是吃鲫鱼的最佳季节，自然是看好其温补之功。明代著名的医学家李时珍赞美冬鲫曰："冬月肉厚子多，其味尤美。"民谚也有"冬鲫夏鲤"之说。

鲫鱼所含的蛋白质质优、齐全、易于消化吸收，是良好的蛋白质来源，孩子常食可增强抗病能力。

《本草纲目》中记载："鲫鱼性温，味甘；健脾利湿、和中开胃、活血通络、温中下气。"可见鲫鱼对脾胃虚弱、水肿、溃疡、气管炎、哮喘、糖尿病患者有很好的滋补食疗作用；先天不足，后天失调，以及手术后、病后体虚形弱者，经常吃一些鲫鱼都很有益；肝炎、肾炎、高血压、心脏病、慢性支气管炎等疾病的患者也可以经常食用，以补营养，增强抗病能力。另外，鲫鱼子能补肝养目，鲫鱼脑有健脑益智的作用。

下面我们为各位家长介绍一款蛋奶鲫鱼汤，十分适合孩子食用。

材料：鲫鱼1条，胡椒粒5颗，蛋奶（或牛奶）20克，姜10克，葱10克，盐、鸡精各适量。

做法：

（1）将鲫鱼剖腹后，清洗干净待用。

（2）把鲫鱼放置3成热的油中过油，以去除鲫鱼的腥味。

（3）加入适量水和调料，用小火清炖40分钟。

（4）起锅时加入少许蛋奶，能使汤变得白皙浓稠，口感更佳。

功效：健脾利湿，美容除皱。

此外，需要注意的是，父母们在给孩子吃鲫鱼时，选择清蒸或煮汤营养效果最佳，若经煎炸则上述功效会大打折扣。冬令时节食之最佳。

冬季涮羊肉，不要一味求"嫩"

在寒冷的冬天，很多父母会选择给孩子吃涮羊肉。但是为了保持羊肉本身的鲜美，很多人都贪"嫩"。其实，虽然七八分熟的羊肉吃起来好像比较有味道，但这样却容易染上旋毛虫病。

旋毛虫病是旋毛形线虫引起的人畜共患病。这是由于人生食或食用了未煮熟含有活的旋毛虫幼虫的肉食而感染。食入活旋毛虫囊包后，囊包经胃液消化，在十二指肠释出幼虫，经 5 ~ 7 天，幼虫蜕皮 4 次后发育为成虫。小肠黏膜受幼虫侵袭而充血、水肿，病人可有腹痛、腹泻、恶心、呕吐等症状，持续 3 ~ 5 天可自行缓解。雌雄成虫交配后，雌虫钻入肠黏膜产出大量幼虫。幼虫进入血循环后可引起异性蛋白质反应，病人出现持续性高热、荨麻疹、斑丘疹、眼睑和面部水肿等症状，末梢血嗜酸性粒细胞也明显增多。因幼虫及其代谢产物的刺激，横纹肌、小血管及其周围的间质发生炎性反应，病人感到肌肉疼痛，以四肢肌肉为著。重者出现咀嚼、吞咽及发音困难。若幼虫侵及心脏及中枢神经系统，可引起旋毛虫病心律失常、心包炎、抽搐和昏迷等严重症状，这些症状可持续 1 ~ 2 个月，肌肉疼痛有时持续数月。幼虫在肌纤维间卷曲呈 "U" 形或螺旋形，其所在部位的肌细胞膨大，形成梭形肌腔将虫体包围。随着囊包的逐渐形成，急性炎症消退，症状缓解，但病人仍消瘦、乏力。体力恢复约需 4 个月。

另外，值得一提的是，旋毛虫对人体致病作用的强弱，与摄入幼虫包囊数量及其活力，以及宿主的免疫功能状态等因素有关。轻者可无症状，重者可因而致死。所以，父母在给孩子吃涮羊肉的时候一定要注意将羊肉煮熟，从而有效避免孩子患上旋毛虫病。

香菇是冬季的滋补食品，孩子适当吃有益

香菇味美，是老少皆爱的食品。正是由于它味道鲜美，营养丰富，所以香菇不但位列草菇、平菇之上，更有"菇中之王"的美誉。

香菇不仅味美，功效也不一般。《本草纲目》中说香菇"益气、不饥、治风破血"，食用香菇可防治脑出血、动脉硬化、心脏病、肥胖症、糖尿病等病症。香菇性平、味甘，有益气补虚、利

肝益胃、健体益智、降脂防癌的功效。香菇含有丰富的蛋白质、碳水化合物、脂肪、钙、铁、磷以及多种维生素，以及 30 多种酶和十几种氨基酸，对人体健康非常有益。

下面为各位家长介绍几道适合孩子的香菇"大餐"：

1.香菇烧豆腐

材料：嫩豆腐 250 克，香菇 100 克，盐、酱油、味精、香油各适量。

做法：豆腐洗净切成小块。在砂锅内放入豆腐、香菇、盐和清水。中火煮沸改文火炖 15 分钟，加入酱油、味精，淋上香油即可食用。适量服食，不宜过热。

功效：清热益胃，活血益气。豆腐味甘性凉，益气和中，生津润燥，清热解毒；香菇有益气活血，理气化痰之功。

2.刀豆炒香菇

材料：鲜刀豆 250 克，水发香菇 50 克。

做法：

（1）将刀豆洗净，切段；用温水浸泡香菇，切成丝。

（2）将处理好的刀豆和香菇倒入烧热的素油锅内，翻炒至熟，加适量清水、细盐、味精即可。

功效：温中补肾，补气益胃。

3.香菇粥

材料：干香菇、红枣、冰糖各 40 克，鸡蛋两个。

做法：

（1）将香菇发好后，切丁；红枣洗净，去核备用。

（2）碗中倒入适量清水，加入处理好的香菇、红枣、冰糖，然后打两个鸡蛋在上面，搅拌均匀后煮熟即可。

功效：可以缓解夜尿频繁等症。

香菇还有一大功效不可不提：那就是防治小儿佝偻。因为香菇中的麦角甾醇在日光照射下，可以很快地转变为维生素D，而维生素D可以防治佝偻。所以成长发育期的孩子，多吃香菇可以保持好的体形。另外，贫血、免疫力低下的孩子食用香菇也很适宜。

干香菇通常比新鲜的香菇疗效更好，所以以香菇制作食疗方时应该选择干香菇。如果食用新鲜香菇，先将它晾晒一下，效果就会更好。

冬季孩子必不可少的六种汤

冬季，父母应该根据自己孩子的身体情况为其选择合适的营养汤。但不管怎么选择，下面的六种汤，各位家长是一定要考虑到的。

（1）面汤。乙酰胆碱是一种神经传递介质，可增强人脑的记忆功能。如果孩子大脑中的乙酰胆碱不足，就会导致其记忆力大大减弱。为了不断增强孩子的记忆力，父母应该不断为孩子的大脑补充乙酰胆碱。有一个很好的办法，那就是让孩子多吃些富含卵磷脂的食物。由于卵磷脂极易与水结合，所以煮面条的时候大量的卵磷脂会溶于汤中，父母只要多给孩子喝面汤，就可为其补脑，孩子的记忆力自然就会越来越好，孩子也就越来越聪明。

（2）蔬菜汤。因为蔬菜中的大量碱性成分都溶于汤中，所以给孩子喝蔬菜汤能使得其体内血液呈弱碱性，并且使得沉积于细胞中的污染物或者有毒物质重新溶解，并最终随着尿液排出体外。

（3）鸡汤。冬季喝鸡汤可加快咽喉部及支气管黏膜的血液循环，增强黏液分泌，及时清除呼吸道病毒，促进咳嗽、咽干、喉痛等症状的缓解，对感冒、支气管炎等防治效果独到，特别有益于体弱多病者。

（4）鱼汤。鱼汤中含有一种特殊的脂肪酸，它具有消炎功能，可防止孩子因呼吸道感染而发炎。

（5）骨汤。如果孩子不注意保养，皮肤也会变得干燥、起皮，而且还会常常感到头晕、胸闷、神经衰弱。这些都是微循环障碍的结果。骨汤中的特殊养分及胶原蛋白等可疏通微循环，改善上述症状。

（6）海带汤。海带性味咸寒、无毒，具有软坚散结、消痰平喘、通行利尿、降脂降压等功效，所以常吃海带对身体健康很有利。

冬季给孩子喝御寒粥可预防疾病

冬季是各种疾病的多发季节，因此，保健就显得至关重要，喝粥是既方便又有营养的选择。下面给各位家长介绍几种可帮助孩子防病御寒的保健粥。

（1）腊八粥：取粳米和各种豆类、干果、坚果同煮。豆类中含有很多优质植物蛋白，干果则浓缩了鲜果中的营养物质，坚果含有丰富的蛋白质、维生素 E 和多种微量元素，可提高人体免疫力。

（2）鸡肉皮蛋粥：鸡肉 200 克，皮蛋 2 个，粳米 200 ~ 300 克，姜、葱、盐等调味品各适量。先将鸡肉切成小块，加水煲成浓汁，用浓汁与粳米同煮。待粥将熟时加入切好的皮蛋和煲好的鸡肉，加适量的调味品。它有补益气血、滋养五脏、开胃生津的作用，适用于气血亏损的人。

（3）羊肉粥：选精羊肉 200 克，切片，粳米或糯米 200 克左右，姜、葱、盐适量，同煮成羊肉粥，早晚均可食用。此粥可益气养肾、暖脾护胃。

（4）决明子粥：炒决明子（中药店有售）10 克，大米 60 克，冰糖少量。先将决明子加水煎煮取汁适量，然后用其汁和大米同煮，成粥后加入冰糖即可。该粥清肝、明目、通便，对于目赤红肿、高血压、高血脂、习惯性便秘等症有显著效果。

（5）桂圆粟米粥：桂圆肉 15 克，粟米 100 ~ 200 克。将桂圆肉洗净与粟米同煮。先用大火煮开，再用文火熬成粥。桂圆肉性味甘温，能补益心脾，养血安神。

（6）山药栗子粥：山药 15 ~ 30 克，栗子 50 克，大枣数枚，粳米 100 克。栗子去壳后，与山药、大枣、粳米同煮成粥。山药性味甘平，能补脾胃、益肺肾，尤其适用于脾肾气虚者；但一次不宜多食，否则容易导致消化不良。

冬季为孩子保暖的重点部位——头部、背部、脚部

冬季气候寒冷，机体新陈代谢相对缓慢，体温调节能力与耐寒能力下降，人体易受寒发病，尤其是体质虚弱的孩子。因此，要想平安地度过寒冬，必须重视保暖，而头部、背部、足部则是保暖的重点。

中医认为，"头是诸阳之会"。体内阳气最容易从头部散发掉，所以，冬季如不重视头部保暖，很容易引发感冒、头痛、鼻炎、牙痛、三叉神经痛等，甚至引发严重的脑血管疾病。

冬季里如背部保暖不好，则风寒极易从背部经络上的诸穴位侵入人体，损伤阳气，使阴阳平衡受到破坏，人体免疫功能下降，抗病能力减弱，诱发多种疾病或使原有病情加重及旧病复发。

俗语说"寒从脚起"。中医认为，人的双脚远离心脏，血液容易供应不足，长时间下垂，血液循环不畅，皮下脂肪层薄，保温能力弱，容易发冷。如果孩子的脚受凉，便会通过神经的反射作用，引起其上呼吸道黏膜的血管收缩，血流量减少，这样孩子的抗病能力就会有所下降，以致隐藏在鼻咽部的病毒、细菌乘机大量繁殖，引发人体感冒或使气管炎、哮喘、关节炎、腰腿痛等旧病复发。

第八章

"察颜观色"，孩子有病早知道

第一节　识病先识"面"，迅速为孩子面诊

孩子的头发是观察疾病的窗口

21世纪的青春期男女们，喜欢追求潮流，搞噱头，常常会把自己的头发弄得奇形怪状、五颜六色，他们觉得这样显得自己很时尚。其实，这样是不对的，且不说染发剂对人体的伤害，事实上中医证实从头发我们可以知道身体的健康状况，一旦破坏了头发原有的颜色、形状，那就相当于关闭了观察疾病的窗口。

1. 脱发

很多人都有掉头发的经历，尤其是早上起来梳头时，常发现头发脱落。头发有一个生长与衰老的周期，自然生理性的落发其实每天都在发生，但是有一些脱发是病态性因素所导致的。以年轻人来说，比较常见的是秃顶，也就是俗称的"鬼剃头"。中医认为这主要有三种原因：一是血热伤阴，阴血不能上至巅顶濡养毛根，就会出现发虚脱落；二是脾胃湿热，脾虚运化无力，致使湿热上蒸巅顶，侵蚀发根，发根渐被腐蚀，头发则会脱落。三是食用了过多的甜食，甘类的东西是涣散的，经常吃甜食会影响肾的收敛功能，收敛气机减弱，就会造成头发脱落。

此外，脱发与压力、情绪也密切有关，一个人如果思虑过多，心中苦闷，那么就会出现这种大把大把掉头发的现象。所以，父母平常除了要重视孩子的身体健康外，还要多了解孩子的心理，帮孩子解决他所不能解决的心理难题。

2.头发变白

人老了以后，身体的各项机能都不如以前了，体内也没有多少元精可以消耗了，气血不足头发也逐渐变白，这属于正常的生理现象。但现在很多人年纪轻轻头发已经白了不少，甚至在青少年时期即出现白发，这预示着身体出现了状况，应引起重视。

前额的头发开始变白，说明胃气衰老，因为胃气走前额，所以这时颜面也会出现憔悴之相，比如长抬头纹和鱼尾纹。两鬓的头发开始变白，是胆气衰老的症状，在中医看来胆经是从人的外眼角开始，一直沿着人的头部两侧，然后顺着人体的侧面下来，一直走到脚的小趾、四趾，胆气不足的时候，人两鬓的头发就慢慢地变白，这类人还有个特征就是爱挠头（挠头的地方一般也是在两鬓，是胆经经过的地方）。膀胱经是一条可以走到脑部的经脉，而后脑勺的头发变白就是因为膀胱气衰老了。

当然，小孩子的头发变白与心情和生活状态也有一定的关系。

3.头发的生长速度

肝主生发，肝主藏血，头发的生长速度跟肝气相关。如果你的孩子头发长得比较快，说明他的肝气充足，这类孩子一般显得很聪明，反应很敏捷，而且还能够运筹帷幄。反之，头发长得非常慢，则说明孩子肝气不足，常见的症状还有手脚冰凉、脸色苍白等。

4.头发的浓密、颜色

发为肾之华，是肾的外在表现，而肾又主黑色，所以头发黑不黑与肾的好坏密切相关。另外，头发的滋润和浓密也与肾有关。肾主收敛，一个孩子肾气的收敛能力比较好的话，头发就又黑又浓，反之，肾虚的话，气机不能很好地收敛，就容易掉发。

5.头皮屑

中医认为头皮屑是阴盛阳虚导致的，当肾精敛不住虚火，虚火上炎，总在上面飘着，时间一长，头皮上的精血就会慢慢变少，头皮得不到滋润，头皮屑也就产生了。我们知道用食醋洗头可以有效祛除头皮屑，这其实是利用了醋的收敛作用。酸是主收敛的，可以使虚火下降，敛阴护阳。所以，如果你正被头皮屑的问题困扰，那么不妨试试用醋洗头。另外，还要注意的是在给孩子洗头发或者孩子自己洗头时，要把洗发水倒在手中搓起泡再搽在头发上，而不要将洗发水直接倒在头上。因为未起泡沫的洗发水会对头皮造成刺激，形成头屑或加剧头屑出现。

看孩子的脸色知健康

父母通过观察孩子的脸色也可以判断孩子是否健康。理由很简单，一直以来中医看病时都讲究"望、闻、问、切"，其中"望"就是中医看病的重要手段。而且，在古代中医典籍里也有"望面色，审苗窍"的说法，这就说明，只要仔细观察儿童面部肤色，就可以诊断出孩子患了什么疾病。

（1）脸部光泽。健康人的脸部是红润有光泽的，可是有的儿童脸色整体发白无光泽，此类患儿多有出汗、虚胖、大便稀等症状，这也是肺脾气虚所致，父母应从健脾补肺上给孩子治疗。

（2）面部多白斑。孩子脸部出现淡白色的粗糙斑块，许多家长或医生会误认为那是一种癣，其实多是孩子脾胃虚弱所致。

（3）面色土黄。面色土黄的孩子大多患有偏食、厌食、大便不调等病症，治疗时应以健益脾胃为主，按捏脊部可以调理脏腑、疏通经络，对改善患儿脾胃有很好的效果。捏脊疗法的具体做法如下：双手的中指、无名指、小指握成空拳状，食指半屈，拇指伸长，然后捏起患儿背部皮肤0.5～1厘米，从下往上推进。如此反复，每天1～2次。

（4）面色青紫。孩子面色青紫，一般是缺氧所致。无论何种原因引起的窒息、先天性心脏病、风湿性心脏病等都可能出现面色青紫。此外，导致孩子面色青紫的原因还有胃部或肠部的痉挛性疼痛。如果孩子面色青紫且出现高热，则可能是惊风的先兆。

（5）鼻根有青筋。有些孩子，年龄不大，鼻根部却"青筋暴露"，这种情况说明其可能患有积滞或惊风之证。这类孩子多有食欲不佳、腹胀、大便不调、俯卧睡眠、夜睡不安、手脚心热、出汗、咬牙等症状。父母可帮孩子按摩四缝穴，以达到消积导滞的目的。

⊙育儿小贴士

人们往往把红光满面看成是身体健康的标志，其实，一些孩子红光满面也可能是某些疾病的一种外在表现。

1.风湿性心脏病。

由于二尖瓣狭窄，回心血量受阻，造成肺瘀血，会导致面部双颧呈紫红色。

2.高血压病。

高血压患者由于心脏扩大、心肌肥厚、心肌收缩力增加，使心脏排出的血量增加，从而引起头面部血管扩张充血，导致脸色发红。

3.流行性出血热。

由于全身毛细血管扩张，血管通透性增加，早期可表现为面部充血、颜面发红。

4.肺结核。

有肺结核病的人常表现为面部潮红，伴有食欲不振、乏力以及午后低热、夜间盗汗、咳嗽或咯血等症状。

孩子眉毛不是摆设，反映五脏盛衰

很多人只知道眉毛对外貌的影响非常大，不同的眉形会让一个人的气质发生很大的变化，却很少有人知道眉毛对于健康的意义。但是中医认为，眉毛能反映五脏六腑的盛衰。《黄帝内经》中有这样的记载："美眉者，足太阳之脉，气血多；恶眉者，血气少；其肥而泽者，血气有余；肥而不泽者，气有余，血不足；瘦而无泽者，气血俱不足。"这就是说，眉毛属于足太阳膀胱经，其盛衰依靠足太阳经的血气。眉毛长粗、浓密、润泽，反映了足太阳经血气旺盛；眉毛稀短、细淡、脱落，则是足太阳经血气不足的象征。眉又与肾对应，为"肾之外候"，眉毛浓密，则说明肾气充沛、身强力壮；眉毛稀淡恶少，则说明肾气虚亏、体弱多病。

另外，两眉之间的部位叫印堂，又称"阙中"，在疾病的诊断和治疗上也特别有价值。我们看电视的时候经常看到有算命先生说"你印堂发黑，近日必有大祸"，就是指的这个地方。印堂可以反映肺部和咽喉疾病。肺气不足的病人，印堂部位呈现白色；而气血淤滞的人，则会变为青紫色。

所以，各位家长一定不要把孩子的眉毛视为摆设，而要学会通过其异常变化判断孩子五脏的健康状况。

孩子眼皮水肿与肾相关

你是否在某天早上起床时，发现孩子眼睛肿得像"青蛙眼"，可是，孩子明明睡得很早，但起床时仍然像一个礼拜没合眼一样，那水肿的眼皮及黑眼圈，尤其是那看起来老态龙钟的眼袋，看起来就不健康。孩子的眼皮突然发生水肿，是常有的事。实际上，眼皮水肿并不是一种单独的疾病，而是局部或者全身某种疾病的一种症状。因为眼皮下组织特别疏松，空隙也比较多，所以很容易积留液体，发生所谓的"水肿"，使眼皮肿胀。眼皮水肿有一定的范围，向上不超过眼眉毛，向下不超过面颊。

眼皮水肿，有发炎引起的，如眼部的睑腺炎、眼睑急性湿疹、结膜炎、角膜炎、急性青光眼、眼眶内的组织和眼球发炎、脑膜炎、副鼻窦炎以及眼部受到创伤、戳伤、昆虫所咬等，都可以使眼皮发生水肿。

非发炎引起的，如心脏病、肾病等，也可以使眼睑发生水肿。

除此以外，还有内服或局部使用青霉素、阿托品或者磺胺类等药物发生过敏时，也会引起眼皮水肿。还有一种是血管神经性水肿，这种水肿往往突然发生，但很快就消退，这种现象在女孩子月经期间常会发生。至于有些孩子过于肥胖，眼皮下的脂肪组织过多，眼皮比较肥厚，这并不是眼皮水肿。

孩子的眼睛透露五脏六腑的变化

《黄帝内经》中说，人体五脏分别有相对应的孔窍，其部分功能也通过这些孔窍而表现出来，认为口是脾之窍，鼻是肺之窍，舌是心之窍，耳是肾之窍，眼睛则是肝之窍。中国传统医学从整体观念的角度出发，认识到眼睛虽然是一个局部器官，但是它与全身，特别是与脏腑、经络等都有着密切的关系。《黄帝内经》中说，人体"五脏六腑之精气，皆上注于目而为之精。"又说"诸脉者，皆属于目"。眼睛之所以能够看见万物、辨别颜色，全赖五脏六腑精气的滋养。

眼睛也能反映五脏六腑的变化，这是因为有众多的经脉与之相连。《黄帝内经》有相关论述，"十二经脉，三百六十五络，其血气皆上于面而走空窍，其精阳气上走于目而为睛"，"目者，宗脉之所聚也"等。具体来讲集中于眼或眼附近的经络有大肠经、心经、三焦经以及任脉、阴阳跷脉及阳维脉；起于眼部的经络有胃经、膀胱经和胆经；途经眼部的经络有心经、肝经；止于眼部的经络有大肠经、三焦经、小肠经……总之，奇经八脉中有四条经脉，都与眼睛有关。

眼睛几乎可以预报全身的疾病。如眼结膜充血是麻疹、狂犬病早期的重要征兆；肝炎、肝癌患者视力都有不同程度的下降；耳源性眩晕患者的眼球会震颤；癌肿块转移的时候，视力会有所下降；癫痫病人抽搐时瞳孔散大，等等。

另外，眼睛及周围的颜色也可以告诉你身体的哪个部位已经发生病变：失眠病人的眼眶会发黑；慢性肝内胆汁淤积病人的眼眶下会出现黄瘤；缺铁性贫血病人会有白睛蓝斑……

所以，父母在帮助孩子保护心灵窗口的同时，也不要忘记从孩子眼睛发出的信息中了解他们的身体。

眼睛，疾病来袭的"报警器"

人的眼睛是心灵的窗口，同时还是一个及时的"报警器"，当疾病侵袭你的孩子时，它会第一时间发出警报。

（1）瞳孔发黄。患有视网膜母细胞瘤的儿童通常会出现瞳孔发黄的异常现象。

（2）瞳孔发白。儿童如果瞳孔发白，眼底有出血现象，并且伴有多食多尿、易饥消瘦等状况时，家长应注意孩子是否患有糖尿病。

（3）眼白发红。这主要是因为孩子的眼睛受到细菌感染，导致急性结膜炎，进而引起充血性反应，主要表现为眼部有异物感、眼睑肿胀并且分泌出许多脓性分泌物，严重时还会出现头痛、发烧等症状。

（4）眼白发黄。孩子在出生后的两三天眼白会微带黄色，这是正常现象，不需要医治，但如果出生一周后眼白仍呈微黄色，那么孩子很可能患上了黄疸病，家长应警惕新生儿溶血或败血症的发生。

鼻为"面王"，可预报孩子脏腑方面的疾病

中医里有"上诊于鼻，下验于腹"的说法，可见在中医面诊中，鼻子具有很大的价值，有"面王"之称。鼻子位于面部正中，根部主心肺，周围候六腑，下部应生殖。所以，家长们注意了，孩子鼻子及四周的皮肤色泽也能反映其五脏六腑的疾病。

鼻子在预报脾胃疾病方面尤其准确。患儿出现恶心、呕吐或者腹泻之前，鼻子上会冒汗或者鼻尖颜色有所改变。一些容易晕车的孩子感觉会比较明显。

如果鼻梁高处外侧长有痣或者痦子的话，说明胆先天不足，这是因为鼻梁是胆的反射区，如果这些部位出现了红血丝，或者长了青春痘，再加上早上起来嘴里发苦的话，多半就是胆囊有轻微的炎症了。

如果鼻子的色泽十分鲜明，这说明脾胃阳虚、失于运化、津液凝滞。就是说，患者的脾胃消化功能不好，水汽滞留在胸膈，导致四肢关节疼痛。

如果鼻头发青，而且通常伴有腹痛，这是因为：肝属木，脾属土，肝气疏泄太过，横逆冲犯脾胃，影响了脾胃的消化功能。应服用一些泻肝胆和补脾胃的药。

如果鼻尖微微发黑，这说明身体里有水汽，是"肾水反侮脾土"的表现。本来应该是土克水，结果（肾）水反过来压制住了（脾）土，水汽肆虐，以致肾的脏色出现在脸上。

如果鼻子发黄，这说明胸内有寒气，脾的脏色出现在了脸上。人体内中阳不足，脾胃失于运化，吃下去的冷食或者凉性食物积聚在脾胃，这些寒气上升又影响到了胸阳，所以寒气就滞留在脏腑中。如果鼻子发黄，但光泽明润，那就不用担心了，这是即将康复的好兆头。

父母是孩子更好的医生

唇色，孩子健康的晴雨表

中医学认为，脾开窍于口，其华在唇。所以唇部颜色是否正常，直接反映脾胃功能的强弱。如果孩子脾胃功能正常，那么唇色红润并且有光泽；如果脾胃失调，或者因为脾脏患病而影响到肝、肺等其他脏器，那么唇色会发生变化。所以，孩子口唇颜色出现异常是某些疾病的征兆，这时父母们一定要及早采取措施，加以预防和治疗。

（1）唇色淡红。这通常是血虚或气血两虚的表现，另外，如果孩子体质虚弱但是没有疾患，也会出现唇色淡红的现象。

（2）唇色泛白。这通常是血虚的表现，表示血液循环非常差，到了冬天还会出现四肢冰冷发紫等症状，另外，如果孩子营养不良或患有贫血症，也会出现唇色泛白的现象。

（3）唇色青紫。这表示孩子的身体缺氧或者已经出现药物中毒的现象，常常会伴有面色暗红或淡青，心慌气短，舌有瘀斑、瘀点等症状。

（4）唇色黯黑。这表示孩子的消化系统功能失调，孩子会出现便秘、腹泻、头痛、失眠、食欲不振等症状。

舌苔，显露孩子健康的密码

在人们的舌头表面有着一层苔垢，这就是"舌苔"，它可以反映人体内部脏腑、阴阳、气血盛衰的情况，还可以反映身体中不良毒素的存在情况和深浅程度。因此，父母要定期观察孩子的舌苔情况，以便了解其健康状况，及时采取措施，保证孩子的健康成长。

正常的舌苔应该是薄白湿润，干湿适中，不滑不燥的。当孩子的舌苔出现以下几种现象时，父母应引起重视，在必要的时候送孩子到医院就诊。

（1）没有舌苔。孩子没有舌苔，说明他的抵抗力较差，体质不好。这类孩子大多营养不良、体质弱、食欲不好、消化力差、抵抗力差，因此容易患感冒、支气管炎或腹泻等疾病。这类孩子的父母要多带他们参加一些户外活动，同时还要注意科学合理的膳食，使他们能够均衡、全面地摄取所需的营养，增强机体抵抗力。

（2）舌苔呈地图状。如果孩子的舌苔剥脱呈现地图状，并且剥脱片大小不等，边缘隆起，剥脱面为红色，与舌质有别，则说明他脾胃阴虚；如果剥脱面边缘无隆起，剥脱面光滑如镜，其颜色与舌质颜色大体相同，则说明他脾胃气虚。有"地图舌"的孩子大多患有脾胃消化功能疾病，所以要把治疗的重点放在调理脾胃消化功能上。

（3）舌苔较厚。孩子的舌苔如果是厚厚的一层，表明他的肠胃有积食，这类孩子应多吃蔬菜和水果，多喝白开水，并保持大便通畅，以帮助调理肠胃。要少食用甜腻厚味的食品，避免导致腹胀或食欲减退。

（4）舌苔发白。孩子的舌苔如果是淡白色的，说明其体内可能有寒气，而且通常会伴有身寒肢冷、手足不温等现象。这类孩子平时应该注意保暖，进食性质偏温的热红枣粥、姜汤、牛肉汤、羊肉汤、胡萝卜、洋葱等，也可以吃一些如苹果、蜜橘之类性偏温的水果，以达到驱寒给暖的目的。

（5）舌苔呈黄色。孩子的舌苔如果呈现黄色，表明他体内有火，这类孩子应调整饮食结构，多吃清淡食物，少吃油腻食品，同时要多喝水，如菊花水、绿豆汤等。

第二节　手是孩子身体的"气象站"

从孩子的手指看健康

从中医的阴阳论来讲，人的一只手就是一个阴阳俱全的小宇宙，手掌为阴，手背为阳，五个手指刚好是阴阳交错。手指一般代表头，手掌一般代表内脏，手背一般代表我们的背部。人内脏经脉的气出来首先到手指，所以手指非常敏感，一个人内脏的问题很快就可以在手上看出来。

1. 看手指

拇指指节过分粗壮，气有余便是火，心情偏激，易动肝火；扁平薄弱，体质较差，神经衰弱；拇指指关节缝出现青筋，容易发生冠心病或冠状动脉硬化；拇指指掌关节缝的纹理乱，容易发生心脏疾病；拇指掌节上粗下细者吸收功能差，身体一般较瘦弱；上粗下粗者则吸收功能好，减肥较难；拇指中间有横纹的，吸收功能较差，横纹越多对人的干扰越大。

正常的指尖应该是越来越小，如果相反则是吸收转换功能比较差；如果食指很清白、弯曲、没有力，一般是脾胃的功能弱，容易疲劳、精神不振；如果在食指根部与拇指之间有青筋，则要注意会有肩周炎。

小指长且粗直比较好，一定要过无名指的第三个关节或者与第三关节平齐，如果小于第三关节或者弯曲，说明先天的肾脏和心脏都不是很好。如果其他四指都非常好，只有小指不好，说明先天不足。所以人的身体素质的保养很关键的是看小指，平常应多揉小指。

2. 看指形

指的强弱：哪个手指比较差就说明与其相关联的脏腑有问题。

指的曲直：拇指直的人比较自信，但容易火气盛；拇指弯的人容易失眠多梦。

指的血色：手指颜色较白说明气血不足，身体瘦弱，手脚比较怕冷；较红的人说明血气充足，但太红反而表示血气不畅，人容易疲劳；如果整个手掌都发暗、没有血色，就要注意肿瘤的问题，应大量紧急排毒；手指中间特别青的人说明消化功能非常差。

指甲也是孩子身体的"报警器"

一般来说，健康的指甲应满足以下几个条件：

（1）颜色呈粉红，表面要有光泽。

（2）指甲根部应该有月牙状的白色指甲根。

（3）指甲两侧没有倒刺。

（4）指甲没有断裂和增厚的现象。

（5）指甲周围皮肤没有发炎、红肿的现象。

如果孩子的指甲颜色发白，还有些小斑点，那说明身体里缺乏铁、锌等微量元素。

手指甲上的半月形应该是除了小指都有，大拇指上的半月形应占指甲面积的 1/5 ~ 1/4，食指、中指、无名指应不超过 1/5。如果手指上没有半月形或只有大拇指上有半月形的，说明人体内寒气重、循环功能差、气血不足，以至于血液到不了手指的末梢。如果半月形过多、过大，则易患甲亢等病，应及时就医诊断。如果半月形呈蓝色，说明血液循环受到损害，可能有心脏病。

有些人甲根处常有倒刺，这主要是由于营养不均衡，缺乏维生素引起皮肤干燥造成的，建议多吃水果，补充维生素。出现倒刺时切不可直接用手拉掉，可以用指甲刀剪去。如果指甲容易断裂，或出现分层，则说明人体缺乏蛋白质，可补充鱼、虾、奶、蛋等富含蛋白质的食物。

指甲生长速度减慢，指甲增厚、变硬、呈黄色或黄绿色，其原因包括慢性呼吸系统、甲状腺或淋巴结疾病。

指甲凹陷、扁平或呈勺状，这与缺铁性贫血、甲状腺疾病、风湿热有关。

指甲上有平行的深沟，这是营养不良或任何阻止指甲生长的严重疾病引起的，如麻疹、流行性腮腺炎、心脏病等。

看孩子的掌纹健康线，辨其身体疾病

健康线是由手掌底部或生命线中下部开始斜向小指延伸的纹路。健康线的形状与健康的关系和其他各线不同，线越长越深，健康状况可能越差。如果你发现孩子的手上出现健康线，要注意观察：如果健康线越过生命线，则是很凶险的征兆；如果健康线触及生命线，则为疾病黄灯信号，要引起注意。除此之外，掌纹中的健康线还可以给我们带来以下几种健康警示：

（1）健康线与心脏病。健康线较长且与生命线交叉，意味着将患有危及生命的重病。健康线细且呈蓝黑色者，要警惕心脏病等循环器官疾病。出现健康线，再仔细观察感情线是否呈链状、金星丘是否狭窄或拇指根部是否呈现灰黑色，只要出现一种情形，就相当危险。

（2）健康线与神经官能症。健康线与智慧线交叉处有岛者，容易患有神经官能症。神经官能症最初一般只是性情急躁、沉默寡言，症状并不明显，应注意防范。

（3）健康线上的岛纹与呼吸系统。健康线上出现大岛纹者，往往易患呼吸系统疾病，应特别注意肺、气管、喉咙和鼻子等的健康。健康线呈链状，且上部接近感情线的部分出现岛，表示呼吸系统有问题，易患结核病。

（4）红色健康线。健康线整条呈红色的人，往往是神经质者，但神经质本身并非是病，而是一种不理想的性格。

（5）健康线与发烧。健康线出现红色或黑色斑点，不久将会有发烧症状的疾病发生，且往往是严重疾病，应提高警惕。

（6）健康线与消化系统疾病。手掌中央出现短而粗的健康线，且附近出现浅黑色、暗红色、褐色等颜色，表示消化系统可能有病变，应及时就医检查。如果与此同时生命线中央部分有晦暗色岛，则说明病变已经较严重或者慢性化了。健康线局部中断或呈链状者，消化器官容易受到疾病侵袭；若与此同时生命线起点呈现晦暗色、有岛或生命线食指下方部分变成链状，则更应提高警惕，及时就医。

看孩子的掌纹生命线，辨其身体疾病

生命线是手掌上从大拇指与食指中间的掌边开始，往掌底走的纹路。通过手相来推测人体健康状况时，生命线应该是最值得重视的。由生命线的状况不仅可以了解人体的身心状况，还可以推测大约什么年龄段身体状况易发生变化或容易患病。一般来说，掌纹中的生命线可以通过以下几种方式给我们带来健康提示：

（1）生命线的弯曲状况。生命线的起点一般在食指和拇指间的中心处。若起点接近食指，生命线曲率小，金星丘面积较大，标志着身体健康，抵抗力强。若起点偏向拇指，生命线曲率较大，金星丘面积较小，意味着体弱多病，不耐劳累。

（2）生命线的粗细、长短、深浅。生命线深而粗的人，一般认为身体健康、精力充沛、不易得病。但注意这种粗而有力的生命线的末端是自然变细而逐渐消失的。生命线纤细的人往往体质较差，缺少活力。

（3）生命线的岛纹、斑点。生命线不仅是一条纹路，而且存在小的岛纹和斑点，与健康有很大的关系。如果生命线以十字纹结束，可能预示着某个年龄段会有致命的疾病；生命线出现岛纹时，暗示要得慢性疾病；岛纹粗于生命线本身，意味着病情较严重。

（4）生命线起点呈浅黑色。生命线起点处及金星丘的上部和胃息息相关，如果起点呈浅黑色，表示胃部可能有疾病，例如胃炎、胃溃疡等。

（5）生命线上部或中部的岛纹。生命线沿金星丘弯曲，其中部到上部一段出现岛纹时，表示消化系统出现疾病。饮食过度或过冷、过热都会导致岛纹的出现，此时虽无疼痛症状，但消化功能已经大有降低。浮现明显的小岛，很可能是胃溃疡、十二指肠溃疡的先兆。

（6）生命线与便秘。饮食失调，思虑过度，身体阳气不足，寒从内生，凝结胃肠，大肠传送无力等多种原因可导致便秘。持续便秘患者，生命线中多出现许多支线，且手掌各处有变色现象。

（7）生命线与呼吸系统疾病。如果在生命线的起点，即食指和中指间下方那一段出现连续的岛，结成链状，表示呼吸系统或消化系统出现了问题。若同时在健康线起点附近有淡褐色的岛，且各指指甲呈圆状或指甲根部出现淡褐色纵纹时，可以确定呼吸系统出了问题。

（8）生命线短且以斑点或黑点结束。生命线短促且以黑点或斑点结束的人，通常身体虚弱，精力不足，容易因为偶然的身体不适而导致生命危险。有此生命线的人，对于感冒或其他常见的小病也不可掉以轻心。

（9）链状生命线。患有胃、肠等慢性消化系统疾病的人往往具有链状生命线。有此种生命线的人，天生体质虚弱，性格也偏于消极。

因此，为了孩子的健康着想，父母要学会观察孩子的生命线，辨别其健康状况。

看孩子的掌纹感情线，辨其身体疾病

感情线又名天纹或父纹，从小指下掌边起向食指方向走。感情线也可以推测健康状况，尤其是心脏的情况。感情线和心脏的关系最为密切，能清楚地反映出以心脏为主的循环系统的运行状况。感情线和生命线一样，以纹路清晰深刻、头尾相连无间断为佳。

（1）感情线长短。感情线的长短要合适，从中指根部中心朝下设一直线，感情线恰好止于与此线的交点处为佳。据此标准判断感情线长短，可以判断人体的健康状况。感情线短于标准的人，循环系统容易出问题。有此手相的孩子应注意其心脏和血管情况。

（2）感情线有岛纹。感情线上出现岛纹，应引起对心脏病的警惕，尤其是患有肥胖症的孩子，更不可掉以轻心。如果感情线在中指下方出现岛纹，病情可能相当严重。

（3）感情线重复、晦暗。具有重复感情线的人，容易发生耳朵和肾脏疾病，特别是双重感情线呈现出晦暗色，则更有患肾脏疾病的可能。

（4）感情线与眼部疾病。如果感情线在无名指下方出现岛，很可能会发生白内障、青光眼等眼部疾病，或表示用眼过度引起疲劳。肝脏有病或糖尿病恶化等都会导致眼部异常，会使无名指下方感情线出现岛。

父母是孩子更好的医生

看孩子的掌纹智慧线，辨其身体疾病

智能线又称脑纹，是掌相中最重要的一纹，它可以暗示人在精神方面或眼、耳、鼻、舌等五官方面的健康状况，用智慧线辨别人体健康，同样要观察它本身的粗细长短和瑕疵状况。

（1）智慧线与秃发。智慧线尾部有浅而大的岛的孩子容易患秃发。如果智慧线尾部的岛小而明确，应注意警觉严重的脑部疾病。

（2）智慧线和头痛。智慧线呈链状且横贯手掌左右两端者，容易患头痛病。如果有纹线向上伸展横切智慧线，则说明神经质倾向更为强烈，容易患严重的偏头痛，常做出让人难以理解的行为。

（3）智慧线与五官疾病。从起点至与太阳丘中心朝下的垂直线的交点为智慧线的标准长度。若智慧线短于标准长度，容易患五官疾病，如中耳炎、鼻炎等，特别是结膜炎等眼部疾病。若智慧线过长，则表示精神不安。

（4）智慧线和眼疾。智慧线在无名指下方出现岛，这是眼部疾病的信号。智慧线在起点附近或在中指下方出现斑点，表示有头痛病症，且此种头痛往往与眼疾有关。

（5）智慧线变化和脑瘤。如果左右手的智慧线都在中指下方突然消失，暗示着脑部容易发生严重疾病。脑部疾病往往来势迅猛，难以治愈，非常可怕。因此，发现此种变化要提高警惕，及时就医。

了解了智慧线对于辨别人身体健康的方法，父母们就能将其运用在自己孩子身上，从而辨别孩子身体的疾病，使孩子早日恢复原有的健康。

第三节 小细节，大隐患——孩子异常反应背后的健康危机

孩子头晕，很可能是重病的先兆

一般情况下，孩子偶尔头晕或因体位改变而头晕不会有太大的问题，应无大碍。不过，如果长时间头晕，父母就应引起重视，因为长期头晕或经常头晕可能是重病的先兆。

头晕是一个综合病症，是许多疾病的临床表现之一。引起头晕的原因常有以下几种：

（1）神经系统病变：如脑缺血病变、小脑病变、脑部病变、脑外伤、某些类型的癫痫等。此外，自主神经功能失调以及某些神经症的病人也会常常感到头晕。

（2）耳部疾病：如耳内疾病影响到平衡而引起头晕。

（3）内科疾病：如贫血、感染、中毒、低血糖等。

（4）感冒：有时感冒也可能会附带有头晕的症状。

（5）心脏病早期，症状尚轻，有人可能没有胸闷、心悸、气短等显著不适，只感觉头痛、头晕、四肢无力、精神不易集中、耳鸣或健忘等。

孩子胸闷，顺藤摸瓜寻病因

胸闷是一种主观感觉，即呼吸费力或气不够用。轻者若无其事，重者则觉得难受，似乎被石头压住胸膛，甚至发生呼吸困难，

它可能是身体器官的功能性表现，也可能是人体发生疾病的最早症状之一。不同年龄的人胸闷，其病因不一样，治疗不一样，后果也不一样。常见的胸闷有功能性胸闷和病理性胸闷两种。

功能性胸闷是指无器质性病变而产生的胸闷，常见的原因有：

（1）环境因素：例如，在门窗密闭、空气不流通的房间内逗留较长时间，会产生胸闷的感觉；或处于气压偏低的气候中也往往会产生胸闷、疲劳的感觉。

（2）精神因素：如遇到某些不愉快的事情，甚至与别人发生口角、争执等心情烦闷时就会产生胸闷。

功能性胸闷经过短时间的休息、开窗通风或到室外呼吸新鲜空气、思想放松、调节情绪，很快就能恢复正常。病理性胸闷则可能是由以下几种疾病引起的：

（1）呼吸道受阻：如气管支气管内长肿瘤、气管狭窄；气管受外压，如邻近器官的肿瘤、纵隔内长肿瘤等压迫所致。

（2）肺部疾病：如肺气肿、支气管炎、哮喘、肺不张、肺梗死、气胸等疾病均可出现胸闷症状。

（3）心脏疾病：如某些先天性心脏病、风湿性心脏瓣膜病、冠心病等也可导致胸闷发生。

（4）膈肌病变：如膈肌膨升症、膈肌麻痹症。

（5）体液代谢和酸碱平衡失调等也会出现胸闷症状。

从胸闷出现的急慢来看，病理性胸闷可以突然发生，也可以缓慢发生。突然发生的多数是由于急性外伤性或自发性气胸、急性哮喘等。缓慢性的胸闷则是随着病程的延长，症状逐渐加重。

儿童发生胸闷多数提示患有先天性心脏病或纵隔肿瘤。一般情况下，如发现孩子有胸闷的症状时，在排除功能性因素的情况下，或通过休息、放松仍没有改善症状的，父母就必须引起重视，应该带孩子到医院去进行胸部透视、心电图、超声心动图、血液生化等检查以及肺功能测定，以便临床医师进一步确诊，以免延误必要的治疗。

孩子眼前为什么会"发黑"

眼前发黑大多是一种正常的生理反应，是由于一个人体位的突然改变引起低血压所致。当人蹲着时，腰和腿都是曲折的，血液不能上下畅通。如果此时猛地站起来，血液便快速往下流去，造成上身局部缺血，但脑子和眼睛对氧气和养料的要求特别严格，来不得半点儿松懈，短暂的供应不足，也会使它们的工作发生故障，因而会有眼前发黑、天旋地转的感觉。如果本身身体就虚弱，情况会更严重些。不过，出现这种情况也不要惊慌，不必去医院。头部供血不足，心脏会马上加紧工作，把血液输送上去，用不了多久，人体就恢复正常了。当然，站起时，不要动作太猛，尽可能缓慢一些，让血液不要下流得过猛，心脏供血就能跟上，也就不会出现这种现象了。

另外，人在受到突然的感情打击、极度饥饿等情况下，也会出现眼前发黑。

其实，以上这些问题都不是很大。可怕的是眼前发黑伴随其他相应的症状，如一侧肢体瘫痪或无力、剧烈的头痛、呕吐等，那就应该高度警惕，往往是大脑这个人体"司令部"出现了"内乱"，应及时到医院就诊。

如果一到天黑眼前就昏暗一片，甚至什么都看不清，这就是夜盲症。这种病多是由一种称为先天性视网膜色素变性的疾病所致，也有可能是因为营养不良或偏食等原因造成维生素 A 缺乏的结果。

研究表明，维生素 A 及其衍生物不仅可用来治疗多种皮肤疾病，而且对于许多癌症，如皮肤癌、头部和颈部癌、肺癌、乳腺癌、前列腺癌以及膀胱癌等都具有显著的疗效，因此，人们要在平时的饮食中多摄取富含维生素 A 的食物。

孩子脱发是怎么回事

孩子掉头发不是无缘无故的，它是某种疾病的信号。

（1）高烧会损坏发根组织，使头发大量脱落，特别是持续高烧，对发根的损坏尤为厉害，不过，在 6 个月左右后就能恢复正常。

（2）某些疾病或先天性疾病，皮脂腺分泌过多或皮脂腺分泌性质改变都可引起脱发。

（3）节食使头发缺乏充足的营养补给，头发如缺少铁的摄入，便会枯黄无泽，最后必然导致大量脱发。因此，要均衡营养，不要盲目节食减肥。

（4）频繁地烫发和漂染，会对头发造成损害以至脱落。因此，不可让年幼的孩子烫发过频或滥用染发剂。

（5）发型影响，扎过紧的马尾辫、羊角辫和麻花辫以及将头发束得紧紧的，时间长了都会损害发根造成脱发。

孩子口中有异味多和脏腑有关

不知道各位家长有没有注意过自己的孩子是不是口气清新，或是口中有异味，甚至有口臭的症状。孩子口中有异味有可能是因为学习压力大，饮食没有规律。不过，口中异味也有可能是个人卫生的问题，他们一般不注意刷牙漱口这些问题。在中医看来，口内的津液与心、肝、脾、肺、肾等脏器是相通的，口中异味往往是内部脏腑出了问题。

《黄帝内经·灵枢·四时气篇》中说："胆液泄，则口苦。"《黄帝内经·素问·痿论》中说"肝气热，则胆泄口苦筋膜干。"也就是说，口中发苦多为热证，是火热之邪内侵的表现，尤其是肝胆火旺、胆气上逆。如果孩子患上热证，除口苦外，还会有口干舌燥、苔黄、喜冷饮、尿少色深、大便干燥等症状。此时，父母可为孩子选用黄连上清丸或牛黄上清丸等清火药物，但身体虚弱的孩子最好慎用。

孩子口中发酸，其病根在于肝胃不和、肝胃郁热，致使肝液上溢、胃酸过多。如果只是偶尔感到口酸，孩子可能是多吃了不容易消化的食物或饮食过量，父母大可不必过于担心。如果孩子经常口酸，并且伴有舌苔厚腻、打嗝时有腐臭味等症状，多半是脾胃虚弱，可以给其服用一些保济丸或山楂丸。如果孩子的口酸与胃酸上泛有关，同时还有舌头发红、胁肋疼痛等症状，那么多半是肝胃不和，这时父母就想办法帮其泻火、和胃。

口中经常发甜的孩子则是脾胃有问题，多为脾胃湿热、热蒸上溢的外兆；少数为脾虚，虚火迫脾津上溢，久了会发展为糖尿病。这一点《黄帝内经》中也有记载："帝曰：有病口甘者，病名为何？何以得之？岐伯曰：此五气之溢也，名曰脾瘅。夫五味入口，藏于胃，脾为之行，其精气津液在脾，故令人口甘也，此肥美之所发也，此人必数食甘美而多肥也。肥者，令人内热，甘者令人中满，故其气上溢，转为消渴。""消渴"就是糖尿病的一种症状。

口臭是由胃火引起。胃腑积热、胃肠功能紊乱、消化不良、胃肠出血、便秘等引起口气上攻及风火或湿热，口臭也就发生了。

中医将火分为虚实，口臭多为实火，由胃热引起。胃热引起的口臭，舌质一般是红的，舌苔发黄，这时只要喝点儿萝卜煮的水，即可起到健胃消食的作用，口臭很快就能消除。胃热引起的口臭多是偶尔发生，如果是经常胃热、消化不良的人，治疗时最好的办法就是敲胃经，一直敲到小便的颜色恢复淡黄清澈为止。但是，随着人们生活方式的改变，由胃热引起的口臭已经很少，最常见的口臭还是胃寒的原因，这类人多是舌苔普遍发白，口臭时有时无，反复发作。那么，对于这类由胃寒引起的口臭，平时就要多喝生姜水。如果怕麻烦，也可以将姜切成薄片，取一片含在嘴里。

还有的孩子经常会觉得口中淡而无味，食欲不振，这多是脾胃的问题。如果伴有胃部胀满、大便稀薄、脉细等症状，则多半是脾胃虚弱，父母帮其治疗时应以健脾、和胃为主。如果伴有疲乏无力、大便稀软、舌苔厚腻等症状，并且不喜欢喝水，则多半是脾胃有湿，治疗时父母要助其燥湿、和胃。

看孩子的大便可知其是否健康

正常孩子的大便应该呈金黄色，偶尔会微带绿色且比较稀，或者呈软膏样，均匀一致，带有酸味且没有泡沫。

如果孩子的大便呈黄色黏液状、脓血状或者蛋花状，多半是患有病毒性肠炎或者肠道细菌感染。

孩子食用了动物的血或肝，大便会呈黑色，如果不是以上原因引起的，可能是孩子患有钩虫病或者消化道出血引起的。

孩子的大便呈白色，很可能是他的肝、胆出现了问题。

若正常大便上附有鲜血，则孩子很可能患有肛裂。

孩子出现果酱状大便，并且伴有腹痛、腹胀的现象，很可能是肠套叠引起的。

如果孩子出现血水状大便，则可能是由血性肠炎引起的。

⊙育儿小贴士

肠道疾患和全身性疾患都可能会引起便血。另外，通过便血我们也可看出一些病症：

1. 直肠息肉会使排便出血，呈鲜红色，这种病症常出现在儿童身上。

2. 患有痔疮的人，排便后血呈鲜红色且不与大便相混。

3. 如果大便与血混合，且出现黏液或脓，伴有腹痛、腹泻及腹部下坠感的现象，是痢疾、肠结核或结肠炎等病的标志。

4.结肠癌会使腹部出现可触及的肿块，并伴有腹泻、便秘交替出现和便血。

5.直肠癌表现为便秘、便后出血、大便形状改变的症状。

另外，父母应该了解的是，正常大便因含尿胆原而呈现黄色或黄褐色，如果进食较多含叶绿素丰富的蔬菜，大便会呈绿色；当摄入较多猪血、动物肝脏、含铁剂的药物时，大便会变黑。

听孩子的哭声可知其是否健康

孩子啼哭可以分为生理性啼哭、病理性啼哭两大类。孩子生理性啼哭的原因有口渴、寻求爱抚、尿布湿了等，其特点是孩子的哭声洪亮，时间短暂，当愿望得到满足后，他会停止哭泣。

病理性啼哭则是因为孩子身体的某个部位出现疼痛或不适，其特点是孩子突然开始哭泣，并且哭声急，音调高，即使喂奶或者把他抱起来爱抚，他也会哭闹不止，遇到这种情况时，父母要高度警惕并注意观察，以便对症下药。

病理性啼哭可分为以下几类：

（1）阵发性哭闹。如果孩子一阵阵地哭闹，并且在啼哭时面色苍白、肢体蜷曲，父母为其按摩腹部后，便会暂时停止哭闹，那就说明孩子的肠道里有寄生虫或其患有肠炎、消化不良等。

（2）夜间哭闹。夜间哭闹的孩子很可能患有蛲虫病或上呼吸道感染。因为蛲虫喜欢夜间在孩子的肛门周围活动，这就使孩子的肛门周围发痒，容易引起哭闹；而上呼吸道感染的孩子会出现发热、鼻塞等症状，从而影响其呼吸，也容易导致其哭闹。

（3）易惊好哭。如果孩子经常哭闹并且容易受到惊吓，在哭闹时还伴有多汗的症状，说明孩子可能缺钙。

（4）哭闹时带喘息。如果孩子在哭闹时哭声急促，并且伴有喘鸣、鼻翼扇动、口唇青紫等现象，说明孩子可能患有肺炎或支气管炎。

（5）哭闹时抓耳挠腮。孩子在哭闹时抓耳挠腮，这时父母可以牵拉他的耳郭，假如孩子的哭闹声变得更大，就说明有小虫进入他的耳道里或者他患有中耳炎、外耳道疖肿等病症。

（6）排便前后哭闹。排便前哭闹说明孩子可能患有便秘，而排便时哭闹则可能说明其患有肛裂、直肠炎或乙状结肠炎等病症。

（7）哭声高而尖。如果孩子在哭闹时声调高而尖，并且伴有抽搐、呕吐等症状，那么孩子很可能患有颅内出血、脑膜炎等疾病。

（8）呻吟样哭闹。如果孩子在哭闹时发出呻吟声，并且哭声单调无力，表情平静，对周围事物反应迟钝，那么孩子很可能大脑发育有障碍，智力低下。

睡眠质量可以衡量孩子的健康状况

父母都知道，孩子只有保证充足的睡眠才能健康地成长。但是父母可能不知道，有些时候，通过孩子的睡眠质量，就可以知道他是否健康。

正常情况下，孩子睡着时应该是安静、舒坦，头部微汗，呼吸均匀无声，有时小脸可以出现各种表情。如果孩子入睡后频繁翻身，并且出现口臭、腹部胀满、口干、口唇发红、舌苔黄厚、大便干燥等症状，就说明他的胃里有宿食，治疗时应以消食导滞为主。

孩子在夜间出汗是正常现象，但是如果在刚入睡或者即将醒来时大汗淋漓，并且伴有不适的症状，就要带他去医院检查了。

在睡着后不管听到多大响声也没有反应，并且爱睡懒觉的孩子很可能有耳聋的毛病。

入睡后，有些孩子会把自己的牙齿磨得咯咯响，这就是夜间磨牙，人们通常认为夜间磨牙与肠道寄生虫有关，但也有人认为，这是因牙颌畸形所致。另外，也有少数孩子是因为精神创伤或情绪不稳定而导致夜间磨牙。

孩子入睡后手指或脚趾抽动并且出现肿胀，这时父母就要检查一下他的手指、脚趾，看看是否被头发或其他纤维丝缠住，或有被蚊虫叮咬的痕迹。

孩子的精神状况与疾病

一般来说，健康的孩子精神饱满、两眼有神，容易适应环境，而生病的孩子情绪往往异常。

（1）烦躁不安、面色发红、口唇干燥，表示发热。

（2）目光呆滞、两眼直视、两手握拳，常是惊厥预兆。

（3）哭声无力或一声不哭，往往提示疾病严重。

除以上明显征兆外，孩子还可能表现出表情淡漠、不愿说话、不喜欢活动，或烦躁不安，或时时吵闹。

此外，活动力变化也是判断宝宝生病的重要因素。因为孩子不懂得假装，所以得病后的不舒服会明显反映在活动力的改变上。因此，父母应多观察孩子日常的活动力情况，比如，精神状况如何，孩子的作息时间和平常食量多少，活泼与否。一旦掌握了孩子健康时的情况，那么就能很容易地比较出生病时的不佳状况了。

精神改变主要表现为孩子突然变得很缠人，烦躁不安，为一件小事闹个没完，不讲道理或者精神委顿，无精打采，不爱活动，好睡。小婴儿的哭声变得微弱，甚至不哭，或者哭声急促，与平时响亮、清脆的哭声不同，这时就要想到孩子是否生病了。

婴幼儿患病早期还可表现为夜间易惊醒，入睡困难，哭吵，睡眠时呼吸比平常快，呼气声变粗，在排除小便、饥饿、过饱、睡前过于兴奋、午睡过长等因素外，就要考虑孩子可能生病了。

第九章

孩子不生病的真谛

第一节　面对幼儿常见病，父母该怎么办?

孩子夜啼，怎么办

"天皇皇，地皇皇，我家有个夜哭郎。"不少孩子白天好好的，可是一到晚上就烦躁不安，哭闹不止。这是怎么回事，如何解决这一状况呢?

夜啼多见于3个月以内的幼小婴儿，小孩子夜啼一般有以下几种情况:

1. 生理性哭闹

孩子的尿布湿了或者裹得太紧、饥饿、口渴、室内温度不合适、被褥太厚等，都会使小儿感觉不舒服而哭闹。对于这种情况，做父母的只要及时消除不良刺激，孩子很快就会安静入睡。此外，有的孩子每到夜间要睡觉时就会哭闹不止，这时父母若能耐心哄其睡觉，孩子很快就会安然入睡。

2. 环境不适应

有些孩子对自然环境不适应，黑夜、白天颠倒。白天睡得很香，到了晚上就来了精神，若将孩子抱起和他玩，哭闹即止。对于这类孩子，做父母的应该把休息睡眠时间调整过来，必要时请教医生。

3. 白天运动不足

有的孩子白天运动不足，夜间不肯入睡，哭闹不止。对这样的孩子白天应增加其活动量，累了，晚上自然能安静入睡。

4. 午睡时间安排不当

有的孩子早晨起不来，到了午后 2 ~ 3 点才睡午觉，或者午睡时间过早，以致晚上提前入睡，半夜睡醒，没有人陪着玩就哭闹。对于这样的孩子早晨可以早些将其唤醒，午睡时间进行适当调整。

5. 身体不适

有些脾虚、心热型孩子经常会在夜间哭闹，父母要知道孩子啼哭的原因，并学会相应的按摩手法。

（1）脾虚型孩子的表现症状为夜间啼哭，啼哭声弱，腹痛喜按，四肢欠温，食少便溏，面色青白，唇舌淡白，舌苔薄白。可揉板门 300 次，推三关 50 次，掐揉四横纹 10 次，摩中脘穴 3 分钟。

（2）心热型孩子的表现症状为夜间啼哭，哭声响亮，面红目赤，烦躁不安，怕见灯光，大便干，小便黄，舌尖红，苔白。可清天河水，推六腑各 200 次，清小肠 300 次。

（3）惊恐型孩子的表现症状为夜间啼哭，声惨而紧，面色泛青，心神不安，时睡时醒，舌苔多无变化。可按揉神门、百会穴各 1 分钟；揉小天心 100 次，掐威灵 5 次，掐心经、肝经各 50 次。

（4）食积型孩子的表现症状为夜间啼哭，睡眠不安，厌食吐乳，腹胀拒按，大便酸臭，舌苔厚腻。可揉板门、运内八卦各 100 次，清大肠 300 次，揉中脘 3 分钟。

孩子便秘，怎么办

有些家长可能遇到过这种情况，孩子小小年纪已经便秘很长时间，每次大便都哼哼唧唧的。这可怎么办呢？其实，要解决这个问题并不难，只要了解了孩子便秘的原因，就可以迎刃而解了。

一般来说，小儿便秘是由以下原因造成的：

（1）没有养成定时排便的习惯。该排便时，孩子还在玩耍，抑制了便意，久而久之，使肠道失去了对粪便刺激的敏感性，大便在肠内停留过久变得又干又硬。

（2）饮食不足。孩子吃得太少，经消化后产生的残渣少，自然缺乏大便。

（3）食物成分不当。孩子所吃的食物中膳食纤维的含量太少，也容易造成便秘。

如果是第一种原因引起的便秘，那么父母应培养孩子定时排便的习惯，每天早晨和饭后半小时让孩子坐便盆，不论有无便意都要在便盆上坐上 10 分钟，一旦形成定时排便的习惯，不要随意改。

对饮食不合理引起的便秘进行饮食矫正。如果是正在哺乳的婴儿发生便秘，只要每天给其喂点儿米汤就可以了，当然必须滤去米汤中的米粒。此外，正在吃母乳的婴儿偶然发生便秘，与母亲吃辛辣的食物过多有关。这时，母亲的饮食要调整，避免摄入过多辛辣之物。

如果开始吃辅食的孩子发生便秘，父母可在饮食中添加西红柿汁、橘子汁、菜汁等，或把蜂蜜加在温开水中，每天给孩子喝一小杯，促进其肠道蠕动。

再大一些的孩子便秘时，父母可给其吃一些粗谷类的食物，比如红薯，还要多吃芹菜、韭菜等粗纤维蔬菜，多喝白开水，尤其在过多摄取高蛋白、高热量食物后，要及时喝水和吃果蔬，但不能经常给孩子吃香蕉。因为香蕉是寒凉之物，吃多了容易胃寒。

另外，孩子便秘时，可以给其揉腹，按摩完后，再让孩子喝上一杯温开水清洁胃肠，然后在室内多活动、多走走，也有助于改善便秘症状。

孩子打呼噜，怎么办

大人睡觉鼾声如雷的情况很常见，可是有些孩子睡觉也打呼噜，这就需要家长提高警惕了。一般来说，很多家长并没有把孩子打鼾这个问题当回事儿，有的家长还认为孩子打鼾是一件好事，以为是孩子睡得香的表现。实际上，打鼾有可能是一种疾病，而这种疾病如果得不到重视，会危害孩子体格及脑神经的发育。

孩子在睡眠中之所以会出现鼾声，主要是呼吸气流不畅的表现。气流不畅使得氧气不能充分进入体内，导致机体血氧水平减低。如果这种情况反复出现还可以造成孩子睡眠不连续，反复从睡眠中醒来，孩子就可能患有阻塞性睡眠呼吸暂停综合征。这种症状对孩子的身体健康有着很大的影响。首先，由于呼吸气流不畅，会引起孩子身体各部位出现缺氧状况，特别是大脑缺氧。幼儿的脑细胞正处于不断发育成熟的过程中，良好的睡眠是脑细胞能量代谢的重要保证。如果经常缺氧，睡眠质量不好，孩子的记忆力、认知能力和智力的发育就会受影响。其次，打鼾还会反复打断孩子的睡眠，影响正常的睡眠结构，造成深睡眠减少，浅睡眠增多。但是生长激素等重要的激素，都是在孩子深睡眠中呈脉冲式分泌的。如果深睡眠减少了，激素的分泌就会减少，孩子的身高也会受到影响。由于孩子正处于体格和脑神经的生长发育期，如果出现睡眠呼吸不正常，从某种程度上说，由此造成的危害比成人更大。

另外，充分的睡眠对于孩子神经系统的发育至关重要，睡眠障碍会使大脑经常出现缺氧状态，不仅使孩子智力发育不好，也可能影响到大脑的其他方面，甚至包括心脏。那么如何使孩子远离打鼾？这就需要家长从以下几点出发，让孩子彻底告别打鼾。

（1）控制孩子的体重。睡眠医学专家指出，减重是最根本的治疗方法。研究显示，只要体重减少3～5千克，就能有效控制打鼾。所以家长一定要注意孩子的体重。

（2）在睡觉的时候尽量让孩子侧睡。仰躺会增加打鼾的次数，因此最好采取侧睡。因为仰睡时，舌头容易滑到后方，阻塞住喉咙。另外，还要注意孩子的枕头不要太低，这样易使下颚向上抬，造成以口呼吸，导致打鼾。

（3）睡前避免吃安眠药。安眠药容易造成肌肉松弛，使打鼾的情况更严重。

（4）训练孩子经常深呼吸。这样可以使鼻道保持畅通，能很好地减轻打鼾。

（5）让孩子经常微笑。经常微笑有助于伸展舌头肌肉，可减少打鼾。

（6）常让孩子在闲时唱唱歌。有研究表明，多唱歌能改善打鼾状况，因为唱歌能锻炼声带附近的肌肉，让松弛的肌肉变得更有弹性。

（7）可以适当地给孩子使用呼吸辅助器。如果上述做法还是无效，家长可在孩子睡觉时给孩子戴上鼻罩，用呼吸辅助器协助治疗。目前最常使用的方法是：鼻腔连续呼吸道阳压。这种阳压呼吸器是利用持续性正压，将空气送进鼻咽，当咽喉里的气压足够时，就能撑开狭窄阻塞的呼吸道，有助于改善呼吸困难的现象，临床上治疗效果很不错。

（8）如果孩子的打鼾长期得不到改善，就要带孩子去医院接受外科手术。

此外，家长要注意增强孩子的身体素质，减少孩子患各种急慢性呼吸道传染病的概率，避免炎症引起的上呼吸道阻塞。

孩子口腔溃疡，怎么办

小孩子患上口腔溃疡，是身体阴阳失衡、上火的典型表现，它虽不是什么重病，但却会给孩子的生活带来不便与痛苦。

如果孩子是因为吃东西上火引起的口腔溃疡，可以用西红柿来治疗。西红柿是蔬菜、水果中含维生素和矿物质最多的，治疗内热上火效果特别好，方法是：将西红柿去皮，切成小块，拌上白糖连吃 2 次。

另外，口腔溃疡的孩子还可以食用绿豆鸡蛋花。方法是将鸡蛋打入碗内拌成糊状，绿豆适量放入陶罐内冷水浸泡十多分钟，放火上煮沸约 1.5 分钟（不宜久煮），这时绿豆未熟，取绿豆水冲鸡蛋花饮用，每日早晚各一次，治疗口腔溃疡效果好。

如身体亏虚和寒湿较重所致的口腔溃疡，经常会反复发作，这时要在饮食上忌掉所有的寒凉食物，另外还要用艾叶煮水泡脚，将虚火引下去，一般泡一两次就好了。

胃有火气、肝热，就很容易患口腔溃疡，有时还会伴随口臭。如果想简单地治好口腔溃疡，就每天坚持敲 15 分钟腿内侧的肝经和腿外侧的胃经。只要肝平了，胃好了，孩子的口腔溃疡自然就会好了。

孩子流口水，怎么办

流口水经常发生在 3 岁以下的孩子身上。刚出生的宝宝是不会流口水的，因为他们的唾液腺不发达，分泌的唾液较少，宝宝嘴里没有多余的唾液流出，加上此时宝宝的主食是奶，对唾液腺的刺激不大。

宝宝流口水常发生于断奶前后。婴儿长到 6 个月以后，身体各器官明显地发生变化，此时婴儿所需营养已不能局限于母乳，要逐步用米糊、菜泥等营养丰富、容易消化的辅食来补充。有些母亲用母乳喂养孩子到15个月以上才断奶，断奶后再喂辅食，这样的孩子脾胃就比较虚弱，容易发生消化不良，这时候小儿流涎发生率最高。

此外，宝宝长牙或患口腔黏膜炎症时，也特别容易流口水。

父母应注意观察宝宝的表现，找出流涎原因，如果是因长牙或口腔黏膜炎症引起的流涎，父母可不必太担心。如果孩子经常流口水，父母就要注意了。

中医认为经常流涎，易耗伤孩子的津液，孩子常因先天不足、后天失调、脾胃虚寒而发病。如果父母给孩子补脾经、肺经、肾经各300次，推三关300次，摩腹3分钟，捏脊3～5遍，效果会很好。

在给孩子按摩的同时，父母还要注意从饮食上给孩子加以调整。下面两道食疗方对治疗孩子流涎效果很不错。

（1）赤小豆100克，鲜鲤鱼1条约500克。将赤小豆煮烂取汤汁，将鲤鱼洗净去内脏，与赤豆汤汁同煮，放黄酒少许，用文火煮1小时。取汤汁分3次喂服，空腹服，连服7日。

（2）米仁100克，生山楂20克（鲜的更好），水650毫升。文火煮1小时，浓缩汤汁分3次服食（1日），空腹服，连服7日。

孩子呕吐，怎么办

很多父母可能都遇到过这样的情况，无论是米糊，还是牛奶，辛辛苦苦喂宝宝吃下去，结果没多久就被宝宝全呕吐了出来。这时候，父母的第一反应就是赶紧想办法给孩子止吐。事实上，我们在给孩子止吐前，一定要先搞清楚呕吐的真正原因，否则就可能造成不良后果。

对于哺乳期的婴幼儿来说，喝奶太急、吃得过饱，吸奶时吞入少量空气等都会造成吐奶现象。孩子吐奶时，只要把孩子抱起，轻轻拍拍孩子的背就可以了。对于大一点儿的孩子，要看其是消化不良还是吃了不洁或变质的食物，或者有其他诱发因素。如果孩子是因为吃了有毒食物而呕吐的，就不能止吐，反而还应该催吐，因为呕吐是治疗食物中毒的一种自然疗法，简单、实用、有效。

在某些情况下，呕吐可能是身体不佳的一个信号。具体来说，主要有以下几种情况：

1. 脾胃消化功能出问题

孩子先天脾胃虚弱，或者吃得过多，过食生冷油腻、不洁等食物损伤了脾胃的消化吸收功能，导致胃肠不消化，胃气不能顺畅运行，上逆而呕吐。此时，一定要增强孩子脾胃，每天给孩子摩腹和捏脊，调整孩子饮食，避免其吃得过多，并戒除一切寒凉油腻之物。

2. 脾胃虚寒

孩子体质虚，尤其是脾阳不振，水谷熟腐运化不及，故饮食稍有不慎即吐，时作时止，平时手足不温，大便稀薄，倦怠乏力。如果是这种原因引起的呕吐，可以给孩子喝些生姜红糖水，并注意保暖，避免其受凉。

3. 胃阴不足

此种呕吐的特点是反复发作，时作干呕，口燥咽干，其原因是平素胃热盛，胃火耗伤了胃阴，以致胃失濡养，不能不降，所以呕吐时作。对此，可以给孩子多喝一些绿豆汤、莲子汤、藕粉、梨汁、荸荠汁、鲜果汁等，或用鲜芦根、麦冬泡水代饮，从而清养胃阴。

孩子生口疮，怎么办

中医认为，脾开窍于口，口部的疾病多由脾功能失调引起。所以孩子得了口疮，做父母的可以给孩子清天河水 300 次，推六腑 300 次，清肝经 300 次，清心经 300 次，清胃经 50 次，揉板门 50 次。然后，从横纹推向板门 20 次，按揉大椎穴 1 分钟。

如果孩子有如下症状：口腔黏膜布满白屑，白屑周围红晕较甚，伴心烦口渴、面赤、口臭、大便干结、小便短赤、舌尖红、苔黄。说明孩子心脾郁热，要清脾经 200 次，清心经 500 次，推下七节骨 300 次，按揉心俞、脾俞各 1 分钟。

如果孩子有下列症状：口腔黏膜布满白屑，周围红晕色淡，伴面色白、身体瘦弱、四肢欠温、口唇色淡、大便溏薄、小便清长、舌质淡、苔白腻，则是脾虚湿盛，要摩中脘 5 分钟，补脾经 300 次，揉板门 100 次，按揉脾俞、胃俞穴各 1 分钟，按揉足三里穴 1 分钟。

此外，父母一定要注意孩子的口腔卫生，哺乳的妈妈，喂奶前把乳头擦洗干净，食具应严格消毒。多让孩子饮水，不要给其食用过冷过热及过硬的食物，以减轻对口腔黏膜的刺激。

孩子生痱子，怎么办

痱子一般可分为红痱（一般痱子）和白痱（痱毒）。痱子常见于儿童，表现为红色的疱疹，不易破溃，自觉瘙痒。气候凉爽时，痱子可迅速自愈。痱毒常见于新生儿，表现为疱疹较少，疱液清澈透亮、易破，常见于额部、颈、胸背上部、手臂曲侧等处，一般不痒。

痱子的发生与天气热、出汗多有密切的关系，除此之外，室内通风条件不好，孩子的衣服不够宽松，孩子爱哭、好动，还爱让母亲抱在怀里等因素都会导致孩子出汗多而又蒸发不掉，这样，汗液较长时间地浸渍着皮肤，使表皮发胀，汗腺在皮肤的开口口径变小，汗液多而排不出，越积越多，甚至把汗管胀破，汗管周围的皮肤受到汗液的刺激而发生轻微的炎症，这就产生了痱子。

痱子主要用外用药进行局部治疗。先用温水把病患部位洗净，揩干后扑以痱子粉或擦上痱子水，或用"十滴水"给孩子洗澡。

饮食上，父母可多给孩子吃清淡、易消化的食物，比如粥类的食物；多吃新鲜蔬菜、水果，如绿叶菜汁、胡萝卜汁、新鲜果汁和西红柿汁等；还可以吃新鲜菜泥、果泥。这些食物中含有丰富的维生素，可以调节婴幼儿生理功能，减少皮肤的过敏反应。此外，不可给孩子吃鸡蛋、鱼虾、蟹等发物以及辛辣食物，如辣椒、生姜和生蒜。

此外，当孩子已经生痱子时，为使孩子少受痱子之痒的苦楚，父母一定要注意以下几点：

（1）禁止孩子搔抓。经常搔抓往往会引起细菌感染，变成痱毒和脓疱疮。

（2）禁止孩子脱衣。经常脱光衣服，会使皮肤少了一层保护，更容易受不良刺激，使痱子只增不减。

（3）孩子的衣服不可过于窄小。小儿的夏衣应柔软宽大，便于汗水蒸发。如果衣服窄小或质地过硬，会不断地摩擦刺激皮肤。

（4）避免随便使用痱子粉、花露水。使用某个牌子的痱子粉，先要试验一下孩子是否对其过敏。在使用中，痱子粉和花露水最好不要混用。

⊙育儿小贴士

夏季天气炎热，父母做到以下几点，能很好地防止孩子生痱子：

1.要给孩子勤洗澡，勤换衣服，衣服宜松软宽大。

2.保持孩子皮肤清洁干燥，常用温热毛巾为其擦拭汗水，勤扑痱子粉。

3. 居住处应通风凉爽，衣被不宜盖过多。

4. 不要总把孩子抱在怀里，这样会增加孩子的体温与排汗量。

5. 晚上睡觉不要让孩子直接睡在凉席上，应铺上被单或毛巾毯，这样汗液易被吸收，也利于消毒。

孩子肥胖，怎么办

肥胖不是福，家长要从小控制孩子的体重，千万别让孩子登上"肥胖排行榜"。如果孩子已经成了小胖墩，甚至影响到健康，父母就要想办法帮其减肥。

给小胖墩减肥，虽然比成年人减肥要吃力，但为了孩子的健康成长，父母还是应该努力做到以下几点：

（1）照顾好孩子吃饭。

不要给孩子吃肥肉，让他少吃糖和含淀粉过高的食物，避免用油炸、油炒等烹饪方法。孩子吃饭的时候要规规矩矩地坐在饭桌旁吃，要细嚼慢咽，不要让孩子边做事情边吃饭。如果孩子不想吃了，不要强迫他吃完。

（2）孩子的锻炼计划。

鼓励孩子多参加户外运动，根据孩子的年龄大小，每次运动10～30分钟，1周至少4次。注意运动量要合理，根据孩子的能力和体力因人制宜，不能让孩子过于疲劳，运动量不宜过大，因为这样会增大孩子的食量。

（3）孩子的零食。

零食是孩子减肥的拦路虎。孩子都喜欢吃零食，有些零食含有大量的糖，营养少且热量高。因此，当孩子要吃零食的时候，最好用水果代替，甚至可以拒绝孩子的要求。饭前和晚餐后不要给孩子吃零食。

（4）孩子的情绪。

研究表明，人情绪不好也会导致肥胖，因此要注意孩子的情绪。如果孩子的情绪不好，不仅会影响消化，而且会增加孩子选择甜食的机会。

（5）孩子的睡眠。

餐后不能立刻睡觉，要让孩子多玩一会。这样可以促进孩子的消化，并且消耗热量，避免过多热量沉积在体内直接转化为脂肪。

有的父母认为应该控制孩子的脂肪摄入量，就让孩子少吃猪肉，改吃素菜。其实不然，如果炒的素菜放了太多的食用油，同样也可能导致脂肪超标。比如1份素炒青菜放上1大勺油，就相当于吃了50克肥肉。

一般来说，我们平时在烹饪食物的时候，为了追求口感和营养，都会放入大量食用油。不管是植物油还是动物性油脂，在体内一样都会转化为能量，多余的就会转化为脂肪。因此，在平时的烹饪中，要注意食物不能过油。

孩子感冒，怎么办

感冒是孩子的常见病，一年四季都可能发生，加上治疗感冒药物的增多，许多家庭都备有"小药箱"。当孩子感冒时，父母可能就会拿出家里储存的感冒药给孩子吃，这样一来症状也许会暂时得到缓解，但病毒的根子却潜伏在体内，导致疾病反复发作。同时，由于孩子的身体还非常娇弱，药的"毒性"还会带来难以估量的伤害。因此，为孩子的健康着想，父母一定要用"绿色疗法"来治疗幼儿感冒。

孩子感冒多是因为受凉引起的，白天衣服穿得少、玩耍时出汗了脱衣服、没穿鞋子光脚走路、吃寒凉的东西太多、晚上蹬被子等都会导致孩子受凉。这时你可以给孩子喝姜汤茶或葱白粥。

1. 姜糖茶

材料：生姜 10 克，红糖 15 克。

做法：将老生姜洗净，切丝，放入大茶杯内，冲入滚开水，盖上杯盖，泡 10 分钟以上，加入红糖调味。温热一次服完，服后卧床盖被取微汗。

功效：发汗解表，祛风散寒，适用于小儿感冒初起，发热恶寒，头痛身痛，口不渴。

2. 葱白粥

材料：粳米 30 ～ 50 克，葱白 3 寸长 3 段。

做法：用粳米煮粥，临起锅时放入葱白，不拘时食，食后盖被得微汗则愈。

功效：解表散寒，适用于风寒束表而致的恶寒、发热、头痛鼻塞、无汗体痛等症。

此外，在孩子感冒期间，父母一定要注意让其卧床休息。孩子的居室要保证空气新鲜湿润，防止空气干燥，因为尘土飞扬刺激患儿的鼻子和咽喉，可引起咳嗽。此外，还要给孩子吃清淡易消化的半流食，如稀小米粥、鸡蛋汤等，多让孩子喝水，吃青菜、水果。

⊙育儿小贴士

虽然西瓜确实有清热解暑、除烦止渴、泻火的功效，但在孩子感冒的初期千万不能让他吃西瓜。因为感冒初期在中医里属于表征，应采用使病邪从表而解的发散办法来治疗。如果表未解千万不能攻里，否则会使表邪入里，导致病情加重。而病邪在表之际，吃西瓜就相当于服用清内热的药物，只会引邪入里，使感冒加重。不过，当孩子感冒加重，并且出现口渴、咽痛、尿黄赤等热症时，在正常用药的同时，是可以吃些西瓜的，这也有助于感冒的痊愈。

孩子发热，怎么办

只要孩子发热时精神不是很差，温度没超过39.5℃，家长也可以自己处理。一般而言，孩子发烧有个规律：如果发烧时手脚冰冷、面色苍白，则说明孩子的体温还会上升；而如果孩子手脚变暖，出汗了，就说明体温不会再上升。家长遇到孩子发热时的处理方法有以下几种：

（1）一岁半以内的婴幼儿，前囟门还未完全闭合，家长可以在孩子睡着后，用手心捂住孩子的前囟门，一直捂到孩子的头微微出汗。这时，家长再把宝宝叫醒，多给喂一些温开水或红糖水，宝宝很快就能恢复如初。另外，在给宝宝用手心捂前囟门时，家长千万不要着急，最好是由孩子爸爸来操作，男士的热量大，易使宝宝出汗。

（2）多数孩子是受凉感冒引起的发热，发热时手脚发冷、舌苔发白、面色苍白、小便颜色清淡，家长可以用生姜红糖水给孩子祛寒，效果是不错的，如果在生姜红糖水中再加上2～3段切成一寸长的葱白，效果会更好。若孩子怕辣，可以在给孩子煮的稀饭里面加上两片生姜、两段葱、几滴醋，煮好后，去掉姜、葱，喂给孩子吃，能祛寒、发汗、退热的效果不错，孩子也愿意吃。家长可以一天给孩子喂2～3次，孩子退热后就不要加葱了，舌苔不再发白时，姜也可以不放。

（3）如果孩子发烧时手脚不冷，但面色发红，咽喉肿痛，舌苔黄或红，小便颜色黄、气味重，眼睛发红，则说明孩子身体内热较重，就不能喝生姜红糖水了，家长应该让孩子大量喝温开水，也可以在水中加少量的盐，冲成淡盐开水给孩子喝，能消内热。孩子只有大量喝水，多解几次小便，让身体的内热随着尿液排出，体温才会下降，上火的症状也才会好转。

（4）如果孩子白天、晚上都发热，则说明体内有内热或炎症，家长可以用苦瓜切成薄片，取 10 片，加水煮 5 ～ 10 分钟后给孩子喝，一天 2 ～ 3 次，到孩子白天不发热时，就不要再喝了。同时尽量给孩子多喝水，吃新鲜的水果，饮食要相对清淡，不能吃鱼、虾，只能吃其他肉类及蔬菜。

（5）如果孩子白天体温正常，一到傍晚就升高，到早晨又退热，说明孩子发热是身体内寒重及亏虚引起的，这时仍要给孩子喝生姜红糖葱水，最好再配合艾叶水泡脚祛寒，而且可以让孩子喝肉汤和淡淡的鸡汤。固元膏可以一天吃 2 次，一次小半勺，给孩子及时补充营养，同时让孩子多喝水。

（6）对于 2 岁以上的孩子，家长可以帮孩子按摩。先搓孩子的脚心，把热往下引，等脚搓热了，再搓小腿，上下来回搓，把小腿搓热后，再搓孩子的小手、胳膊、后背和耳朵，最后搓孩子头顶正中的百会穴。

家长在帮孩子按摩时不可太用力，要轻轻地搓，搓的速度不能太快，要一下一下慢慢地搓，不能着急，一边搓，一边让孩子多喝些温开水。如果孩子烧还不退，可用温水把孩子全身擦一遍，用毛巾把孩子的皮肤擦红、擦热，让孩子的身体自行散热。如果孩子还是手脚发凉，则说明受寒较重，家长可连续给孩子多喝几次生姜红糖葱水，这样处理后，孩子多半都能降温。

上面说的是家长可以自行处理的小儿发热，但有些情况是必须送医院的，若孩子患感冒、发热后出现以下症状便应及时送医院治疗。

（1）高烧 39.5℃以上。

（2）孩子已不能喝水，或出现惊厥。

（3）孩子精神差，嗜睡或不易叫醒。

（4）孩子呼吸时有喉喘鸣声。

（5）感冒后孩子呼吸加快（2个月以下的小婴儿呼吸次数每分钟≥60次，2个月至1岁的儿童每分钟呼吸≥50次，1～4岁的儿童每分钟呼吸≥40次），可能引发了轻度肺炎。

（6）孩子呼吸加快并出现上胸凹陷（指孩子吸气时胸壁下部凹陷，这是由于肺部组织弹力差，吸气费力所致；若孩子吸气时仅有肋间或锁骨上方软组织内陷，则不是胸凹陷）。有此特征说明孩子已经出现了较明显的呼吸困难，可能是重度肺炎。

⊙育儿小贴士

治疗小儿发热，可采用以下食疗方——胖大海蜂蜜茶。

材料：胖大海2枚，蜂蜜适量。

用法：将胖大海与蜂蜜同放入杯中，加入沸水盖上盖子泡10分钟，滤成清液后频繁服用。

功效：清热利咽。适用于风热咽喉肿痛，声音嘶哑，发热无汗或有汗，哭啼吐乳等症。

孩子咳嗽，怎么办

听到孩子咳嗽，父母总是很揪心。其实，有时候孩子咳嗽是一件好事，因为咳嗽是人体清除呼吸道内刺激性黏液及其他分泌物的方法，是保护呼吸道的一种反应。鉴于此，父母应该了解孩子的几种咳嗽类型，这样才知道什么情况下该担心，什么时候则无须挂念。

（1）早上起来时偶尔的干咳。小孩子早上起床时咳嗽几声，是一种正常的生理反应，通过咳嗽，可以把晚上积存在呼吸道中的"垃圾"清理出来。咳嗽同时往往伴有咳痰，痰就是"垃圾"，所以家长不必担心。

（2）经常干咳，不分昼夜。有些孩子总是干咳，虽然孩子自己不觉得难受，但父母听着非常揪心，其实孩子干咳是感冒后身体虚弱的表现，父母要给孩子加强营养，让孩子多吃容易消化、营养丰富的新鲜食物，多吃些牛肉、鸡汤等，每天给孩子摩腹20次，捏脊5遍。

（3）强烈的干咳，通常发生在午夜，白天轻，晚上严重。有时孩子吸气的时候会发出刺耳的喘鸣，这种声音类似于孩子长时间大哭之后的抽泣。这可能是一种传染性病毒感染引起的假膜性喉炎，这种病毒通常侵袭半岁至三岁的孩子，父母应及时带孩子去医院。此外，父母可以抱着孩子，在充满蒸气的浴室里坐5分钟，潮湿的空气有助于帮助孩子清除肺部的黏液，平息咳嗽。孩子晚上咳嗽时，父母可以在确保孩子暖和的情况下打开卧室窗户，让新鲜的空气进入房间，较为潮湿的冷空气有助于缓解呼吸道膨胀的症状。

（4）孩子若是久咳不愈、食欲不振，比较容易疲倦、身形较为消瘦，父母可以采用下列按摩法帮助孩子早日恢复健康。

①补脾经300次。

②补肺经300次。

③揉膻中50次。

④推攒竹50次。

⑤推三关100次。

（5）咳嗽中有痰、怕冷、头痛、鼻塞、流鼻涕、喉咙痛时，父母可以采用下列按摩手法帮助孩子度过不适期。

①清肺经300次。

②揉膻中100次。

③推攒竹50次。

④揉小横纹100次。

⑤揉迎香30次。

⑥推三关 100 次。

（6）嗜睡，流鼻涕，流眼泪，咳嗽时带痰，不伴随气喘或是急促的呼吸。这可能是普通感冒引起的，父母要多给孩子喝温开水，按照上面治疗感冒的方法去做即可。

（7）猛烈而沙哑的阵咳，呼吸一次阵咳多达 25 下，同时孩子用力吸气的时候会发出尖锐的吼鸣声。这样的孩子可能患上了百日咳，父母要及时带孩子去医院，由医生诊断后再进行相应的治疗。

⊙育儿小贴士

治疗小儿咳嗽，可采用以下食疗方——杏仁粥。

材料：杏仁 20 克去皮尖，白米 50 克。

做法：煮米成半熟时入杏仁，继续煮成粥即可。早晨起床后当作早餐，服用时可加白糖调味。

功效：适用于外感风寒、肺胃失调所引起的咳嗽吐痰，气逆喘息，大便干或咳嗽吐食等症止咳调中。

孩子腹泻，怎么办

腹泻是孩子的常见病之一。一般来说，孩子腹泻多是因受寒凉引起的，如天气变凉时，未及时添加衣服，腹部受冷，吃了过多的寒凉食物，光脚走路，晚上睡觉时没盖好被子等。作为父母，一定要根据小儿腹泻的不同原因，采用不同的调理方法。

1.受寒引起孩子腹泻

首先祛除体外的寒凉，注意给孩子保暖；其次是去掉体内的寒凉，临睡前给孩子泡脚，并按摩脚底的涌泉穴。另外，还要多给孩子吃一点儿米汤之类温平的食物，比如大米汤、糯米汤、玉米汤、小米汤等，给孩子喝的米汤不要太稠也不要太稀，饮用的次数和量也要视腹泻的次数而定，与腹泻次数成正比。

2. 饮食不当引起孩子腹泻

孩子发育快，身体需要更多的营养，但孩子的咀嚼功能很弱，消化系统负担较重，加之神经系统调节功能不成熟，所以容易因饮食不当而引起腹泻。如果是这种情况，你应该及时给孩子调整饮食，多给孩子吃稀烂软的流食，避免过多固体食物的摄入。

3. 细菌感染引起孩子腹泻

这类腹泻多发于夏秋季，常由饮食不洁、病原体侵入所致，也就是俗话说的"病从口入"。对此，你应定时给孩子的餐具消毒，注重饮食卫生。

腹泻容易造成孩子体内水分丢失，如不及时补充，会造成脱水休克。因此，在孩子腹泻时，你必须及时给孩子补充水分，可以在白开水中加少许盐，饮用时坚持少量多次的原则，以免引起孩子呕吐。

除此之外，你还可以根据孩子腹泻时的不同症状，给孩子做一做按摩。

（1）孩子排便次数增多，大便清稀多沫，色淡不臭，伴有肚子痛、咕噜叫的肠鸣时，可以给孩子补脾经300次，补大肠300次，逆时针摩腹2分钟，推上七节骨300次，揉龟尾300次，推三关100次。

（2）如果孩子的腹泻症状反复发作，大便清稀，胃口不佳，父母可以给孩子补脾经300次，补大肠200次，逆时针摩腹2分钟，推上七节骨100次，揉龟尾50次，推三关100次。

孩子患上花粉过敏症，怎么办

春季，有的孩子在晴天外出游玩时，不是流鼻涕、打喷嚏，就是流眼泪、浑身痒，这是怎么回事呢？

其实，这就是我们常说的"花粉过敏症"。因此，春季儿童宜防花粉过敏症。

现代医学研究认为，春季发生的"花粉过敏症"表现主要有三：

第一种是表现在鼻子上。患儿鼻子特别痒，突然间连续不断地打喷嚏，喷出大量鼻涕，鼻子堵塞。这是"花粉性鼻炎"。

第二种是表现在喉咙里。患儿阵发性咳嗽，呼吸困难，有白色泡沫样的黏痰，突然地哮喘，越来越重，过一会儿又好了，跟正常人完全一样。这是"花粉性哮喘"。

第三种是表现在眼睛上。孩子眼睛发痒，眼睑肿起来，有水样黏液脓性分泌物出现。这是"花粉性结膜炎"。

据有关专家的调查研究，在大自然当中，有数不清的花草树木，但是，能引起特异体质过敏的花粉，却是极少数，以风媒花为主。而且这种病的发病率还与绿化程度有关。

研究认为，春季气候的变化，对花粉的影响明显。春季树木类花粉的形成与气温有关（气温高，光照强，花粉形成多）；春暖花开时节，气温高、空气干燥、风速大，花粉的扩散量就大。所以，在春季花粉扩散高峰期，特别是在风天或天气晴好的日子，家长应尽量少带有过敏体质的孩子外出，到公园等地宜避开花朵茂盛的景点，赏花、拍照应尽快并选择上风向的位置。

那么什么天气宜带过敏儿童外出？霏霏细雨的时候最好，此时空气中的花粉已经被雨水彻底带走，过敏儿童的病情也会明显好转。

孩子患上桃花癣，怎么办

每到春暖花开的季节，不少孩子的面部周围及双手手背常会出现一片片红斑，上面有细碎的糠状鳞屑，有的奇痒难忍，夜间尤甚。因该病在桃花盛开的季节容易发生，所以，民间给它取了个好听的名字：桃花癣。这种"癣"多见于儿童。因此，春季儿童宜防桃花癣。

现代医学研究证实，桃花癣不是由真菌感染所致。一般认为，它是一种接触性皮炎，也称过敏性皮炎，或叫颜面再生性皮炎，主要是由于空气中的花粉、灰尘等物质飘落在皮肤上，经日光照射溶解后，被皮肤吸收而发生变态反应。另外，儿童自主神经功能不健全，经常便秘、消化不良、维生素缺乏、肠道寄生虫感染，等等，也常常是本病发生的诱因。

发病时不吃刺激性食物，如生葱、辣椒、生蒜等，以防病情加重。一旦发病，可外用硅霜、苯海拉明霜，严重的可用皮康霜、醋酸祛炎松、尿素软膏等。

预防小儿桃花癣的措施是：一方面孩子外出归来要把落在脸上、颈部、手背的花粉、灰尘等过敏性物质清洗干净，以减少致病的机会。注意在洗脸的过程中，不要用碱性强的肥皂，以免刺激皮肤。另一方面儿童外出春游应尽量避免风吹日晒，要多吃水果、蔬菜，以保证多种维生素的供给。

孩子尿床，怎么办

大多数孩子到两周岁半，晚上就不再尿床了，如果孩子过了5周岁，晚上还会尿床，就是遗尿。

一般来说，引起遗尿的原因主要有以下几种：

（1）睡眠过深。遗尿的儿童晚上都睡得很深，叫也叫不醒，即使叫醒了，往往还是迷迷糊糊，尿了床也不知道。由于睡得太深，以致大脑不能接受来自膀胱的尿意，因而发生遗尿。

（2）心理因素。亲人突然死亡或受伤、父母吵架或离异、母子长期分离、黑夜恐惧受惊等原因均可导致孩子遗尿。

（3）脾胃虚弱。孩子脾胃虚弱，功能紊乱，导致膀胱气化功能失调，从而引起遗尿。

针对前两种情况，父母要做的是：

第一，帮助孩子建立合理的作息时间。不让孩子白天玩得太累，中午睡 1 ~ 2 个小时，晚饭少喝汤水，睡前让孩子小便一次，夜间可叫醒两次，让孩子起来小便。坚持一段时间，形成条件反射，也就养成了习惯。

第二，解除孩子的精神负担。一般来说，孩子 3 岁以后就开始懂事了，作为父母应该对孩子劝说、安慰，使孩子知道这是暂时性的功能失调，可以治愈，从而解除精神负担，建立治愈的信心。

如果是脾胃虚弱引起的遗尿，就要从健脾胃做起，多吃一些养胃健脾的食物，让孩子养成合理的饮食习惯。此外，用食指和中指自上而下推动孩子的七节骨，也可以有效治愈孩子的遗尿。

孩子患上假性近视，怎么办

近年来，儿童近视眼患病率呈不断上升趋势。发生近视除遗传因素外，多与孩子不注意用眼卫生有关，如灯光照明不良、坐的姿势不良、常躺着看书、在颠簸的车上读报、课程负担过重、印刷品质量太差、看电视时间过长或距离太近等，其他因素有营养不良、微量元素的缺乏、龋齿等，都与近视的发生有一定关系。

由眼的调节器官痉挛所引起的近视，称假性近视。假性近视一般不需要配戴眼镜。经过及时治疗和注意保护，使睫状肌放松，视力可以恢复正常。但是，如果在假性近视阶段不引起重视，继续发展下去，就会变成真性近视，就必须配戴眼镜。

所以，当孩子刚开始出现视力下降的症状时，家长们首先要做的是帮助孩子矫正假性近视，而不是急于给孩子配眼镜。手穴疗法治疗假性近视效果较好，具有养血安神、明目定志、消除痉挛的作用。

这种方法主要是通过按摩或针刺手部特定穴位，经感觉神经传导至内脏和大脑等器官，以防治疾病的独特疗法。针刺手部穴位治疗假性近视，较为疼痛，有的人不易接受；而采用手穴按摩，基本无痛苦，刺激却能传导到眼部和肝脏，具有标本兼治、见效快的特点，且人人能做，方便适宜。

手穴疗法治疗假性近视的有效穴位有三：它们分别是掌面无名指第一、二节指骨间关节处的肝穴，掌面手心附近、心包区内的劳宫穴，以及手背侧小指走向下行的腕骨穴。当过度用眼而导致视力下降时，可轻缓地揉压这三个穴位，每日早、中、晚三次，每次连续揉压 108 下，最后一下按压 10 秒左右。在实践中，遇到"眼睛感觉特别舒服"的时候，要稍加精心揉压、细细体会。只要坚持不懈，视力就会慢慢得到恢复。

孩子患上夜盲症，怎么办

生活中有些人白天目光敏锐，视力正常，可到了晚上或光线黑暗的地方就看不清，甚至模糊一片，这就是俗称的"雀盲眼"，医学上称之为"夜盲症"。

人为什么会得夜盲症呢？原来人的眼睛里有两种管视觉的细胞，一种是粗而短的锥状细胞，负责白天看东西、辨颜色；另一种是细而长的杆状细胞，负责暗觉能力。杆状细胞内有一种感觉弱光的物质叫紫红质，它是由蛋白质和维生素 A 结合而成的。如果人体内维生素 A 缺乏，就会影响紫红质的合成，使感受弱光的功能发生障碍，造成在微弱光线下辨不清物体，这就是因维生素 A 缺乏而引起的夜盲症。

夜盲症可发生于任何年龄的人，但以儿童青少年为多，且男孩多于女孩。该病的防治并不困难，主要应注意以下几点：

合理安排饮食，保证膳食平衡，要纠正不合理的饮食习惯，儿童和青少年要做到不偏食，不挑食，防止因饮食失调而致维生素 A 缺乏。

儿童和青少年身体正处于发育时期，应注意适当多吃富含维生素 A 和胡萝卜素的食物，鱼、肉、蛋、奶、动物内脏，尤其是肝脏，也应定期补充供给。

一旦患了夜盲症，父母应在医生指导下让孩子口服维生素 A，一般每日口服 2.5 ~ 5 万国际单位，分 2 ~ 3 次。一般 2 ~ 3 天可望好转。

孩子患上慢性咽炎，怎么办

慢性咽炎也是儿童很容易患的病，一般与过敏性鼻炎、扁桃体炎等症一起出现。慢性咽炎相当于中医的"虚火喉痹"，其病因病机为肺肾阴虚导致的虚火上升、咽喉失养。治宜滋养肺肾、清热化痰、润喉利咽。

中医认为，慢性咽炎属于虚火喉痹。慢性咽炎病程绵长，宜滋阴降火，清利咽喉以治本，解毒消炎，生津润燥以治标，防治并重，去除病因，使邪去病愈。

下面为各位父母提供几道食疗方，以供参考：

1. 罗汉果茶

材料：罗汉果 1 个。

做法：将罗汉果切碎，用沸水冲泡 10 分钟后，不拘时饮服。每日 1 ~ 2 次，每次 1 个。

功效：清肺化痰，止渴润喉。主治慢性咽喉炎，肺阴不足、痰热互结而出现的咽喉干燥不适、喉痛失音或咳嗽口干等。

2. 橄榄茶

材料：橄榄 2 枚，绿茶 1 克。

做法：将橄榄连核切成两半，与绿茶同放入杯中，冲入开水，加盖闷 5 分钟后饮用。

功效：适用于慢性咽炎，咽部异物感者。

3. 大海生地茶

材料：胖大海 5 枚，生地 12 克，冰糖 30 克，茶适量。

做法：上药共置热水瓶中，沸水冲泡半瓶，盖盖闷 15 分钟左右，不拘次数，频频代茶饮。根据患者的饮量，每日 2～3 剂。

功效：清肺利咽，滋阴生津。用于慢性咽喉炎属肺阴亏虚者，如声音嘶哑，多语则喉中燥痒或干咳，喉部暗红，声带肥厚，甚则声门闭合不全，声带有小结，舌红苔少等。对于肺阴不足、虚火夹实之慢性喉炎而兼大便燥结者，用之最宜。

4. 橄榄海蜜茶

材料：橄榄 3 克，胖大海 3 枚，绿茶 3 克，蜂蜜 1 匙。

做法：先将橄榄放入清水中煮片刻，然后冲泡胖大海及绿茶，闷盖片刻，入蜂蜜调匀，徐徐饮之。每日 1～2 剂。

功效：清热解毒，利咽润喉，主治慢性咽喉炎，咽喉干燥不舒，或声音嘶哑等属阴虚燥热证者。

此外，如果父母不想随随便便给孩子吃药，也可以辨证用按摩疗法为孩子治疗。对于外感风热型，主要症状是咽干、咽痛、咽部灼热，可伴有发热，微恶风或恶寒，时有咳嗽，痰黏难咳。常用手法加清肺经 300 次，清天河水 100 次，按揉大椎 300 次，热重可蘸酒直擦背部 2 分钟，推涌泉 200 次；肺胃热盛型，主要症状是咽部红肿热痛，吞咽困难，伴高热，口渴欲饮水，咳嗽，咳痰黄稠，大便秘结。常用手法加清天河水 300 次，清大肠 300

次，退六腑 300 次，推下七节骨 300 次，搓擦涌泉 1 ~ 3 分钟，按揉大椎穴 1 分钟；对于肺肾阴虚型，主要症状是孩子咽部不适，有异物感、灼热、干燥、发痒、微痛等，可出现刺激性咳嗽，咳痰量少。常用手法加揉膻中穴 1 ~ 3 分钟，并配合掌擦法。按揉并搓擦涌泉穴，以热为度。按揉肺俞、肾俞各 1 分钟。或用拇指和食、中指揉咽喉部两侧 20 ~ 30 次；用拇指、食指捏起咽喉部皮肤 20 ~ 30 次，使局部发红，咽喉发热为佳。按压翳风、天突、合谷穴，每穴 1 分钟。每天晚上给孩子各按摩 1 次。

为了防止孩子患上慢性咽炎，父母要让孩子注意口腔卫生，坚持早晚刷牙、饭后漱口；注意休息，保持孩子的睡眠充足，以提高自身的抗病能力；少吃鱼虾烧烤及小食品，多吃蔬菜水果、多喝水，保持大小便通畅；不喝或少喝饮料、少吃辛辣厚味，以减少对咽部的刺激，宜吃清淡，具有酸、甘滋阴的一些食物，如水果、新鲜蔬菜、青果等。

孩子"虫积"，怎么办

中医很早便认识到，寄生虫能引起疾病，称为"虫积"。虫积病多见于孩子，原因大多是由于饮食不慎、吃太多生冷瓜果及不洁食物等，导致体内湿热，酝酿生虫。一般来说，虫积会表现为腹痛、食欲不佳、面黄肌瘦等症状，严重的还会出现厥逆、腹胀不通、呕吐，甚至酿成蛊症。

作为家长，在生活中应注意保持幼儿卫生，使其远离寄生虫病。一般来说，幼儿常见的寄生虫病有以下几种，家长可以有针对性地防治。

1. 蛔虫症

蛔虫症是幼儿常见的肠道寄生虫病。得了蛔虫病，孩子可表现为食欲不佳和肚子痛，痛的部位在肚脐附近或稍上方。得了蛔虫病，有些孩子还会出现神经系统的症状，如兴奋不安、睡眠不好、夜晚磨牙、易惊等，个别孩子有偏食和异食癖。蛔虫的寿命是1～2年，只要让孩子注意个人卫生，不吃不洁食物，不吮手、饭前便后洗手，1年内，虫体就可自然从腹中排出，使孩子病愈。当然，也可给孩子服药，可用阿苯达唑或其他驱蛔药。

2. 蛲虫症

在孩子3岁以内，如果卫生条件不好，很容易患上蛲虫病。患了蛲虫病后，由于蛲虫的雌虫在夜间会到孩子的肛门附近排卵，所以孩子主要的表现是屁股痒，有时还会因搔抓而引起皮炎。因为蛲虫的寿命不过1个月，所以，只要注意每天烫洗孩子的内衣裤和小褥单，不要让孩子吮手和抓小屁股，做到饭前便后洗手，孩子就可自行痊愈。当然，为加速病愈，可给孩子服用药物，也可外涂药物。

3. 钩虫症

钩虫病多发于5～7岁的孩子。患了钩虫病后，皮肤可有痒疹及匐行丘疹、小疱疹，孩子会因瘙痒而抓挠，因抓挠又引起炎症，当钩虫移行至肺可引起肺炎，移行至肝、眼等处也会引起相应反应。预防的方法是不要让孩子光着脚在泥土中走或裸身坐在地上玩，也可使用药物治疗。

孩子患上风疹、病毒疹，怎么办

春季是风疹的高发季节。风疹是由风疹病毒引起的一种常见的较轻的急性传染病。其主要症状是低热、轻度上呼吸道发炎、出疹和耳后与枕部淋巴结肿大。

风疹病人是唯一传染源。患儿体温一般为低热或中度发热，有流鼻涕、流泪等现象。常在发热后的24小时内出疹，疹子在面部和颈部，可在一日内遍及全身，第三天可以融合成片，极似麻疹。但是，其疹子比麻疹小，呈浅红色，疹子从第四天起依次消退。退疹以后，无棕色的色素沉着斑。

风疹无特殊的治疗方法，一般以对症治疗为主，并要加强护理，让孩子卧床休息，给孩子营养丰富的流质或半流质饮食。风疹病儿在出疹 5 天后，就没有传染性了。

另外，病毒疹也是孩子在春节常患的一种疾病。它主要在春季以飞沫经呼吸道传播。病毒疹一般为柯萨奇病毒、呼吸道合胞病毒等所致。近年来，春季患者日见增多，感染者多为 1 ~ 12 岁的儿童。它的主要特点是疹子出现无顺序，以胸、腹部疹较多，其他部位少见，且皮疹消退快，最后不留痕迹。感染病毒疹时，可有耳后、腋下淋巴结肿大。病毒疹传染性较强，感染了病毒疹，需立即住院隔离治疗。患儿家里及学校教室都要进行空气消毒，且要常开门窗换气，使空气新鲜，阳光充足，以利防病保健。

孩子患上水痘，怎么办

水痘是一种传染性很强，由疱疹病毒引起的急性传染病。水痘病毒主要借飞沫传播，接触病毒污染的尘土、衣服、用具等亦可传染。病原体可从早期患者的鼻咽洗出液、血液及疱疹的浆液中分离出来。潜伏期中病原体在呼吸道黏膜上皮细胞内繁殖，然后进入血液，引起病毒血症及皮肤黏膜等疾病。皮疹是由表皮层细胞蜕变及细胞内水肿所致，液化后形成水痘，痘疹周围因血管充血及细胞浸润而有红晕。由于皮肤损害，脱痂后不留痕迹。

水痘全年都可发病，以冬春两季较多。任何年龄皆可发生，以 10 岁以下小儿多见。一次患病，终身有免疫力。由于病情一般都比较缓和，很少出现重大并发症，一般能够完全恢复，很少留有后遗症。

另外，对付水痘这种疾病，还要适当运用食疗方法，彻底清除水痘病毒。下面再给大家推荐几种常用的食疗方法：

（1）生姜粥

鲜生姜5克，红枣2枚，粳米60克混合煮沸，文火至熟即可。

（2）菊花粥

菊花末15克，粳米60克，煮粥服用。

（3）雪梨饮

雪梨200克，冰糖少许，将梨去皮核切薄片，和冰糖同放入冰镇凉开水中，浸泡4小时即成。

出过水痘后可终生免疫，可是如果饮食不小心，病毒没有彻底清除，日后会出带状疱行疹，所以出痘时不要吃燥热和滋补性食物，可以给小儿服用一些汤水。可取紫草、芫荽、荸荠、白茅根、竹蔗、胡萝卜适量，加水熬煮饮用。如果孩子气喘、咳嗽，就不要用荸荠和胡萝卜。

孩子患上细菌性痢疾，怎么办

细菌性痢疾属于中医学"肠僻""滞下"等范畴。其病是因外感时邪疫毒及内伤饮食，湿热邪毒积滞肠道与肠内正气相搏，肠道脉络受损，气滞血淤，邪毒内郁，气机壅滞，肠失传导而致，继可邪入心包扰神明及风火相煽引动肝风。因此，宜对症治疗。

痢疾是儿童的常见传染病，尤其是在夏秋季节，病菌繁殖得快，各种食物、水、饮品、物品很容易受到病菌的污染，再加上孩子肠道抵抗力弱，自我保健意识又差，吃了被病菌污染的食物，更容易患病。此外，受凉受热，过食冷饮，暴饮暴食都会造成孩子消化功能紊乱，患肠道疾病。因此，父母在孩子的护理上一定要多做准备，在孩子的饮食上尤其不能马虎大意。

细菌性痢疾简称菌痢，是由痢疾杆菌引起的常见肠道传染病，以急性发热等全身中毒症状与腹痛、腹泻、里急后重及排脓血样大便等肠道症状为主要临床表现。菌痢病位虽然在肠，但肠与胃密切相连，如湿热，疫毒之气，上攻于胃，或久痢伤正，胃虚气逆，则胃不纳食，成为噤口痢；如痢疾迁延，正虚邪恋，则成久痢或时愈时发的休息痢；痢久不愈反复发作，不但损伤脾胃，而且影响及肾，导致脾肾亏虚，而致痢下不止。

腹泻的孩子，大便次数多，父母应及时给他补充水分及电解质，可少量多次口服糖盐水，以免孩子脱水。与此同时，父母还应该为患有肠道疾病的孩子安排合理的饮食，可以让孩子食用米汤或去油肉汤、去脂的牛奶及酸奶、稀饭、软面汤等。待孩子腹泻稍缓解后，可适时给孩子加低渣、少油、少糖、不产气的食物，如大米粥、蛋花汤、面片、碎瘦肉、果汁等。患肠道疾病的孩子须忌食刺激性食物、发酵和胀气的食物，并要做到少食多餐。

菌痢分急性、中毒性和慢性，而慢性又分脾虚型和脾肾两虚型，因此，父母在为孩子治疗之前，首先应搞清楚孩子是属于哪种症状。

1. 急性菌痢

常见症状为下痢赤白粘冻，腹痛，脓血粪、量少但次数多，可伴发热。治宜清热化湿解毒，兼以理气行血。可取樱桃100～150克，将樱桃去核，压取原汁。每天1剂，1次服完，连服5～7天；或者用柿饼若干只，红糖或白糖适量，将柿饼置炭火上煅烧存性，研成细末，红痢用等量白糖，白痢用等量红糖，调匀，装瓶备用。1～2岁每次15克，3～5岁者每次20克，6岁以上的孩子每次30克，用温开水冲服。每日2～3次，连服5～7天。

父母是孩子更好的医生

2. 中毒性菌痢

主要症状为发病急骤、突发高热、寒战，或下腥臭脓血便，恶心呕吐。治宜清肠解毒，泄热开窍，扶正固脱，熄风潜阳。家长可用银花 10 克，白头翁 6 克，粳米 50 克，红糖适量，先煎前 2 药，取汁去渣，入粳米煮粥，粥成调入红糖，每日服 2 次；或者，取薏米、莲子各 15 克，冰糖适量，把薏米和莲子煮成粥，给孩子吃的时候再加适量的冰糖即可。

3. 慢性菌痢

这里是指病程超过两个月以上的，可分脾虚型和脾肾两虚型。

脾虚型的主要症状是下痢日久，面色萎黄、消瘦，下痢时便中夹黏液而少脓血，或有脱肛。治宜健脾和胃去湿。可用香砂六君子汤合香连丸，取党参、乌梅、白术、云苓各 10 克，甘草、木香、砂仁、黄连各 5 克，煨葛根、马齿苋各 12 克，枳实 6 克。香砂六君子汤健脾和胃，加煨葛根、黄连、枳实、马齿苋、乌梅清热去湿，涩肠止痢。脱肛者用补中益气汤加赤石脂 15 克。

脾肾两虚型主要症状为下痢清稀、腹痛，常见痢下白色粘冻，怕冷，四肢不温。可用真人养脏汤，取党参、诃子、白芍各 10 克，白术 8 克，干姜 3 克，甘草、木香、豆蔻、炙甘草各 5 克，当归 6 克，肉桂、五味子各 3 克。真人养脏汤补虚温中，涩肠固脱，治泻痢日久，脾肾虚寒；配合人参、白术、炙甘姜、草组成的理中汤温中祛寒，补气健脾，则效果尤佳。

另外，父母也可以取一段山药切成块，放到粉碎机里再放一些水，打碎后倒入锅中，一边烧一边搅拌，烧开即可，每天下午给孩子喝 1 小碗，也可以帮助孩子健脾胃，滋养身体。

孩子患上手足口综合征，怎么办

夏季，孩子很容易患上手足口病，这是一种在儿童中比较盛行的传染病，尤其是 5 岁以下的幼儿因抵抗力较弱，极易受感染，发病时孩子有发热或感冒的症状，如头痛、鼻塞，很容易被误诊为感冒。手足口病患儿发热一般都不高，多在 38℃ 以下，孩子的口腔、舌头、腭部、颊部、手足、臀部或肛门可能会出现粟粒大小的疱疹和小丘疹，西医认为此病为病毒引起，可以使用抗生素治疗，一两周便可痊愈，但具有传染性，容易传染给别的小朋友，所以孩子患病期间要隔离治疗。

各位家长要学会观察疱疹的外形，只要疱疹不再增加，疱疹的色泽逐渐变暗，慢慢地瘪下去了，就说明孩子的病情已经被控制住，如果疱疹还在增加，孩子哭闹不宁，那么家长可以用苦瓜切成薄片，10 片就可以了，煮水给孩子喝，一天 2～3 次，同时再大量地喝温开水，让孩子多尿尿，就能很快地排出病毒，及时控制住疱疹。

只要疱疹明显地瘪下去了，就要停喝苦瓜水，给孩子多吃炖得很软的肉汤，如猪肝汤、小排汤、腰花汤、鳝鱼汤、泥鳅汤、蛋花汤，因为此时孩子的消化吸收能力差，多吃高营养的汤类，利于孩子的消化吸收，要换着花样给孩子做，鼓励孩子多吃，孩子才能好得快。

孩子患上佝偻病，怎么办

很多孩子喜欢弓着腰、驼着背，任凭父母怎么说、怎么监督都改不了，于是父母就开始怀疑自己的孩子是否得了佝偻病。

佝偻病，刚开始以精神改变为主，如烦躁哭闹、睡眠不安、惊啼、萎靡，对任何东西都不感兴趣，稍一活动就出大汗，脑后部的头发脱落。此后症状逐渐明显，以骨骼改变为主。如 3 ~ 6 个月的婴儿可出现颅骨软化，用手轻按其头骨可感到明显的弹性；8 ~ 9 个月的婴儿会出现方形头，囟门闭合晚，出牙较迟。严重时，胸骨向前突起或内陷形成"鸡胸"或"漏斗胸"，脊柱后凸形成驼背，走路后容易形成"X"或"O"形腿等。

中医认为，佝偻症是孩子的虚弱病，是孩子体内气血阴阳全虚的表现。要想孩子不得佝偻症，父母就要给孩子补足气血，使孩子体内的阴阳处于一种平衡状态。中医说："脾胃为后天之本，气血生化之源。"让孩子气血充沛，必须先把孩子的脾胃调养好才行，而按摩和捏脊可以增强脾胃功能。此外，父母还要多给孩子吃一些补气血的食物，比如鳝鱼。取 500 克黄鳝肉，40 克黄芪（用纱布包好），然后将它们放在一起加水煮熟后以生姜、食盐调味。此菜吃起来既有营养又能补孩子气血，两全其美。

另外，如果你的孩子在晚上睡着后容易出虚汗，经常会弄湿背心或床单，并且一受凉就易生病，那么这很可能是孩子缺钙的一种表现，属于佝偻症的初期表现，父母一定要特别注意。

孩子患上流脑，怎么办

流脑，全称流行性脑脊髓膜炎，是由脑膜炎双球菌引起的一种急性传染病，好发于冬末春初，2 ~ 4 月份为流脑发病的高峰期。流脑病菌主要栖居在病人或带菌者的鼻咽部，当病人或带菌者说话、咳嗽、打喷嚏时，病菌随飞沫喷出，人们一旦吸入了含菌的飞沫，有可能被感染而发病。因此，春季宜防"流脑"。

中医认为，儿童由于抵抗力低，更容易感染发病。6 个月到 2 岁的婴幼儿"流脑"的发病率最高。有的暴发型病人，其病情发展极快，出现剧烈头痛、喷射状呕吐、颈项强直等症状，若救治不及，有生命危险。

"流脑"的起病虽然急骤，但如果注意观察，还是可以发现一些早期发病迹象的。例如：有些孩子会出现头痛、发热呕吐等症状；婴儿可能有哭闹、烦躁、不肯吃奶或昏睡等表现；还有些患儿的皮肤、口腔黏膜或眼结膜等处往往会出现针尖大小的出血点。家长若发现自己的孩子有上述情况，则可视为"流脑"的"苗头病人"，应当及时去医院请医生诊治，以防病情发展和恶化。

春季的"流脑"是可以预防和治愈的疾病。预防的主要措施有：一是及时给儿童接种"流脑"疫苗，以提高机体的免疫力。二是要增强卫生意识，注意自我保健，搞好环境卫生，保持室内空气流通，经常晒衣被和枕头，经常让孩子到向阳无风的户外去活动，以减少或避免发病。三是在"流脑"发生的地区，儿童尽量不到人多拥挤的场所去，以减少病菌感染的机会。四是注意早期发病。

孩子患上肺炎，怎么办

现代医学研究认为，肺炎按病因可分为：细菌性肺炎、病毒性肺炎以及由支原体、衣原体、军团杆菌感染引起的非典型肺炎等。

中医临床认为，春季孩子所患的最常见的肺炎是细菌性肺炎。常见病原菌有肺炎链球菌、流感嗜血杆菌、卡他莫拉菌等。其诱因多为上呼吸道感染、受凉；临床症状多为发烧、头疼、剧烈咳嗽、咳痰，初为白黏痰，2～3天后可出现黄浓痰，有时可出现铁锈色痰。

病毒性肺炎是由流感病毒、副流感病毒、腺病毒等引起的肺炎，其中以流感病毒性肺炎最为严重。病毒性肺炎常继发于上呼吸道感染，多见于婴幼儿。病毒性肺炎起病可急可缓，症状有头疼、乏力、发热、咳嗽等，1～2天后呼吸增快，症状加重，两肺可闻湿啰音，重症患者会出现呼吸衰竭及休克。

非典型肺炎是相对于经典的"大叶性肺炎"而言，因早期发现这种肺炎时其病原体尚未完全明确，临床症状也不够典型，所以称为非典型肺炎。现在，一般把由衣原体、支原体和军团杆菌等同于病毒和细菌之间的微生物引起的肺炎称为非典型肺炎。其早期表现为：乏力、头疼、食欲下降，出现明显的呼吸道症状，高烧、畏寒、咳嗽，全身肌肉关节酸痛，咳少量白黏痰或带有血丝痰，胸部 X 光片可见两肺条索状或点片状阴影，血常规化验白细胞一般正常或偏低。非典型肺炎具有传染性，主要是通过飞沫和接触传染，人群密集的地方往往是致病的"高危地带"。

和细菌性肺炎相比，非典型肺炎持续时间长，有的出现黄疸、肾功能损害、呼吸困难、昏迷等肺外表现。痰液中一般很难培养出病原菌，需要做血清血检查。在发病初期，由于抗体还未形成，血清血检查结果多为阴性，只有在患病一段时间后，血清抗体才能由阴转阳。临床上，血清血检查结果出来后，再进行治疗就太晚了。所以，非典型肺炎的血清血检查，在临床上只有诊断意义，治疗的意义不大，主要依靠医生多年积累的临床经验和对病情的全面分析判断。

非典型肺炎并不可怕，只要做到早发现、早诊断、早隔离、早治疗，会取得很好的效果。病情控制后要持续治疗 2 ~ 3 周，以避免复发。

在春季的日常生活中，无论是细菌性肺炎还是非典型肺炎，父母都是可以帮助孩子预防的。预防肺炎，最重要的是注意以下几点：

（1）平时让孩子适当进行锻炼，增强体质，提高机体自身的抗病能力。

（2）让孩子养成规律的生活习惯，注意休息，防止着凉感冒。

（3）让孩子在呼吸系统感染季节，尽可能少到人群密集的场所去，室内要经常通风，保持空气清新。

（4）尽量不要带着孩子去医院探视高烧不退或肺炎病人，如果带着孩子一同去探视，也要戴多层纱布的口罩。

第二节　父母要做孩子最好的急救师

异物入耳时，视情况采取措施

当有东西进入孩子耳朵时，父母要根据具体情况，采取不同的抢救措施：

1. 虫子进入耳内

当虫子进入孩子耳朵时，父母可以向孩子耳内灌入婴儿油或色拉油，这可使昆虫窒息而死，浮上油面，此时再用镊子取出。

需要注意的是任何情况下都不要为取出异物而向耳内灌水。虫子进入耳内，如果不用油而用水灌入耳内的话，虫子会紧贴住外耳道的上皮，反而更难将虫子取出。如果是米粒、豆子、种子之类的东西进入耳内，向耳内灌水后会使它们膨胀，更难取出。在家里如果不能将进入耳内的异物取出，就一定要去看医生。

2. 玩具等硬物入耳

硬东西进入孩子耳朵时，父母要让孩子进入异物的耳朵朝下，叩击对侧头部，使进入异物的耳朵下倾，将耳郭向后上方牵引，轻击头的另一侧，小的异物可以掉出。

此外，婴幼儿常常在大人不注意的时候往自己耳朵里塞东西，但孩子自己不能表达，父母若发现孩子精神不好、突然哭泣、不愿让人碰耳朵时，可能是其耳朵里进了异物，父母要及时帮其解决不适。

孩子噎食父母别紧张，想办法急救是关键

孩子发生噎食时，不少家长首先会想到去医院，殊不知，如果噎食造成窒息，四分钟内不解决往往会因严重缺氧、心搏骤停而死亡。因此，家长掌握急救方法，第一时间进行急救更有效。

3 岁以内的婴幼儿发生噎食时

（1）拍击背部 5 次。把宝宝脸朝下放在你的一只胳膊上，保持宝宝的头低于他的身体，用手指支撑宝宝的下颌，用掌根部连续拍击宝宝的背部中央 5 次。检查宝宝的嘴，取出食物。

（2）按压胸部 5 次。如果拍击背部失败，就要把宝宝转过来，头部依旧保持低位。把两个手指放在胸骨上，向上按压 5 次。

3 岁以上的孩子发生噎食时

（1）拍击背部 5 次。让孩子向前倾斜，用掌根部连续拍击孩子肩胛骨之间的部位 5 次。如果孩子比较小，可以让他坐在你的大腿上，保持头低于身体的位置，拍击他的背部。检查孩子的嘴，取出食物。

（2）按压胸部 5 次。如果呼吸道依旧堵塞，就用一只拳头抵在孩子的胸骨下半部，用另外一只手握住拳头，用力向内向上推压。每间隔 3 秒钟推压一次，一共重复 5 次。检查孩子的嘴，取出食物。

（3）按压腹部 5 次。如果孩子依旧无法呼吸，握紧拳头抵在孩子的上腹部中央，用另外一只手握住拳头，用力向内向上按压 5 次。检查孩子的嘴，取出食物。

（4）重复 1 ~ 3 的步骤。如果腹部按压也失败了，就要重复背部拍击、胸部按压和腹部按压 3 次，并立刻叫急救，一直重复这个循环动作直到救护车到达。

咽部卡住异物，怎么办

小孩子咽部卡住异物的现象很常见。因为小孩子喜欢将钱币、纽扣、小玩具等含在嘴里，在哭、笑、跌倒时，容易误入咽部；吃饭太快、太急，或边吃边说边笑，常会将鱼刺、骨片、枣核等卡在咽部。异物的种类（大小、质地、形状）不同，发生的部位不同，其临床表现也不同。一般常有发痒、咳嗽、哽咽、疼痛等，发生在鼻咽部的异物常有鼻阻塞症状。如果异物卡的时间较长，可在周围生出肉芽组织将其包裹，也有的继发感染、局部肿胀，甚至化脓。

孩子误吞异物时，有的父母让孩子口嚼大块馒头咽下，试图把异物推入食管、胃，这种处理是错误的，它容易使异物划破周围组织或器官，造成更严重的损伤，甚至发生感染、出血等。

正确的方法是：让孩子张口发"啊——"的声音，用牙刷柄或汤匙柄压住舌根，用手电照明，再用长柄镊子将异物取出。如取不出，应及时将孩子送到医院，请医生处理。

预防孩子咽部异物，要做到在吃饭时不要让孩子谈笑，还要防止孩子"狼吞虎咽"，此外，父母要教育儿童不要将玩具放在嘴里玩耍。

孩子抽筋了，怎么办

抽筋是一种肌肉强直而疼痛的收缩（痉挛），通常发作突然而剧烈，多发生于小腿肌肉。但是，抽筋常常只持续几分钟。除了疼痛，肌肉还会感觉又硬又紧，抽筋部位能够看到隆起或扭曲的肌肉。抽筋常常由激烈运动、反复活动或躺、坐姿势不正确引发。部分跟运动相关的抽筋是由于出汗造成盐分的丢失引起的，由于血液缺钠造成的反复性或长时间的抽筋则比较少见。

一旦孩子发生腿抽筋时，父母首先要做的是：向自己的方向轻拉孩子患肢的脚趾，然后把腿推回去使孩子脚趾向上，保持这个姿势几分钟。

等孩子疼痛消失后，父母应帮孩子轻柔按摩或拉伸发病的肌肉，以缓解孩子的抽筋。如果还有些疼痛，用毛巾包裹一个热水袋放置在患处，或让孩子泡个热水澡或洗个淋浴，也可以给孩子服用对乙酰氨基酚或布洛芬。

抽筋可能会引起孩子惊恐，告诉孩子抽筋是普通的暂时现象，打消孩子的顾虑。让孩子运动时多喝水，有助于预防抽筋，尤其是炎热的天气，更应该这样。

孩子抽筋一般是缺钙的表现，缺钙严重的孩子晚上睡觉时还会磨牙，所以，父母平时要给孩子多吃一些豆制品、虾皮、鱼肉等含钙丰富的食物，多带孩子去户外晒晒太阳。

应对孩子惊厥，四大要点须注意

有的母亲可能遇到过这样的情况：孩子前一秒还是好好的，后一秒就开始两眼凝视，不省人事，紧接着手脚抽动起来，继而面色转青紫，口吐白沫，样子十分吓人。面对这种情况，很多母亲都会不知所措，结果耽误了孩子的治疗。

事实上，这种状况属于惊厥，俗称抽风，是孩子常见的一种症状。孩子身上最常见的是高热惊厥。高热惊厥的发作和温度过高有一定的关系，温度升高过快，一般家长没有及时给孩子减少衣服，就有可能出现高热惊厥现象。

惊厥属于急症，父母应争分夺秒尽快终止孩子抽搐，如果处理不及时或处理不当，可由于脑缺氧而致脑神经细胞不可逆的损害，以致产生智力障碍、智力低下等不良后果，所以对孩子的惊厥绝不能掉以轻心。处理方法包括：

父母是孩子更好的医生

（1）一旦发现孩子惊厥，不要慌乱，不要用力拍打和摇晃孩子，也不要使劲搂紧孩子，应立即使孩子卧床，解开孩子的衣领纽扣及裤带，并使其保持安静，头偏向一侧，以防呕吐物吸入气管。为防止舌咬伤，可用纱布包好压舌板，置上下磨牙间，或将手绢拧成麻花状塞在患儿的大牙中间。口腔有分泌物、食物的，要及时清除干净。

（2）用强刺激手法，针刺或指压人中、合谷等穴位。

（3）惊厥时如伴有高热，家长应用冷毛巾敷孩子前额，或用温酒精擦浴等。

（4）若小儿惊厥不能很快停止，应送医院进行治疗。

压迫、降温法能帮孩子止鼻血

孩子流鼻血有多种原因，如感冒时用力擤鼻涕、习惯用手指抠挖鼻孔、受到外力重击等，但无论是哪种原因引起的流鼻血，父母都必须立即采取措施。

（1）紧紧地捏住孩子的鼻子压迫止血。鼻出血多数是因为集中在鼻孔入口处的细长静脉破裂而致，一般用压迫法即可止住。孩子流鼻血时，父母要用力按压孩子鼻子的下部约10分钟。另外在止血时，要让孩子的头稍微向下低一点儿。

（2）采取了上述方法仍不能止血时，父母可以用干净的脱脂棉堵住孩子的鼻孔。采用这种方法时，要注意棉签不要全部塞入鼻中，要在鼻孔外留一部分，在止血后还要将棉签留于鼻中至少20分钟。

（3）孩子流鼻血时可用降温法处理。用冷毛巾或布包裹冰块敷于孩子鼻子上，这样可以使血管收缩，达到止血的目的。

现实生活中,有些孩子动不动就流鼻血,这是为什么呢?其实流鼻血是身体虚弱的孩子的通病,一般来讲,反复流鼻血的孩子多是阴虚火旺。"阴"在身体内就是血液,血液少了,身体能不上火吗?所以要想治愈孩子流鼻血,就要让孩子多吃补血的食物,少吃上火的食物,同时给孩子按摩,祛除体内寒湿。只要孩子血液充足了,身体内部寒湿少了,身体综合素质增强了,流鼻血的次数自然就会越来越少。

孩子夏季中暑"掐三穴"

在炎热的夏季,孩子很容易中暑,一旦中暑怎么办呢?做父母的不要着急,也不要慌张,在这里向大家推荐一种急救方法——掐三穴,即掐人中穴、合谷穴、内关穴。

在夏季,如果本来活泼爱动的孩子突然不爱动了,精神也不好了,还会出现头晕、头疼、面色苍白、恶心、动作不协调等状况,说明孩子有可能中暑了。这时要赶紧把孩子转移到阴凉通风处,掐孩子的人中穴(位于人体鼻唇沟的中点)、内关穴(位于手腕内侧6~7厘米处)以及合谷穴(位于双手大拇指与食指的分叉处),这种方法对于大汗虚脱的孩子有很好的治疗效果。

另外,还可以通过按摩其他穴位让孩子舒服些。方法很简单,找到孩子后颈部大筋两旁凹陷处,与耳垂平行处的风池,以食、中指一起按摩,可以达到放松颈肩部肌肉、缓解头晕头痛、生津止渴的效果。

同时,最好给孩子喝点儿盐水,但不能过量饮水,尤其是热水。因为过量饮用热水会使孩子大汗淋漓,造成体内水分和盐分进一步大量流失,严重时还会引起抽搐。一般两三岁的孩子每隔一小时饮用30~50毫升即可。但是,如果孩子出现高热,即体温达到 38℃以上，就必须尽快送医院就医。

其实，最主要的还是预防，平时最好注意让孩子保持凉爽，给他吃一些西瓜、喝一些绿豆汤，如果有空调可以开一段时间，热的时候最好不要带孩子出游。

孩子误服药物的急救办法

小孩子对药物没有辨别能力，因此误服药物的情况时有发生，针对孩子误服的不同药物，应采取不同方法进行急救。以下介绍几种孩子误服药物的常见情况：

（1）误服避孕药。多见于 4 ~ 5 岁的孩子。轻度会有恶心、呕吐、困倦等症状；中度则除上述现象外还会有性早熟迹象，小女孩还会出现白带，甚至会有阴道出血和鼻出血。若服下的剂量未被及时发现，还会损害肝细胞。发现后，首先应设法让孩子呕吐，如用手指压迫咽喉部（即舌根），其次，让孩子大量饮水，起到洗胃催吐的作用，并促使已吸收的药物尽快排出。

（2）误服灭鼠药。误服后会出现头痛、头晕、恶心、腹痛，严重者会有生命危险。要立即送医院，在医生处理之前，为避免毒物吸收量增加，要禁食牛奶和脂肪类食物。

（3）皮肤接触毒物。应立即用冷水冲洗，根据毒物性质及早使用对抗性中和剂。如酸性毒物可用肥皂水，碱性毒物可用食醋冲洗。

（4）吸入有毒气体。应立即将患儿抱离现场，转移到空气新鲜的地方，情况严重时，应立即就医。

父母必知的孩子外伤处理方法

小孩子喜欢玩耍，很容易碰破头或划伤手，磕破膝盖更是常有的事，因此父母要了解一些处理外伤的基本知识。

（1）如伤口未流血，可用清水将患处清洗干净，再用清洁的纱布或手巾捂住患处，然后涂上消毒药水。

（2）如果伤口少量流血，要按以下步骤处理：

① 用冷水冲洗伤口，如果摔伤时伤口沾有泥污，要先把泥污洗干净，再用洁净纱布或脱脂棉轻盖在伤口上，吸干流出的血液。

② 止血后，用创可贴裹住患处，若无创可贴，可暂用纱布包扎，注意包扎松紧要适度，这样既便于清洁，保持干爽，又可避免细菌感染。

（3）如果伤口较大，流血较多，一定要在去医院前进行初步包扎止血。方法如下：

① 尽量将流血的部位抬高，如果是下肢受伤，让孩子平躺，让伤口超过胸口（心脏）的高度，同时检查伤口有无异物。

② 用洁净的纱布或手巾盖在伤口上，并用手压住伤口，也可用手指压住靠近伤口以上部位的动脉血管止血。

③ 如果上述方法效果不明显，可用绷带包扎伤口止血，但不要太紧，否则会影响血液循环而使孩子的皮肤变青。

（4）如果出现骨折或有异物在伤口处，千万不要自行处理，不要压迫伤口，要用纱布盖住伤口，用手压迫上端动脉止血，并立即送往医院。但送医院前不要进食，防止麻醉时呕吐。

孩子烧烫伤三步急救

孩子在家中意外烫伤、烧伤时，家长不要惊慌失措，要按如下步骤处理：

（1）让孩子迅速脱离热源。若烫伤部位在衣服内，不要强行脱去衣物，因为衣服贴着皮肉，脱去时可能扯伤皮肤。若烫伤严重，医生会剪开衣服治疗。

如果衣、裤着火，不要让小儿跑跳，要就近取水浇灭。如果现场很难找到水，可用大人的衣服或被褥将火捂灭（如果电热毯着火，切记先断电源，再浇水灭火）。

（2）用大量冷水冲洗孩子伤处 10 ~ 15 分钟。

（3）冲后再去医院就医。如果烫伤、烧伤轻微且面积较小，可在家中自行处理，涂抹烧伤药膏，但要注意防止感染，不放心时可向医生咨询。若烧伤烫伤面积较大、较严重时，要尽快去医院治疗。

木刺扎进手指，消毒处理很重要

在日常生活中，男孩子们经常"耍刀弄棍"，因此手指被木刺、竹篾或针刺扎伤是常有的事，有时木质和竹质刺极易折断，残留于指甲下和手指软组织，使孩子们疼痛难忍。其实，被刺伤的伤口大小或出血多少是次要的，主要应注意不要有木刺残留在伤口里，否则就有可能使伤口化脓。被刺伤的伤口往往又深又窄，易被破伤风细菌侵入、繁殖和感染，所以当孩子的手指被木刺扎了以后，必须取出异物，消除隐患。

手指扎进木刺后，如果确实已将木刺完整拔出，可再轻轻挤压伤口，把伤口内的瘀血挤出来，以减少伤口感染的机会。然后，用碘酒在伤口的周围消毒，再用酒精涂擦 2 次，用消毒纱布包扎好。

如果伤口内留有木刺，在伤口周围消毒后，可用经过火烧或酒精涂擦消毒的镊子设法将木刺完整地拔出来。如果木刺外露部分很短，镊子无法夹住时，可用消过毒的针挑开伤口的外皮，适当扩大伤口，使木刺尽量外露，然后用镊子夹住木刺轻轻向外拔出，将伤口再消毒一遍后用干净纱布包扎。为预防伤口发炎，最好服用复方新诺明 2 片，每日 2 次，连服 3 ~ 5 天。若木刺刺进指甲里时，应到医院里请医师拔出。

父母们一定要牢记，如果孩子是被深的木刺刺伤，一定要带孩子去医院注射破伤风抗毒素，以防万一。

⊙育儿小贴士

因为宝宝的自我保护能力有限，所以常会被异物刺入皮肤，可采取以下办法挑去肉中刺：

1.冰块。小刺扎进手指，可先将指尖放在冰块上冻至发麻，再用小针挑刺，这样就不会感到疼痛。

2.伤湿止痛膏。皮肤被带刺植物如仙人掌、仙人球刺伤后，可用伤湿止痛膏贴在被刺的部分，然后在电灯泡上加热，使它与皮肤充分黏合，10分钟后揭开伤湿止痛膏，即可拔出细刺，未拔出者可重复1次。

3.风油精。竹丝、木刺刺入皮肤后，可在患处滴1滴风油精，然后用针尖轻轻挑出，可防痛、防出血。

动物蜇咬，紧急处理有五大妙招

有时候带孩子到郊外去游玩，很可能被蛇或者昆虫蜇、咬，那么出现这种情况时，我们应该怎样对伤口进行紧急处理呢？

（1）被蜂蜇了以后，应该先把毒刺挑出来，但是不要挤压伤口。

（2）发现蚂蟥叮咬孩子时，不要强行拉它，以防拉断而吸盘仍留于创口，加重伤情，可用手拍它的头部，使其自动从皮肤脱落，伤口用盐水冲洗，无菌纱布包扎。

（3）孩子被蛇咬伤后，要立即用清水冲洗伤口，然后在受伤的部位上方捆扎。不要让孩子到处走动，以防止毒液蔓延扩散，不要自行切开伤口，更不要用嘴吮吸伤口，进行紧急救助后要马上带孩子到医院继续观察、救治。

（4）被蜈蚣、蜘蛛等毒虫咬伤后，可与蛇伤一样对待，有条件时可用凉毛巾或冰块敷在伤口处，可以缓解伤口的疼痛。

（5）猫科、犬科甚至猫头鹰身上都带有狂犬病毒，一旦被这些动物咬伤，要立即清洗伤口上的唾液，并到医院去注射狂犬疫苗。

⊙**育儿小贴士**

　　要是孩子不小心被狗咬了，父母一定要保持冷静，将孩子伤口内的污血挤出，以防止狗牙上附着的细菌和病毒进入血液循环。接着用20%的肥皂水反复冲洗伤口，时间不得少于30分钟，然后用清水冲洗，再涂上碘酒烧灼伤口，也可用醋冲洗伤口。伤口不需缝合，也不必包扎，覆盖上消毒或干净纱布，用胶布固定即可。然后，要尽快带孩子去有关部门注射狂犬疫苗。如证实狗确实为"狂犬"，还应注射抗狂犬病血清及人狂犬病免疫球蛋白。

孩子脱臼，送医院之前先固定

在日常生活中，孩子常会因摔、跌、碰、撞等外力损伤，使组成关节的骨关节面失去正常的对合关系，即造成脱臼。

根据脱臼关节的不同，可分为肩关节脱臼、肘关节脱臼、髋关节脱臼等。脱臼后，孩子的关节部位往往会出现肿胀、疼痛及活动困难等症状。

父母在发现孩子脱臼时，应让其保持平静，不要活动，尤其脱臼部位不能活动，也不要因发生剧烈疼痛而揉搓，然后再对孩子进行应急救治与处理。

如果孩子是肩关节脱臼，可把其伤臂肘部弯成直角，用三角巾悬吊起前臂，挂在脖子上；如果孩子是肘关节脱臼，也是把其肘部弯成直角用三角巾悬吊住前臂，挂在脖子上，但同时要用一条比较宽的带子缠过其胸部，然后在脑前打结，把脱臼的关节固定住。最后，以最快的速度将孩子安稳送往医院进行救治。

此外，如孩子脱臼部位在髋部，则应立即让其平躺，并送往医院。

第十章

想要孩子健康，求药不如用双手

第一节　经络是孩子体内的天然大药田

经络可以决生死、处百病

中医认为经络就是运行气血的路线，它分布在全身的上下里外。如果说我们的身体是一座摩天大厦的话，那么经络就是隐藏在大厦墙里的电线网络。大厦灯火通明与否，全依仗这些电路，一旦电路出现故障，大厦就会陷入黑暗之中。人体也是如此，一旦经络不通，我们的气血就不能顺利地运送到各个脏腑，身体随之会出现问题。

《黄帝内经》里对人体经络的作用推崇备至，认为经络是"人之所以生，病之所以成，人之所以治，病之所以起"的根本。也就是说，人生下来、活下去、生病、治病的关键都是经络，可以说是"决生死、治百病"。具体来说，它有以下作用：

1. 联络脏腑，沟通全身

经络可以把人的内脏、四肢、五官、皮肤、肉、筋和骨等所有部分都联系起来，就好像地下缆线把整个城市连接起来一样。通路通畅，身体才能保持平衡与统一，维持正常的活动。

2. 运行气血，营养脏腑

天然气需要用管道输送到各个地方，同样，气血也要通过经络输送到身体各处，滋润全身上下内外。这是经络的第二个作用。每个人的生命都要依赖气血维持，经络就是气血运行的通道。只有通过经络系统把气血等营养输送到全身，人才能有正常的生理活动。

3. 抗御病邪，保卫机体

外部疾病侵犯人体往往是从表面开始，再慢慢向里发展，也就是先从皮肤开始。经络内外与皮肤相连，可以运行气血到表面的皮肤，好像砖瓦一样垒成坚固的城墙。每当外敌入侵时，经络便会发挥其抵御外邪、保卫机体的屏障作用。

4. 反映内在，以表知里

疾病也有从内而生的，"病从口入"就是因为吃了不干净的东西，使身体内的气血不正常，从而产生疾病。这种内生病首先表现为内脏的气血不正常，再通过经络反映在相应的穴位上。所以经络穴位还可以反映人内在的毛病，中医称之为"以表知里"。

5. 刺激经络，调整气血

人的潜力很大，我们的肝脏只有 1/3 在工作，心脏只有 1/7 在工作……如果它们出现问题，我们首先要做的是激发、调动身体的潜能。按照中医理论，内脏跟经络的气血是相通的，内脏出现问题，可以通过刺激经络和体表的穴位调整气血虚实。这也是针灸、按摩、气功等方法可以治疗内科病的原因。

嘴不但能吃饭，还能吃进细菌，成为疾病感染的途径。经络也一样，它可以运行气血，行使上面说的那些功能，但是人体一旦有病了，它也是疾病从外向里"走"的路。我们知道了它们的循行规律，就可以利用这一点来预防疾病的发展。这就好比敌人来偷袭，我们知道了它的行军路线，就可以提前做好防护准备。

认识孩子身上的这张"网络"地图

经络由经和络组成，经就是干线，络就是旁支。人体有 12 条主干线，也叫作"十二正经"，还有无数条络脉。经和络纵横交错，在人体里构成了一张大网。这张网就是人体的活地图，它内连脏腑，外接四肢百骸，可以说身体的各个部位，脏腑器官、骨骼肌肉、皮肤毛发，无不包括在这张大网之中。下面就带各位家长来认识一下孩子身上的这张"网"。

1. 经脉——谨防身体旱涝灾害

经脉是经络的主体，分为正经和奇经两类。正经有 12 条，奇经有 8 条，如果说十二正经是奔流不息的江河，那么奇经八脉就像个蓄水池。平时十二正经的气血奔流不息时，奇经八脉也会很平静地正常运行；一旦十二正经气血不足流动无力时，奇经八脉这个蓄水池中的水就会补充到江河中；如果十二正经气血过多，过于汹涌，水池也会增大储备，使气血流动和缓，只有这样，人体正常的功能才会平衡。

（1）十二经脉

正经有 12 条，即手足三阴经和手足三阳经，合称"十二经脉"，是经络系统的主体。它们分别隶属于十二脏腑，各经用其所属脏腑的名称，结合循行于手足、内外、前中后的不同部位，并依据阴阳学说，给予不同的名称。十二经脉的名称为：手太阴肺经、手厥阴心包经、手少阴心经、手阳明大肠经、手少阳三焦经、手太阳小肠经、足太阴脾经、足厥阴肝经、足少阴肾经、足阳明胃经、足少阳胆经、足太阳膀胱经。

十二经脉是气血运行的主要通道。通过手足阴阳表里的连接而逐经相传，构成了一个周而复始、如环无端的传注系统。就像奔流不息的河流，气血通过经脉可内至脏腑，外达肌表，营运全身。其流注次序是：

手太阴肺经→手阳明大肠经→足阳明胃经→足太阴脾经→手少阴心经→手太阳小肠经

↑　　　　　　　　　　　　　　　　　　　　　　　　　　　　　　　↓

足厥阴肝经←足少阳胆经←手少阳三焦经←手厥阴心包经←足少阴肾经←足太阳膀胱经

（2）奇经八脉

奇经八脉是任脉、督脉、冲脉、带脉、阴跷脉、阳跷脉、阴维脉、阳维脉的总称。它们与十二正经不同，既不直属脏腑，又无表里配合关系，其循行别道奇行，故称奇经。其功能是：沟通十二经脉之间的联系，对十二经气血有蓄积渗灌等调节作用。

（3）十二经别

十二经别，是从十二经脉别出的经脉，主要是加强十二经脉中相为表里的两经之间的联系。由于它通达某些正经未循行到的器官与形体部位，因而能补正经之不足。

2. 络脉——警惕气血交通堵塞

络脉是经脉的分支，有别络、浮络和孙络之分，起着人体气血输布的作用。

（1）十五络脉

十二经脉和任督二脉各自别出一络，加上脾之大络，共计15条，称为十五络脉，分别以十五络所发出的腧穴命名，具有沟通表里经脉之间的联系，统率浮络、孙络，灌渗气血以濡养全身的作用。

（2）孙络

从别络分出最细小的分支称为"孙络"，它的作用同浮络一样输布气血，濡养全身。

（3）浮络

在全身络脉中，浮行于浅表部位的称为"浮络"，它分布在皮肤表面，主要作用是输布气血以濡养全身。

明白儿童的经络，才能对症下药

经络是隐藏在孩子体内的天然大药，通过对孩子经络的刺激，不仅可以祛病强身，而且没有副作用，更不用花什么钱。不过，有一点家长是必须要付出的，那就是耐心。要知道，我们使用经络按摩，就是把孩子的健康问题握在了自己手中，而不是推给医生，而与此同时，经络按摩又不是在孩子身上随便按一按就能起作用的，它是一整套科学的方法，要想掌握这种方法，首先要懂得以下原则：

（1）儿童经络按摩采用不同的方法会造成不同的影响，一般会有补、泻、清三种结果，其原则为：向上为补，向下为泻；向里为补，向外为泻，旋推为补，直推为清；以顺为补，以逆为泻；疾者为泻，缓者为补；轻者为补，重者为泻。

（2）孩子身体状况正常时，在两餐之间，既不疲劳也不饥饿的时候是给孩子按摩的最佳时间。如果孩子生病了，父母应在孩子不哭不闹、情绪稳定的时候进行按摩，在孩子哭闹之时，则要先安抚好孩子的情绪，再进行按摩。

（3）父母在为孩子进行按摩时，如果是按腹、揉臂，千万不能在饭后马上进行，以免引起孩子吐奶，或腹部不适。

（4）孩子皮肤娇嫩，力度应从轻到重，即便重的时候也要准确拿捏，以孩子皮肤微微发红为度，不要抓破皮肤。尤其是在夏天，孩子哭闹、皮肤有汗时，更应注意手法的轻重快慢。

（5）给孩子按摩时，要使用油膏或爽身粉等介质，以防按摩时皮肤破损。

（6）孩子还处在发育过程中，很多穴位和成人有不小的区别，比如有的穴位名称与成人相同，但位置不同（如攒竹）；有些位置相同而名称不同（如龟尾、总筋）。另外，儿童经络按摩穴位大多集中在孩子的双手上。

（7）本书中所说的穴位"寸"数，均为同身寸。儿童同身寸是弯曲孩子的中指，以中指中节侧面两头横纹尖之间的距离作为1寸。

（8）在儿童经络按摩过程中，上肢的穴位一般不分男女，但习惯上一般以按摩左手为主。

（9）本书中所给定的推拿时间和次数仅适合6个月至8岁的孩子，家长们可根据自己孩子的具体情况酌情加减。另外，每组按摩穴位，可先选择几个用，效果不明显再逐渐增加。

（10）儿童经络按摩的顺序是一般是先头面，其次上肢，再次胸腹腰背，最后是下肢。

掌握了按摩经络的原则之后，自然还要知道应该如何去"按"，也就是按摩的手法。下面，我们就为大家介绍几种最常用、也是最基本的儿童经络按摩手法：

1. 推法

推法又包括直推法、旋推法和分推法。所谓直推法，就是用拇指指腹或食、中指指腹在皮肤上作直线推动；旋推法是用拇指指腹在皮肤上作螺旋状推动；而分推法则是用双手拇指指腹在穴位中点向两侧方向推动。推法在儿童经络按摩中使用最广泛，适用于全身各个部位，具有舒筋活络、消淤散结、调和营卫、理筋活血、缓解软组织痉挛等功效。

2. 拿法

拿法是用大拇指和食、中两指，或用拇指和其余四指相对用力，在一定的部位和穴位上进行节律性的提捏。拿法属于强刺激手法之一，适用于四肢、肩、颈、腋下及四肢各部分，常用于防治项强、关节筋骨酸痛、头痛、牙痛、小腿转筋等症。此法具有泻热开窍、祛风散寒、活血止痛的功用。

3. 揉法

揉法又包括指揉法、鱼际揉法和掌揉法。指揉法是用拇指、中指或食指、中指、无名指指腹或指端轻按在某一穴位或部位上，作轻柔地小幅度环状旋动；鱼际揉法是用手掌的大鱼际部分吸附于一定部位或穴位上，作轻轻地环旋揉动；掌揉法是用掌根部着力，以腕关节连同前臂作小幅度的回旋活动。揉法轻柔和缓，刺激量小，可适用于全身各个部位按摩，有活血化瘀、消肿止痛、宽胸理气、运脾消滞之功。

4.按法

用指尖或指腹或掌根，直接按压在穴位上，施以压力，按而留之，称为按法。运用按法的时候，轻重强弱较易控制，故可适用于全身各个部位，有祛风散寒、化瘀止痛、通脉舒络的功效。

5.捏法

捏法是用拇、食指或拇、食、中三手指捏拿体表的某一部位。捏法常用于背部脊柱，这时候称为捏脊，又因其多适用于治疗小儿积滞之类的疾患，所以又叫捏积。

6.摩法

用食、中、无名指指腹或手掌掌面附着于一定部位，以腕关节为中心，连同掌、指作节律性的盘旋运动，即为摩法。摩法可以理气和中、舒气和血、消肿退热，并有急摩为泻、缓摩为补的说法。

7.掐法

用拇指和食指，上下对称地衔取某一部位，用力内收，或用拇指指甲掐取所需部位或穴位，称为掐法。掐法可用于四肢、头面、人中等部位，有舒筋活血、开窍醒神等功效。

8.拍法

各手指张开，指间和掌指关节微屈曲，后用指面拍打在体表所治部位，即为拍法。此法多用于背部和胸部，有行气通络、滑利关节、疏松肌肉的作用。

总之，每种按摩手法适合作用于不同的部位，具有不同的功效，在给孩子使用的时候一定要注意。

不同体质的孩子有不同的推拿方法

给孩子进行保健按摩须先分清孩子属于何种体质，不同体质的孩子应该采用不同的按摩方法。

1. 虚型

这类孩子易患贫血和呼吸道感染，另外，面部发黄、神疲乏力、不爱活动、汗多、饭量小、大便稀溏都是这类孩子的典型症状。给这类孩子常用的按摩手法是推法，具体方法就是在孩子的5个手指面分别按顺时针方向旋转推动，以补其五脏。

2. 湿型

这种类型的孩子通常都特别喜欢吃肥甘厚腻的食物，因此体形大多肥胖、动作迟缓、大便稀溏。所以父母要让他们多食扁豆、海带、白萝卜、鲫鱼、冬瓜、橙子等有健脾祛湿化痰功效的食物。按摩上要用捏法和推法，具体来说就是每天捏脊5次，推板门200次。

3. 寒型

这类孩子身体和手脚冰凉，面色苍白，不爱活动，吃饭不香，食生冷食物容易腹泻，大便稀溏。父母可在平时给孩子捏脊5次，按揉内劳宫100次。另外，这类孩子饮食调养的原则是温养胃脾，宜多食辛甘温之品，如羊肉、牛肉、鸡肉、核桃等，忌食寒凉之品，如冰冻饮料、西瓜等。

4. 热型

这类孩子通常身体壮实，面赤唇红，喜欢凉的东西，口渴时常爱喝凉水，烦躁易怒，贪吃，便秘。另外，这类孩子还容易患咽喉炎，外感后易高热。父母在平时可以给孩子推天河水，天河水在孩子前臂内侧正中线，自腕至肘呈一直线。父母可用食、中二指沿那条线从孩子的腕推向肘，每次推 200 次。这类孩子饮食调养的原则是清热为主，宜多食甘淡寒凉的食物，如苦瓜、西瓜等。

5. 健康型

这类孩子身体壮实，面色红润，精神饱满，吃饭香，大小便正常。饮食调养的原则是平补阴阳，食谱广泛，营养均衡。这样就能使孩子继续保持健康。

按摩是祛除体内寒气有效的方法

按摩是中医养生中常用的养生健身方法之一，是历代养生学家在长期的实践中不断创新和发展的结果。按摩具有多种养生保健功能，因此中医把它作为祛除体内寒气的常用方法。那么，按

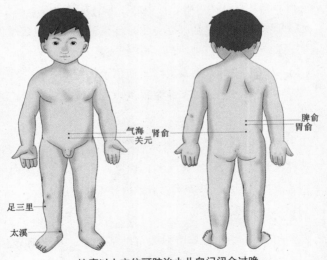

按摩以上穴位可防治小儿囟门闭合过晚

摩是如何祛除体内寒气的呢？

1.按摩能够疏通经络

按摩不是随便在人体的某个部位推拿一下就可以发挥作用，而是具有一定的规律性。它是循经取穴，通过按摩对穴位进行刺激，而穴位是经络与体表连接的特殊部位，人们可以通过刺激穴位，来调节经络。按摩的原理就是通过穴位刺激来疏通经络，有增强经络气血运行、反映病症、调整虚实、传导感应等功能。经络疏通了，气血运行好，人的抵抗力就会增强，寒气就容易祛除。

2.按摩可以调节人体神经系统

神经系统协调着身体的各项生理活动，如果神经系统出现异常，就会影响人体内某些器官正常功能的发挥，人体就会发生病变，比如精神不好的人，往往会食欲不振，这说明胃肠的消化功能受到了影响。通过按摩调节神经系统的方法主要有以下几种：

（1）平肝阳。针对肝阳上亢者，通过按摩来促进周围血管的扩张，降低血压，从而缓解患者头痛、头晕等症状。

（2）移痛法。针对某一部位出现疼痛的患者，用按摩创造一个新的兴奋点，使原来的疼痛得到缓解或消失。

（3）解表。针对由于发生汗闭而出现体温升高、头痛、浑身乏力等症状的患者，通过按摩来促进患者全身发汗，从而有效缓解症状。

3.按摩可以增强体质，有效祛除寒气

按摩能够促进人体新陈代谢，加速血液循环，增强白细胞吞噬细胞的能力，因此，按摩可以有效提高人体免疫力。

4.按摩可活动关节

人们可以通过按摩来增强关节的活动度，从而有效治疗关节病。

通过以上作用原理，按摩即可有效祛除人体内的寒气，因此对于体内寒气重的孩子，父母最好采用按摩的方法。

父母要正确使用经穴疗法

使用经络穴位，是项技术活，也可以说是把双刃剑，找对了地方，手法适当，可以益寿延年；如果一窍不通或者一知半解胡乱摆弄，往往会弄巧成拙。所以进行经穴疗法时应注意以下事项。

1. 找准穴位

找穴位最重要的，就是找对地方。在这里，我们介绍一些大家都能够使用的最简单的找穴道的诀窍。

（1）找反应。身体有异常，穴位上便会出现各种反应。这些反映包括：

压痛，用手一压，会有痛感。

硬结，用手指触摸，有硬结。

感觉敏感，稍微一刺激，皮肤便会很痒。

色素沉淀，出现黑痣、斑点。

温度变化，和周围皮肤有温度差，比如发凉或者发烫。

在找穴位之前，先压压、捏捏皮肤看看，如果有以上反应，那就说明找对地方了。

（2）记分寸。大拇指的指节宽度是一寸，把四指并拢，从指尖数的宽度就是三寸。比如，"足三里"这个穴位，找的时候只要从外膝眼处往下横四指，然后再往外一横拇指就找到了。

2. 学会利用身边的器物

把五六支牙签用橡皮条绑好，以尖端部分连续扎刺等方式刺激穴道；刺激过强时，则用圆头部分。此法可达到和针灸疗法相同的效果。

不喜欢针灸的朋友，可以用吹风机的暖风对准穴道吹，借以刺激穴道。这是温灸的一种。

以手指作按压的时候，若想省劲一些，可以用圆珠笔代替。方法是用圆珠笔头压住穴道，此法压住穴道部分的面积广，刺激较缓和。

此外，须注意的是，刺激穴位要在呼气时。呼气时刺激经络和穴位，传导效果更快更佳。

第二节　督脉是监督孩子健康的升阳大脉

长强可帮孩子消除便秘的烦恼

长强：长，长久的意思；强，强盛的意思。"长强"是指胞宫中的高温高压水湿之气由此穴位外输体表。本穴为督脉之穴，其气血物质来自胞宫，温压较高，向外输出时既强劲又饱满，并且源源不断，所以名"长强"。此穴属督脉穴，位于尾骨下，当尾骨端与肛门连线的中点处。

中医认为，按摩长强穴，能够促进直肠的收缩，使大便畅通，还能治疗便秘，并且能迅速止腹泻。如果长期坚持按摩此穴位，可以通任督、调肠腑，对肠炎、腹泻、痔疮、便血、脱肛等疾患，都有很好的治疗效果。除此之外，按摩长强，还对精神分裂、癫痫、腰神经痛等病症，有不错的调理和改善作用。

长时间坐在教室里学习的孩子大多缺乏运动，这使得他们很容易患上便秘的毛病。怎么办呢？任由便秘折磨孩子吗？当然不是，此时父母可以根据中医穴位治疗原理，适当帮助孩子按摩长强穴。按摩方

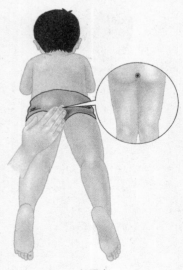

长强穴

法如下：

（1）先让孩子俯卧，父（母）将手放在孩子臀后尾骨端与肛门连线的中点处，接着用中指用力揉按穴位，此时便秘的孩子会感到酸胀，同时还会觉得酸胀感向体内和四周扩散。

（2）为了彻底帮孩子解决便秘的烦恼，父（母）最好长期帮孩子按摩此穴位，每天早晚各一次，每次二三分钟即可。

命门让孩子不再尿床

命门：命，人的根本；门，出入的门户。本穴因其位处腰背的正中部位，内连脊骨，在人体重力场中为位置低下之处，脊骨内的高温高压阴性水液由此外输体表督脉，本穴外输的阴性水液有维系督脉气血流行不息的作用，为人体的生命之本，所以叫作命门。命门属督脉穴，位于人体腰部，当后正中线上，第二腰椎棘突下凹陷处，用指压时有强烈的压痛感。

中医认为，按摩命门穴对于肾气不足、精力衰退的人来说，有固本培元的作用，对治疗腰痛、腰扭伤、坐骨神经痛也有着显著的效果。

经常按摩此穴可以治疗阳痿、遗精、月经不调、头痛、耳鸣、四肢冷等疾患。除此之外，按摩命门穴还可以治疗小儿遗尿。

所以，如果你的孩子也有尿床现象的话，不妨适当为其按摩命门穴，按摩方法如下：

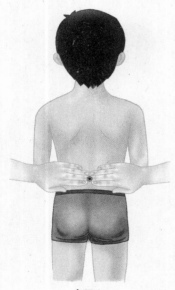

命门穴

（1）先让孩子背坐或俯卧，双手下垂。

（2）父（母）用手中指的指腹按住穴位。

（3）父（母）双手中指同时用力揉按孩子的命门穴，直到孩子感觉酸胀为止。

（4）父（母）左右手中指轮流为孩子按摩此穴位，先左后右，每次按摩三四分钟即可。

身柱帮助孩子止咳定喘

身柱：身，身体也；柱，支柱也。该穴名意指督脉气血在此吸热后化为强劲饱满之状。本穴物质为神道穴传来的阳气，至本穴后，此气因受体内外传之热而进一步胀散，胀散之气充斥穴内并快速循督脉传送使督脉的经脉通道充胀，如皮球充气而坚可受重负一般，所以叫作身柱。该穴位属督脉道，位于人体后背部，当后正中线上，第三胸椎棘突下凹陷处。

中医认为，经常按摩身柱穴，对气喘、感冒、咳嗽、肺结核，以及由于咳嗽而导致的肩背疼痛等疾患，具有特殊的疗效，还能够有效治疗虚劳喘咳、支气管炎、肺炎、百日咳等。

除此之外，长期按压该穴位，对脊背强痛、小儿抽搐、癔症、热病、中风不语等病症，有良好的调理和保健作用。

现实生活中，孩子的脏腑娇嫩，功能还没有健全，特别是肺和脾脏的机能较弱，所以很容易患上感冒、

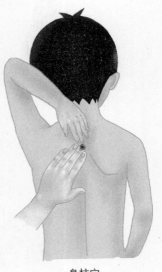

身柱穴

发热、咳嗽、哮喘等疾病。此时，帮孩子按摩身柱穴就具有很好的防治作用。按摩方法如下：

（1）让孩子背坐或俯卧，双手下垂，父（母）把手放到患儿身柱穴上。

（2）父（母）用中指的指尖揉按孩子的身柱穴，直到孩子感觉刺痛为止。

（3）为了更好地帮孩子止咳定喘，父（母）可以长期坚持为孩子按摩此穴位，先左手后右手，每次各揉按三四分钟即可。

小儿感冒发烧找大椎

大椎：大指高大，椎指脊椎骨。"大椎"的意思是指手足三阳的阳热之气由此处汇入本穴，并与督脉的阳气上行头颈。本穴物质一为督脉陶道穴传来的充足阳气，二为手足三阳经外散于背部阳面的阳气，穴内的阳气充足满盛，如椎一样坚实，所以叫作

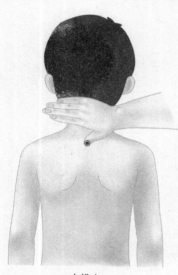

大椎穴

"大椎"，也叫作"百劳穴""上杼穴"。"百劳"是指穴内气血为人体各条阳经上行气血汇聚而成。"上杼"是指穴内气血为坚实饱满之状。该穴位于人体背部正中线上，第七颈椎棘突下凹陷中。

中医认为，按摩大椎穴，有解表通阳、清脑宁神的作用，还能够治疗感冒发烧、肩背痛、头痛、咳嗽、气喘、中暑、支气管炎、湿疹、血液病等疾病。

平时若发现孩子发烧了，父（母）可以适当帮孩子按摩大椎

穴，这样能够令孩子很快退烧。按摩方法如下：

（1）先让孩子背坐或俯卧，父（母）把手放在患儿背后正中线，第七颈椎棘突下凹陷中，即大椎穴位。

（2）大拇指的指尖向下，用指腹或指尖揉按穴位，直到孩子感觉酸胀为止。

（3）先左手后右手，每次各揉按二三分钟。

（4）帮孩子按摩此穴位时，父（母）也可以准备一块刮痧板，用来刮擦穴位，效果会更好。

哑门让儿童声音不再沙哑

哑门：哑，发不出声，这里指阳气在此开始衰败。门，出入的门户。该穴名意思是指督阳气在此散热冷缩。该穴位物质为大椎穴传来的阳热之气，至该穴后因其热散而收引，阳气的散热收引太过则使人不能发声，所以叫作哑门。哑门也就是失语的意思。哑门穴又叫作"舌厌穴""横舌穴""舌黄穴""舌肿穴"。该穴位于项部，当后发际正中直上0.35寸，第一颈椎下。

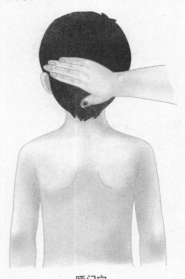

中医认为，按摩这个穴位，能够有效治疗舌缓不语、音哑、头重、头痛、颈项强急、癫狂、痫症、癔症、衄血、重舌、呕吐等疾病。若长期坚持，对失眠、精神烦躁、鼻出血、瘫痪也有显著疗效。配合按摩关冲穴，可以通阳开窍，治疗舌强不语。

孩子不知道如何保护自己的

哑门穴

嗓子，所以偶尔会出现声音沙哑的情况。此时，父母只要帮孩子按摩一下哑门穴，就能够使其症状得到缓解。不过，这个穴位很特殊，假如按摩或者针灸的方法不对，不但治不了病，反而可能会引起失声等后遗症。所以，父母在给孩子按摩这个穴位的时候，一定要慎重。按摩方法如下：

（1）先让孩子背坐着，父（母）把手伸到孩子后脑处，手掌心向头，扶住后脑勺，四指的指尖向头顶，大拇指的指腹所在的部位就是哑门穴。

（2）此时，父（母）的大拇指指尖向下，用指腹或者指尖按揉穴位，直到孩子感觉酸胀为止。

（3）先左手后右手，分别给孩子按摩，每次按摩三四分钟即可。

脑户让孩子的头痛立刻减轻

脑户：脑，大脑。户，出入的门户。该穴名意指督脉气血在此变为天之下部的水湿云气。本穴物质为风府穴传来的水湿风气以及膀胱经外散而至的水汽，至本穴后，二气相合而变为天之下部的水湿云气，此气能随人体所受风寒而冷降归地并入于脑，所以叫作脑户。脑户穴也叫作"会额穴""会颅穴""合颅穴""迎风穴""仰风穴""匝风穴"。该穴位属督脉足太阳之会，位于人体头部，风府穴上 1.1 寸，枕外隆凸的上缘凹陷处。

中医认为，按摩这个穴位，

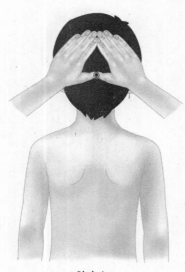

脑户穴

父母是孩子更好的医生

不仅可以治疗头晕、项强、失音、癫痫，而且对头重、头痛、面赤、目黄、眩晕、面痛、音哑、项强、癫狂痫症、瘿瘤等疾病有不错的治疗效果。

若孩子有头痛症状，父母适当为孩子按摩脑户穴，可以适当减轻其头痛症状。按摩方法如下：

（1）先让孩子背坐，父（母）两手放在患儿后脑处，手掌心向头，扶住后脑勺，四指的指尖向头顶，大拇指的指腹所在的部位就是脑户穴。

（2）接着，父（母）的大拇指指尖相互叠加向下，用指腹或指尖按揉穴位，直到孩子感觉酸痛为止。

（3）分别用两手为孩子轮流按摩此穴位，先左后右，每次按摩三四分钟即可。

按摩风府，缓解孩子感冒头疼

风府：风，穴内气血为风气；府，府宅的意思。"风府"是指督脉之气在此吸湿化风。本穴物质为哑门穴传来的天部阳气，至本穴后，此气散热吸湿，并化为天部横行的风气。本穴为天部风气的重要生发之源，所以名"风府"，也称"舌本穴""鬼穴"。该穴位属督脉穴，位于人体的后颈部，当后发际正中直上0.7寸，枕外隆凸直下，两侧斜方肌之间凹陷处。

中医认为，按摩这个穴位，

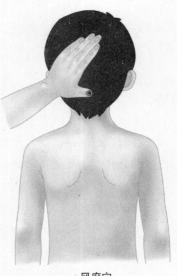

风府穴

不仅可以治疗头痛、眩晕、咽喉肿痛、感冒，发烧，而且对癫狂、痫症、癔症、中风不语、悲恐惊悸、半身不遂、眩晕、颈项强痛、目痛、鼻出血，都具有显著疗效。

所以，现实生活中，如果孩子不小心患上了风寒感冒、头痛时，父母可以适当为其按摩风府穴。按摩方法如下：

（1）先让孩子背坐或俯卧，父（母）两只手伸到孩子颈后，放在孩子后脑处。

（2）父（母）手掌心向头，扶住孩子的后脑勺，左手在下，四指的指尖向头顶，大拇指的指尖向下按住穴位，右手在左手上，右手大拇指的指腹按在左手大拇指的指甲上。

（3）父（母）双手的大拇指从下往上用力揉按，直到孩子感觉到酸痛为止。

（4）父（母）用左右两手的大拇指轮流为孩子按摩此穴，先左后右，每次揉按二三分钟即可。

强间让孩子睡好、心情好

强间：经穴名，出自《针灸甲乙经》。强，强盛的意思；间，二者之中的意思。"强间"的意思是指督脉气血在此吸热后，化为强劲的上行阳气。本穴物质为脑户穴传来的水湿风气，到达本穴后，因受颅脑的外散之热，水湿之气吸热化为天部强劲的阳气，并循督脉上行，所以叫作"强间"。强间别名大羽穴，"大羽"的意思是指本穴上传的阳气中夹带有一定的水湿。该穴位属督脉，位于头部，当后发际正中直上 3 寸，即脑户穴上 1.1 寸处。

中医认为，坚持长期按压这个穴位，不仅可以治疗头痛、目眩、颈项强痛、癫狂痫症、烦心、失眠等疾患，而且对于治疗脑膜炎、神经性头痛、血管性头痛、癔症等，有显著效果。

现实生活中，小孩子失眠也是常有的事。面对这种情况，父母应该根据穴位治疗原理，帮助孩子按摩强间穴，按摩方法如下：

（1）先让孩子背坐或者俯卧，父母双手伸过患儿颈项，放在后脑处，手掌心向着头部，扶住后脑勺，四指的指尖并拢并向着头顶，此时，中指的指尖所在的部位就是强间穴。

（2）父母用中指和食指的指腹帮孩子按揉此穴位，直到孩子感觉酸胀为止。

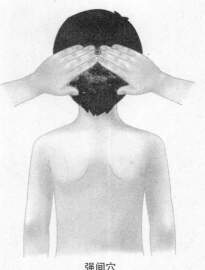

强间穴

（3）为了达到效果，父母每次给孩子按摩此穴的时间应该掌握在三分钟左右。

孩子忧郁、烦躁、失眠点百会

百会：百，数量词，多的意思；会，交会。"百会"指手足三阳经及督脉的阳气在此交会。本穴在人的头顶，在人的最高处，因此，人体各经上传阳气都交会于此，所以名"百会"。百会穴也叫作"顶中央穴""三阳五会穴""天满穴""天蒲穴""三阳穴""五会穴""巅上穴"。该穴属于督脉穴，位于人体头部，在头顶正中线与两耳尖端连线的交点处。

中医认为，按摩百会穴，不仅可以开窍宁神，治疗失眠、神经衰弱，而且可以平肝息风，治疗头痛、眩晕、休克、高血压、中风失语、脑贫血、鼻孔闭塞等疾病。

如果你的孩子长期感到忧郁不安、情绪不佳，还时常头昏脑

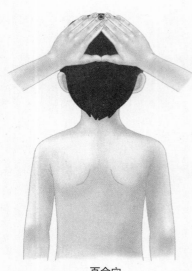

百会穴

涨、胸闷、失眠，身为父母的你就应该根据穴位治疗原理帮助孩子按摩百会穴。按摩方法如下：

（1）先让孩子背对自己坐着，父母举起双手，张开虎口，大拇指的指尖碰触患儿耳尖，手掌心向头，四指朝上。

（2）父母双手的中指在孩子头顶正中相碰触。

（3）父母将左手的中指按压在穴位上，右手的中指按在左手中指的指甲上，双手的中指交叠，同时向下用力揉按穴位，直到孩子感觉酸胀为止。

（4）为了加强效果，父母每次给孩子按摩此穴位时时间都应保持在二三分钟左右。

小儿急惊风找前顶

前顶：经穴名，出自《针灸甲乙经》。前，前部的意思；顶，顶撞。"前顶"的意思是指前面督脉的上行之气在此被顶撞而不能上行。本穴物质来自于百会穴传来的天部阳气和囟会穴传来的天部水湿之气。百会穴传来的阳气至本穴时散热冷缩，囟会穴的水湿之气上行至本穴时则吸热蒸升，二气在本穴相会后，降行的气血顶住了上行的气血，所以叫作"前顶"。该穴属督脉，位于人体的头部，当前发际正中直上 2.6 寸，即百会穴前 1.1 寸处。

中医认为，长期按摩前顶穴，不仅可以治疗癫痫、头晕、头顶痛、目赤肿痛、小儿惊风等疾病，还可以治疗高血压、鼻炎、中风后引起的偏瘫等疾病。除此之外，配合按摩攒竹穴、人中穴，还有熄风镇静、清热宁神的作用，能够治疗小儿急惊风。

所以，当你发现自己的孩子患上小儿急惊风时，就可以适当为其按摩前顶穴。按摩方法如下：

（1）先让孩子正坐，双手下垂，头微向前倾，父母双手举过患儿头，手掌心朝下，手掌放松，自然弯曲，手指尖下垂，大致成瓢状，此时，父母中指指尖触碰的部位就是前顶穴。

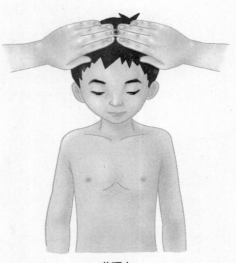

前顶穴

（2）父母把左手的中指按压在穴位上，把右手的中指按压在左手中指的指甲骨纹，双手中指交叠，并同时向下用力按揉穴位，直到孩子有酸胀感为止。

（3）父母两只手轮流为孩子按摩此穴位，先左后右，每次按摩二三分钟即可。

神庭让孩子远离鼻炎烦恼

神庭：神，天部之气；庭，庭院，聚散之所。该穴名意指督脉的上行之气在此聚集。本穴物质为来自胃经的热散之气及膀胱经的外散水湿，在本穴为聚集之状，本穴如同督脉天部气血的会聚之地，所以叫作神庭，也叫作天庭穴。该穴属督脉穴，位于人

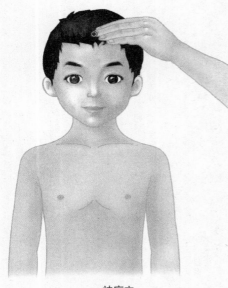

神庭穴

体头部，当前发际正中直上 0.35 寸处。

中医认为，按摩神庭穴，不仅可以治疗头晕、呕吐、眼昏花等症状，还能够治疗鼻流清涕、急性鼻炎、泪腺炎、癫痫等病症。

所以，如果你的孩子一不小心患上急性鼻炎，身为父母，你一定要适当为其按摩神庭穴，从而为其缓解症状，并最终远离鼻炎烦恼。按摩方法具体如下：

（1）先让孩子正坐或仰卧，父母双手举过患儿头，手掌心朝下，手掌放松，自然弯曲，手指尖下垂，大致成瓢状，中指指尖触碰的部位即为神庭穴。

（2）父母左右手的中指指尖垂直，相并放在孩子的神庭穴上，并用指甲或指背轻触。

（3）父母用双手中指的指尖揉按该穴位，也可以用指甲尖掐按该穴位。

（4）每次按摩的时间掌握在四分钟左右即可。

孩子紧急救命就靠水沟

水沟：水，指穴内物质为地部经水；沟，水液的渠道。"水沟"的意思是指督脉的冷降水液在此循地部沟渠下行。本穴物质为素髎穴传来的地部经水，在本穴的运行为循督脉下行，本穴的微观形态如同地部的小沟渠，所以叫作"水沟"。水沟也叫作人中，人中指本穴位在头面天地人三部中的人部，即鼻唇沟中部。该穴属督脉穴，位于人体上唇上中部，人中沟的上 1/3 与中 1/3 的交点，用指压时有强烈的压痛感。

中医认为，按摩水沟穴，不仅可以开窍清热、宁神志、利腰脊，治疗休克、昏迷、中暑、颜面水肿、晕车、晕船、失神、急性腰扭伤等疾病，而且对口臭、口眼部肌肉痉挛等疾病，有良好的治疗效果。除此之外，按摩此穴位还可以治疗癫狂、小儿惊风、中风昏迷、牙关紧闭、口眼歪斜、瘛症、精神分裂症等。

所以，只要你的孩子出现上述症状之一，你可以适当为其按摩水沟穴。具体的按摩方法如下：

（1）先让孩子正坐或仰卧，双手下垂，父母伸手放孩子的面部，五指朝上，手掌心向内，食指弯曲放在鼻沟中上部，此部位就是水沟穴。

（2）父母食指弯曲，用指尖按摩该穴位，直到孩子感觉到刺痛为止。

（3）父母用两只手为孩子按摩此穴，先左后右，每次各按摩一两分钟即可，要是情况紧急，可用指甲掐按一两分钟。

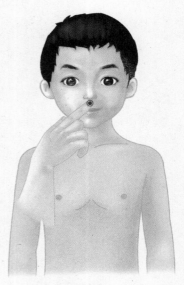

水沟穴

第三节　任脉掌管孩子健康

阴交让孩子腹泻止

阴交，阴，阴水之类；交，交会的意思；"阴交"的意思是指任脉冲脉的上行水气在此交会。本穴物质中有气海穴传来的热胀之气，有冲脉夹肾经而行的水湿之气外散传至本穴，二气交会后，形成本穴的天部湿冷水气，所以叫作"阴交"，也叫作"少关穴""横户穴""少目穴""丹田穴""小关穴"。该穴属任脉穴，位于人体的下腹部，前正中线上，当脐中下0.7寸。

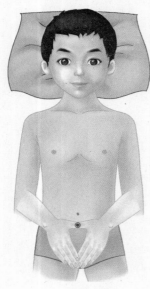

阴交穴

中医认为，按摩这个穴位，不仅可以调经固带、利水消肿，还可以治疗腹痛、绕脐冷痛、腹满水肿、泄泻、疝气、阴痒、小便不利、小儿陷囟、腰膝拘挛等疾病。此外，长期按摩此穴位，对鼻出血、肠炎、肠鸣等，有良好的治疗效果。

所以，当你的孩子遇到腹泻不止的情况时，你可以轻轻为其按摩阴交穴，这样可以帮其减轻腹泻的症状，并使其迅速恢复健康。具体的按摩方法如下：

（1）先让孩子仰卧，父（母）把左手四指并拢，手掌心朝内，手指尖朝下，四指放在孩子的小腹上，大拇指放在孩子神阙穴下方的部位，也就是阴交穴。

（2）父（母）把双手的大拇指叠加，轻轻按摩孩子的阴交穴，直到孩子感觉酸胀为止。

（3）每天早晚各为孩子按摩一次，每次按摩二三分钟即可。

神阙让肠炎腹痛不再干扰孩子的生活

神阙：神，尊、上、长，指父母或先天；阙，牌坊。该穴名意指先天或前人留下的标记。神阙穴是人体任脉上的重要穴位之一，是长寿大穴，位于人体的腹中部，肚脐中央。神阙与人体的生命活动密切相关。母体中的胎儿是靠胎盘呼吸的，属于先天真息状态；婴儿脱体后，脐带被切断，先天呼吸终止，后天肺呼吸开始，而脐带、胎盘紧连在脐中，没有神阙穴，生命就不复存在。

中医认为，经常按摩神阙穴，可以使人体真气充盈、精神饱满、体力充肺、腰肌强壮、面色红润、耳聪目明、轻身延年，并对腹痛肠鸣、水肿膨胀、泻痢脱肛、中风脱症等有独特的疗效。此外，如果配合按摩石门穴、关元穴，有温补肾阳、温阳利水、通经行气的作用，可以治疗大腹水肿、小便不利、久泄不止、肠鸣腹痛等疾病。

所以，当你的孩子患上肠炎腹痛时，你可以适当为其按摩神阙，具体的按摩方法如下：

（1）先让孩子正坐或仰卧，父

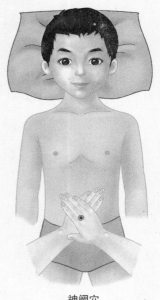

神阙穴

（母）双手轻搓患儿直到微热，用左手手掌的掌心对准肚脐，覆盖在肚脐上，右手手掌的掌心向下，覆盖在左手的掌背。

（2）父（母）双手的手掌同时用力按摩孩子的神阙穴，直到孩子感觉酸痛为止。

（3）每天早晚各为孩子按摩一次该穴位，每次按摩二三分钟即可。

上脘是增加孩子胃动力的好帮手

上脘：经穴名，出自《针灸甲乙经》。上，上部；脘，空腔。该穴名意指胸腹上部的地部经水在此聚集。本穴物质为胸腹上部下行而至的地部经水，聚集本穴后再循任脉下行，经水由此进入任脉的巨空腔，所以叫作上脘。该穴位别名胃脘，属任脉，是任脉、足阳明、手太阳之交会，位于人体上腹部，前正中线上，当脐中上 3.5 寸。

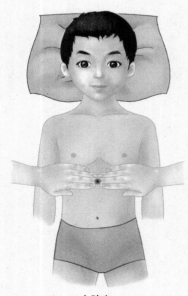

上脘穴

中医认为，按摩上脘穴，不仅有和胃降逆、化痰宁神的作用，而且对反胃、呕吐、食不化、胃痛、纳呆、腹胀、腹痛、胃炎、胃扩张、肠炎等具有很好的治疗效果。

所以，如果你希望增强孩子的胃动力，就可以适当为其按摩此穴位。具体的按摩方法如下：

（1）先让孩子仰卧，父母双手伸向患儿胸前，手掌放松，大致成瓢状，手掌心向下，中

父母是孩子更好的医生

指的指尖所在的部位也就是上脘穴。

（2）父母双手的中指同时用力按揉该穴位，直到孩子感觉刺痛为止。

（3）每天早晚给孩子按摩一次，每次按摩二三分钟即可。

膻中是治疗儿童呼吸系统疾病首选穴

膻中：膻，羊臊气或羊腹内的膏脂，此指穴内气血为吸热后的热燥之气；中，与外相对，指穴内。膻中名意指任脉之气在此吸热胀散。本穴物质为中庭穴传来的天部水湿之气，至本穴后进一步吸热胀散而变化热燥之气，如羊肉带有辛臊气味一般，所以叫作膻中。该穴位属任脉的穴道，在人体的胸部，人体正中线上，两乳头之间连线的中点。

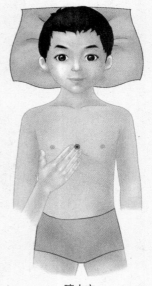

膻中穴

中医认为，按摩这个穴位，有调气降逆、宽胸利膈的作用，能够治疗支气管哮喘、支气管炎、咳嗽、气喘、咯唾脓血、胸痹心痛、心悸、心烦等疾病。此外，如果配合按摩内关穴、三阴交穴、巨阙穴、心平穴、足三里穴，还可以治疗冠心病、急性心肌梗死等疾病。

所以，如果你的孩子呼吸系统出现问题，比如患上支气管哮喘、支气管炎等，就可以适当为其按摩膻中穴。具体的按摩方法如下：

（1）先让孩子仰卧，父（母）双手伸向胸前，手掌放松，大致成瓢状，手掌心向下，中指的指尖放在孩子双乳的中点位置，也就是膻中穴。

（2）父（母）双手的中指同时用力按摩此穴位，直到孩子感觉刺痛为止。

（3）父（母）左右两手的中指轮流为孩子按摩此穴位，先左后右，每次按摩二三分钟即可。

廉泉让孩子口腔更健康

廉泉：经穴名，出自《灵枢·刺节真邪》。廉，廉洁、收廉的意思；泉，水的意思。"廉泉"的意思是指任脉气血在此冷缩而降。本穴物质为天突穴传来的湿热水汽，至本穴后散热冷缩，由天之上部降至天之下部，本穴如同天部水湿的收廉之处，所以叫作"廉泉"。廉泉别名本池、舌本，属任脉穴，位于人体的颈部，当前正中线上，结喉上方，舌骨上缘凹陷处。

中医认为，按摩这个穴位，不仅可以治疗舌下肿痛、舌根急缩、舌纵涎出、舌强、中风失语、舌干口燥、口舌生疮、暴喑、喉痹、聋哑、咳嗽、哮喘、消渴、食不下等疾患，而且对言语不清、口腔炎等症状，都有很好的治疗效果。

所以，如果你的孩子因为受了风寒或者中风，而导致舌头不能转动、不能说话、大舌头等，你就可以适当为其按摩廉泉穴，能起到一定的缓解作用。具体的按摩方法如下：

（1）先让孩子正坐或者仰卧，

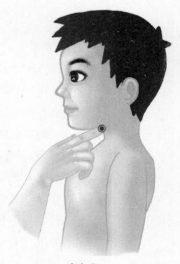

廉泉穴

父母是孩子更好的医生

父（母）伸出手，手掌心向里，手指尖向上，大拇指弯曲，用手指尖按揉下巴下穴位，这个部位也就是廉泉穴。

（2）父（母）大拇指弯曲，用指尖从上往下按揉孩子的廉泉穴，直到孩子感觉酸麻为止。

（3）父（母）交替用左右手的大拇指帮孩子按摩此穴位，每次按摩二三分钟即可。

第四节 手太阴肺经调治孩子呼吸

中府让孩子肺腑通畅

中府：中，指中焦；府，是聚集的意思。手太阴肺经之脉起于中焦，此穴为中气所聚，又为肺之募穴，藏气结聚之处。肺、脾、胃合气于此穴，所以名为中府。又因位于膺部，为气所过的俞穴，所以又称"膺俞"。该穴属于手肺经脉的穴道。

中医认为，中府穴在针灸经络上是肺与脾脏经络交会的穴道，所以可以泄除胸中及体内的烦热。此外，按摩此穴对于小儿感冒引起的小儿病毒性心肌炎、小儿肺炎、咳嗽、胸肺胀满、胸痛、肩背痛等病症，也具有很好的治疗效果。

所以，如果你的孩子长期郁闷不乐、心情烦躁、胸闷气短的话，你可以适当为其按摩中府穴，这样有助于让孩子的肺腑更顺畅。具体的按摩方法如下：

（1）先让孩子正坐或仰卧。

（2）父（母）以右手食、中、无名三指并拢，用指腹按压左胸窝上，锁骨外端下，直到孩子感到酸痛闷胀的位置，

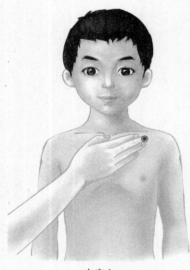

中府穴

即中府穴。

（3）父（母）给孩子用指腹向外顺时针按摩二三分钟。

（4）再用左手以同样的方式，逆时针为孩子按摩右胸中府穴。

尺泽是孩子腹痛、发热的首选穴

尺泽：经穴名，出自《灵枢·本输》。尺，长度的单位；泽，指水之聚处。在"考骨度法"中，有从腕至肘定为一尺者，穴当肘窝深处，为肺经合穴，属水，扬上善指出水井泉，流注行已，便于入海，所以叫作"尺泽"。该穴又叫作"鬼受""鬼堂"，属手太阴肺经，位于手臂肘部肘横纹中，肱二头肌腱桡侧凹陷处。

中医认为，按摩此穴对无名腹痛、小儿咳嗽、气喘、肺炎发热、支气管炎、咽喉肿痛有一定疗效。

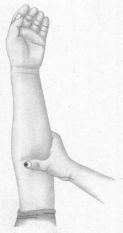

尺泽穴

所以，如果你的孩子有腹痛发热现象时，不妨为其适当按摩尺泽穴，这样有助于缓解其症状。具体的按摩方法如下：

（1）先让孩子伸臂向前，仰掌，掌心朝上，微微弯曲约35度。

（2）父（母）用一只手，手掌由下而上轻托患儿肘部。

（3）父（母）弯曲大拇指，以指腹按压尺泽穴，直到孩子感觉酸痛为止。

（4）父（母）左右两手交替为孩子按摩此穴，每次按摩二三分钟即可。

孔最让孩子坐得住，不生痔

孔最：经穴名，出自《针灸甲乙经》。孔，孔隙的意思；最，多的意思。此处穴位是肺经之穴。从四季时序上讲，肺与秋对应，性燥，肺经所过之处其土（肌肉）亦燥（肺经之地为西方之地），从尺泽穴流来的地部经水大部分渗透漏入脾土之中，脾土在承运地部的经水时就像过筛一般，所以此处穴位名叫"孔最穴"。它是肺脏气血聚集的地方，所以能够开窍通淤，是调理孔窍疾病最有用的穴位。该穴位属手太阴肺经上的穴道，在尺泽穴下约3.5寸处。手臂前伸手掌向上，从肘横纹（尺泽穴）直对腕横纹脉搏跳动处（太渊穴）下行3.5寸处。

中医认为，按摩孔最穴不仅可以治疗小儿大肠炎及痔疮，而且对于小孩子身体热病、头痛、吐血、肺结核、手指关节炎、小儿咳嗽、嘶哑失声、咽喉痛等病症都有很好的调理保健作用。

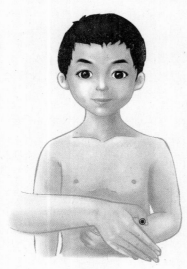

孔最穴

所以，如果你的孩子患上了痔疮，你就可以适当为其按摩孔最穴，这样可以为其调降肺气，清热止血，调理痔疮。具体的按摩方法如下：

（1）先让孩子患儿手臂向前，仰掌向上，以另一只手握住手臂中段处。

（2）父（母）用拇指指甲垂直下压揉按，孩子就会有强烈的酸痛感。

（3）因为孩子左右两臂各有一个孔最穴，所以父（母）应

父母是孩子更好的医生

该先左后右，每次各为孩子按摩二三分钟。

列缺止住孩子头痛

列缺：经穴名，出自《灵枢·经脉》。列，是指"分解"；缺，就是"器破"的意思。列缺，指的是"天闪"，我国古代称闪电，就是天上的裂缝（天门）为列缺。肺脏位于胸中，居五脏六腑之上，象征"天"。手太阴肺经从这处穴位分支，而别通手阳明大肠经脉，脉气由此别裂而去，像是天庭的裂缝。列缺穴属于手太阴肺经，又叫作"童玄"。此穴位是八脉交会穴之一，位于桡骨茎突的上方，腕横纹上 1.1 寸处，即左右两手虎口相互交叉时，当一手的食指压在另一手腕后桡骨茎突上之小凹窝处，约距腕关节 1.1 寸处。

中医认为，按摩该穴位主治小儿头部、颈项各种疾病，对任何热病均具有良好的退热效果。另外，可以调理孩子的食道痉挛。父母经常给孩子掐按此穴，对于孩子三叉神经痛、颜面神经麻痹、桡骨部肌炎、小儿咳嗽、哮喘、鼻炎、齿痛、脑贫血等疾病，有很好的保健调理的效果。

所以，如果你的孩子喊着头痛时，你可以适当为其按摩列缺穴，相信会有立竿见影的效果。具体的按摩方法如下：

（1）父（母）和孩子的双手拇指张开，两手的虎口接合成交叉形。

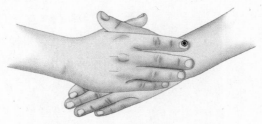

列缺穴

（2）父（母）的食指压在孩子手的桡骨茎状突起的上部，食指尖到达的地方。

（3）父（母）用食指的指腹揉按，或者用食指的指甲尖掐按，直到孩子感觉到酸痛或酥麻。

（4）先左手后右手，每次各为孩子按摩二三分钟。

孩子牙痛按摩经渠

经渠：经，经过、路径的意思；渠，指水流的道路。经渠穴的意思是"肺经的经水流过的渠道"。因为它位于列缺穴的下面，列缺穴外溢的水在此处回流肺经，所以叫作"经渠穴"。该穴属手太阴肺经穴，位于前臂掌侧，腕横纹上 0.7 寸，桡动脉外侧处，正当桡侧腕屈肌腱外侧。

中医认为，父母经常按摩患儿这个穴位，对咳嗽、喉痹、咽喉肿痛，具有良好的治疗效果。此外，按摩该穴位对胸痛、手腕痛也有一定的治疗效果。

所以，当孩子胸痛、手腕痛时，你适当为其按摩经渠穴，可

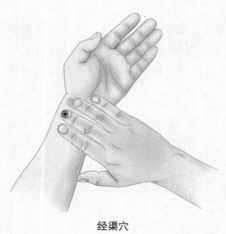

经渠穴

以起到一定的缓解作用。具体的按摩方法如下：

（1）先让孩子伸出一手，掌心向上，父（母）用一只手给此手把脉。

（2）父（母）中指指腹按压经渠所在之处，稍微用力，会使孩子有轻微的酸胀感。

（3）父（母）用中指指腹轻轻按摩孩子左右两

穴，每次各按二三分钟即可。

气血不足，太渊相助

太渊：太，大并达到极致的
意思；渊，深涧、深洞的意思，
此处是指穴位的形态。这个穴位
的名称来自于从类似的角度描述
穴位在微观下的形态特征，指肺
经水液在这个地方散化成为凉性
水湿。因为此处穴位在手内横纹
的凹陷处，经水的流向是从地之
天部流向地之地部的，就如同经
水从山的顶峰流进地面深渊的底
部，所以叫作太渊穴。太渊又叫

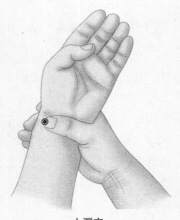

太渊穴

作太泉，为的是避唐高祖的名讳。该穴位属于手肺经经脉上的穴
道。手掌心朝上，腕横纹的桡侧，大拇指立起时，有大筋竖起，
筋内侧凹陷处就是这处穴位。

中医认为，该穴位能够治疗气血不足、无脉症，且对流行性
感冒、咳嗽、支气管炎、气喘、胸痛、咽喉肿痛等具有良好的疗
效。此外，如果父母长期为患有失眠、腕关节及周围软组织疾病、
肋间神经痛等病症的孩子按摩此穴位，可以起到很好的治疗效果。

所以，如你的孩子气血不足的话，你适当为其按摩太渊穴，
可以起到很好的改善效果。具体的按摩方法如下：

（1）先让孩子正坐着，手臂前伸，手掌心朝上，太渊穴就位
于孩子的手腕横纹上，拇指的根部。

（2）父（母）的手掌轻轻握住孩子的手，大拇指弯曲，用大
拇指的指腹和指甲尖垂直方向轻轻掐按孩子的太渊穴，直到孩子

有酸胀的感觉为止。

（3）分别为孩子按摩左右两手的太渊穴，每次按摩二三分钟即可。

孩子失声按摩鱼际

鱼际：经穴名，出自《灵枢·本输》。鱼，比喻水中之物，阴中之阳；际，际会、会聚的意思。因为鱼际穴位于大拇指后内侧，在隆起犹如鱼形的肌肉边际的凹陷处，所以叫作"鱼际穴"。这处穴位的气血物质是从太渊穴传来的地部经水。因为肺经经水流经列缺穴时分流，流至太渊穴后又失散，所以，传到此处穴位时，地部经水已经变得很稀少了。而这处穴位处于西方之地，地性干燥，所以，经水吸收脾土之热后，大量蒸发上达于天。鱼际的意思就是指穴位内的气血由阴到阳的变化。鱼际穴属于手肺经经脉上的穴道。手掌心朝上，在第一掌骨中点之桡侧，赤白肉的交际处。

中医认为，该穴位可以治疗小儿声带疾患、长茧、失音等。此外，如果父母可以长期为孩子按摩此穴位，还可以缓解其口干舌燥的症状。

具体的按摩方法如下：

（1）父（母）用一只手的手掌轻握着患儿手的手背，另一只手大拇指弯曲，用指甲尖垂直方向轻轻掐按第一掌骨侧中点处，孩子就会产生强烈的

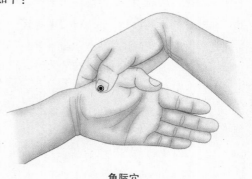

鱼际穴

父母是孩子更好的医生

酸胀感。

（2）父（母）分别为孩子按摩左右两手的同一穴位，每次二三分钟即可。

没事常掐少商，儿童感冒不来烦

少商：少，阴中生阳的意思。中国古代的五音六律，分宫、商、角、徵、羽。在中医上，"商"属肺经之根，所以叫作"少商"。该穴位属于手肺经经脉上的穴道，在拇指的桡侧，距离指甲角约一分处。

中医认为，遇到流行性感冒、腮腺炎、扁桃腺炎或者小儿惊风、喉部急性肿胀、呃逆等，都可以用"少商穴"来调治。此外，按摩此穴位可以开窍通郁，治疗小儿食滞吐泻、唇焦、小儿慢性肠炎等。此外，现代临床医学还证明，此穴位可以治疗一些呼吸系统疾病，如支气管、肺炎、咯血等。

所以，为了避免孩子患上了流行性感冒，你不妨经常为其按摩少商穴，这样可以帮助孩子防治感冒。具体的按摩方法如下：

（1）先让孩子将大拇指伸出。

（2）父（母）用一只手的食指和中指轻轻握住孩子的大拇指。

（3）父（母）大拇指弯曲，用指甲的甲尖垂直按摩此穴位，直到孩子有刺痛的感觉为止。

（4）父（母）依次按摩孩子左右两手上的少商穴，每次个按摩二三分钟即可。

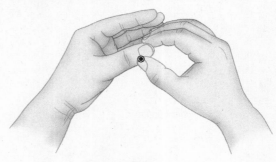

少商穴

第五节　手阳明大肠经也是保护孩子的大脉

孩子胸中气闷找商阳

　　商阳，根据《易经》和阴阳五行的原理，肺和大肠都属"金"。而商阳穴位于手大肠经脉的开始之处，承受手肺经的经脉之气，并且由阴侧转入阳侧。在五行之中，金的音属商，所以被称为"商阳"。该穴属于手大肠经脉上的穴道，位于食指的桡侧，距离指甲角旁大约一分处。

　　中医认为，该穴位对于治疗儿童胸中气闷、哮喘咳嗽、四肢肿胀、热病无汗等，有着不错的效果。而且，父母长期为患有咽喉肿痛、牙痛、中风昏迷、手指麻木、耳鸣、耳聋等病症的孩子按摩此穴位，可以起到很好的治疗效果。除此之外，现代临床医学常用它来治疗咽炎、急性扁桃体炎、腮腺炎、口腔炎、急性胃肠炎、中风昏迷等，都有不错的效果。

　　所以，当你的孩子因为受了风寒而胸中气闷、咳嗽、全身发热、皮肤滚烫时，你可以适当为其按摩商阳穴，只要稍微用力地拍按此穴，就能令孩子的身体舒服不少。具体的按摩方法如下：

　　（1）孩子采用正坐的姿势，父（母）用手轻轻握住患儿

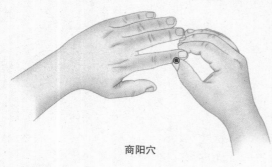

商阳穴

手的食指，手掌背朝上，手掌心朝下。

（2）父（母）把大拇指弯曲，用指甲尖沿垂直方向，按摩孩子靠着拇指旁侧的穴道，直到孩子感觉刺痛为止。

（3）父（母）分别按摩孩子的左右两手，每天分别按摩二三分钟即可。

值得注意的一点是，父母在帮助孩子按摩商阳穴时，一定要注意力度，不需要太过于用力。

三间让孩子通便

三间："三"是一个概数，与"二"相比稍大；间，间隔、间隙的意思。因为此处穴位的气血物质是从二间穴传来的天部清气，性温热，上行到三间后所处的天部位置比二间穴高，所以叫作"三间穴"。三间别名"少谷""小谷"。该穴位属手大肠经脉上的穴道，微微握拳，在食指的桡侧、第二掌骨小头后的凹陷处，合谷穴前。

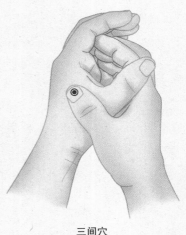

三间穴

中医认为，该穴位对治疗小儿风火牙痛、眼睑痒痛、嗜卧、咽喉肿痛、扁桃腺炎、肠鸣下痢、手指及手背红肿等症，有显著效果。此外，按摩此穴位还可以帮助小孩子更顺畅的排便。

所以，如果你的孩子通便不畅的话，你可以适当为其按摩此穴，按摩的方法很简单，具体如下：

（1）先让孩子一只手平放，稍稍侧立。

（2）父（母）用一只手轻轻握住，大拇指弯曲，用指甲垂直掐按穴位，直到孩子感觉酸痛为止。

（3）每天早晚分别为孩子按摩左右两手上的三间穴，每次各按摩二三分钟即可。

孩子牙疼找合谷

合谷：经穴名，出自《灵枢·本输》，别名虎口。它是古代全身遍诊法三部九候部位之一，即中地部，以候胸中之气。因为它位于大拇指与食指之间的陷凹处，犹如两山之间的低下部分。拇指与食指的指尖相合时，在两指骨间有一处低陷如山谷的部位，所以叫作"合谷"。虎口是指手张开之后它的形状就像大大的虎口一样。该穴位属手阳明大肠经，为原穴。

中医认为，合谷穴为全身反应的最大刺激点，可以降低血压、镇静神经、调整机能、开关节而利痹疏风，行气血而通经清淤；可以治头面的各种症状，不但对牙齿、眼、喉都有良好的功效，还能止喘、疗疮等；长期按摩此穴，对反射性头痛、耳鸣、耳聋、鼻炎、蓄脓症、扁桃腺炎、视力模糊、呼吸困难、肩胛神经痛、痰阻塞、窒息、虚脱、失眠、神经衰弱等症状也会有不错的治疗效果。

所以，如果你的孩子牙疼的话，你可以适当为其按摩此穴位。具体的按摩方法如下：

（1）先让孩子一只手轻握空拳，拇指和食指弯曲，两指的指尖轻触、立拳。

（2）父（母）的手掌轻轻握在拳头外，用大拇指的

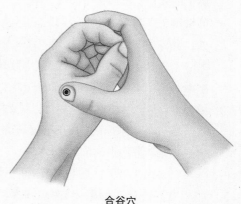

合谷穴

父母是孩子更好的医生

指腹垂直按压穴位，直到孩子感觉到酸痛为止。

（3）父（母）分别按摩孩子左右两手上的合谷穴，每次各按二三分钟即可。

扁桃腺发炎找阳溪

阳溪：阳，热、有热气的意思，指此处穴位的气血物质为阳热之气；溪是路径的意思。大肠经的经气在此处吸收热气后，蒸腾上升行到天部。阳溪穴在手腕上侧的横纹前，两筋的凹陷中，形似小溪，其穴又属于阳经，所以叫作"阳溪"。该穴位又叫作中魁穴，指此处穴位的气血物质为阳热之气。"中魁"的意思就是指此处穴位向大肠本经输送阳热之气。因为从合谷传来的水湿云气在这里吸热后上升于天部，表现出火的特征，所以在五行中，该穴属火。该穴位属于手大肠经脉上的穴道，手掌侧放，抬起拇指，在手腕背侧，腕横纹两筋间凹陷中。

中医认为，阳溪穴有疏通气血，通经清淤的功能。按摩此穴位，对于头痛、耳鸣、耳聋、扁桃腺炎、牙齿痛、结膜炎、寒热疟疾等病症，有很好的治疗效果。

所以，如果你的孩子扁桃腺发炎的话，你可以适当为其按摩阳溪穴。具体的按摩方法如下：

（1）先让孩子将手掌侧放，拇指伸直向上翘起，在腕背的桡侧，手腕横纹上侧有一凹陷处，即为本穴。

（2）父（母）用一手轻握孩子手背，大拇指弯曲，用指甲垂

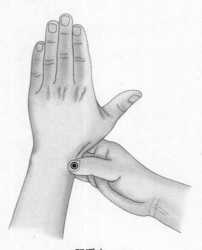

阳溪穴

直掐按穴位，直到孩子感觉到酸胀为止。

（3）父（母）分别按摩孩子左右手上的阳溪穴，每次各按摩二三分钟即可。

下廉让孩子肠胃健康

下廉：下与上相对，指下部或下方的意思；"廉"是廉洁清明的意思。下廉的天部之气就像气象学中所说的在西北方向刚刚形成的高空冷湿气流，它不断从西北方的高空向东南方的低空移动，即横向下行。从温溜穴传来的水湿云系在此处的位置犹如天之天部，天之下部的气血物质相对廉洁清净，所以叫作"下廉穴"。此穴的气血物质为天之天部的水湿云气。水湿云气大部分散热冷却横向下行上廉穴，小部分则横向下行手五里穴。因为这个穴位位于手部，所以叫作"手下廉"，就是说这个穴位下部层次的气血物质洁净清明。该穴具体位于前臂背面桡侧，当阳溪与曲池连线上，肘横纹下 3 寸处。

中医认为，此穴位能够吸附并聚集天之天部的浊重之物并使其沉降，可以调理孩子肠胃、通经活络，能够治疗头痛、眩晕、目痛等病症，还可以治疗消化系统疾病，如腹痛、腹胀、肠鸣音亢进等。

所以，为了让孩子的肠胃更健康，你应该适当为其按摩下廉穴。具体的按摩方法如下：

（1）先让孩子侧腕屈肘，父（母）用一只手的手掌按住孩

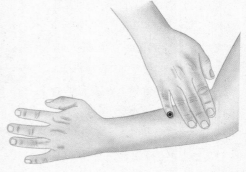

下廉穴

子一只手的手臂，父母大拇指位于孩子肘弯处，小指按压所在部位即为下廉穴。

（2）父（母）的食指和中指并拢，用指腹适当按摩此穴位，直到孩子感觉酸胀为止。

（3）父（母）分别按摩孩子左右臂两侧的下廉穴，每次按摩二三分钟即可。

曲池让孩子不再长青春痘

曲池：曲，隐秘、不太察觉的意思；池，指水的围合之处、汇合之所。"曲池"指此处穴位的气血物质为地部之上的湿浊之气。此穴物质为手三里穴的降地之雨气化而来，位于地之上部，性湿浊滞重，犹如雾露，为隐秘之水。曲池也叫作"鬼臣""洪池""阳泽"。该穴位属手大肠经脉的穴道，屈肘成直角，在肘弯横纹尽头筋骨间凹陷处。

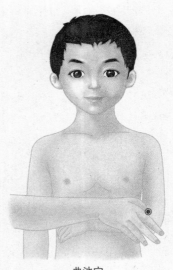

曲池穴

中医认为，该穴位对大肠功能障碍、肠炎、肚腹绞痛等，有很好的保健调理效果。此外，按摩此穴位，可以清热解毒，缓解皮肤过敏，还可以防治青春痘。

所以，如果你的孩子长了青春痘，你要适当为其按摩曲池穴。具体的按摩方法如下：

（1）先让孩子正坐，轻抬左臂与肩高，手肘内屈，大约成90°。

（2）父（母）轻握孩子的手肘下，大拇指弯曲，用指腹垂直按摩孩子手肘的空出处，直到孩子感觉酸痛为止。

（3）父（母）先按摩孩子的左手，再按摩其右手，每次各按摩二三分钟，最好，每天早晚各按摩一次。

肩髃是孩子肩膀的保健医生

肩髃：经穴名，出自《针灸甲乙经》。髃，骨间凹陷的意思，因为此处穴位位于肩端关节的凹陷处，所以叫作肩髃穴。该穴属于手大肠经脉上的穴道。

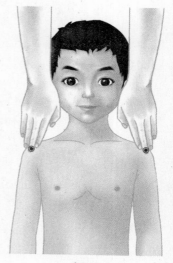

中医认为，此穴位对于治疗肩胛关节炎有特殊疗效，长期按压此处穴位，对于中风、偏瘫、高血压、多汗症、不能提物、手臂无力等病症，有不错的治疗效果。

所以，当你的孩子肩膀出现问题，患上肩胛关节炎时，

肩髃穴

你可以适当为其按摩此穴，具体的按摩方法如下：

（1）先让孩子正坐、左手屈肘抬臂，与肩同高。

（2）父（母）用右手中指的指腹垂直按揉孩子的肩髃穴，直到孩子感觉酸痛为止。

（3）父（母）用同样的方法为孩子按摩右肩。

（4）每天早晚各为孩子按摩左右两侧肩髃穴一次，每次二三分钟即可。

扶突对孩子止咳平喘的奇效

扶突："扶"是扶持、帮助的意思；"突"的意思是"冲"。这个穴位的意思是大肠经的经气在外部热气的帮助下上行天部。因为此穴的物质是天鼎穴蒸发上行的水湿之气，水湿之气滞重，行到这里时无力上行于天，于是在心的外散之热的扶持下得以上行，所以名为"扶突穴"。扶突穴别名"水穴""水泉穴"，这是由于从此穴上行的水湿之气是头、面部的水湿之源。该穴属于手阳明大肠经穴，位于在颈外侧部，结喉旁，当胸锁乳突肌的前、后缘之间。

中医认为，此穴位为天部层次提供水湿，能够为儿童清润肺气、平喘宁嗽、理气化痰，治疗原理为寒则补之，湿热则泻之。父母经常为孩子按摩此穴位，能够治疗咳嗽、气喘、咽喉肿痛、吞咽困难、暴喑、瘿气、瘰疬等。

所以，作为父母，你应该经常帮孩子按摩此穴位，这样就能帮助孩子理气化痰，保持健康的身体状态。按摩的方法很简单，具体如下：

（1）先让孩子正坐，父（母）一手拇指弯曲，其余四指并拢，手心向内，小指位于孩子喉结旁。

（2）父（母）以食指的指腹，垂直向下按揉其所在之处，直到孩子的穴位处有微胀感。

（3）父（母）将中指和食

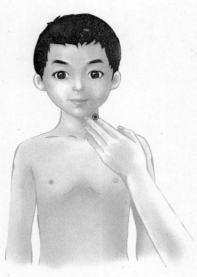

扶突穴

指并拢，以指腹按揉孩子左右两侧穴位，每天早晚各一次，每次二三分钟即可。

迎香帮孩子抛掉鼻炎的烦恼

迎香：迎，迎受的意思；香，脾胃五谷之气的意思。此处穴位接受来自胃经的气血，大肠经和胃经都属于阳明经，其气血物质所处的天部层次都相近，迎香与胃经相邻，所以又为低位，于是，胃经的浊气就会下传到此处穴位，所以叫作迎香穴。迎香穴别名"冲阳穴"，属于手阳明大肠经脉的穴道，具体位于鼻翼外缘中点旁、当鼻唇沟中间。

中医认为，经常按压迎香穴，能够治疗孩子易患的各种鼻症，如鼻腔闭塞、嗅觉减退、鼻疮、鼻内有息肉、鼻炎、鼻塞、鼻出血等。如果再配合按摩印堂穴、合谷穴，还可以治疗急慢性鼻炎等病症。

所以，如果你的孩子患有鼻炎的话，你可以适当为其按摩迎香穴。具体的按摩方法如下：

（1）先让孩子正坐或仰卧，父（母）用双手食指的指腹垂直按摩迎香穴，直到孩子感觉酸麻为止。

（2）父母也可单手中指与食指弯曲，直接垂直按摩此穴位。

（3）每天早晚各为孩子按摩一次，每次按压二三分钟即可。

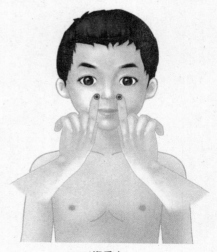

迎香穴

第六节　足阳明胃经生成孩子的气血

承泣还孩子一双明亮的眼睛

承泣："承"的意思是受，"泣"指泪、水液。"承泣"的意思是胃经体内经脉的气血物质都是从这里出来的。胃经属阳明经，阳明经多气多血，多气就是指多气态物；多血，血是受热后变成的红色液体，即多液又多热。胃经体表经脉的气血运行是由头走足，为下行。胃经体表经脉和胃经体内经脉构成无端循环。胃经体内经脉气血物质的运行方式是散热上行。此处穴位的物质就是由胃经体内经脉气血上行所化。体内经脉中，气血物质以气的形式上行，并由体内经脉出体表经脉后，经气冷却液化成经水。经水位于胃经的最上部，处于不稳定状态，就像泪液要滴下来一样，所以叫作"承泣穴"。该穴位位于面部，瞳孔直下，当眼球与眶下缘之间。

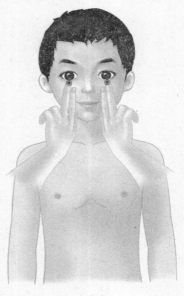

承泣穴

中医认为，这个穴位主要治疗各种眼部疾病，如近视、远视、夜盲、眼颤动、眼睑痉挛、角膜炎、视神经萎缩、眼睛疲劳、迎风流泪、急慢性结膜炎、散发、色盲、睑缘炎、视神经炎、视网膜色素变性、眶下神经痛等。此外，长期按摩此穴位，对神经系统疾病也有一定疗效，如面肌痉挛、面部神经麻痹等。

所以，如果你希望你的孩子拥有一双明亮的眼睛，就经常为其按摩承泣穴。具体的按摩方法如下：

（1）先让孩子正坐、仰靠或者仰卧，眼睛直视前方，父（母）的食指和中指伸直并拢，食指贴在孩子的鼻侧。

（2）父（母）用中指的指尖按摩孩子下眼眶的边缘处，直到孩子感觉到酸痛为止。

（3）父（母）双手的中指伸直，用中指的指腹为孩子按摩左右两侧的承泣穴，每次各按摩二三分钟即可。

四白是孩子明目养颜的好帮手

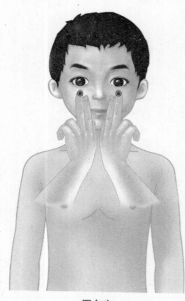

四白穴

四白："四"是数词，指四面八方，亦指穴所在的周围空间；白，指可见的颜色，肺之色。该穴名意指胃经经水在本穴快速气化成为天部之气。本穴物质为承泣穴传来的地部经水，其性温热，由地部流至四白时，因吸收脾土之热而在本穴快速气化，气化之气形成白雾之状充斥四周，且清晰可见，所以叫作四白穴。该穴是人身体一个重要的穴位，位于人体面部，瞳孔直下，眼眶下凹陷处。

中医认为，父母给孩子按揉

父母是孩子更好的医生

四白穴对眼睛保健，治疗近视较有疗效。此外，经常按摩此穴位，还可以有效治疗目赤痛、目翳、眼睑动、口眼歪斜、头痛眩晕等。

所以，如果你希望孩子能够摘下近视眼镜，就可以适当为其按摩四白穴。按摩的方法很简单，具体的按摩方法如下：

（1）先让孩子正坐、仰靠或仰卧，父（母）先以两手中指和食指并拢伸直，不要分开，然后食指指肚贴孩子两侧鼻翼。

（2）父（母）以中指指尖垂直按摩孩子的四白穴，直到孩子感觉酸痛为止。

（3）父（母）以中指指腹按摩孩子左右四白穴，每次按摩二三分钟即可。

孩子颜面神经麻痹找地仓

地仓："地"，脾胃之土也；"仓"，五谷存储聚散之所也。该穴名意指胃经地部的经水在此聚散。本穴物质为胃经上部诸穴的地部经水汇聚而成，经水汇聚本穴后再由本穴分流输配，有仓储的聚散作用，所以叫作地仓穴。该穴属于足胃经经脉的穴道，位于口角外侧旁开约4分处。

中医认为，这个穴位对颜面神经麻痹、颜面神经痉挛、面部疼痛有一定的疗效。经常按摩此穴位，能缓解口歪、流涎、三叉神经痛、眼

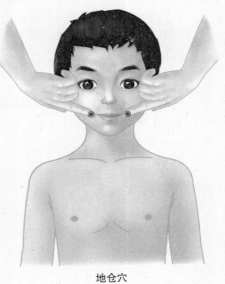

地仓穴

睑跳动等症状。

所以，如果你的孩子有颜面神经麻痹的现象，你就应该适当为其按摩地仓穴，这样可以起到不错的治疗和保健效果。具体的方法如下：

（1）先让孩子正坐或仰卧，轻轻闭口。

（2）父（母）举起两手，用食指指甲垂直下压孩子唇两旁的穴位，稍用力按摩穴位，直到孩子感觉酸胀为止。

（3）为了加强效果，父（母）应该每天给孩子按揉两次地仓穴，每次按摩二三分钟即可。

孩子口眼歪斜按颊车

颊车："颊"，指穴所在的部位为面颊；"车"，运载工具也。颊车名意指本穴的功用是运送胃经的五谷精微气血循经上头。本穴物质为大迎穴传来的五谷精微气血，至本穴后由于受内部心火的外散之热，气血物质循胃经输送于头，若有车载一般，所以叫作颊车。颊车别名曲牙、机关、鬼床、牙车，属于足胃经经脉的穴道，位于下颌角前上方大约一横指处，按之凹陷处（在耳下0.7寸左右），用力咬牙时，咬肌隆起的地方。

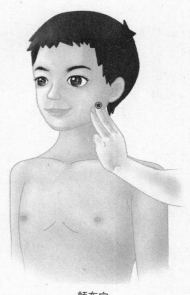

中医认为，颊车穴对于口眼歪斜具有特殊的疗效。按摩此处穴位对于治牙关不开、颜面神经麻痹、声嘶沙哑、颌颊炎、颈部

颊车穴

痉挛等毛病都有良好的效果。此外，如果配合按摩地仓穴，还可以治疗口眼歪斜。

所以，日常生活中，当你的孩子出现口歪眼斜的症状时，你可以适当为其按摩颊车穴，能够起到一定的治疗效果。具体的按摩方法如下：

（1）先让孩子正坐或者仰卧，父（母）双手的大、小指稍曲，中间三指伸直。

（2）父（母）用中间三指按压孩子下巴颊车穴，主要用中指指腹压在孩子咬肌隆起处，直到其有酸胀感为止。

（3）父（母）可以同时左右揉按（也可单侧揉按），每次按压二三分钟即可。

要想口耳好，按摩下关少不了

下关：经穴名，出自《灵枢·本输》。"下"，指本穴调节的气血物质为属阴、属下的浊重水湿；"关"，关卡。该穴名意指本穴对胃经上输头部的气血物质中阴浊部分有关卡作用。本穴物质为颊车穴传来的天部水湿之气，上行至本穴后，水湿之气中的浊重部分冷降归地，本穴有对上输头部的气血精微严格把关的作用，所以叫作下关。下关穴，人体穴位之一，属足阳明胃经的面部经穴，位于人体的头部侧面，耳前一横指，颧弓下陷处，张口时隆起，闭口取穴。

中医认为，此穴位可以消肿止

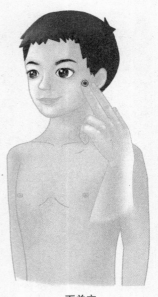

下关穴

痛、聪耳通络、疏风清热、通关利窍。经常按摩下关穴，能够有效治疗耳聋、耳鸣、聤耳、齿痛、口歪、面痛、牙关紧闭、颜面神经麻痹等症。

所以，如果你想孩子口耳好，就得适当帮孩子按摩下关穴。具体的按摩方法如下：

（1）先让孩子正坐、仰卧或者仰靠，闭口，手掌轻轻握拳，食指和中指并拢，食指贴在耳垂旁边。

（2）父（母）以中指的指腹按摩所在部位，直到孩子有酸痛感为止。

（3）父（母）用双手中指的指腹按摩孩子下关穴两侧穴位，每次按摩二三分钟即可。

头痛不可怕，头维赶走它

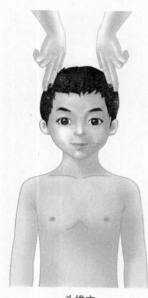

头维穴

头维："头"，穴所在部位，亦指穴内物质所调节的人体部位为头；"维"，维持、维系之意。该穴名意指本穴的气血物质有维持头部正常秩序的作用。头部为诸阳之会，它要靠各条经脉不断地输送阳气及营养物质才能维持它的正常运行。胃经属多气多血之经，在输送头部的阳气当中占有一定比例，对头部各项功能的正常运转起着重要作用，而胃经气血传之于头又是靠本穴传输，所以叫作头维穴。头维穴为足阳明胃经在头角部的腧穴，是足阳明胃经与足少阳胆经、阳维脉之交会穴。该穴位于头侧部的

父母是孩子更好的医生

发际中，在发际点向上一指宽处，嘴动时该处肌肉也会动（当额角发际上 0.35 寸，头正中线旁开 3.3 寸处）。

中医认为，父母经常给孩子按摩头维穴，可以治疗寒热头痛、目痛多泪、呕吐流汗、迎风泪出、目视不明等症。此外，长期帮孩子按摩此穴位，还可以治疗偏头痛、前额神经痛、血管性头痛、精神分裂症、面部神经麻痹、高血压病、视力减退等症。

所以，当孩子头痛时，你可以适当为其按摩头维穴。具体的按摩方法如下：

（1）先让孩子正坐、仰靠或仰卧，父（母）将食指与中指并拢，中指指腹位于孩子头侧部发际里发际点处。

（2）父（母）用食指指腹按压所在之处，直到孩子感觉酸胀为止。

（3）孩子在瞬间吐尽空气的同时，父母用双手拇指指腹强压，每秒钟按压 1 次，如此重复十至二十次即可。

滑肉门是治疗孩子肥胖症的法宝

滑肉门：经穴名，出自《针灸甲乙经》。"滑"，滑行的意思；"肉"，脾之属，土的意思；"门"，出入的门户。此穴名意指胃经中的脾土微粒在风气的运化下，输至人体各部位。此处穴位的物质是从太乙穴传来的强功风气，而本穴所处的位置是脾所主的腹部，土性燥热，在风气的作用下脾土微粒吹刮四方。脾土微粒的运行如同滑行之状，所以叫作"滑肉门"。滑肉门别名滑肉、滑幽门。该穴属足胃经经脉的穴道，位于人体上腹部，在肚脐上方 0.7 寸处，距前正中线 1.5 寸。

中医认为，每天坚持按摩滑肉门穴，对调理人体脂肪，健美减肥都具有非常明显的效果。此外，如果配合按摩足三里穴，还可以治疗胃痛等疾病。

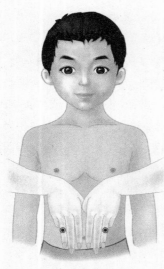

滑肉门穴

所以，现在不必为你的孩子过于肥胖而烦恼了，只要坚持为孩子按摩滑肉门穴，就能令孩子轻松瘦下来。具体的按摩方法如下：

（1）先让孩子仰卧或正坐，父母举起双手，掌心向下，放置在孩子肚脐上1寸，旁开2寸的部位。

（2）父（母）用食指、中指、无名指的指腹垂直下按，因为此处肉厚，所以要稍微用些力，再向外拉，用力揉按，直到孩子感觉酸胀为止。

（3）坚持每天早晚为孩子各按摩1次，每次按摩2~3分钟。

值得注意的是，当你给生病的孩子按摩此穴位时，孩子很可能有打嗝、放屁，甚至出现肠胃蠕动或轻泻等现象，不必慌张，这些都属于正常反应。

天枢帮忙，孩子便秘不用愁

天枢：天星名，即天枢星。该穴之名意指本穴气血的运行有两条路径，一是穴内气血外出大肠经所在的天部层次，二是穴内气血循胃经运行。本穴气血物质来自两个方面，一是太乙穴、滑肉门穴二穴传来的风之余气，二是由气冲穴与外陵穴间各穴传来的水湿之气，胃经上、下两部经脉的气血相交本穴后，因其气血饱满，除胃经外无其他出路，因此上走与胃经处于相近层次的大肠经，也就是向更高的天部输送，所以叫作天枢。

天枢别名有很多，如长溪、谷门、长谷、循际、谷明、补元、循元等。天枢属足胃经经脉的穴道，位于中腹部，肚脐左右两侧三指宽处。

中医认为，天枢穴正好在大肠通过的地方，父母经常给孩子按摩，不仅能够治疗便秘、腹泻、肠鸣等症，还对腹痛、虚损劳弱、伤寒等病有很好的抑制作用。此外，长期按压此处穴位，对中暑呕吐有很好的调理和保健作用。

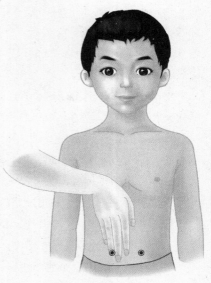

天枢穴

所以，当你的孩子便秘时，你可以适当为其按摩天枢穴。具体的按摩方法如下：

（1）先让孩子仰卧或正坐，父（母）手掌心向下，用食指、中指、无名指的指腹垂直下按并向外揉压，施力点在中指的指腹。

（2）每天早晚各为孩子按摩一次，每次按摩二三分钟即可。

孩子疝气找气冲

气冲：经穴名，出自《针灸甲乙经》。"气"，指穴内气血物质为气；"冲"，突。该穴名意指本穴的气血物质为气，其运行状况是冲突而行。本穴物质来源有二，一为归来穴下行的细少经水，二为体内冲脉外传体表之气。由于冲脉外传体表之气强劲有力，运行如冲突之状，所以叫作气冲。气冲别名气街、羊屎。气街名意指冲脉外传之气循胃经传递长远距离。本穴物质有体内冲脉外传之气，因其气强劲有力，循胃经通道运行较远，如长街一般，所以叫气街。羊屎名意指本穴外传之气坚实饱满。气冲穴属足阳明胃经穴，位于人体的腹股沟上方一点儿，即大腿根里侧，当脐中下约 3.5 寸处，距前正中线 1.5 寸，穴位下边有一根跳动的动脉，即腹股沟动脉。

中医认为，长期按压这个穴位，能够治疗孩子腹痛、疝气等病症。如果配合按摩气海穴，还可以治疗肠鸣、腹痛等疾病。

所以，当孩子患上疝气时，你无须再担心。只要适当为其按摩气冲穴，就能使其病症好转。具体的按摩方法如下：

（1）先让孩子仰卧，父（母）一手五指并拢，指尖朝左，把大拇指放在孩子肚脐处，找出肚脐的正下方，小指边缘的边位，再以此为基点，右手中间三指并拢，指尖朝下，把食指放在这个基点上，此时，用无名指按压所在部位，直到孩子感觉酸胀为止。

（2）父（母）用食指的指腹按揉这个穴位，每天早晚各按摩二三分钟即可。

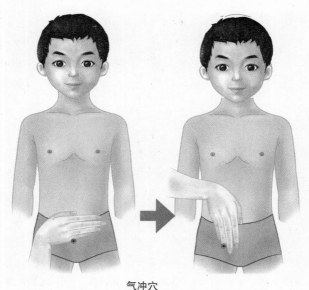

气冲穴

孩子膝关节痛找犊鼻

犊鼻："犊"的意思是指小牛、脾土；"鼻"的意思是指牵牛而行的上扣之处。此穴名意指此处穴位的地部脾土微粒被流过的胃经经水带走。因为此处穴位的物质是从梁丘穴传来的地部经水，从梁丘穴的高位直接流落到本穴的低位，经水的运行方式就如同瀑布垂直跌落一样，而本穴的地部脾土微粒又被经水承运而行，就如同牛被牵引着顺从行走一样。犊鼻穴也称外膝眼穴，"外膝眼"就是指此处穴位为膝外凹陷处，看上去如同小牛的鼻孔，这也是这个名称的由来。犊鼻属足胃经经脉的穴道，位于膝部，髌骨和髌韧带外侧的凹陷中。

中医认为，该处穴位具有通经活络、疏风散寒、理气消肿止痛的作用，长期按摩此处穴位，能够治疗膝关节痛、下肢麻痹、脚气水肿、膝脚无力，不能久站等病症。

所以，当你的孩子出现膝关节疼痛的现象时，身为父母的你就可以适当为其按摩犊鼻穴。具体的按摩方法如下：

（1）患儿正坐或仰卧、膝盖关节弯曲成90°。

（2）父（母）双手掌心向里，轻轻放在膝盖上，用食指的指腹用力伸入孩子的犊鼻穴，垂直揉按，直到孩子感觉酸胀为止。

（3）每天早晚各为孩子按摩一次，每次按摩二三分钟即可。

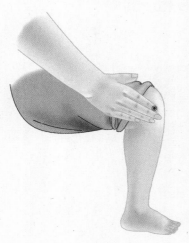

犊鼻穴

按摩足三里，强壮孩子身体

足三里是足阳明胃经的主要穴位之一，是胃脏精气功能的聚集点，因为主治腹部上、中、下三部之症，所以叫作"三里"。又因为此穴位于人体下肢，为了和手三里相区别，所以叫作"足三里"。该穴位具体位于小腿前外侧，当犊鼻穴下2.2寸，距胫骨前嵴一横指（中指）处。

中医认为，经常给孩子按摩足三里穴能够理脾胃、调气血、补虚弱，防治肠胃疾病，对胃肠虚弱、胃肠功能低下、食欲不振、羸瘦、腹膜炎、肠雷鸣、腹泻、便秘、消化吸收不良、肝脏疾患、胃痉挛、急慢性胃炎、口腔及消化道溃疡、急慢性肠炎、胰腺炎、腹水膨胀、肠梗阻、痢疾、胃下垂等，都具有很好的疗效。此外，父母如果能够长期坚持为孩子按摩此穴，对于胸中瘀血、心腹胀满、脚气、眼疾等病症，也具有很好的治疗效果。

所以，如果你希望孩子更强壮，不受上述疾病的侵袭，就要适当为其按摩足三里穴。具体的按摩方法如下：

（1）先让孩子正坐着，膝盖弯曲成90°。

（2）父（母）手部除大拇指外，其余四指并拢，放在孩子外膝眼直下四横指处。

（3）父（母）用中指的指腹垂直用力按压，直到孩子感觉酸痛为止。

（4）坚持每天早晚各为孩子按摩一次，每

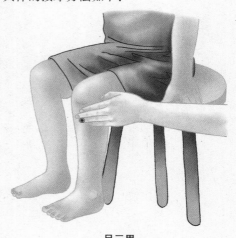

足三里

次按摩二三分钟即可。

按摩丰隆，孩子咳痰不用愁

丰隆，为轰隆之假借词。本穴物质主要为条口穴、上巨虚穴、下巨虚穴传来的水湿云气，至本穴后，水湿云气化雨而降，且降雨量大，如雷雨之轰隆有声，所以叫作丰隆。丰隆也叫足阳明络穴，本穴位处胃经下部，气血物质为汇聚而成的天之下部水湿云气，为云化雨降之处，气压低下，胃经及脾经天部水湿浊气汇合于此，所降之雨又分走胃经及脾经各部，有联络脾胃二经各部气血物质的作用，所以叫作足阳明络穴。该穴属足胃经经脉的穴道，位于足外踝上6寸（大约在外膝眼与外踝尖的连线中点）处。

中医认为，丰隆穴是中医针灸中最好的化痰穴，父母长期给孩子按压此处穴位，不仅可以化痰湿、宁神志，主治痰多、咳嗽等疾患，还能够治疗头痛、眩晕、下肢神经痉挛、便秘、尿闭等病症。

所以，当孩子经常胸闷有痰，整天都在咳嗽，而且经常感到喉咙里有浊痰时，你不妨适当为孩子按摩丰隆穴，这样有助于帮孩子止咳祛痰。具体的按摩方法如下：

（1）先让孩子正坐、屈膝、垂足，父（母）按取孩子外膝眼到外踝尖连线中点。

（2）父（母）用食指、中指、无名指的指腹按压（中指用力）孩子的丰隆

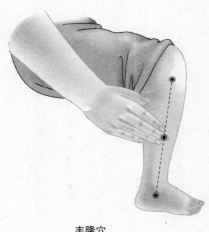

丰隆穴

穴，直到孩子感觉酸痛为止。

（3）坚持每天早晚各为孩子按摩一次，每次按摩二三分钟即可。

孩子手脚冰冷找内庭

内庭："内"，指深处；"庭"，指居处。因为此处穴位对喜静卧、恶闻声等的病症具有疗效，患了这样的病症之后，就好似要深居在内室之中，闭门独处，不闻人声，所以名叫内庭。其次，因为这个穴位治疗的病症，几乎不在穴位近处，而是多在头、脑、腹、心这样的部位，它的主要作用与人体内部组织有关，门内称"庭"，此穴之下为厉兑穴，"兑"在《易经》中指的是口，口为门，此处穴位在门之内，所以叫作内庭穴。该穴属足阳明胃经经脉的穴道，在足的次趾与中趾之间，脚叉缝尽处的陷凹中。

中医认为，按摩内庭穴，可以缓解孩子四肢冰冷的症状。而且长期坚持按摩此穴，也可以治疗牙齿痛、风疹块、急性肠胃炎、流鼻血、口歪、咽喉肿痛、胃痛吐酸、腹胀、泄泻、痢疾、便秘、足背肿痛、跖趾关节痛等病症。

所以，如果你的孩子经常感到自己双手双脚冰凉的话，你也可以适当为其按摩内庭穴，这样可以使其气血更顺畅，四肢冰冷症状也会有所好转。具体的按摩方法如下：

（1）先让孩子正坐屈膝，把一只脚抬起，放在另一条

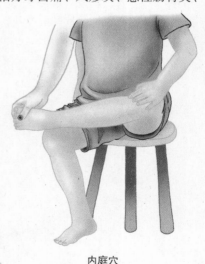

内庭穴

腿上。

（2）父（母）把对侧手的四指放在孩子脚掌底部，托着脚，手的大拇指放在孩子脚背，弯曲大拇指，用指尖下压揉按内庭穴，直到孩子感觉胀痛为止。

（3）坚持每天早晚各为孩子按摩一次，每次按摩二三分钟即可。

常按厉兑孩子睡眠好

厉兑："厉"的意思是危、病；"兑"的意思是"口"。在中医里面，把胃称为水谷之海，我们的身体接受食物必须要使用口。而此处穴位主要治疗口噤不能食、口歪，以及胃肠等方面的疾病，所以叫作"厉兑"。厉兑穴有三个，分别叫厉兑穴、第二厉兑穴、第三厉兑穴。厉兑穴属于胃经经脉的穴道，位于食指外侧，指甲生长处的边角向中指靠近2毫米的地方；第二厉兑穴在第二足趾甲根、边缘中央下方的2毫米处；第三厉兑穴在脚（右脚）的第三根趾头的第一关节和第二关节之间。

中医认为，长期给孩子按摩厉兑穴，能够改善睡眠多梦、睡不安稳等症状。

所以，如果你希望你的孩子睡得更好的话，可以适当为其按摩厉兑穴。具体的按摩方法如下：

（1）先让孩子正坐屈膝，把一只脚抬起放在另一条腿上。

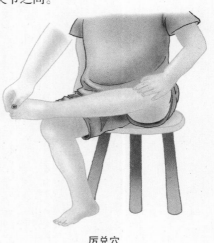

厉兑穴

（2）父（母）将四指放在孩子的脚底，托着脚，拇指放在脚背，大拇指弯曲，用指甲垂直按摩孩子的厉兑穴，直到孩子感觉刺痛为止。

（3）坚持每天早晚各为孩子按摩一次，每次按摩二三分钟即可。

第七节　足太阴脾经是孩子的养血大脉

太白让孩子不再虚

太白，经穴名，出自《灵枢·本输》。"太"，大的意思；"白"，肺的颜色。太白的意思就是脾经的水湿云气在此吸热蒸升，化为肺金之气。此处穴位的物质是从大都穴传来的天部水湿云气，到达此处穴位后，受长夏热燥气化蒸升，在更高的天部层次化为金性之气，所以叫作太白穴。此穴属足太阴脾经穴，位于足内侧缘，当第一跖骨小头后下方凹陷处，即脚的内侧缘靠近足大趾处。

中医认为，经常按摩、捶打此处穴位，能够治疗各种脾虚，如先天脾虚、肝旺脾虚、心脾两虚、脾肺气虚、病后脾虚等。除此之外，按摩此穴位对胃痛、腹胀、吐泻、痢疾、肠鸣、便秘、脚气、痔疮等，具有良好的治疗效果。

小孩子调皮好动，原本是好事，但运动过量往往导致肌肉酸痛的不适症状。此外，如果孩子突然运动或者搬提了过重的物品，也可能会导致脾气耗损太多，使得肌肉内部气亏。这时，父母就应该适当为

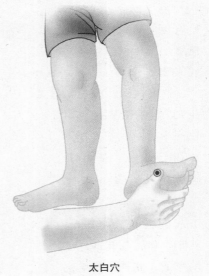

太白穴

其按摩太白穴，从而帮其调理疏通经气，迅速消除肌肉酸痛等症状，让孩子不再"虚"弱无力。具体的按摩方法如下：

（1）先让孩子仰卧，父（母）用大拇指按压孩子脚的内侧缘，靠近足大趾的凹陷处，直到孩子感觉到酸胀为止。

（2）每天早晚各为孩子按摩一次，每次按摩二三分钟即可。

公孙是婴幼儿脾胃的保健师

公孙，就是指公之辈与孙之辈，这里是说此处穴位内的气血物质与脾土之间的关系。在五行中，脾经物质属土，其父为火，其公为木，其子为金，其孙为水。此穴内物质来自两个方面，一是太白穴传来的天部之气；二是地部孔隙传来的冲脉高温经水。脾经与冲脉的气血在此穴相会后化成了天部的水湿风气。因为此穴位于人的足部，在地球重力下，冲脉流至公孙穴的物质为下行的水液，流行的通道是冲脉的体内经脉，所以，冲脉气血出公孙穴后就会快速气化。此穴位位于人体足内侧缘，当第一跖骨基底部的前下方。

中医认为，按揉此穴，能有效调理脾胃、冲脉，可以治疗胃痛、腹痛、呕吐、腹泻、痢疾等疾病，而且对婴幼儿因食物引起的便秘、腹泻、肚胀等症状具有良好的疗效。此外，如果

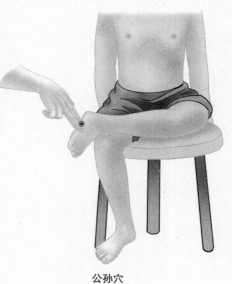

公孙穴

长期按摩此穴位，可以对胸闷、腹胀产生不错的保健和调理效果。

所以，当初为父母的你遇到新生儿胎毒未尽，或者在换乳的时候，孩子脾胃没法适应新的食物，有大绿便或者腹泻、便秘等现象时，除了将孩子尽快送医院检查，还可以同时为孩子按摩公孙穴，能够使其症状得到一定程度的缓解。具体的按摩方法如下：

（1）先让孩子正坐，将脚抬起放在另一腿上。

（2）父（母）用手轻握孩子的脚背，大拇指弯曲，指尖垂直揉按穴位，直到孩子感觉到酸麻为止。

（3）每天早晚各为孩子按摩一次，每次按摩二三分钟即可。

孩子夜晚遗尿的克星——三阴交

三阴交："三阴"，足三阴经；"交"，交会。三阴交穴名意指足部的三条阴经中气血物质在本穴交会。本穴物质有脾经提供的湿热之气，有肝经提供的水湿风气，有肾经提供的寒冷之气，三条阴经气血交会于此，所以称为三阴交穴。此穴为十总穴之一，属足太阴脾经经脉的穴道，在人体小腿内侧，足内踝上缘三指宽，踝尖正上方胫骨边缘凹陷中。

中医认为，按压此穴不仅可以使腹胀、消化不良、食欲不振、肠绞痛、腹泻、失眠、神经衰弱、全身无力、下肢麻痹、神经痛、脚气病等得到缓

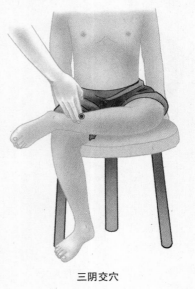

三阴交穴

解，还能有效排除瘀血，产生新血。此外，经常按摩此穴，还能有效去除头皮屑。

现实生活中，小孩子"尿床"不是稀罕事，但如果你的孩子过了3岁还是常常尿床，就要注意了，适当的时候可以为其按摩三阴交穴改善这种情况。具体的按摩方法如下：

（1）先让孩子正坐，抬起一只脚，放在另一条腿上。

（2）父（母）一只手除大拇指外，其余四指轻轻握住内踝尖，大拇指弯曲，用指尖垂直按压胫骨后缘，直到孩子有强烈的酸痛感为止。

（3）每天早晚各为孩子按摩一次，每次按摩二三分钟即可。

阴陵泉让孩子排便更畅通

阴陵泉："阴"，水；"陵"，土丘；"泉"，水泉穴。阴陵泉穴名意指脾经地部流行的经水及脾土物质混合物在本穴聚合堆积。本穴物质为地机穴流来的泥水混合物，因本穴位处肉之陷处，泥水混合物在本穴沉积，水液溢出，脾土物质沉积为地之下部翻扣的土丘之状，所以叫作阴陵泉穴。该穴属足太阴脾经经脉的穴道，在人体的小腿内侧，膝下胫骨内侧凹陷处，与阳陵泉相对。

中医认为，这个穴位不仅可以清脾理热、宣泄水液、

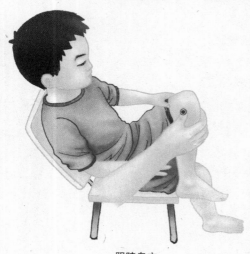

阴陵泉穴

化湿通阳，对通利小便，治疗脐下水肿具有特效，还可以使腹胀、腹绞痛、肠炎痢疾、膝痛等得到缓解。如果长期坚持按摩此穴位，对尿失禁、尿路感染、膝关节及周围软组织疾患等，都有很好的调理和保健效果。

所以，当你的孩子遇到小便不通，或者有尿却又尿不出来、小腹鼓胀的情况时，你可以适当为其按摩阴陵泉穴，会起到很好的治疗效果。具体的按摩方法如下：

（1）先让孩子正坐，将一只脚抬起，放在另外一只脚的膝腿上。

（2）父（母）一只手轻轻握住膝下，大拇指弯曲，用拇指的指尖从下往上用力揉按，直到孩子感觉刺痛为止。

（3）每天早晚各为孩子按摩一次，每次按摩二三分钟即可。

治疗小儿湿疹找血海

血海：经穴名，出自《针灸甲乙经》。"血"，指受热后变成的红色液体；"海"，大的意思。血海名意指此处穴位是脾经所生之血的聚集之处。因为本穴物质是阴陵泉穴外流水液汽化上行的水湿之气，气血物质充斥的范围巨大如海，所以叫作"血海"。该穴属足脾经经脉穴道，位于大腿内侧，髌底内侧端上2寸处，当股四头肌内侧头的隆起处。

中医认为，该穴位对荨麻疹、丹毒、小儿湿疹、膝痛等，具有很好的保健调理功效，按

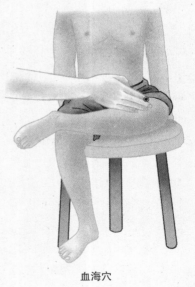

血海穴

摩敲打此穴，可以缓解治疗湿痒疮毒。

所以，当你的孩子患有湿疹时，你可以适当为其按摩血海穴。具体的按摩方法如下：

（1）先让孩子正坐，抬起左足，放在右脚的膝腿上。

（2）父（母）用手掌按住膝盖，食指、中指等四指放在膝上，大拇指弯曲，用食指的指尖按揉穴位，直到孩子感觉酸胀为止。

（3）每天早晚各为孩子按摩一次，每次按摩四五分钟即可。

大横帮孩子去除肠道寄生虫

大横："大"，穴内气血作用的区域范围大；"横"，穴内气血运动的方式为横向传输。该穴名意指本穴物质为天部横向传输的水湿风气。本穴物质为腹结穴传来的水湿云气，至本穴后因受脾部外散之热，水湿云气胀散而形成风气，其运行方式为天部的横向传输，所以叫作大横。该穴属足脾经经脉的穴道，在人体的腹中部，距脐中 3 寸。

中医认为，按摩大横穴，能够治疗多种肠道疾病，尤其对习惯性便秘、腹胀、腹泻、小腹寒痛、肠寄生虫等疾患，具有很好的治疗、调理和改善作用。

所以，当你的孩子患上肠道寄生虫病时，除了每天让他多饮水、多摄取富含纤维质的蔬菜外，还要每天坚持帮其按摩大横穴。具体的按摩方法如下：

（1）先让孩子正坐或仰卧。

（2）父（母）用两手中指的

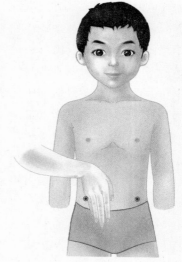

大横穴

指尖垂直下压穴位，此时吸气、收腹效果更好。

（3）父（母）轻轻帮孩子按摩此穴位，直到孩子感觉胀痛为止。

（4）每天早晚各为孩子按摩一次，每次按摩二三分钟。

周荣让孩子心平气顺

周荣："周"，遍布、环绕的意思；"荣"，指草类开花或者谷类结穗时的茂盛状态。该穴名意指脾经的地部水湿大量蒸发，并化为天部之气。此处穴位虽然属于脾经穴位，但是脾经气血因为胸乡穴的流散，无物传至本穴。因此，本穴的物质来源于从上部区域散流至此的地部水液，到达本穴的地部水液受心室外传之热的作用，又大量气化上行天部，于是，气化之气如同遍地开花之状，脾土还原为本来的燥热之性，所以名叫周荣穴。这个穴位也被称为周营穴、周管穴。"周营"和"周管"都是指此穴内的气化之气遍及穴周的整个区域。该穴位位于人体的胸外侧部，当第二肋间隙。

中医认为，此穴位具有止咳平喘、生发脾气的作用。按揉此穴，对咳嗽、气逆等具有显著疗效。

所以，在日常生活中，如果孩子常常遭受咳嗽的困扰，或者一些患有肝胆疾病的孩子常常感觉胸胁胀满，父母都可以通过按摩周荣穴帮其缓解症状，从而达到心平气顺的效果。具体的按摩方法如下：

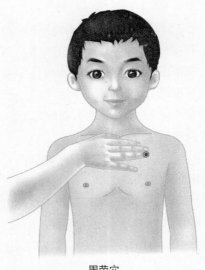

周荣穴

（1）先让孩子仰卧或正坐，父母把右手食指、中指、无名指伸直并拢，指尖朝左，将食指放在患儿左胸窝上，锁骨外端下，此时无名指所在的位置就是周荣穴。

（2）父母食指、中指、无名指并拢，用无名指指腹适度用力按摩此穴位。

（3）每天早晚各为孩子按摩一次，每次按摩二三分钟即可。

按一按大包，孩子睡觉更安稳

大包，经穴名，出自《灵枢·经脉》。该穴位又叫作"脾之大络"，意思就是联络其他经脉的重要穴道。它总统阴阳各经脉穴位，使得经气能够灌溉于五脏、四肢。它无所不包，无所不容，所以名为"大包穴"。该穴属足脾经经脉的穴道，位于人体的腋窝下、腋中线直下 4.5 寸的地方，相当于自己的中指尖到手腕横纹的长度。它是脾经中的主要穴位之一。

中医认为，这个穴位有利于改善全身疲乏，四肢无力的症状，经常按压这个穴位，对于肺炎、气喘、胸膜炎、胸胁疼痛、膀胱麻痹、消化不良等疾患，都具有很好的改善、调理和保健作用。

所以，如果你的孩子晚上睡觉总是睡不安稳，总是在似睡非睡之间，而白天的时候却全身疲软，四肢乏力，提不起任何精神，那么，你可以尝试着帮其按摩大包穴，这能使其症状得到缓解和改善。具体

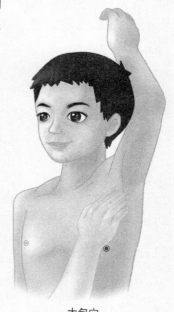

大包穴

的按摩方法如下：

（1）让孩子正坐或者仰卧，双手互相抱于胸前，父（母）把双手的中指放置在孩子对侧腋窝中线下6寸处，大约一个手掌长度的地方。

（2）父母用中指的指尖揉按，直到孩子感到胀痛为止。

（3）每天早晚各为孩子按揉一次，每次按揉二三分钟即可。

第八节　手少阴心经通调孩子神智

极泉强健儿童心脏

极泉，经穴名，出自《针灸甲乙经》。"极"，高、极致的意思；"泉"，心主血脉，如水之流，故名泉；该穴名意指最高处的水源，也就是说这处穴位在心经的最高点上，所以名叫"极泉穴"。该穴位属手少阴心经，位于人体的两腋窝正中，在腋窝下的两条筋脉之间，腋动脉的搏动之处。

中医认为，按摩此穴位，可以有效治疗各种心脏疾病，如心肌炎、心悸、心痛等。另外，长期按揉此处穴位，对肩臂疼痛、臂丛神经损伤、臂肘冷寒、肩关节炎、肋间神经痛、黄疸、腋臭等疾患，也有很好的调理和保健功效。

所以，如果你的孩子经常心情不好，他的腋窝下，即极泉穴上，就可能会长出一个包，这是心气被淤滞的现象。如果把极泉穴弹拔开了，就能把包块化解掉，就能够缓解心经淤滞的现象。除此之外，你还可能会发现，一些突发性的事件，或者别人偶然间的一个动作都可能令你的孩子心跳加快，并且感到胸闷、头晕、头疼、出汗、浑身无力，甚至不想吃饭，这种情况的出现说明你的孩子患上了心悸的毛病，这是过度疲劳及情绪不稳定的一种表现。此时，只要适当帮孩子按摩腋窝下面的极泉穴，就可以很快地让孩子的心脏得到一定程度的放松。

当然，帮孩子按摩极泉穴不是随随便便的，具体的按摩方法如下：

父母是孩子更好的医生

（1）先让孩子正坐，手平伸，举掌向上，屈肘，掌心向着自己的头部。

（2）父（母）用一只手的中指指尖按压孩子腋窝正中的陷凹处，直到孩子感觉到酸痛为止。

（3）用同样的方法帮孩子按压其另一侧的极泉穴。

（4）为了巩固效果，最好坚持一段时间，每天早晚各帮孩子按摩一次，先左后右，每次两三分钟即可。

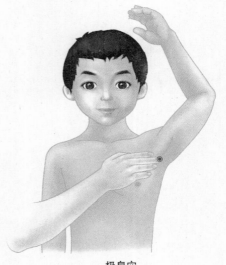

极泉穴

缓解孩子疼痛靠青灵

青灵："青"，是指肝脏的颜色，此处穴内气血的运行为风的横行；"灵"，灵巧的意思。该穴名意指此穴内的气血运行为风木的横向运行方式。因为此穴内的物质是极泉穴下传血液的气化之气，在本穴的运行过程中，因散热而缩合成水湿云气，并以云气的方式向下传输，表现出了风木的灵巧特征，所以叫作"青灵"。"青灵穴"也称"青灵泉"，意思与青灵穴是一样的，指天部运行的云气中富含水湿。该穴属于手少阴心经穴，位于人体手臂内侧，当极泉穴与少海穴的连线上，肘横纹上 2.2 寸处，肱二头肌的内侧沟中。

中医认为，此穴位具有理气止痛、宽胸宁心的作用，经常拍打、按揉此处穴位，能够有效治疗头痛、肋痛、肩臂疼痛、肩胛及前臂肌肉痉挛等疾患。

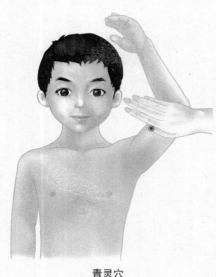

青灵穴

身为父母，当你孩子告诉你他感到头痛、肋痛时，需要先问清楚孩子是经常疼痛还是偶尔疼痛，如果是偶尔的，可适当为其按摩青灵穴。具体的按摩方法如下：

（1）先让孩子正坐，抬起右臂与肩平，肘弯曲，小臂向上，父（母）五指并拢，将小指放在患儿手臂内侧肘横纹处，用拇指按压。

（2）除拇指以外，父（母）的其余四指放于臂下，轻托手臂，用拇指的指腹轻轻揉按该穴位。

（3）每天早晚左右穴位各按揉一次，每次按揉二三分钟即可。

（4）如果孩子的疼痛丝毫没有好转就要考虑将孩子送去医院就医，不可贻误孩子的病情。

帮孩子按摩少海，牙不疼了，吃饭也香了

少海："少"，阴、水的意思；"海"，大，即百川所归之处的意思。该穴名意指心经的地部经水汇合于少海穴本穴。本穴物质为青灵穴水湿云气的冷降之雨和极泉穴的下行之血汇合而成，汇合的地部水液宽深如海，所以叫作少海。少海穴属于手心经经脉的穴道，位于人体肘横纹内侧端与肱骨内上髁连线的中点的凹陷处。

中医认为，少海穴具有宁神通络的作用，主要治疗神经衰弱、头痛目眩、心痛、牙痛、肋间神经痛等；长期按压此处穴位，对

于前臂麻木、肘关节痛、肘关节周围软组织疾患、臂麻手颤、肘臂挛痛等症状，具有良好的调理和保健作用。此外，现代中医临床证明，利用此穴位还可以治疗癔症、精神分裂症、尺神经麻痹、肋间神经痛等。

日常生活中，很多小孩子都有过牙疼的经历，"牙疼不是病，疼起来要人命"。不论是由于冷热症状，还是由于蛀牙引起的各种牙齿疼痛，甚至有时候还会由于牙痛引起手肘、手臂、肋部、腋下等部位也发生痉挛、疼痛的现象。其实，在这个时候，父母只要给孩子按压少海穴，就能够很好地起到止痛和保健的作用。具体的按摩方法如下：

（1）先让孩子正坐、抬手，手肘略弯曲，手掌向上。

（2）父（母）用一只手轻握孩子的手肘尖，四指在外，用大拇指的指腹按压内肘尖的内下侧、横纹内侧端的凹陷处，直到孩子感到酸痛为止。

（3）接着，用相同的办法找到另一侧的穴位。

（4）每天分早晚两次为孩子按摩此穴位，每次二三分钟即可。

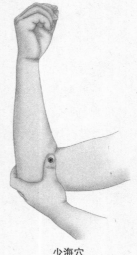

少海穴

小儿惊厥找神门

神门："神"，神魂、魂魄、精神的意思；"门"，指出入之处为门。此处穴位属于心经，心藏神，因此能够治疗神志方面的疾病。治疗此处穴位，能够打开心气的郁结，使抑郁的神志得以舒畅，使心神能够有所依附，所以叫作"神门穴"。神门穴属于手心经经脉

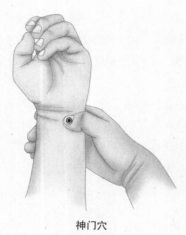

神门穴

的穴道，位于手腕关节的手掌一侧，尺侧腕屈肌腱的桡侧凹陷处。

中医认为，此处穴位具有安神、宁心、通络的功效，主要治疗心烦失眠，对神经衰弱也具有一定的疗效。因为神门穴是人体精气神的进入之处，所以它也是治疗心脏疾病的重要穴位。此外，长期按揉此穴位能够有效治疗小儿惊厥、心绞痛、多梦、失眠、惊悸、怔忡、心烦、便秘、食欲不振等疾病。

一般来说，小儿高热惊厥的发生是由于感受外邪，入里化热，热极生风所致。所以，父母在平时应经常给孩子按摩神门穴，这样可以起到舒缓孩子精神的作用。具体的按摩方法如下：

（1）父（母）先让孩子正坐，伸手、仰掌，屈肘向上约45°。

（2）父（母）用手的四指握住孩子的左右手腕，先左后右，大拇指弯曲，用指甲尖垂直掐按豆骨下、尺骨端的穴位凹陷处三四分钟，直到孩子感到酸胀为止。

少府治疗孩子心胸痛最有效

少府："少"，阴；"府"，府宅。该穴名意指本心经气血在此聚集。本穴物质为少冲穴传来的高温水湿之气，至本穴后为聚集之状，如云集府宅，所以叫作少府。少府穴也称兑骨穴。"兑"在八卦中指"口"，"骨"的意思是"水"，"兑骨"的意思是说此穴内的气血物质中富含水湿。该穴位属于手心经经脉的穴道，位于第四、第五掌骨之间，屈指握拳时，小指尖处。

中医认为，此处穴位具有宁神志、调心气的功能，主要治疗各种各样的心脏疾患，如风湿性心脏病、心悸、心律不齐、心绞痛、胸痛等。长期按压此处穴位，对前臂神经麻痛、掌中热、小指挛痛等病症，具有很好的调理和保健作用，如果再配合按摩内关穴，还可以治疗心悸。

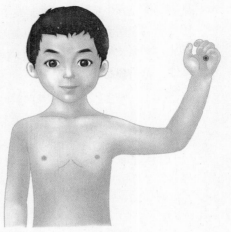

少府穴

所以，当孩子患上心胸痛的毛病时，父母可以适当为其按摩少府穴，从而缓解甚至消除其症状。具体的按摩方法如下：

（1）先让孩子正坐着，伸出双手，手掌向上，并屈肘向上约45°。

（2）父（母）用四指轻握孩子的手背，大拇指弯曲，用指尖按压少府穴三四分钟，直到孩子有酸胀的感觉为止。

（3）为了进一步加深效果，父（母）可以长期分早晚两次为孩子按摩此穴位，相信一定可以有效治疗孩子的心胸痛毛病。

紧急救治孩子中风找少冲

少冲："少"，阴；"冲"，突。该穴名意指此穴中的气血物质从体内冲出。此穴为心经体表经脉与体内经脉的交接之处，体内经脉的高温水气以冲射之状外出体表，所以叫作"少冲"。少冲穴也名"经始"，意思是此穴是少阴心经的起始之处。少冲穴属于手心经经脉的穴道，在小指桡侧、指甲角旁约 0.1 寸。

中医认为，掐按少冲穴，可以紧急救治中风猝倒和心脏病发作的病人，并且对各种各样的心脏疾患、热病、昏迷、心悸、心痛等病症，都有良好的缓解作用。如果在此基础上配合按摩太冲穴、中冲穴、大椎穴，还可以治疗热病、昏迷等症。

所以，如果孩子突然中风，父母要第一时间反应过来，适当帮孩子按揉少冲穴，按摩方法如下：

（1）让孩子正坐，手平伸，掌心向下，屈肘向内收。

（2）父（母）用手轻握患儿手的小指，大拇指弯曲，用指甲尖垂直掐按穴位，先左后右，每日早晚掐按左右穴位各一次，每次掐按三四分钟。

有一点需要注意，那就是不管孩子的中风情况是否严重，都应该将孩子送至医院进行检查治疗，治疗期间依旧可以配合按摩此穴位，相信一定可以起到事半功倍的效果。

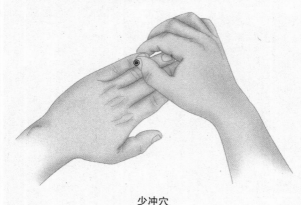

少冲穴

第九节　手太阳小肠经是孩子的护肩大脉

少泽让孩子走出昏迷之障

少泽："少"，阴、浊；"泽"，沼泽。该穴名意指穴内的气血物质为天部的湿热水气。本穴因有地部孔隙连通小肠经体内经脉，穴内物质为小肠经体内经脉外输的经水，经水出体表后气化为天部的水湿之气，如热带沼泽气化之气一般，所以叫作少泽。少泽别名小吉、少吉，小吉、少吉名意指本穴中的气化之气为无火的炎上特性的水湿之气。本穴物质虽为小肠经体内经脉的外输湿热水气，但因其从体内出体表后水液气化散去了较多热量，成为天部的水湿之气后其温度并不算高，无火的炎上特性，因而对于天部中的金性之气来说是吉祥之事，所以叫作小吉、少吉。该穴位属于小肠经脉的穴道，位于人体小指末节尺侧。

中医认为，用指甲掐按此处穴位，可以立即消除喉痛，而且对于初期中风、暴卒、昏沉、不省人事的患儿，可以使气血流通。除此之外，在现代中医临床上，常利用此穴治疗神经性头痛、中

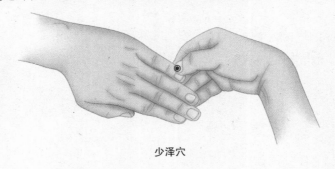

少泽穴

风昏迷、精神分裂等症状。

现实生活中，如果孩子出现轻微的昏迷状况，父母可以适当为其按摩此穴位。具体的按摩方法如下：

（1）将孩子一只手的掌背向上、掌面向下。

（2）父（母）用手轻握患儿手，大拇指弯曲，用指甲尖端垂直朝下轻轻掐按，每次掐按二三分钟即可。

此外，如果孩子的昏迷状况很严重，建议父母赶紧送孩子去医院就医，千万不可贻误最佳治病时机。

后溪是预防孩子驼背的好帮手

后溪，经穴名，最早见于《黄帝内经·灵枢·本输》篇。"后"与"前"相对，指穴内气血运行的人体部位为后背督脉之部；"溪"，穴内气血运行的道路。"后溪"的意思是穴内气血外行于腰背的督脉之部。本穴物质为前谷穴传来的天部湿热之气，至本穴后，其外的清阳之气上行督脉，运行的部位为督脉所属之部。因为本穴有清阳之气上行督脉，所以为督脉手太阳之会。在五行中，此处穴位属木。该穴为手太阳小肠经的腧穴，又为八脉交会之一，通于督脉小肠经，位于人体的手掌尺侧，微微握拳，当第五指掌关节后远侧，掌横纹头赤白肉际。

中医认为，该穴有舒经利窍、宁神之功，适合发育中的孩子，可预防驼

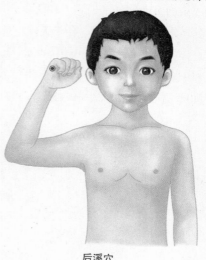

后溪穴

背、颈椎、腰部、腿部疼痛，也有保护视力、缓解疲劳、补精益气的功效。经常按摩此穴位，还能有效治疗闪腰、腰痛、腰部急性扭伤、慢性劳损等。

所以，当父母担心孩子由于经常伏案学习而驼背时，不妨适当为孩子按摩此穴位，具体的按摩方法如下：

（1）先让孩子伸臂曲肘向头，上臂与下臂约45°。

（2）让孩子轻轻握拳，手掌感情线之尾端在小指下侧边凸起如一火山口状处就是该穴位。

（3）父（母）用指甲掐按穴位二三分钟，直到孩子感觉胀酸为止。

按摩阳谷，孩子打针不怕疼

阳谷："阳"，阳气的意思；"谷"，指两山所夹空虚之处。"阳谷"的意思是指小肠经气血在此吸热后，化为天部的阳热之气。此处穴位的物质是腕骨穴传来的湿热水气，到达本穴后，水气进一步吸热汽化上行更高的天部层次。本穴如同阳气的生发之谷，所以叫作"阳谷"。因为气血物质在此处穴位的变化是吸热胀散循经传输，动而不居，所以是小肠经经穴。在五行中，此穴属火。因为本穴的气血物质为腕骨穴传来的湿热水气，到达本穴后，进一步吸热胀散，胀散之气上炎天部，有火的炎上特征，所以属火。该穴位于人体的手腕尺侧，当

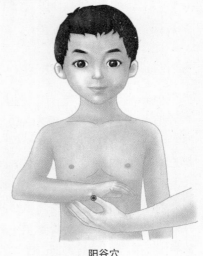

阳谷穴

尺骨茎突与三角骨之间的凹陷处。

中医认为，阳谷穴具有明目安神、通经活络的作用，经常按压此穴，对精神神经系统的疾病具有一定疗效，如精神病、癫痫、肋间神经痛、尺神经痛，除此之外，还可治疗五官科的一些疾病，如神经性耳聋、耳鸣、口腔炎、齿龈炎、腮腺炎等。

另外，值得一提的是，按摩阳谷穴，可以疏通经络，调和营卫，使气血得以顺畅运行，能够促进孩子整个身体的新陈代谢，舒缓孩子的疼痛。所以，孩子打针时就不会那么疼了，这对于害怕打针的孩子来说实在算得上是一种福音。

所以，当孩子打完针依旧感到疼痛的时候，父母可以适当为其按摩阳谷穴。具体的按摩方法如下：

（1）先让孩子屈肘，手背朝上。

（2）父（母）手的四指轻托手臂，拇指放在小指侧手腕附近，骨头凸出处的前方凹陷处，此时，用拇指按压所在之处，直到孩子觉得酸胀为止。

（3）让孩子屈肘侧腕，父（母）用拇指的指腹按压穴位，成圈状按摩，持续二三分钟左右，孩子的疼痛感自然会有所缓解。

按小海，强健孩子心脏

小海，经穴名，出自《灵枢·本输》。"海"，指穴内气血场覆盖的范围广阔如海。因为小肠与胃相连，胃为水谷之海，又以六经为川，肠胃为海，此处穴位是小肠经脉气汇合之处，比喻小肠之海，气血场的范围极大，所以叫作小海。本穴物质为支正穴传来的天部之气，至本穴后为聚集之状，而后以云气的方式存在，覆盖的范围巨大如海，也含有一定的水湿。因为此穴是小肠经经气的汇合之处，气血物质的运行缓慢，所以在五行中属土。该穴位属于小肠经经脉的穴道，位于人体的肘内侧，当尺骨鹰嘴与肱引内上髁之间的凹陷处。

中医认为，如果小肠吸收营养不良，具有造血功能障碍以及贫血等疾病，就可以通过按摩小海穴来得到缓解。长期按摩小海穴，对于肘臂痛，肩、肱、肘、臂等部位的肌肉痉挛，以及头痛、眼睑充血，听觉麻痹，寒热齿龈肿、下腹痛、四肢无力等病症，都有很好的调理和保健功能。如果再配合按摩手三里穴，能够活血舒筋，治疗肘臂疼痛等。

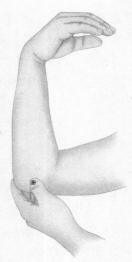

小海穴

除此之外，日常生活中，父母经常给孩子按摩小海穴，可以增强孩子的心脏功能，强健孩子身体。此外，经常面部气色不佳，贫血，下蹲后站立时容易感到眼前昏黑、有眩晕感的孩子，父母长期按压孩子此处穴位，对于小肠吸收营养，让气血循环到脸部，也具有很好的改善作用。

按摩小海穴的方法很简单，具体的按摩方法如下：

（1）让患儿伸臂屈肘向头，上臂与前臂约成90°。

（2）父（母）用手轻握孩子肘尖，用大拇指的指腹垂直向孩子两骨间触压揉按，直到孩子感觉酸胀为止。

（3）为孩子按摩小海穴时间不必过长，每次按摩二三分钟即可。

消炎止痛，肩贞常用

肩贞，经穴名，出自《素问·气穴论》。"肩"的意思是指穴位所在的部位是肩部；"贞"在中国古代是指贞卜、问卦的意思。该穴名意指小肠经气血由此上行阳气所在的天部层次。此处穴位的物质为小海穴蒸散上行的天部之气，上行到此处穴位后，此气冷缩、量少势弱，于是，气血物质的火热之性对天部层次的气血的影响作用就不确定，如同需要问卜求卦一样，所以叫作"肩贞穴"。此穴属于手太阳小肠经穴。在肩关节后下方，臂内收时，腋后纹头上0.7寸（指寸）处。

中医认为，按压此处穴位，不仅可以醒脑聪耳、通经活络，而且对肩胛疼痛、手臂不举、上肢麻木、耳鸣、耳聋、齿疼、瘰疬，以及肩关节周围炎等病症，都具有比较好的疗效。如果再配合按摩肩髃穴、肩髎穴，还可以治疗肩周炎等。

日常生活中，学龄后的孩子习惯于坐着学习，久坐不动，久而久之，极有可能导致双肩血脉运行不畅，促使肌肉僵硬，并导致肩膀疼痛难忍。此时，如果不注意运动、休息、调理，或者肩膀疼痛得不到及时治疗，那时间久了，孩子自然就会患上肩周炎等疾病。此时，为了使孩子肩膀疼痛的症状得到缓解，父母应该适当为孩子按摩肩贞穴。具体的按摩方法如下：

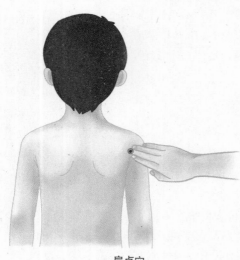

肩贞穴

（1）先让孩子背对自己站着，双肩自然下垂。

（2）让孩子双臂互抱，双手伸向腋后，中指的指腹所在的腋后纹头之上，此处即为肩贞穴。

（3）父（母）用中指的指腹按压位于左右两侧的肩贞穴，直到孩子感到酸痛为止。

肩中俞让孩子的呼吸系统更健康

肩中俞，经穴名，出自《针灸甲乙经》。"肩"，在这里是指此处穴位所在的部位是肩胛部；"中"，这里指肩脊中穴部；"俞"，输的意思。"肩中俞"的意思是指人体胸内部的高温水湿之气从本穴外输小肠经。而本穴位处肩脊中穴部，内部为胸腔，因为本穴有地部孔隙与胸腔相通，胸腔内的高温水湿之气从本穴外输入小肠经，所以叫作"肩中俞"。该穴位属手太阳小肠经。在背部第七颈椎棘突下，旁开 1.5 寸。

中医认为，长期按压此处穴位，不仅可以解表宣肺，还可以有效治疗一些呼吸系统的疾病，如支气管炎、哮喘、咳嗽、支气管扩张等。此外，按摩此处穴位，对视力减退、目视不明、肩背疼痛等症状，具有明显改善作用。如果在此基础下，再配合按摩肩外俞穴、大椎穴、肩髎穴、外关穴，还可以舒筋止痛，治疗肩背疼痛等。

所以，为了孩子的呼吸系统更健康，父母应该适当为孩子按摩肩中俞穴。具体的按摩方法如下：

（1）先让孩子用双手的手掌心朝向颜面，沿着脖颈处，伸向背部。

（2）父（母）用小指挨着孩子的颈项，用中指指腹按压肩中俞所在部位直到孩子有酸胀感为止。

（3）父（母）对左右两侧穴位分别揉按，时间控制在二三分钟左右。

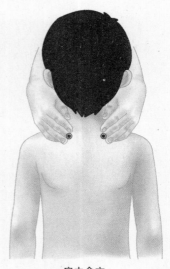

肩中俞穴

颧髎让孩子的面部远离疼痛

颧髎，经穴名，出自《针灸甲乙经》。在《千金要方》中为"权髎"。"颧"，颧骨的意思，指穴位所在的部位；"髎"，孔隙的意思。该穴名意指小肠经气血在此冷降归地，并由本穴的地部孔隙内走小肠经体内经脉。本穴物质为天容穴传来的水湿云气，至本穴后水湿云气冷降于地，并由本穴的地部孔隙内走小肠经体内经脉，所以叫作"颧髎"。颧髎别名"兑骨"，兑骨的意思是指此穴的气血物质为天部的凉湿水气。该穴位属手太阳小肠经，位于人体面部，颧骨尖处的下缘凹处，大约与鼻翼下缘平齐，即当目外眦直下，颧骨下缘凹陷处。

中医认为，此穴位对于治疗上颌牙痛，具有非常明显的效果，长期按压这个穴位，对于三叉神经痛、颜面神经麻痹，以及痉挛（口眼歪斜）、眼睑跳动等疾病，具有非常好的调理和保健功能。此外，如果配合按摩地仓穴、颊车穴、合谷穴，还可以治疗口歪和齿痛。

所以，在日常生活中，当你的孩子眼皮和下眼袋偶尔出现不由自主的跳动，或者受了风寒后，引起颜面神经麻痹、痉挛、疼痛，以及三叉神经疼痛，痛不可忍，甚至最轻微的触摸似乎都无法忍受时，身为父母的你应适当为其按摩颧髎穴，可使情况得到改善。具体的按摩

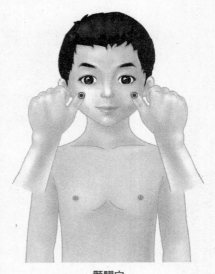

颧髎穴

方法如下：

（1）首先让孩子正坐，目视前方，口唇稍微张开。

（2）父（母）轻举双手，指尖朝上，掌心朝向孩子面颊。

（3）父（母）用大拇指的指尖垂直按压穴道，按压的时候，力道稍微由下往上轻轻揉按，直到孩子觉得酸胀为止。

（4）左右两侧，每次各按揉二三分钟，也可以两侧穴位同时按揉。

按摩听宫，孩子耳朵聪灵听力好

听宫，经穴名，出自《灵枢·刺节真邪》。"听"，闻声；"宫"，宫殿；该穴名意指小肠经体表经脉的气血由本穴内走体内经脉。本穴物质为颧髎穴传来的冷降水湿云气，到达本穴后，水湿云气化雨降地，雨降强度比颧髎穴大，犹如可闻声，而注入地之地部的经水又如同流入水液所处的地部宫殿，所以名"听宫"。听宫穴也叫作"多闻""多所闻"，意思是此穴气血流入地之地部为空洞之处，产生的回声既响又长。听宫属于手小肠经经脉的穴道，在耳屏正中前，张口后的凹陷处。

中医认为，经常按摩此穴位，可以治疗耳朵及听觉有关的各种疾病，如耳鸣、耳聋、中耳炎、外耳道炎等。据《针灸铜人》记载："治耳聋如物填塞、无所闻等"。此外，长期坚持按摩这个穴位，对于治疗失

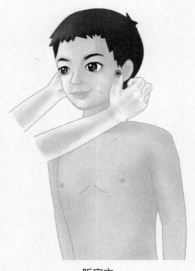

听宫穴

声、牙齿疼痛、癫痫、心腹痛、三叉神经疼痛、头痛、目眩头晕等病症，都有良好的效果，如果配合按摩翳风穴、中渚穴，还可以治疗耳鸣、耳聋。

日常生活中，如果孩子有耳鸣、重听、听力障碍等，父母都可以适当为其按摩听宫穴，具体的按摩方法如下：

（1）让孩子正坐，目视前方，口微微张开。

（2）父母举起双手，手指尖朝上，手掌心向前，用大拇指的指尖垂直，并且轻轻插入孩子耳屏前面的凹陷正中处，直到孩子有刺痛感为止，这时父母轻轻用大拇指的指尖揉按穴位。

（3）父母为孩子按摩此穴位时力度要适中，每次按揉二三分钟，当然，也可以同时按揉两侧的穴位。

第十节　足太阳膀胱经护佑孩子全身

睛明穴让孩子眼睛轻松

睛明："睛"，指穴位所在部位及穴内气血的主要作用对象为眼睛；"明"，光明之意。该穴名意指眼睛接受膀胱经的气血而变得光明。此穴为太阳膀胱经之第一穴，其气血来源为体内膀胱经的上行气血，乃体内膀胱经吸热上行的气态物所化之液，亦即是血。膀胱经之血由本穴提供于眼睛，眼睛受血而能视，变得明亮清澈，所以叫作"睛明"。睛明属于足太阳膀胱经，位于目内眼角外一分处，鼻梁旁的凹陷处。

中医认为，适当按摩此穴可以治疗各种眼病，对眼睛具有去眼翳、镇痛、消肿、止泪、止痒的作用，能令眼睛明亮。此外，长期按摩这处穴位，对儿童假性近视、轻度近视、散光、夜盲症、迎风流泪等眼疾，具有非常明显的调理、改善和保障作用。

所以，当你发现孩子的眼睛有视力不佳、眼前如有薄雾、双眼畏光、迎风流泪、眼睛酸涩、双眼红肿等不适症状时，只要经常给孩子

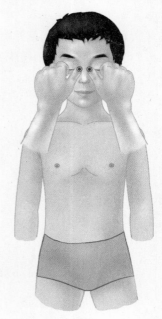

睛明穴

按摩这处穴位，就会有所改善。具体的按摩方法如下：

（1）先让孩子正立，轻闭双眼。

（2）父（母）用大拇指的指甲尖轻轻掐按孩子鼻梁旁边与内眼角的中点，在骨上轻轻前后刮揉，直到孩子有酸胀的感觉为止。

（3）为了使孩子的眼睛更明亮，父（母）需要长期坚持为孩子按摩此穴，分别刮揉左右两穴位各二三分钟左右，当然，也可以两侧穴位同时刮揉。

常按眉冲穴，眩晕都退却

眉冲，经穴名，出自《脉经》。"眉"，眼眶上的毛发，其色黑，此指穴内的气血物质为寒冷的水湿之气。"冲"，冲射。该穴名意指膀胱经气血在此吸热向上冲行。本穴气血为攒竹穴传来的水湿之气，上行至本穴后散热冷缩，受外部所传之热寒冷水气复又胀散，胀散之气则循膀胱经向上冲行，所以叫作眉冲。眉冲别名"小竹"，属足太阳膀胱经，位于头部，当攒竹直上入发际0.5寸，神庭与曲差连线之间。

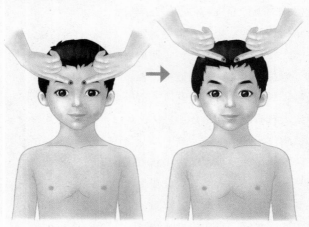

眉冲穴

中医认为，按摩眉冲穴，不仅可以宁神通窍、止痛通络，还能有效治疗头痛、眩晕、鼻塞、癫痫等病症，此外，如果配合按摩太阳穴，还可以治疗头痛。

所以，在日常生活中，如果你的孩子偶感风寒，感到头痛、鼻塞等，或者在其感到眩晕的时候，可以轻轻按揉一下孩子的眉冲穴，就能使病情得以缓解。具体的按摩方法如下：

（1）父（母）将双手的中指伸直，其他手指弯曲，将中指的指腹放在孩子眉毛内侧边缘处，并沿着直线向上推，指腹直入发际，此时指头所指部位就是眉冲穴。

（2）父（母）用中指的指腹揉按穴位，用力适度，分别揉按左右穴位，或者两穴位同时揉按，每侧穴位各按揉二三分钟即可。

曲差可治孩子鼻疾

曲差，经穴名，出自《针灸甲乙经》。"曲"，隐秘的意思；"差"，派遣的意思。该穴名意指膀胱经气血由此穴位输送到头上的各个部位。此穴位中的物质是眉冲穴传来的水湿之气，到达这里后，进一步吸热胀散，并输送至头上各部位。但是，因为它的气血水湿成分少，呈若有若无之状，所以名"曲差"；曲差别名"鼻冲"，"鼻"，肺之所主，言穴内物质为气。"冲"，冲行。此穴属足太阳膀胱经，位于人体头部，当前发际正中直上0.35寸，旁开1.1寸，即神庭穴与头维穴连线的内1/3与中1/3的交点处。

中医认为，曲差穴对鼻塞、头痛、目视不明具有良好的治疗作用。不过，这个穴位主要对治疗鼻疾有一定的特殊疗效，例如鼻塞、流鼻涕、鼻炎等。如果孩子感到自己的鼻子不舒服，或者孩子在不小心感冒之后，感到鼻塞不通，或者不断地流鼻涕，此时，你只需要给孩子按揉曲差穴，就能够让病情得到减轻，感到舒适不少。具体的按摩方法如下：

（1）父（母）先将一只手的手掌心朝孩子面部，中间三指并拢，其他两指弯曲，将无名指的指腹入孩子前发际，放在发际的正中处，此时食指指尖所在之处就是曲差穴。

（2）父（母）用食指的指腹，以适当的力度按压穴位，再以同样的方法按压另一侧穴位，左右分别按压两穴位，也可以两处穴位同时按压，每次各按压二三分钟即可。

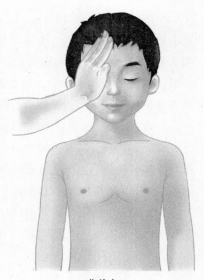

曲差穴

按五处，防治小儿癫痫惊风

五处，经穴名，出自《针灸甲乙经》。"五"，指东、南、西、北、中五个方位；"处"，处所的意思；该穴名意指此处穴位的气血来自头上的各部位。此处穴位的气血本来应该由曲差穴提供，但是因为曲差穴的气血受热后散于膀胱经之外，所以基本上没有物质再传入本穴，于是，此穴的气血就由头上各部位的气血汇入，因此名"五处穴"。"五处穴"也被称为"巨处"。"巨"，巨大的意思；"处"，处所的意思；"巨处"就是指此处穴位的气血来自穴外的广阔天部。五处在《医学入门》中为"巨处"，属足太阳膀胱经。此穴位位于人体的头部，当前发际正中直上 0.7 寸，旁开 1.1 寸处。

中医认为，这处穴位的功效与眉冲穴、曲差穴差不多，按摩此穴位，不仅可以宁神止痛、活血通络，还能够有效治疗头痛、目眩、癫痫等疾病。如果遇到小儿惊风时，按摩这个穴位，能迅速缓解小儿惊风的症状，使孩子及时得到救治，而且配合按摩合谷穴、太冲穴，可治疗头痛、目眩。

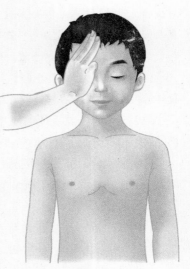

五处穴

所以，当孩子患上癫痫惊风时，父母可以适当为其按摩此穴，具体的按摩方法如下：

（1）父（母）伸出一只手，中间三指并拢，其他两指弯曲，手掌心朝向孩子面部。

（2）父（母）的无名指第一关节全入孩子发际，放于发际之上正中处，此时食指指尖所在之处就是五处穴。

（3）父（母）用同样的方法找出另外一个穴位，并以适当的力度，用食指的指腹揉按此穴位，左右两穴位分别揉按二三分钟即可。

承光清热止痛，孩子更快乐

承光："承"，受的意思；"光"，亮、阳、热的意思。该穴名意指膀胱经气血在这个穴位进一步受热胀散。此处穴位物质是从五处穴传来的凉湿水气，到达本穴后，进一步受热胀散，犹如受之以热一样，所以名"承光"。该穴位位于人体头部，当前发际正中直上 2 寸，旁开 1.1 寸处。

中医认为，按摩承光穴，不仅可以清热明目、祛风通窍，而且对头痛、目眩、鼻塞、热病具有特殊的疗效，能够使疾患的症状得到改善。此外，只要长期坚持按压这个穴位，就能够对面部神经麻痹、角膜白斑、鼻息肉、鼻炎、内耳眩晕症等疾病有治疗作用。

为了帮助孩子清热止痛，父母可以适当为孩子按摩此穴位，具体的按摩方法如下：

（1）父（母）将手的四指并拢，拇指抬起，将小指放在孩子前发际正中处，找出食指的指腹的位置，并以此为基点。

（2）父（母）把手中指与食指并拢，中指的指腹放在基点处，此时食指指尖所在的位置就是承光穴；接着用同样的方法找出另外一侧的穴位。

（3）父（母）用食指的指腹按压穴位，两侧穴位分别按揉二三分钟即可。

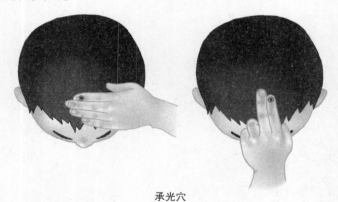

承光穴

通天令孩子鼻内畅通无阻

通天："通"，通达；"天"，天部。该穴名意指膀胱经气血由此上行天部。本穴气血来自承光穴的水湿之气，至本穴后此水湿之气所处为天之下部，与头部的阳气不在同一层次，经由本穴吸热后才上行至与头部阳气相同的天部层次，所以叫通天。通天的别名有很多，如"天臼""天伯""天目""天白""天日""天归""天旧"。该穴位位于人体的头部，当前发际正中直上 3 寸，旁开 1.1 寸。

中医认为，按摩通天穴，不仅可以清热除湿、通窍止痛，而且对头痛、眩晕、鼻塞、鼻衄具有明显的治疗作用。如果配合按摩迎香穴、上星穴，还有清热通利鼻窍，治疗流鼻涕、鼻疮的作用。

所以，当孩子鼻塞不通气时，父母可以适当为其按摩此穴，具体的按摩方法如下：

（1）父（母）应该五指并拢，将小指放在孩子前发际正中处，找出拇指指尖所在的位置，并以此为基点。

（2）父（母）把手的中指和食指并拢，中指的指腹放在基点处，此时食指指尖所在的地方就是通天穴。

（3）用同样的方法找出孩子另外一侧的穴位，并以适当的力度按摩此穴位，每次二三分钟即可。

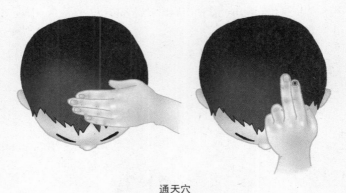

通天穴

攒竹消除疲劳，令孩子的眼睛更亮

攒竹："攒"，聚集；"竹"，山林之竹。该穴名意指膀胱经湿冷水气由此吸热上行。本穴物质为睛明穴上传而来的水湿之气，因其性寒而为吸热上行，与睛明穴内提供的水湿之气相比，由本穴上行的水湿之气量小，如同捆扎聚集的竹竿小头一般（小头为上部、为去部，大头为下部、为来部），所以叫攒竹。攒竹穴有很多别名，如眉本、眉头、始光、夜光、明光、光明穴、眉中。"眉本"的意思是指此处穴位气血的强弱关系到眉发的荣枯。"始光"的意思是说膀胱经气血在此处由寒湿之状变为阳热之状。该穴位于面部，当眉头陷中，眶上切迹处。

中医认为，按摩此穴不仅对急慢性结膜炎、泪液过多、眼睑震颤、眼睛疼痛等症状都有明显的疗效，而且可以缓解视力不清、眼睛红肿等症状。此外，长期按摩此穴位，对风热、痰湿引起的脑昏头痛、眉棱骨痛等具有明显的调理和改善作用。

所以，当孩子感到眼睛疲劳时，父（母）可以适当为其按摩此穴位，具体的按摩方法如下：

（1）先让孩子仰卧，父（母）双手的手指交叉，指尖向前，两个大拇指的指腹相对，由下往上向眉棱骨轻轻按压，直到孩子感觉酸胀为止。

（2）为了更快地达到效果，父（母）也可同时为孩子按揉左右两个攒竹穴。

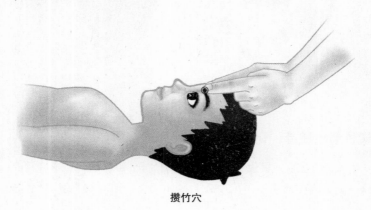

攒竹穴

父母是孩子更好的医生

天柱让孩子的头脑更清楚

天柱："天"有两个意思，一是指穴位内的物质为天部阳气，二是指穴位内的气血作用于人的头颈；"柱"，支柱的意思，支撑重物的坚实之物，比喻穴位内气血饱满坚实。该穴名意指膀胱经的气血在此穴位呈坚实饱满之状。本穴位内的气血是汇聚膀胱经背部各腧穴上行的阳气所致，其气强劲，充盈头颈交接之处，颈项受其气乃可承受头部重量，如同头上的支柱一样，所以名"天柱"。天柱穴属足膀胱经经脉的穴道，位于后头骨正下方凹陷处，就是脖颈处有一块突起的肌肉（斜方肌），此肌肉外侧凹处，后发际正中旁开约 1.5 厘米左右。

中医认为，按摩天柱穴不仅对后头痛、颈项僵硬、肩背疼痛、血压亢进、脑出血、鼻塞、嗅觉功能减退等具有疗效，而且能改善视力衰弱、视神经萎缩、眼底出血等症状，时间长了还可以使头脑反应敏锐，增强记忆力，调整并改善内脏机能。

所以，为了让孩子的头脑更清楚，反应更敏锐，父母可以适当为其按摩天柱穴。具体的按摩方法如下：

（1）先让孩子背对自己坐着，父（母）双手举起，抬肘，掌心朝前，向着孩子的后头部。

（2）父（母）指尖朝

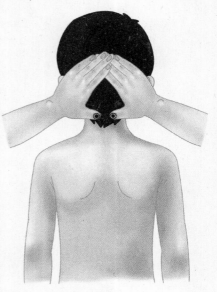

天柱穴

上，用大拇指的指腹，从下而上按进孩子颈后枕骨下，大筋外两侧凹陷处，轻轻揉按直到孩子有酸痛的感觉为止。

（3）为了更快地达到效果，父（母）可以同时为孩子按揉两侧的天柱穴，但是一定要掌握好力度，另外，每次按揉的时间以二三分钟为宜。

大杼可预防孩子颈椎病

大杼："大"，大、多；"杼"，古指织布的梭子。该穴名意指膀胱经水湿之气在此吸热快速上行。本穴物质为膀胱经背俞各穴吸热上行的水湿之气，至本穴后虽散热冷缩为水湿成分较多的凉湿水气，但在本穴的变化为进一步的吸热胀散并化为上行的强劲风气，上行之气中水湿如同织布的梭子般向上穿梭，所以叫大杼。大杼的别名有"背俞""本神""百旁""百劳""骨会"等。该穴位属足太阳膀胱经穴，位于人体背部，当第一胸椎棘突下，旁开1.5寸。

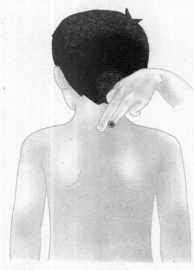

大杼穴

中医认为，按摩此穴位，不仅可以清热除燥、止咳通络，而且能够有效治疗咳嗽、发热、肩背痛等疾病。此外，经常按摩此穴位，还能有效预防颈椎病、肩背痛等。

如果父母想帮助孩子预防颈椎病，就可以适当按摩此穴。具体的按摩方法如下：

（1）先让孩子背对自己坐，头微微向前俯，父（母）双手举起，掌心向前，食指和中指并拢，其他手指弯曲，并越过肩伸向背部。

（2）父（母）将中指的指腹放在孩子颈椎末端最高的骨头尖（第七颈椎）下的棘突（第一胸椎的棘突）下方，此时食指指尖所在的部位就是大杼穴。

（3）让孩子举手抬肘，父（母）用中指的指腹按压，每次左右两侧穴位各按揉二三分钟，也可以两侧穴位同时按压，这样效果会更快一些。

风门是治疗孩子感冒的必走之"门"

风门："风"，言穴内的气血物质主要为风气；"门"，出入的门户。该穴名意指膀胱经气血在此化风上行。本穴物质为膀胱经背俞各穴上行的水湿之气，至本穴后吸热胀散化风上行，所以叫风门。风门穴也叫作"热府""背俞"，本穴物质为背俞各穴传来，性湿热，与小肠经气血同性，故为手足太阳之会。风门穴属足太阳膀胱经穴，位于人体背部，当第二胸椎棘突下，旁开1.5寸。

中医认为，按摩这个穴位，不仅可以宣通肺气、调理气机，而且能够有效治疗各种风寒感冒发热、恶寒、咳嗽、支气管炎等疾病。此外，按摩此穴位对预防感冒、头颈痛、胸背痛、荨麻疹、呕逆上气等病症，都具有很好的保健和调理作用。

所以，当孩子不小心感冒时，父母可以适当为其按摩此

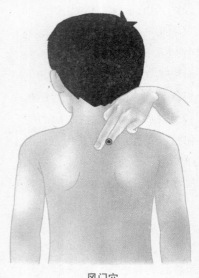

风门穴

穴，具体的按摩方法如下：

（1）先让孩子正坐，头微微向前俯，父（母）举起双手，掌心向后。

（2）父（母）将食指和中指并拢，其他手指弯曲，越过孩子肩部伸向背部，将中指的指腹放置在大椎下第二个凹陷的中心，此时父（母）食指指尖所在的位置就是风门穴。

（3）父（母）用中指的指腹按揉穴位，每次左右两侧穴位各按揉二三分钟，或者两侧穴位同时按揉。

但是，如果孩子的感冒十分严重，父母除了该给孩子按摩风门穴外，还应该及时带孩子就医，以免贻误病情。

会阳可消除孩子的痔疮烦恼

会阳，"会"，会合、交会；"阳"，阳气。该穴名意指膀胱经经气由此会合督脉阳气。本穴物质为下髎穴传来的地部剩余经水，其量也小，至本穴后吸热气化为天部之气，此气与督脉外传的阳气会合后循膀胱经散热下行，穴内气血的变化特点是天部的阳气相会，所以叫会阳。会阳穴也叫作"利机"，"利"，便利；"机"，机关、巧妙。利机名意指本穴向臀部输送阳气。会阳穴物质为膀胱经与督脉的阳气会合而成，阳热之气不光循膀胱经而传输，

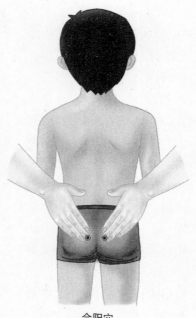

会阳穴

亦向穴外的臀部传输，臀部受此阳热之气后方能灵活自如，如同方便的活动机关一般，所以叫利机。此穴位位于人体的骶部，尾骨端旁开 0.35 寸处。

中医认为，按摩这个穴位，具有散发水湿、补阳益气的作用；经常按压这个穴位，对泄泻、便血、痔疮都具有很好的疗效；配承山穴治疗痔疮；配曲池穴、血海穴，有祛风除湿、活血止痒的作用，能够治疗瘙痒症状；配百会穴、长强穴，有升阳固脱的作用，能够治疗脱肛、痔疮等症状。

所以，当孩子患上痔疮，痛苦难忍时，父母可以适当为其按摩此穴，具体的按摩方法如下：

（1）父（母）双手向孩子背后，手掌心朝向背部，中指伸直，其他手指弯曲，将中指的指腹放在尾骨端两旁。

（2）父（母）用中指指腹按压此穴，直到孩子有酸痛感。

（3）为了更好更快地消除孩子的痔疮烦恼，父（母）可以同时为孩子按摩左右两侧的穴位，每次按摩二三分钟即可。

殷门帮孩子轻松解决小儿麻痹后遗症

殷门穴是足太阳膀胱经的穴位，"殷门"的意思是指膀胱经的地部水湿在这个穴位大量气化。因此这处穴位的物质是承扶穴脾土中外渗至本穴的地部水湿，在此穴位，水湿分散于穴位周围并且大量气化，气血物质显得很充盛，所以名"殷门"。此穴位位于人体的大腿后面，当承扶穴与委中穴的连线上，在承扶穴下 4.5寸处。

中医认为，按摩、敲打殷门穴，可以舒筋通络、强腰膝；经常按摩、敲打这个穴位，可以治疗神经系统的疾病，如坐骨神经痛、下肢麻痹、小儿麻痹后遗症等，对腰背痛、股部炎症等，也具有明显的调理和改善作用；如果配合按摩大肠俞穴、肾俞穴、委中穴，还有健腰补肾、舒筋活络的作用。

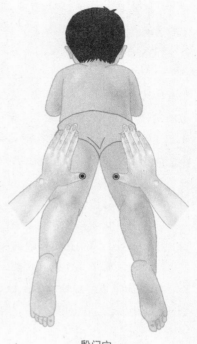

所以，当孩子患上小儿麻痹症后遗症时，父母应该经常为其按摩此穴。具体的按摩方法如下：

（1）先让孩子俯卧，父（母）双手四指并拢，放在孩子大腿后正中，臀部与膝盖的中间位置偏上处，大拇指所指的位置就是殷门穴。

（2）父（母）四指并拢，用大拇指指腹按揉这个穴位。

（3）为了提高效率，父（母）可以左右两侧的穴位同时按摩，每侧各按揉二三分钟即可。

殷门穴

孩子腰痛背痛求委中

委中，穴位名，"委中"的意思是指膀胱经的湿热水气在这里聚集。此穴物质是膀胱经膝下部各穴上行的水湿之气，吸热后的上行之气，在穴中呈聚集之状，因此称"委中"。委中也叫"腘中""郄中""血郄"。在五行中，此穴属土。因为此穴位物质为天部的湿热水气，在本穴为聚集之状，有土的不动之义，所以属土。委中穴位于人体的腘横纹中点，当股二头肌腱与半腱肌肌腱的中间；委中穴在腘窝正中，有腘筋膜，在腓肠肌内外头之间。该穴为人体足太阳膀胱经上的重要穴道之一，该穴按摩疗法能治疗骨折伤痕等后遗症、增强性活力的指压法等。

父母是孩子更好的医生

中医认为，按摩这个穴位，不仅可以通络止痛、利尿祛燥，而且对腰背、腿部的各种疾病，如腰腿无力、腰痛、腰连背痛、腰痛不能转侧等，都有良好的疗效。此外，长期按摩这个穴位，能够有效治疗四肢发热、热病汗不出、小便难，以及中暑、急性胃肠炎、坐骨神经痛、小腿疲劳、颈部疼痛、下肢瘫痪、臀部疼痛、膝关节疼痛、腓肠肌痉挛等病症。

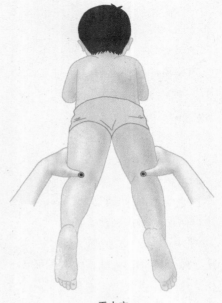

委中穴

所以，如果孩子腰痛背痛父母就可以为其按摩此穴，具体的按摩方法如下：

（1）先让孩子俯卧，父（母）将双手轻握孩子大腿两侧、大拇指在上，其余四指在下。

（2）父（母）将大拇指放在孩子膝盖里侧，即腿弯的中央部位，用大拇指按压所在之处，直到孩子产生酸痛感为止。

（3）父（母）用自己的大拇指指腹，向内用力按揉，每次左右两侧穴位各按摩二三分钟，为提高效率，也可以两侧同时按摩。

按摩承筋，孩子的小腿不再痉挛

承筋，"承"，承受的意思；"筋"，肝所主的风。该穴名意指膀胱经的上行阳气在此穴位化风而行。这个穴位的物质为膀胱经足下部各穴上行的阳热之气，至本穴后为风行之状，所以名"承筋"。"承筋穴"也称"腨肠""直肠"，意思是说本穴的气血物质与大肠经的气血物质的特性相同。承筋穴位于人体的小腿后面，当委中穴与承山穴的连线上，腓肠肌的肌腹中央，委中穴下 3.5 寸处。

中医认为，按摩承筋穴，不仅可以舒筋活络、强健腰膝、清泻肠热，而且对小腿痛、腓肠肌痉挛、腰背疼痛、急性腰扭伤、痔疮、脱肛、便秘都

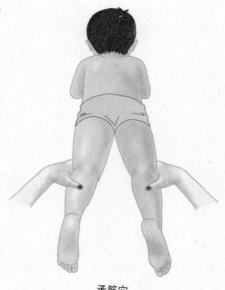

承筋穴

具有良好的疗效。此外，长期按摩此穴位，还可以治疗下肢麻痹、坐骨神经疼痛等疾病。

所以，当孩子小腿痉挛时，父母可以适当为其按摩此穴位，具体的按摩方法如下：

（1）先让孩子俯卧，父（母）一只手的四指并拢，把拇指放在孩子同侧腿的膝盖后腿弯处。

（2）父（母）的手背贴着孩子的小腿肚，此时父（母）小指所在的小腿后部肌肉的最高点就是承筋穴。

（3）父（母）用手轻轻握住孩子的小腿侧部，拇指在孩子的小腿后，四指在其腿侧，用拇指的指腹按揉此穴，可以左右两个穴位同时按揉，每次按揉二三分钟即可。

飞扬可帮孩子除头痛

飞扬："飞"，指穴内物质为天部之气；"扬"，指穴内物质扬而上行。该穴名意指膀胱经气血在此处吸热上行。"飞扬穴"也叫"厥阳穴""厥阴穴""厥扬穴"。"厥阳"的意思是指膀胱经气血在此处上扬；"厥阴"的意思是指本穴上扬的气血物质为膀胱经的湿寒水气，而不是真正的阳热之气。这个穴位是膀胱经络穴。此穴位气血为吸热上行的水湿之气，它不光在膀胱经上行，同时也向外扩散于与膀胱经相表里的少阴肾经，所以名为膀胱经络穴。飞扬位于小腿后面，外踝后，昆仑直上 5 寸，承山穴外下方 0.7 寸处。

中医认为，按摩飞扬穴具有很好的治疗作用，比如按摩此穴可以清热安神、舒筋活络，可以治疗头痛、目眩、腰腿疼痛、痔疾等疾患；可以治疗风湿性关节炎、癫痫；配合按摩委中穴，还可治疗腿痛；此外，体内上火、流鼻水、鼻塞时，轻轻敲打此穴位，也可起到缓解症状的作用。

所以，当孩子头痛时，父母不必急着为其找止疼药，可以适当为其按摩飞扬穴，具体的按摩方法如下：

（1）让孩子仰卧，膝盖稍微向内倾斜，父（母）将手的食指和中指并拢，其他手指弯曲。

（2）父（母）用食指和中指的指腹顺着跟腱外侧的骨头向上

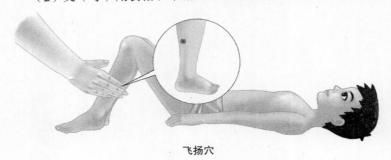

飞扬穴

摸，在孩子小腿肌肉的边缘即是飞扬穴。

（3）用同样的方法找到孩子另一侧的穴位，再分别用食指和中指的指腹按揉孩子左右两侧穴位，每次按揉二三分钟，这样就能很快帮孩子除头痛，恢复健康。

昆仑让孩子睡得更安稳

昆仑：广漠无垠的意思，该穴名意指膀胱经的水湿之气在这里吸热上行。本穴物质是膀胱经经水的汽化之气，性寒湿，由于足少阳、足阳明二经外散之热的作用，寒湿水气吸热后也上行并充斥于天之天部，穴中各个层次都有气血物质存在，就像广漠无垠的状态一样，所以名"昆仑"，也称"上昆仑穴"。此穴位于脚踝外侧，在外踝顶点与脚跟相连线的中央点，即或足外踝后方，当外踝尖与跟腱之间的凹陷处。

中医认为，按摩昆仑穴，不仅可以消肿止痛、散热化气，而且对于腿足红肿、脚腕疼痛、脚踝疼痛、踝关节及周围软组织疾病等都具有很好的疗效。除此之外，按摩此穴位还能够缓解头痛、目眩、肩痛、腰背痛等症状，更有利于小儿睡眠。

父母在帮孩子按摩昆仑穴时，具体的按摩方法如下：

（1）先让孩子仰卧，双腿趋向自己的身体。

（2）父（母）用手，四指在下、掌心朝上扶住孩子脚跟底部，大拇指弯曲，用指节从上往下轻轻刮按，直到孩子有疼痛的感觉

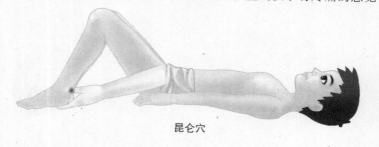

昆仑穴

为止。

（3）在整个按摩过程中，父（母）不要太过用力，并且每次刮按的时间都掌握在二三分钟左右，可两侧同时刮按。

申脉帮孩子宁神止痛

申脉："申"，八卦中属金，此指穴内物质为肺金特性的凉湿之气；"脉"，脉气。该穴名意指膀胱经的气血在此变为凉湿之性。本穴物质为来自膀胱经金门穴以下各穴上行的天部之气，其性偏热（相对于膀胱经而言），与肺经气血同性，所以叫申脉。申脉也叫"鬼路"，"鬼"，与天相对，指穴内的气血物质为地部经水；"路"，道路。该穴名意指穴内气血为地部经水。本穴物质一是金门穴以下各穴上行的水湿之气，二是昆仑穴下行而至的地部经水，鬼路名意指在强调穴内气血的经水部分，所以叫鬼路。申脉穴位于人体足外侧部，外踝直下方凹陷中。

中医认为，按摩申脉穴，不仅可以活血通络、宁神止痛，还能增强人体耐受性，治疗怯寒症。此外，长期按摩此穴位，对头痛、眩晕、癫痫、腰腿酸痛、目赤肿痛、失眠等症状，也有较好的治疗、调理与保健作用，并且中医临床证明，经常按摩此穴位

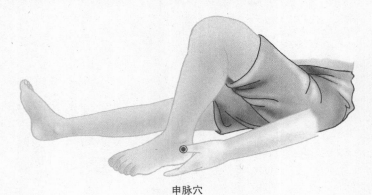

申脉穴

可以治疗踝关节扭伤、内耳眩晕、精神分裂症等疾病。

所以，当孩子头痛、眩晕时，身为父母的你应该适当为其按摩申脉穴，具体的按摩方法如下：

（1）先让孩子仰卧，其中一只腿靠近自己的身体，然后扶住孩子的脚跟底部，四指在下，掌心朝上，大拇指弯曲，指腹放在孩子外脚踝直下方的凹陷中，垂直按压直到孩子有酸痛感为止。

（2）每天早晚两次帮孩子按摩此穴，每次一两分钟，很快就能令孩子宁神止痛，并且不眩晕。

第十一节　足少阴肾经滋养孩子脏腑

涌泉缓解孩子腰酸背痛

涌泉：经穴名，属足少阴肾经，位于足跖屈卷足时，在足心前三分之一的凹陷中。《灵枢经·本输》记载："肾出于涌泉，涌泉者，足心也。"涌泉穴是人体长寿大穴，经常按摩此穴，则肾精充足，耳聪目明，发育正常，精力充沛，性功能强盛，腰膝壮实不软，行走有力，并能治疗多种疾病，如头痛、休克、中暑、偏瘫、耳鸣、肾炎等。

中医认为"寒从足入""温从足入"，经常按摩涌泉穴能增强人体的免疫功能，提高抵抗传染病的能力，起到散热生气的作用。此外，长期按摩这个穴位，能够清热、开郁，治疗腰酸背痛等疾病。

所以，当孩子告诉你他腰酸背疼时，身为父母的你

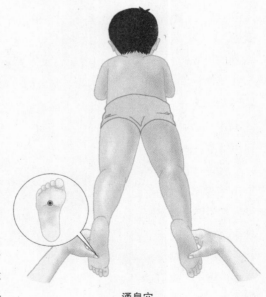

涌泉穴

一定不能毫不理会，而要根据中医穴位治疗原理，适当帮孩子按摩涌泉穴，具体的按摩方法如下：

（1）先让孩子俯卧，脚掌尽量朝外，用手轻握住孩子的脚，四指放在孩子的脚背上，大拇指弯曲并放在孩子的涌泉穴上，用大拇指的指腹从下往上推按此穴位，直到孩子感觉到胀痛为止。

（2）坚持每天早晚各帮孩子按摩一次此穴，一定可以帮助孩子缓解腰酸背痛的症状。

筑宾解除孩子身上的"三分毒"

筑宾："筑"，通"祝"，为庆祝之意；"宾"，宾客。该穴名意指足三阴经气血混合重组后的凉湿水气由此交于肾经。本穴物质为三阴交穴传来的凉湿水气（足三阴经气血在三阴交穴混合后既无热燥之性亦无寒冷之性），性同肺金之气，由此传入肾经后为肾经所喜庆，本穴受此气血如待宾客，所以叫筑宾。筑宾属足肾经经脉的穴道，位于人体的小腿内侧，当太溪穴和阴谷穴的连线上，太溪穴上 3.5 寸处，腓肠肌肌腹的内下方。

中医认为，按摩此穴位不仅有散热降温的作用，还可以排毒，如药物中毒及其他毒素等。此外，如果配合按摩肾俞穴、关元穴、大敦穴、归来穴，还可以治疗水肿和疝气。

所以，在日常生活中，如果孩子生病了，父母不要随便给孩子吃西药。毕竟"是药三分毒"，即便暂时治愈了孩子的病情，也可能会在其体内埋下潜伏的毒

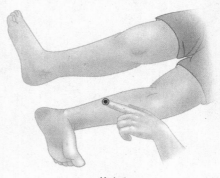

筑宾穴

父母是孩子更好的医生

性。所以，父母此时不妨适当帮孩子按摩一下筑宾穴，这样不仅可以化解孩子体内的化学毒素，而且对孩子可能患有的疾病有一定的缓解和调理作用。按摩的方法很简单，具体的按摩方法如下：

（1）让孩子仰卧。

（2）父（母）用一只手轻握孩子的脚，四指放在孩子脚背上，用大拇指的指腹从下往上推揉此穴位，直到孩子产生酸痛的感觉为止。

肓俞让孩子告别便秘痛苦

肓俞："肓"，心下隔膜，此指穴内物质为膏脂之类；"俞"，输。该穴名意指胞宫中的膏脂之物由此外输体表。本穴物质为来自胞宫中的膏脂之物，膏脂之物由本穴的地部孔隙外输体表，故而得名。

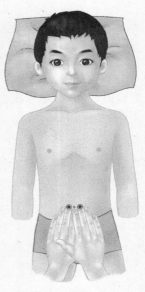

"肓俞"的意思是穴内外输气血物质为膏脂，混浊不清，有别于肾经经水应有的清。本穴物质既有肾经气血又有冲脉气血，所以为冲脉足少阴之会。肓俞属足肾经经脉的穴道，在人体腹中部，当脐中旁开 0.5 寸处。

中医古籍《针灸铜人》中记载，肓俞穴治疗大腹寒疝、大便干燥，腹中切痛等病症。当孩子的腹部受凉之后，腹痛如刀绞，而此时费力也拉不出大便来，即使将大便勉强挤出来，也是像羊屎一样的干硬颗粒。

如果你的孩子遇到这种情况，那么，只需要让他深深地吸气，同时

肓俞穴

帮其按摩肓俞穴位，就能够使情况得到改善。

中医认为，按摩肓俞穴不仅有积脂散热的作用，而且对胃痉挛、习惯性便秘、肠炎、腹痛绕脐、腹胀、痢疾、泄泻、疝气、腰脊疼痛，都具有良好的疗效。

此外，如果配合按摩天枢穴、足三里穴、大肠俞穴，还可治疗便秘、泄泻、痢疾等病。

当你的孩子腹部受凉出现一些不良的症状之后，你可以适当为其按摩肓俞穴位，相信很快能够使其病情得到好转。具体的按摩方法如下：

（1）先让孩子仰卧，父母举起两手，掌心向下，用中指的指尖垂直下按患儿肚脐旁的穴位。

（2）让孩子深深吸气，使得腹部下陷，父母用中指的指尖稍稍用力揉按穴位，直到孩子有热痛感为止。

有商曲帮忙，孩子便秘不用愁

商曲，经穴名，出自《针灸甲乙经》。"商"，漏刻；"曲"，隐秘。该穴名意指肾经冲脉气血在此吸热后缓慢上行。本穴物质为肓俞以下各穴上行的水湿之气，至本穴后散热冷缩，少部分水气吸热后循经上行，如从漏刻中传出不易被人觉察，所以叫商曲。商曲别名"高曲"，"高"，高处，天部之气；"曲"，隐秘。高曲名意指肾经冲脉的水气在此吸热后缓慢上行。该穴属足少阴肾经，位于上腹部，当脐中上 2 寸，前正中线旁开 0.5 寸。

中医认为，按摩此穴位不仅具有清热降温的功效，而且对腹痛、泄泻、便秘、肠炎、腹中积聚等不适症状，具有显著的疗效。此外，如果配合按摩中脘穴、大横穴，可治疗腹痛、腹胀等。

所以，身为父母，当你发现孩子患有便秘时，只要你根据中医穴位治疗原理，适当帮孩子按摩商曲穴，就能令孩子的便秘症

状有所好转。具体的按摩方法
如下：

（1）先让孩子正坐或者仰
卧，父（母）举起手，掌心向
下，用食指的指尖垂直下按孩子
肚脐旁边的穴位。

（2）接着让孩子深深吸气，
使得腹部下陷，父（母）再用食
指的指尖稍微用力揉按穴位，直
到孩子感觉热痛为止。

为了根治孩子的便秘，父
母必须长期坚持帮孩子按摩此穴
位，可以每天早晚各帮孩子按摩
一次，每次一两分钟即可。

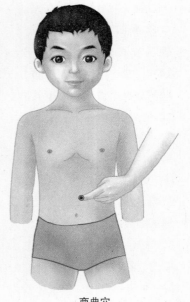

商曲穴

孩子咳嗽气喘就找神封

神封，经穴名，出自《针灸甲乙经》。"神"，与鬼相对，指穴
内物质为天部之气；"封"，封堵的意思。神封"的意思是指肾经吸
热上行的经气在这里散热冷缩。本穴物质为步廊穴传来的水湿风
气，到达本穴后，水湿风气势弱缓行，并散热冷缩，大部分冷缩
之气不能循经上行，就像被封堵了一样，所以名"神封"。此穴属
足少阴肾经，位于胸部，当第四肋间隙，前正中线旁开 2 寸。

中医认为，按摩神封穴位具有降浊升清的作用，长期坚持，
对儿童咳嗽、气喘、胸胁支满、呕吐、不嗜饮食等疾患，也会有
很好的治疗效果。此外，如果配合按摩阳陵泉穴、支沟穴、肺俞
穴、太渊穴等，还可宣肺理气、止咳平喘、治疗胸胁胀痛等。

年轻的父母大多认为孩子咳嗽是小问题，吃点儿药片就好了，

因此并不在意。其实，像咳嗽这种不起眼的小病更可能诱发隐藏在人体中的大病。学龄后的孩子大部分时间都在学校里，周遭人员众多，空气中夹杂着很多灰尘、细菌、病毒。当孩子咳嗽时，很容易将空气中的尘埃、细菌、病毒吸入肺部，从而引发肺部炎症，或者导致其他疾病。由此可见，即使咳嗽，父母也不应该将其忽视。在孩子咳嗽的时候，父母可以适当为其按摩神封穴，这样就能起到比较好的止咳效果。具体的按摩方法如下：

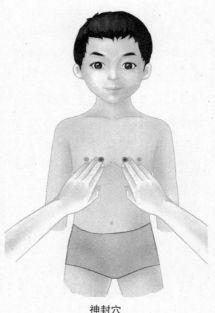

神封穴

（1）先让孩子正坐着，父（母）将两只手的四指并拢，手掌心朝内，分别放在孩子的胸部边沿位置，此时，父（母）中指所在的部位就是神封穴。

（2）父（母）将两只手的四指并拢，轻轻按揉孩子胸部边沿的神封穴，一按一放，持续一至三分钟即可。

帮孩子快速止咳找俞府

俞府："俞"，输；"府"，体内脏腑。该穴名意指肾经气血由此回归体内。本穴是肾经体内经脉与体表经脉在人体上部的交会点，或中穴传来的湿热水气在本穴散热冷凝归降地部后由本穴的地部孔隙注入肾经的体内经脉，气血的流注方向是体内脏腑，所以叫

父母是孩子更好的医生

俞府。俞中者，其意与俞府同，中指内部。所以名"俞府"，也称"俞中穴"。这里需要注意的是，肾经气血物质运行变化是体内气血由外出体表；自外出体表后，经水气化上行；自大钟穴后，寒湿水气吸热上行；自大赫穴开始，受冲脉外传之热而水湿之气散热上行；自幽门穴开始，受胸部外传之热而上行；在灵虚穴，肾经气血达到了温度的最高点；从灵虚到俞府的经脉气血是降温吸湿而下行。俞府属足肾经经脉的穴道，位于人体的上胸部位，人体正面正中左右三指宽处，锁骨正下方。

中医认为，长期按压俞府穴，对于肺充血、支气管炎、肋间神经痛、胸膜炎、咳嗽、胸中痛、久喘、呕吐、不嗜食、呼吸困难等病症，具有很好的调理和保健作用；如果配合按摩天突穴、肺俞穴、鱼际穴，还可治疗咳嗽、咽喉疼痛等。

所以，当发现孩子咳嗽不止时，父母一定要试着帮孩子按摩此穴，具体的按摩方法如下：

（1）先让孩子正坐或仰卧。

（2）父（母）举起双手，用大拇指的指尖垂直揉按胸前两侧、锁骨下穴位，直到孩子感觉到酸痛为止。

为了更好地帮助孩子止咳，父母最好坚持一段时间，例如每天早晚各帮孩子按摩三四分钟，相信孩子很快就不会再咳嗽了。

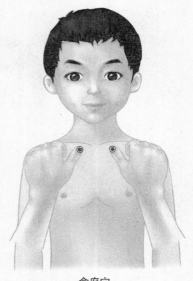

俞府穴

第十二节　手厥阴心包经是保护孩子心主的安心大脉

天池让孩子全身焕发活力

天池："天"，天部的意思；"池"，储液之池。该穴名意指心包外输的高温水气在此处穴位冷凝为地部经水。这个穴位在乳头外侧，乳头为人体体表的高地势处，因此，这个穴位也位于高地势处，即天部。穴内物质又是心包经募穴膻中穴传来的高温水气，到达本穴后散热冷降为地部经水。本穴气血既处高位又为经水，所以名"天池"，也称"天会穴"。"天会"的意思是指心包经外输的高温水气在此会合。天池属手厥阴心包经经脉的穴道，位于人

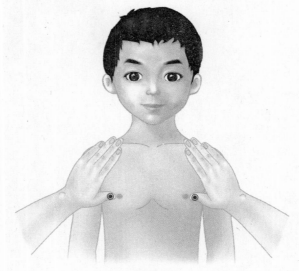

天池穴

体的胸部，腋下 2.2 寸，乳中穴 0.7 寸处。

中医认为，长期按压天池穴对心脏外膜炎、脑充血、腋腺炎、肋间神经痛、目视不明、咳嗽、热病汗不出等病症，有很好的调理和保健作用。除此之外，按摩该穴位，还能有效缓解胸闷、心烦、气喘、胸痛、腋下肿痛、疟疾等症状。

所以，当你发现你的孩子很容易疲乏倦怠，就要注意了，要防止其心脏出现问题，千万别误把这种症状归咎为孩子睡眠不足。只要孩子有如上不适症状，作为父母的你就可以试着给孩子按压天池穴看看效果，或许能够使情况得到好转。具体的按摩方法如下：

（1）先让孩子正坐或仰卧，父（母）举起双手，掌心朝向孩子的胸前，四指相对，用大拇指的指腹向下垂直按压孩子乳头外一寸的穴位处，直到孩子感觉到酸痛为止。

（2）为了使孩子更快焕发活力，父（母）可以早晚各为孩子按摩此穴位一次，长期坚持一定可以取得不错的效果。

曲泽让孩子不再心神昏乱

曲泽："曲"，隐秘的意思；"泽"，沼泽的意思。该穴名意指心包经气血在此汇合。这个穴位是心包经的穴位，虽然心包经上、下二部经脉的经气在这里汇合并散热冷降，表现出水的润下特征，但是从天泉穴下传本穴位的经水仍然大量气化水湿，这个穴位就像热带沼泽一样生发气血，所以名"曲泽"。本穴物质一为天泉穴下传的地部经水和天部的冷湿水气，二为心包经肘以下各穴上行而至的水湿之气，上、下二部经脉的气血在本穴为汇合之状，是心包经合穴。曲泽属手厥阴心包经经脉的穴道，位于人体的时横纹中，当肱二头肌腱的尺侧缘。

中医认为，按摩曲泽穴具有扩肝的功效，对于痉挛性肌肉收缩、手足抽搐、心胸烦热、头昏脑涨等病状非常有效。此外，曲泽穴还能治疗呕吐，清烦热，对心神昏乱、心悸、心肌炎、中暑等症状均有疗效。

日常生活中，如果孩子心神昏乱，父母可以适当为其按摩此穴，具体的按摩方法如下：

（1）先让孩子正坐伸肘，掌心向上，微曲约45°。

（2）父（母）用一只手轻轻握住孩子的肘尖，四指在外，大拇指弯曲，用指尖垂直按压孩子的曲泽穴，直到孩子感到酸胀为止。

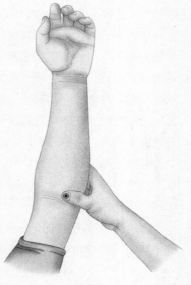

曲泽穴

内关帮你安抚孩子的胃

内关："内"，内部；"关"，关卡。该穴名意指心包经的体表经水由此穴位注入体内。本穴物质是间使穴传来的地部经水，流至本穴后，由本穴的地部孔隙从地之表部注入心包经的体内经脉，心包经体内经脉经水的气化之气无法从本穴的地部孔隙外出体表，如同被关卡阻挡住了一样，所以名"内关"，也称阴维穴。内关属手厥阴心包经经脉的穴道，在人体的前臂掌侧，从近手腕的横皱纹的中央，往上大约三指宽的中央部位。

《针灸甲乙经》中说："心澹澹而善惊恐，心悲，内关主之。"《千金方》中说："凡心实者，则心中暴痛，虚则心烦，惕然不能动，失智，内关主之。"内关穴也是心包经上的重要穴位之一。中医认为，这个穴位，对于由于饮食不洁、呕吐不止或者想吐又吐不出来等各种原因导致的身体不适，具有良好的疗效。所以，在中医古籍中，还有"吐，可不吐；不吐，可吐"的记载。经常按摩内关穴，可以有效预防和治疗婴儿呃逆现象的发生。除此之外，这个穴位对于因晕车、手臂疼痛、头痛、眼睛充血、恶心想吐、胸肋痛、上腹痛、腹泻、胃痛、

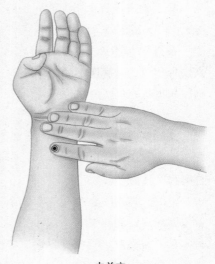

内关穴

哮喘、偏头痛具有明显的改善和调理作用。

因此，当孩子的胃不舒服时，父母应该适当为其按摩此穴，具体的按摩方法如下：

（1）先让孩子正坐、手平伸、掌心向上。

（2）接着让孩子轻轻握拳，此时手腕后隐约可见两条筋。

（3）父（母）用一只手轻轻握住孩子手腕后，大拇指弯曲，用指尖或指甲尖垂直掐按孩子的内关穴，直到孩子感觉酸胀为止。

大陵让孩子口气清新每一天

大陵，经络穴位名，出自《灵枢·本输》。在《针灸甲乙经》名为太陵，别名鬼心。大，与小相对；陵，丘陵、土堆的意思。"大陵"的意思是指随心包经经水冲刷下行的脾土物质在这里堆积。

本穴物质为内关穴下传的经水与脾土的混合物，到达本穴

后，脾土物质堆积如山，如同丘陵一样，所以名"大陵"，也叫"心主穴""鬼心穴"。"心主"的意思是穴内气血以气为主。"鬼心"的意思是指脾土中的水湿在这个穴位气化为天部之气。本穴向外输出的是脾土中的气化之气，为心包经经气的重要输出之地，所以是心包经俞穴。

此外，本穴脾土中生发的干热之气性同心包经气血，为心包经气血的重要输出之源，所以也是心包经原穴。在五行中，这个穴位属土。该穴位位于人体的腕掌横纹的中点处，当掌长肌腱与桡侧腕屈肌腱之间。

中医认为，按摩大陵穴具有清心降火、清除口臭的特效；经常按摩此穴，能治失眠、心胸痛、心悸、精神病等；长期按压这个穴位，对呕吐、胃痛、胃炎、扁桃腺炎、头痛、肋间神经痛、腕关节及周围软组织疾患等，具有很好的调理和保健作用。

所以，当你的孩子被口臭烦恼时，不妨每天坚持按按大陵穴，那么，不用多久，口臭的症状就能得到改善，并还给孩子清新的口气。具体的按摩方法如下：

（1）先让孩子正坐，双手平伸，手掌心向上。

（2）让孩子轻轻握拳，父（母）用一只手握住孩子的手腕处，四指在外，大拇指弯曲，用指尖或者指甲尖垂直掐按孩子的大陵穴直到孩子感到刺痛为止。

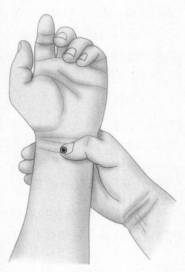

大陵穴

　　　　父母是孩子更好的医生

孩子手痒难忍，重掐劳宫

劳宫，经穴名，出自《灵枢·本输》。"劳"，劳作的意思；"宫"，宫殿的意思。该穴名意指心包经的高热之气在此处穴位带动脾土中的水湿气化为气。本穴物质为中冲穴传来的高温干燥之气，行至本穴后，高温之气传热于脾土，使脾土中的水湿随之气化，穴内的地部脾土未受其气血之生，反而付出其湿，如人的劳作付出一样，所以名"劳宫"，也称"五里穴""鬼路穴""掌中穴"。"五里"的意思是指穴内气血场的覆盖范围如同五里一样广，"鬼路"的意思是指穴内气血来自于地部，"掌中"的意思是指本穴位于手掌，穴内气血来自掌中。劳宫穴属手厥阴心包经，位于人体的手掌心，即握拳屈指时，中指尖所在的部位。

据《针灸甲乙经》中记载："风热善怒，心中喜悲，思慕嘘唏，善笑不休，劳宫主之……衄不止，呕吐血，气逆，噫不止，嗌中痛，食不下，善渴，舌中烂，掌中热，欲呕，劳宫主之……口中肿腥臭，劳宫主之。"在《圣惠方》中也有提到："小儿口有疮蚀龈烂，臭秽气冲人，灸劳宫二穴，各一壮。"《医宗金鉴》中说："主治痰火胸痛，小儿疮及鹅掌风等症。"这些都说明了劳宫穴的作用。患上鹅掌风的孩子，手掌和手背都会奇痒无比，而且越抓越痒，让人非常难受，此时，只要父母帮其稍微用力按压劳宫穴，就能够快速止痒。具体的按摩方法如下：

（1）先让孩子正坐，手平伸，微曲约45°，手掌心向上。

（2）让孩子的手轻轻握掌，其中

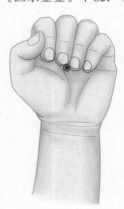

劳宫穴

指尖所指掌心部位即是劳宫穴。

（3）父（母）用手轻握，四指放在孩子的手背上，大拇指弯曲，用指甲尖垂直掐按穴位，直到孩子有刺痛的感觉为止。

按摩中冲可帮孩子治愈热病

中冲，出自《灵枢·本输》。"中"，与外相对，指穴内物质来自体内心包经；"冲"，冲射之状；该穴名意指体内心包经的高热之气从这个穴位冲出体表。本穴物质为体内心包经的高热之气，由体内外出体表时呈冲射之状，所以名"中冲"。因为本穴物质是来自体内心包经的高热之气，并且由本穴的地部孔隙而出，所以是心包经井穴。在五行中，此穴属木。因为本穴物质为体内心包经外出体表的高热之气，此气外出体表后急速散热降温，所行为天之中下部而不能上行天之天部，表现出木的生发特性。该穴属手厥阴心包经，位于手中指末节尖端中央1寸处。

中医认为，中冲穴是一个很有用的穴位。孩子如果患了小儿惊风，在这种情况下，父母可以给孩子经常按摩中指甲角左下方的中冲穴。因为这个穴位对热病、烦闷、汗不出、掌中热、身如火痛、烦满舌强具有明显的疗效；长期坚持按压这个穴位，能够有效治疗中风、舌强肿痛等病症，对身体及肝肾功能具有很好的调理作用。

如果孩子患上热病，为了帮孩子降低体温，父母可以适当为孩子按摩此穴，具体的按摩方法如下：

（1）先让孩子

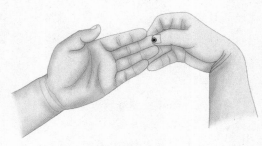

中冲穴

正坐，手平伸，掌心向上，微曲45°。

（2）父（母）用手轻握孩子的手，四指轻扶着指背，大拇指弯曲，用指甲尖垂直掐按中指端的正中穴位，直到孩子有刺痛的感觉为止。

（3）为了加强效果，父（母）可以每天早晚帮孩子各掐按一次，先左后右，每次二三分钟即可。

第十三节　手少阳三焦经是环绕孩子耳周的视听大脉

液门是孩子清火散热的好帮手

液门："液"，液体，指经水；"门"，出入的门户。该穴名意指人体三焦经经气在这个穴位散热冷降，化为地部经水。本穴物质为关冲穴传来的凉湿水气，凉湿水气到达此穴位后，快速散热冷却，冷却后的水湿归降地部，因此名"液门"。本穴物质为关冲穴传来的凉湿水气，到本穴后散热冷降为地部经水，所生之水的量很少，所以这个穴位是三焦经荥穴。此穴位属水。因为本穴物质为关冲穴传来的凉湿水气，在本穴的变化为散热冷降，表现出水的润下特征。液门穴属手少阳三焦经经脉的穴道，位于人体的手背部，当第四、五指间，指蹼缘后方赤白肉际的部位。

中医认为，按摩液门穴具有清火散热的特殊功能，对于头痛、目眩、咽喉肿痛、眼睛赤涩、龋齿等病症，均有明显的疗效。

相对于成人来说，孩子的免疫力、环境适应能力、对病毒的抵抗能力等都要弱一些，他们很容易就会感冒发烧。当孩子感冒发烧时，尤其是当孩子鼻塞、不停地流清鼻涕、咳嗽、食欲不振、甚至高烧40℃以

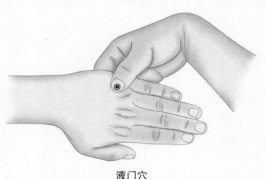

液门穴

上，还出现了咽喉红肿、扁桃体红肿等症状时，你只要根据中医穴位的治疗原理，轻轻掐按孩子的液门穴，就可以使其病情迅速得到好转。具体的按摩方法如下：

（1）先让孩子正坐，伸出双手，手掌心向下；接着父（母）轻轻扶住孩子小指侧的掌心处，大拇指弯曲，用指尖或者指甲尖垂直掐按穴位，直到孩子有酸胀的感觉为止。

（2）为了加深效果，父（母）可以每天早晚各帮孩子掐按一次，先左后右，每次掐按二三分钟即可。

中渚帮孩子解决头疼问题

中渚，此穴位名出自《灵枢·本输》，别名下都，是手少阳三焦经的经穴。"中"，与外相对，指本穴内部；"渚"，水中小块陆地或水边。该穴名意指随三焦经气血扬散的脾土尘埃在此穴中囤积。本穴物质为液门穴传来的水湿之气，到达本穴后，随水湿风气扬散的脾土尘埃在此冷降归地，并形成经脉水道穴旁边的小块陆地，因此名"中渚"。因为三焦经气血温度不高，所行之地无外界提供的充足热能使其水液气化上升，气血物质在此穴位的变化主要是散热冷降，只有少部分水气吸热上行才保证了三焦经经脉的气血畅通，此穴位也就如三焦经经脉气血的输出之地，所以是三焦经俞穴，在五行中属木。中渚位于人体手背部位，小指与

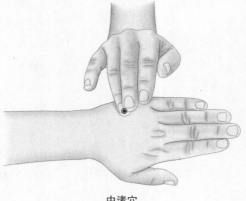

中渚穴

无名指的指根间下 2 厘米的手背凹陷处。

孩子若出现头晕、目眩、焦虑、耳鸣、失眠等症状，父母帮孩子按压中渚穴，能够对这些病症进行有效调理，保证孩子的身心健康。具体的按摩方法如下：

（1）先让孩子正坐，手平伸，掌心向内，手背向外。

（2）父（母）四指放在手掌背部，食指弯曲，用指头旁侧边缘垂直揉孩子的中渚穴，直到孩子感到酸胀为止。

支沟帮孩子摆脱便秘痛苦

支沟："支"，指树枝的分叉；"沟"，沟渠。该穴名意指三焦经气血在这个穴位吸热扩散。本穴物质为外关穴传来的阳热之气，水湿较少，到本穴后，又进一步吸热胀散为高压之气，此气按其自身的阳热特性，循三焦经经脉渠道向上、向外而行，扩散之气像树的分叉一样，所以名"支沟"。支沟属手少阳三焦经经脉的穴道，位于人体的前臂背侧，当阴池穴与肘尖的连线上，腕背横纹上 2.2寸，尺骨与桡骨之间。

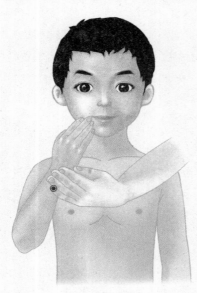

支沟穴

中医认为经常按摩这个穴位，可以有效治疗便秘。如果能够坚持长期按压这个穴位，对耳鸣、耳聋、肩臂痛、心绞痛、肋间神经痛等病症，也会有很好的调理和保健作用。

日常生活中，很多孩子

喜欢吃大鱼大肉，并且没有很好的生活习惯，父母由于对其宠溺大多听之任之，时间长了，孩子容易患上便秘。怎样才能帮助孩子摆脱便秘的痛苦呢？首先要督促孩子养成良好的生活习惯，注意饮食调理；其次，还要经常帮助孩子按摩支沟穴和大肠俞穴，这样可以刺激肠胃蠕动，孩子也就不会再便秘了。具体的按摩方法如下：

（1）先让孩子正坐，手平伸，屈肘，掌心向着自己，指尖向上，肘臂大约弯曲成90°。

（2）父（母）用一只手轻握孩子的手腕下，大拇指在内侧，其余四指在手的外侧，四指弯曲，中指的指尖垂直下压，揉按此穴位，直到孩子感觉到酸痛为止。

按摩天井清热凉血，让孩子远离睑腺炎

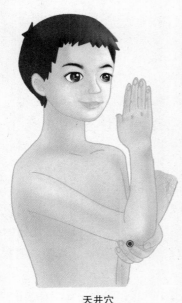

天井穴

天井，经穴名，出自《灵枢·本输》。"天"，天部的意思；"井"，孔隙通道的意思。该穴名意指三焦经吸热上行的水浊之气在这个穴位处聚集。本穴物质为四渎穴传来的水湿之气，到达本穴后呈聚集之状，然后散热冷缩，并从天之上部降至天之下部，气血的运行变化就如同从天井的上部落到底部一样，所以名"天井"。本穴为三焦经天部之气的会合之处，所以是三焦经合穴。因为本穴物质为天部的水湿云气，在本穴为聚集之状，有土

的不动之义，所以在五行中属土。此穴属手少阳三焦经，位于臂外侧，屈肘时，当肘尖直上1寸凹陷处。

中医认为，按摩天井穴可以起到清热凉血的作用，对治疗睑腺炎、淋巴结核具有特效，长期按摩这个穴位，对肘关节及周围软组织疾患，偏头痛、颈痛、项痛、肩痛、背痛、扁桃腺炎、荨麻疹等病症，具有很好的调理和保健作用。

如果你孩子的眼睛不小心出现了睑腺炎，可以通过按压天井穴解决这个问题。天井穴是最好的能够清热凉血、治疗睑腺炎的人体穴位。按摩天井穴的方法很简单，具体的按摩方法如下：

（1）让孩子正坐，双手平伸，屈肘，前臂垂直于地面，与肘部大约成90°，掌心向内，指尖向上，举臂，上臂的底部与肩平。

（2）父（母）用手轻握孩子肘下，四指在下，大拇指在上，中指或食指弯曲，用指尖垂直向上按摩孩子肘尖下凹陷的穴位处，直到孩子感觉到酸胀为止。

消泺让孩子更快减肥

消泺："消"，溶解、消耗的意思；"泺"，水名，湖泊之意。该穴名意指三焦经经气在此冷降为地部经水。本穴物质为清冷渊穴传来的滞重水湿云气，至本穴后，水湿云气消解并化雨降地，降地之雨在地之表部形成湖泊，所以叫消泺。此穴位位于人体臂外侧，当清冷渊与臑会连线中点处。

中医普遍认为，按摩这个穴位能够除湿降浊、清热安神、活络止痛；经常按摩这个穴位，能有效治疗头痛、颈项强痛、臂痛、齿痛、癫疾等疾患；每天坚持按压这个穴位，具有减肥美容的效果；配肩髎穴、肩髃穴、臑会穴、清冷渊穴，可治疗肩臂痛、上肢不遂、肩周炎等。

此外，父母经常给孩子按摩这个穴位，既可以治疗气郁胸闷，

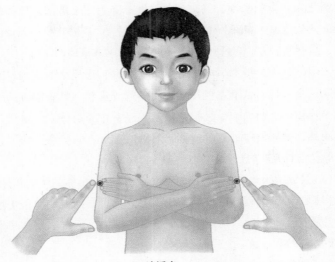

消泺穴

还能达到给孩子减肥的效果。方法很简单，具体的按摩方法如下：

（1）先让孩子正立，父（母）把左手的手掌放在孩子右手臂中间位置，再将右手掌放在孩子左手臂中间位置。

（2）父（母）用手指向孩子的手臂施加压力，父（母）食指所在的部位就是消泺，此时，父母双手的掌心放在孩子的手臂上，四指并拢，向穴位施加压力，一压一松，坚持三四分钟即可达到效果。

（3）当然，帮孩子减肥不是一蹴而就的，需要长期坚持，所以父（母）可以早晚各为孩子按摩一次。

肩髎是孩子上课的好帮手

肩髎，经穴位名，出自《针灸甲乙经》。"肩"，指穴在肩部；"髎"，孔隙的意思。该穴名意指三焦经经气在此穴位化雨冷降归于地部。本穴物质为臑会穴传来的天部阳气，到本穴后，因散热吸湿化为寒湿的水湿云气，水湿云气冷降后归于地部，冷降的雨滴就像从孔隙中漏落一样，所以名"肩髎"。肩髎穴位于人体的肩部，肩髎穴后方，当臂外展时，于肩峰后下方呈现凹陷处。

中医认为，按摩肩髎穴，具有祛风湿、通经络的作用。而且按摩这个穴位对臂痛不能举、胁肋疼痛等症状，具有明显的缓解和治疗作用。此外，中医临床证明，经常按摩肩髎穴，对肩关节周围炎、中风偏瘫、荨麻疹、脑血管后遗症、胸膜炎、肋间神经痛等，也具有明显疗效。

上学的孩子长时间坐在教室里，往往没有足够的运动和休息，很容易患上不同程度的肩关节炎、肩周炎等，甚至有的孩子还患有骨质增生症，此时，帮助孩子按摩肩髎穴，就可以使孩子的病情得到舒缓和改善。

具体的按摩方法如下：

（1）先让孩子站立，两手臂伸直，此时，在其两侧肩峰后下方有一个凹陷，即为肩髎穴。

（2）父（母）用左手触摸孩子右臂肩峰，用右手触摸孩子左臂肩峰，用拇指、食指和中指轻轻按揉此穴位。

为了让孩子更好地学习而不受病痛干扰，父（母）可每天早

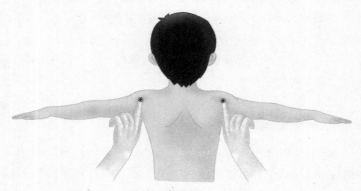

肩髎穴

父母是孩子更好的医生

晚各为孩子按摩一次，每次三四分钟，一定可以起到不错的效果。

孩子耳鸣耳痛揉颅息

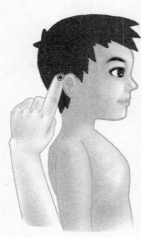

颅息穴

颅息，经穴名，出自《针灸甲乙经》。"颅"，头盖骨的意思、肾主之水，这里指天部的冷降水气；"息"，停息的意思。该穴名意指三焦经的天部之气在穴位这里收引冷降。本穴物质为角孙穴传来的天部水湿之气，到达本穴后，其变化为进一步地散热冷降，就像风停气止之状一样，所以名"颅息"。此穴属手少阳三焦经，位于头部，当角孙与翳风之间，沿耳轮连线的上、中三分之一的交点处。

中医认为，按摩颅息穴对治疗耳鸣具有非常明显的效果。如果孩子遇到耳鸣耳痛的情况，父母不妨为其按摩此穴。具体的按摩方法如下：

（1）先让孩子站立，父（母）将食指和中指并拢，平贴在孩子耳后根处，食指的指尖所在部位就是孩子的颅息穴。

（2）父（母）将食指和中指并拢，轻轻贴于孩子耳后根处，顺时针按摩一至三分钟，每天早晚各一次。

只要父母可以长期坚持帮孩子按摩颅息穴，相信一定可以帮助孩子通窍聪耳、泄热镇惊。

角孙让孩子眼睛不再受伤害

角孙，出自《灵枢·寒热病》。"角"，耳朵、肾的意思，这里指穴位内的物质为天部的收引之气；"孙"，火的意思，角为之水，孙为之火（根据中医的理论，肾之子为肝，肝之子为火），这里指穴位内的物质为天之天部的气态物。该穴名意指天之天部的收引冷降之气从此处穴位汇入三焦经。这个穴位是三焦经经脉中的最高点，三焦经没有气血传到这个穴位，于是，这个穴位的气血为空虚之状，足太阳膀胱经外散的寒湿水气夹带着足少阳胆经的外散水湿风气汇入穴内，穴内气血既处火所在的天之天部，又表现出肾水的润下特征。此穴属手少阳三焦经，位于人体的头部，从耳郭向前，当耳尖直上入发际处。

中医认为，按摩这个穴位具有吸湿、降浊、明目的作用，若长期坚持，对于白内障、目生翳膜等疾病，具有非常明显的疗效。孩子身体自我调节能力较弱，容易上火，出现齿龈肿痛的症状。此时，只要按摩这个穴位，就具有很好的调理、改善和治疗的功效。具体的按摩方法如下：

（1）先让孩子正坐，双手自然下垂，父（母）举起双手，用

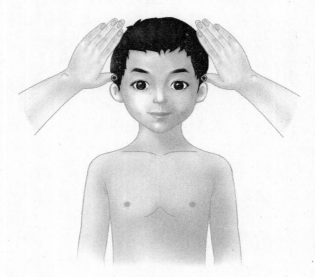

角孙穴

大拇指的指腹由后向前将耳翼摺屈，并顺势向上滑到耳翼尖的部位，两个中指的指尖恰好相连于患儿头顶正中线上。

（2）父（母）用大拇指的指腹按摩孩子的这个穴位，直到孩子感觉胀痛为止。

（3）左右两侧的穴位，父（母）可以早晚各为孩子按摩一次，长此以往就能使孩子的眼睛不再受伤害了。

保护孩子的耳朵找耳门

耳门，经穴名，出自《针灸甲乙经》。"耳"，指穴位内气血作用的部位为耳；"门"，指出入的门户。该穴名意指三焦经经气中的滞重水湿在此处穴位冷降后，由耳孔流入体内。本穴物质为角孙穴传来的水湿之气，到达本穴后，水湿之气化雨冷降为地部经水，并循耳孔流入体内。这个穴位就犹如三焦经气血出入耳朵的门户，所以名"耳门"。此穴属手少阳三焦经，位于面部，当耳屏上切迹的前方，下颌骨髁突后缘，张口有凹陷处。

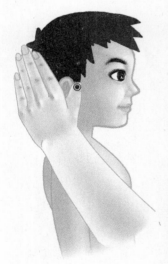

耳门穴

作为耳部的重要穴位，耳门能够治疗很多耳部疾患。据我国的一些古典医书记载，耳门可以医治耳鸣、耳聋、眩晕、牙痛、口噤、腰痛等。现代中医临床也验证了利用这个穴位可以治疗中耳炎、颞颌关节功能紊乱症、梅尼埃病等。另外，假如人由于意外事故导致耳朵不断流脓、流水、生疮，或者耳如蝉鸣、重听、无所听闻等，也可以按摩这个穴位，这样就可使症状得到一定缓解。

所以，为了帮助孩子保护耳朵，父母应该经常帮孩子按摩耳门穴，具体的按摩方法如下：

（1）先让孩子正立，双手自然下垂，父（母）举起双手，指尖朝上，手掌心向内，轻轻扶住患儿头，四指放在患儿偏头处。

（2）父（母）大拇指的指尖摸到孩子耳上缺口前，让孩子轻轻张开嘴。

（3）父（母）大拇指的指尖垂直揉按凹陷中的穴位，直到孩子有胀痛的感觉为止。

（4）左右两个穴位，每天早晚各一次，每次按摩三分钟左右，为了提高效率也可以两侧同时按摩。

孩子头痛、头晕了就点丝竹空

丝竹空，经穴名，出自《针灸甲乙经》。"丝竹"，古指弦乐器，八音之一，此指气血的运行有如声音飘然而至；"空"，空虚。该穴名意指穴外天部的寒湿水气由此汇入三焦经后冷降归地。本穴为三焦经终点之穴，由于禾髎穴传至本穴的气血极为虚少，穴内气血为空虚之状，穴外天部的寒湿水气因而汇入穴内，穴外的寒水水气如同天空中的声音飘然而至，所以叫丝竹空。此穴属手少阳三焦经，位于面部，当眉梢凹陷处。

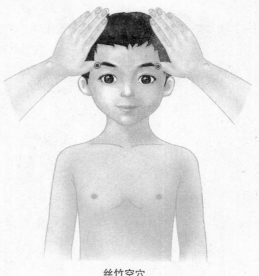

丝竹空穴

中医认为，丝竹空穴是医治眼部疾病的一个重要穴位，而且不论高血压、低血压、脑充血、脑贫血，还是受风寒等各种原因造成的头痛、头晕、目眩等，只要按压这个穴位，很快就能够止痛、止晕。平时多按一按这个穴位，具有很好的保健和调理功效。此外，按摩此穴位，对眼球充血、睫毛倒长、视物不明、眼睑跳动、面部神经麻痹、牙齿疼痛、癫痫等病症，有很好的调理和改善作用。

因此，如果孩子觉得头痛或头晕，父母就可以为其按摩此穴位。具体的按摩方法如下：

（1）先让孩子正坐着，双手自然下垂。

（2）父（母）举起双手，四指的指尖朝上，手掌心向内，大拇指的指腹向内，揉按孩子两边眉毛外端凹陷处的穴位，直到孩子有酸胀的感觉为止。

第十四节　足少阳胆经是输送孩子气血的大脉

太阳为孩子擦亮"心灵的窗户"

　　太阳，经穴名，出自《针灸甲乙经》中"手太阳，手、足少阳之会"。《铜人》中记载："治青盲目无所见，远视疏疏，目中肤翳，白膜，目外眦赤痛。"太阳穴在中医经络学上被称为"经外奇穴"，也是最早被各家武术拳谱列为要害部位的"死穴"之一。少林拳中记载，太阳穴一经点中，"轻则昏厥，重则殒命"。现代医学证明，打击太阳穴，可使人致死或造成脑震荡，使人意识丧失。太阳穴别名后曲、鱼尾、太阳、前关，属足少阳胆经，位于人体面部，眼睛外侧约 0.7 厘米处。

　　中医认为，经常为孩子按摩太阳穴，可以为其防治很多眼部疾病，如目赤肿痛、角膜炎等，而且长期按压这个穴位，对头痛、三叉神经痛、面部神经痉挛，以及麻痹等病症，都具有很好的调理和保健作用。

　　当孩子学习一段时间，眼睛疲劳时，父母应该适当为他们按摩太阳穴，这样可以帮助孩子缓解疲劳。具体的按摩方法如下：

　　（1）先让孩子正坐或者仰卧，双手自然下垂。父（母）两只手五指朝天，掌心向着患儿头部。

　　（2）父（母）把自己的两只大拇指放在孩子的头部两侧，彼此相对用力，垂直揉按此穴，直到孩子有酸胀感为止。

　　（3）为了让孩子的眼睛不再疲劳，守护好孩子"心灵的窗户"，父（母）最好每天早晚各给孩子按摩一次太阳穴。

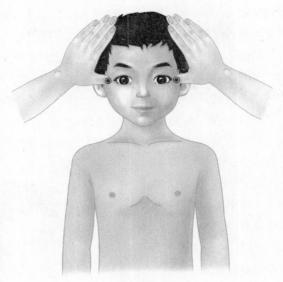

太阳穴

除此之外，由于太阳穴位于头部颅骨最薄弱的部位，且此处的颅内分布有丰富的血管，一旦太阳穴受到损伤，将会直接危及生命。因此，家长一定要叮嘱孩子，在日常生活中，要保护自己的太阳穴。

悬颅帮孩子集中注意力

悬颅，经穴名，出于《灵枢·寒热病》。"悬"，吊挂的意思；"颅"，在古代指人的头盖骨，这里指穴位内气血为寒湿水气。该穴名意指胆经的天部之气在这里散热后吸附水湿。本穴物质为颔厌穴传来的温热风气，至本穴后散热冷缩，并吸附天部中的寒湿水气，穴内气血就如同天部中的水湿云层一样，所以叫作"悬颅"，也称髓孔穴、髓中穴、米啮穴。"髓孔"的意思是说穴内气血为寒湿水气，"米啮"的意思是指穴内气血为天部中聚集的水滴。悬颅属足少阳胆经，位于头部鬓发上，当头维与曲鬓弧形连线的中点处。

《针灸甲乙经》中记载："热病头痛，身重，悬颅主之。"《同人》云："治热病，烦满汗不出，头偏痛，引目外眦赤，身热齿痛，面肤赤痛。"《图翼》中也说："主治头痛齿痛，偏头痛引目，热病汗不出。"由此可见，悬颅穴是一个很有用处的穴位。

父母平常适当帮孩子轻轻按摩悬颅穴，可改善孩子老走神的毛病。具体的按摩方法如下：

（1）先让孩子正对着你坐下，双手自然下垂，接着将你的食指和中指并拢，掌心朝内，食指的指尖放在孩子的额角发际处，父母中指所在的部位就是悬颅穴。

（2）父（母）轻轻按摩此穴，每天早晚各按摩一次，每次按摩二三分钟。

此外，父（母）还可长期帮孩子按摩这个穴位，这样就能够有效防治偏头痛、面肿、目外眦痛、齿痛等疾患。

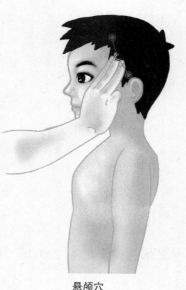

悬颅穴

孩子落枕找悬厘帮忙

悬厘，出自《针灸甲乙经》。"悬"，吊挂的意思；"厘"，治理的意思；该穴名意指胆经气血在此穴位降浊分清。本穴物质为悬颅穴冷降下传的水湿之气，到达本穴后，滞重的寒湿水气进一步下行，小部分清气由本穴外输头的各部位。本穴对天部的水湿风气有治理的作用，所以名"悬厘"。因为在本穴汇集的气血当中，既有手少阳的上行之气，又有足阳明的下行之气，所以本穴为手足少阳阳明之会。悬厘位于头部鬓发上，当头维与曲鬓弧形连线的上 3/4 与下 1/4 交点处，布有耳颞神经颞支和颞浅动、静脉顶支。此穴主治偏头痛、耳鸣、癫痫、目外眦痛、齿痛及三叉神经痛等。

孩子不比大人，白天如果玩得太厉害了，晚上睡觉就会"不老实"，这样一来，睡觉姿势就有可能不正确，早上醒来的时候很容易出现脖子酸痛，不能转动的情况，这是因为他落枕了。当然，也有可能孩子晚上睡得很好，但是早上起来还是落枕了。这可能是因为他在睡觉的时候，头部位置不当，或者枕头过高，或者肩部受风，从而引起了落枕。

落枕虽然不是什么大病，但是脖子转动不便利，一定会影响孩子的日常生活和学习。父母这时只要给孩子轻轻按压悬厘穴，就能够使症状迅速得到缓解。具体的按摩方法如下：

（1）先让孩子正对着你坐下，双手自然下垂。然后你将食指、中指和无名指并拢，手掌心朝内，食指的指尖放在孩子的额角发际处，此时，你的无名指所在的部位就是悬厘穴。

（2）将食指和中指放在孩子的悬厘穴上轻轻按摩。

（3）左右两侧分别揉按，每天早晚各一次，每次二三分钟。

需要注意的是，当你给孩子

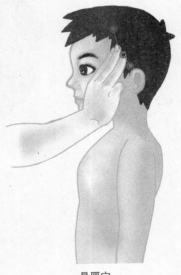

悬厘穴

按摩悬厘穴时，力度要小一点儿，不要太过用力，否则反而会令孩子受伤。

孩子牙龈肿痛找天冲

天冲，经穴名，出自《针灸甲乙经》，在《千金要方》作"天衢"，属足少阳胆经。"天"，天部气血；"冲"，气血运行为冲射之状。该穴名意指胆经经气吸热后胀散并由本穴冲射于天之各部。本穴物质为率谷穴传来的水湿之气，至本穴后，因受穴外传入之热，水湿之气胀散并冲射于胆经之外的天部，所以叫天冲。关于这个穴位的具体位置，在我国古代医书中有多种说法，如《针灸甲乙经》中说这个穴位"在耳上如前三分"；《铜人腧穴针灸图经》中云："耳后入发际二寸。"《循经考穴编》中云："在耳平后三分，入发际二寸。"后经中医考证，此穴位于耳根后缘直上入发际2

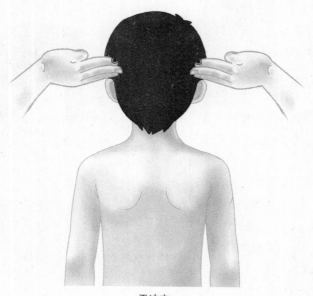

天冲穴

父母是孩子更好的医生

寸，率谷穴后 0.5 寸。总的来说，此穴位应该在承灵穴的旁边。

中医认为，此穴位是一个交会穴，具有止痛的作用。另外，中医经过临床实践还发现，经常按摩此穴位，能够有效治疗头痛、齿龈肿痛、癫痫、惊恐、瘿气等疾患。如果能另外配合按摩目窗穴、风池穴，还能有效治疗头痛。

所以说，当你的孩子在头痛或者牙龈肿痛的时候，你可以尝试轻轻帮他按摩一下这个穴位，很快就能见效。具体的按摩方法如下：

（1）让孩子背对着你站着，双手自然下垂，你的两只手抬起，手掌心朝外，把食指、中指和无名指并拢，平贴在耳尖后，食指位于耳尖后的发际，则无名指所在的位置就是这个穴位。

（2）将四指并拢，轻轻按揉孩子的这个穴位。

（3）坚持每天早晚各为孩子按揉一次左右两侧穴位，每次按揉二三分钟，孩子很快就不会再牙龈肿痛了。

保护孩子的眼睛从阳白开始

阳白，经穴名，出自《针灸甲乙经》"足少阳、阳维之会"。"阳"，天部的意思，这里指气；"白"，明亮清白的意思。该穴名意指胆经的湿冷水气在这个穴位处吸热后胀散。本穴物质是本神穴传来的天部湿冷水气，由于在下行的过程中不断吸热，水湿之气还未进入这个穴位就已受热胀散，并化为阳热风气，传输于头之各部，穴内的天部层次变得明亮清白，所以名"阳白"。因为本穴吸热胀散的阳热风气不光上传足少阳胆经的头临泣穴，同时还外走阳维脉，所以这个穴位是足少阳阳维的交会点。阳白穴属足少阳胆经经脉的穴道，在人体面部，瞳孔的直上方，距离眉毛上缘约 0.7 寸处。

中医认为，这个穴位能够治疗头痛、头风、目眩、目赤肿痛、

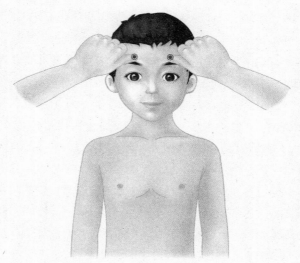

阳白穴

眉目间痛、夜盲、近视、远视、眼睑动等病症。所以，父母经常帮孩子按摩此穴位，对孩子的眼部保健有很好的帮助。如果再配合按摩太阳穴、睛明穴、鱼腰穴等，还可以治疗孩子目赤肿痛、视物昏花、上睑下垂等症状。具体的按摩方法如下：

（1）先让孩子正坐、仰靠或者仰卧。

（2）父（母）两只手举起来，轻轻握拳，掌心朝着孩子的面部，用大拇指弯曲时的指节处，从内往外轻轻刮按此穴位处，直到孩子感觉酸痛为止。

（3）每天早晚各刮按一次，每次刮按二三分钟，或者左右两侧穴位同时刮按。

目窗可缓解孩子眼睛疲劳

目窗，经穴名，出自《针灸甲乙经》，别名至营，属足少阳胆经。"目"，肝之所主，此指穴内物质为肝木之性的风气；"窗"，气

父母是孩子更好的医生

体交换的通道。该穴名意指胆经气血在此吸热后化为阳热风气。本穴物质为头临泣穴传至的弱小水湿之气，至本穴后，因受穴外所传之热，弱小的水湿之气吸热胀散并化为阳热风气传于穴外，所以叫目窗。此穴位是足少阳、阳维之会，在头部当前发际上1.5寸，头正中线旁开2.25寸。《针灸大成》中说它在"临泣后一寸半"。

中医认为，此穴位可以治疗目眩、目赤肿痛、远视、近视、上齿龋肿，小儿惊痫等。后经现代医学证明，经常按摩此穴位可以缓解眼睛疲劳、酸涩，使眼睛变得炯炯有神。如果再配合按摩关冲穴、风池穴、陷谷穴，还能治疗孩子头疼和面目水肿。

所以，如果你的孩子患有近视，或者因为学习辛苦常常感到眼睛很疲劳，你不妨帮他适当按摩此穴位，对其视力的保健极有好处。具体的按摩方法如下：

（1）先让孩子做好，稍微低下头，你的手掌朝内，小指平贴在孩子的发际处，中指所在的部位就是这个穴位。

（2）用食指和中指轻轻按揉孩子左右两侧穴位。

（3）坚持每天早晚各帮孩子按摩一次，相信一定可以对孩子的眼睛起

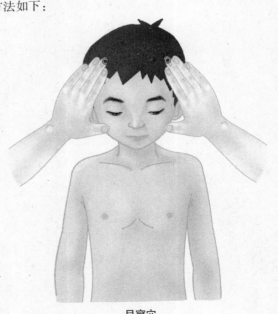

目窗穴

到保健的作用。

风池帮孩子治感冒

风池穴最早见于《灵枢·热病》篇："风为阳邪，其性轻扬，头顶之上，惟风可到，风池穴在颞颥后发际陷者中，手少阳、阳维之会，主中风偏枯，少阳头痛，乃风邪蓄积之所，故名风池。"风池属足少阳胆经经脉的穴道，当枕骨之下，与风府相平，胸锁乳突肌与斜方肌上端之间的凹陷处。

中医认为，按摩风池穴，具有醒脑明目、快速止痛、保健调理的功效。如果能够坚持长期按摩这个穴位，对感冒、头痛、头晕、中风、热病、颈项强痛、眼病、鼻炎、耳鸣、耳聋、咽喉疾患、腰痛等疾患，具有很好的调理保健作用。

所以，如果你的孩子感冒头痛，身为父母的你就可以为其适当按摩此穴。具体的按摩方法如下：

（1）先让孩子背对你坐着，双手自然下垂。

（2）你举臂抬肘，手肘的高度与孩子的肩同高；接着双手放到孩子的耳朵后面，掌心向下，手指尖朝上，四指轻轻扶住孩子耳朵的两侧，并用大拇指的指腹从下往上按摩此穴位，

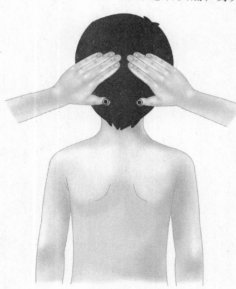

风池穴

直到孩子有酸胀感为止。

（3）每日早晚为孩子按摩一次，每次二三分钟，很快能令孩子的感冒症状好转乃至痊愈。

按揉肩井帮孩子放松

肩井，经穴名，出自《针灸甲乙经》，别名膊井、肩解。"肩"，指穴位在肩部；"井"，指地部孔隙。"肩井"是指胆经的地部水液从这个穴位流入地之地部。本穴物质为胆经上部经脉下行而至的地部经水，到达本穴后，经水由本穴的地部孔隙流入地之地部，所以叫作"肩井"，也称"肩解穴""膊井穴"，属足少阳胆经。肩井位于肩上，前直乳中，当大椎与肩峰端连线的中点上。

说起来，肩井穴算得上是一个比较特殊的穴位。按摩肩井穴可以令人放松肩颈，缓解压力，疏通经络。但是，按摩这个穴位时，如果用力太重，就可能会导致人体半身麻痹，甚至令人昏晕。所以，父母在帮孩子按摩此穴位时，动作一定要轻柔。具体的按摩方法如下：

（1）先让孩子背对自己坐下，双手自然垂下。

（2）父（母）把手中间三指放在孩子的肩颈交会处，用中指的指腹向下轻轻按摩左右两穴，每日早晚各一次，每次二三分钟，直到孩子有酸麻、胀痛的感觉即可。

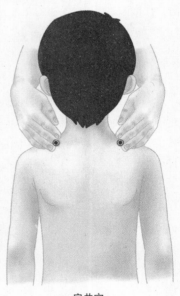

肩井穴

孩子抽筋找阳陵泉

阳陵泉是筋之会穴，为筋气聚会之外。该穴名意指胆经的地部经水在此穴位大量气化。膝阳关穴飞落下传的经水和胆经膝下部经脉上行而至的阳热之气交会后，随胆经上扬的脾土尘埃吸湿沉降于地，胆经上部经脉落下的经水也渗入脾土中，脾土固化于穴周，脾土中的水湿大量气化，如同脾土尘埃的堆积之场和脾气的生发之地，所以名"阳陵泉"，也叫作"筋会穴""阳陵穴"。《难经·四十五难》云："筋会阳陵泉。"此穴位于小腿外侧，当腓骨头前下方凹陷处，属于足少阳胆经的合穴。

中医认为，本穴治疗气滞、血淤以及肝胆疾患引起的胁肋痛效果均佳。此外，按摩此穴位还对口苦、呕宿汁、胁下痛胀、吐逆、喉鸣、头面肿、头痛、眩晕、遗尿、痉挛急、筋软、筋疼、膝伸不得屈、冷痹、半身不遂等病都具有良好的医治效果。

所以当孩子抽筋的时候，父母可以帮其按摩此穴。具体的按摩方法如下：

（1）先让孩子仰卧。

（2）父（母）用手掌轻握膝盖的前下方，四指向内，大拇指向外并弯曲，用指腹垂直按摩此穴位，先左后右，两侧穴位各按二三分钟，直到孩子有酸胀感即可。

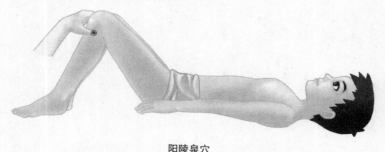

阳陵泉穴

揉揉足临泣，治儿童头痛

足临泣："足"，指穴在足部；"临"，居高临下之意；"泣"，泪的意思。它是人体足少阳胆经上的主要穴道之一。该穴位于足背的外侧，第四趾和小趾跖骨的夹缝中。该穴名指胆经的水湿风气在此化雨冷降。本穴物质为丘墟穴传来的水湿风气，至本穴后水湿风气化雨冷降，气血的运行变化如泪滴从上滴落一般，故而得名。

中医认为，此穴位可治疗头痛、头眩、目涩、身痹、寒热、胸胁支满、喘气、心痛不得、腋下肿、眼肿赤疼、齿痛、耳聋、咽肿、项肿连腮等疾患。此外，该穴位配丘墟穴、解溪穴、昆仑穴，具有通经活络、消肿止痛的作用，能够治疗足跗肿痛；配风池穴、太阳穴、外关穴，有祛风、活络、止痛的作用，能够治疗偏头痛。

所以，如果你的孩子觉得头痛，可以先不着急给他吃止疼药。毕竟是药三分毒，你可以给孩子稍微按摩一下足临泣穴，看看能不能缓解其疼痛。具体的按摩方法如下：

（1）先让孩子正对着你坐着，双腿垂下。

（2）抬起孩子的左脚放在座椅上，轻轻地握住孩子的脚趾，四指在下，大拇指弯曲，用指甲垂直轻轻按摩足临泣穴，直到孩子感到酸胀为止。

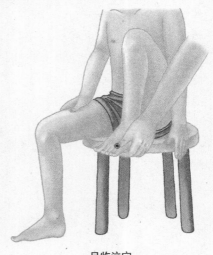

足临泣穴

需要注意的是，如果孩子依旧喊着疼痛难忍，你就得赶紧带孩子去医院，千万不要随便给孩子吃止疼药，那样容易让孩子产生依赖性，还可能贻误病情。

点足窍阴可帮孩子止痛、定咳、顺气

足窍阴："足"，指穴位在足部；"窍"，空窍的意思；"阴"，指穴内物质为阴性水液。该穴名意指胆经经水由此穴回流体内的空窍之处。它是胆经体内与体表经脉的交会点，由于胆经体表经脉的气血物质为地部经水，位于高位，因此循本穴的地部孔隙回流体内，所以名"足窍阴"。因为本穴有地部孔隙连通体内，所以是胆经井穴。此穴位在足第四趾末节外侧，距趾甲角 0.1 寸。

中医认为，按摩此穴位对于偏头痛、目眩、目赤肿痛、耳聋、耳鸣、喉痹、胸胁痛、足跗肿痛、多梦、热病等具有很好的疗效。除此之外，中医认为，当按摩此穴位时，配合按摩太冲穴、太溪穴、内关穴、太阳穴、风池穴、百会穴，还可治疗神经性头痛、肋间神经痛、胸膜炎、急性传染性结膜炎、神经性耳聋等。

不知道你有没有注意到，你的孩子常常在生气过后，或者很累的时候，会觉得下肋部位疼痛，严重的会不断咳嗽，甚至有气都接上不来的感觉。此时的

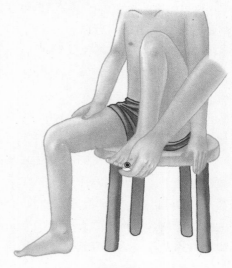

足窍阴穴

孩子，手足烦热，却又出不了汗，并且头痛心烦。在这种情况下，身为父母的你可帮孩子按摩足窍阴穴，这样有助于帮他止痛、定咳、顺气。具体的按摩方法如下：

（1）先让孩子正坐、垂足，抬起左脚放在座椅上，父（母）伸出手，轻轻握住患儿脚的脚趾，四指在下，大拇指弯曲，用指甲垂直轻轻掐按穴位。

（2）父（母）用大拇指的指腹按揉穴位，直到孩子感觉有酸胀感为止。

（3）先左后右，两侧穴位每次各按揉二三分钟即可。

第十五节　足厥阴肝经帮孩子疏肝理气

孩子小腹疼痛找大敦

大敦，出自《灵枢·本输》，别名水泉、大顺。大敦，大树敦的意思，这里指穴内气血的生发特性。本穴物质为体内肝经外输的温热水液，本穴又是肝经之穴，水液由本穴的地部孔隙外出体表后蒸升扩散，表现出春天般的生发特性，就犹如大树敦在春天生发新枝一样，所以名"大敦"。该穴位于足大趾末节外侧，距趾甲角0.1寸（指寸），为足厥阴肝经的井穴。

据中国医典古籍记载，大敦穴配太冲穴、气海穴、地机穴，有疏肝行气止痛的作用；配隐白穴，直接艾炷灸，有补益肝脾，调理冲任的作用；配百会穴、三阴交穴、照海穴，有调补肝肾，益气固脱的作用。并且此穴位还可治疗昏厥、卒疝暴痛、脐腹痛、腹胀、小腹中热、石淋、尿血、小便难、遗尿、眩冒、善寐、目不欲视、卒心痛、太息、哕噫、大便秘结、癫狂、小儿惊风、

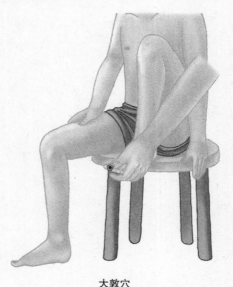

大敦穴

父母是孩子更好的医生

手足拘急、足肿等疾患。

由于此穴位具有疏肝治疝、理血清神的作用，所以当孩子小腹疼痛时，身为父母的你可以适当为其按摩此穴。具体的按摩方法如下：

（1）先让孩子正坐垂足，把一只脚抬起放在座椅上。

（2）父（母）用手轻轻握住孩子的脚趾，四指在下，大拇指在上，用指甲尖垂直掐按孩子的大敦，直到孩子觉得有刺痛的感觉为止。

（3）先左后右，分别在孩子两侧穴位各按摩三四分钟，坚持下去，孩子就不会动不动就喊小腹疼痛了。

太冲让你的孩子不再"气冲冲"

太冲："太"，大；"冲"，冲射之意。该穴名意指肝经的水湿风气在此向上冲行。本穴物质为行间穴传来的水湿风气，至本穴后因受热而胀散化为急风冲散穴外，所以叫太冲。该穴位主治头痛、眩晕、疝气、月经不调、癃闭、遗尿、小儿惊风、癫狂、痫证、胁痛、腹胀、黄疸、呕逆、咽痛嗌干、目赤肿痛、膝股内侧痛、足跗肿等。配大敦穴治七疝；泻太冲、补太溪、复溜穴治肝阳上亢之眩晕；配合谷为开四关又治四肢抽搐；配肝俞、膈俞、太溪、血海穴治贫血；配间使、鸠尾、心俞、肝俞治癫狂痫。该穴位位于人体足背侧，当第一跖骨间隙的后方凹陷处。

生活中，有的孩子常常在遇到稍稍不顺心的小事后，就大发脾气，大动肝火。有的父母认为孩子这样是因为平日里过于宠爱，所以才任性，因此常不加理会。其实，孩子这样并不完全是因为性格方面的原因，还有可能是生病了。中医认为，肝为"将军之官"，主怒。人在生气发怒的时候，体内能量往往走的是肝经的路线。所以，孩子在生气发怒时，肝也会多多少少受到影响，作为肝经上的穴位，太冲穴也会因此而出现异常现象。比如，有的孩子生气时或者温度或者色泽会发生变化，对外界更加敏感。当你的孩子动不动就发脾气、动怒时，你不妨适当给他按摩一下太冲穴，这个穴位可以有效帮助孩子化解心中的怒气，疏解情绪，还可消除其心胸的不适感。具体的按摩方法如下：

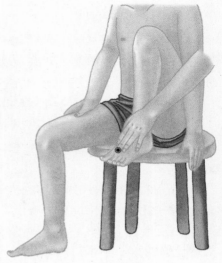

太冲穴

（1）先让孩子正坐垂足，曲起左膝，把脚举起放在座椅上，父（母）双掌向下放在孩子的脚背上，中指弯曲，中指的指尖所在的部位就是太冲穴。

（2）父（母）用食指和中指的指尖从下往上垂直按揉，直到孩子感到胀酸为止。

（3）在两侧穴位上各按摩三四分钟，即可缓解孩子动不动就动怒的情况。

章门是孩子五脏的"门户"

章门，又名长平、季胁，出自《针灸甲乙经》。"章"，大木材的意思；"门"，出入的门户。该穴名意指肝经的强劲风气在此穴位风停气息。本穴物质为急脉穴传来的强劲风气，到达本穴后，此强劲风气风停气息，就如同由此进入了门户一样，所以名"章门"。该穴属足厥阴肝经。本穴位位于腹侧，腋中线第十一肋骨端稍下处，屈肘合腋时，当肘尖尽处。

中医认为，经常帮孩子按摩此穴位可以改善并治疗孩子肝气郁结、胃痉挛、肝脾肿大、肝炎、肠炎、泄泻等症状。如果在按摩此穴位时，配合按摩足三里穴，还可治疗荨麻疹、组织胺过敏症；配合按摩天枢穴、脾俞穴、中脘穴、足三里穴，还可治疗由于肝脾不和引起的腹胀、胁痛、泄泻、消瘦等症状；配合按摩肾俞穴、肝俞穴、阳谷穴、气海穴等，可治疗小儿肾炎。

所以，如果你的孩子遇到心胸郁闷、胸胁疼痛、胀满、肠鸣、泄泻、呕吐、面黄肌瘦、身体虚弱、全身无力的情况，就可以适当按摩此穴位，令孩子的情况得到改善。

为了防止孩子的五脏出现问题，父母一定要经常帮孩子按摩此穴位。具体的按摩方法如下：

（1）先让孩子坐着或者仰躺者，父（母）双手朝下，指尖放在孩子的双乳下，肋骨上。

（2）父（母）用大拇指、食指直下掌根处像鱼一样的肉厚部位，进行按摩，直到孩子有胀痛感觉为止。

（3）左右两侧穴位同时按揉一两分钟，这样可保证孩子的五脏健康。

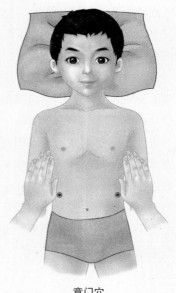

章门穴

帮孩子疏肝理气找期门

期门，经穴名，出自《伤寒杂病论》，属足厥阴肝经，是肝之募穴。"期"，期望、约会之意；"门"，出入的门户。该穴名意指天之中部的水湿之气由此输入肝经。本穴为肝经的最上一穴，由于下部的章门穴无物外传而使本穴处于气血物质的空虚状态。但是，本穴又因其处于人体前正中线及侧正中线的中间位置，既不阴又不阳、既不高亦不低，因而既无热气在此冷降也无经水在此停住，所以，本穴作为肝经募穴，尽管其穴内气血空虚，但却募集不到气血物质，唯有期望等待，所以叫期门。该穴是足太阴、厥阴、阴维之会。在胸部，当乳头直下，第六肋间隙，前正中线旁开4寸。

中医认为，此穴位主要能健脾疏肝，理气活血。按摩此穴位有疏肝、利气、化积通淤的作用，能治疗肋间神经痛、肝炎、肝大、胆囊炎、胸胁胀满等疾患；长期按摩此穴位，对腹胀、呕吐等症状，具有很好的缓解、改善作用；配大敦穴治疝气；配肝俞穴、公孙穴、中脘穴、太冲穴治肝胆疾患、胆囊炎、胆结石及肝气郁结之胁痛、食少、乳少、胃痛、呕吐、呃逆、食不化、泄泻等；配内关穴、足三里穴，有和胃降逆的作用，能治疗呃逆；配阳陵泉穴、中封穴，有舒肝利胆的作用，能治疗黄疸。

如果孩子需要疏肝理气，父母可以适当选取此穴位，用按摩的方式帮孩子缓解。具体的按摩方法如下：

（1）先让孩子正坐或仰卧，双手下垂，父（母）举双手，手掌心向下，指尖相对，放在孩子双乳下、肋骨上。

（2）父（母）用大拇指和食指直下掌根处像一条鱼的部位，进行按摩，直到孩子有胀痛的感觉为止。

（3）分别在左右两个期门穴上，按摩两三分钟即可。

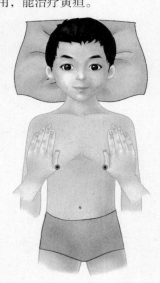

期门穴

父母是孩子更好的医生

第十六章　足部反射区让孩子身心充满喜悦

神奇反射区，为孩子健康护航

在前文中，我们已经为各位父母详细介绍了经络穴位疗法，我们知道通过按摩经络穴位，可以激发孩子体内的天然大药，从而达到强身健体的目的。下面，我们将为各位父母敞开孩子反射区的大门，为父母们详细介绍一种有别于经络穴位疗法的新型自愈疗法——反射区疗法，它将帮助各位父母开启一扇有关孩子的新的健康之门。

当然，各位父母在学习具体的反射区疗法前，应该首先明白什么是反射区。

比如，一个人住在 15 层 02 室，我们在楼下按 1502 的门铃，这个人的门铃就会响，而其余的像 1501、1405 等室的门铃都不会有反应。反过来，你如按 1501 或 1405 室的门铃，1502 也不会有反应。人体反射区就像这些数字，我们的脏腑器官就是住户和门铃，它是一个准确对应的关系。比如，我们足底就有肾的反射区，刺激足底的相应部位，那么肾就有感应，它的"门铃"响了，它就知道：哦，我有毛病了，该调理了。这样就相应地把肾的自愈潜能给调动起来了。

说到这里，有些父母可能会问：为什么足底会有肾的反射区呢？这种反射区疗法有什么科学的依据吗？实际上，反射区疗法的治病原理主要来自于"全息理论"。这一理论是由山东大学张颖清教授最早提出来说，他认为一切动植物都是由全息胚组成的，它包含着生物整体的全部信息。以大蒜为例，只要把一瓣蒜种到地里，收获的时候就会变成一头蒜；同样，把土豆的一个芽眼种下去，就能长出一个完整的土豆。事实上，那一瓣蒜，或者土豆的芽眼就是一个全息胚。只要对全息胚进行刺激，整个生命体相对应的部位就会受到影响。

后来，张教授又将全息理论引入到人体，逐渐发明了反射区疗法。他发现，在人手部第二掌骨侧存在着一个新的有序穴位群，他称之为"第二掌骨侧的全息穴位群"。第二掌骨的远心端是头部，近心端是足部，其骨侧的穴位分布结果，恰恰像整个人体在这里的缩影，也就是说第二掌骨侧包含着人的整体各个部位的生理、病理信息。我们生病之后，对这些部位进行按摩刺激，就可以起到调解治疗的效果。

当代保健专家杨奕老师对反射区疗法也颇有研究，她在自己的养生著作《手到病自除》中指出："用全息反射疗法治病，主要是能让人做到不存病。"她认为，一般人在生病之后到医院进行确诊的时候，实际上已经错过了治病的最佳时期。中医一向倡导"良医治未病"，当孩子身体的某些部位受到伤害、出现病变之后，都会在其相应的反射区上显现出来，最初虽然不会太明显，但已经是身体对我们发出了警告，这时候只要利用反射区疗法，就可以把疾病消灭于萌芽状态，根本不让它有发展的机会。

比如，孩子可能几天没有大便了，这说出现了便秘问题，这时候赶紧在小肠和大肠反射区上刺激一番，就不用等到病情严重的时候再去找医生。另外，如果孩子经常气喘，则说明气管或肺上出现了问题，这时候赶紧刺激这两个反射区，就能及时得到缓解。总之，只要学会了反射疗法，你的手到孩子身体哪里，孩子哪里就会没病没灾。

值得一提的是，我们身上有很多全息胚，比如耳朵、手掌、足底、面部、腹部、背部等，这些全息胚上都有完整的五脏六腑的反射区。而对于孩子来说，最常用的就是足部反射区，因为其他反射区或者不便操作，或者影响比较小。事实上，父母们只要对孩子足部反射区有一定了解，并掌握其疗法，那么孩子的健康就可以得到保障了，至于其他的反射区，如果没有十足的把握，也没有必要去冒险刺激，免得弄巧成拙、得不偿失。

⊙育儿小贴士

反射区和穴位的区别，首先在于它们的治病原理不同。穴位根据的是传统医学上的经络气血，人体是由气血贯穿的，气血畅通人就健康，而刺激穴位就是保持气血畅通的根本方法。反射区的原理则是"全息理论"，人体由许多全息胚组成，每个全息胚都对应着人体全部的生理信息，刺激全息胚就是刺激人体相应的部位。另外，具体到形式上，穴位基本上是一个点，而反射区则往往是一小片、一个区域。

安全的足部反射区疗法

足部反射区疗法是通过各种按摩手法对足部各个反射区的刺激按摩，使人体的生理机能得到调整，提高自身免疫系统的功能，从而防病、治病，起到保健强身目的的按摩方法。其具体操作方法与穴位按摩既有相似之外，但也有很大的不同。由于孩子的脚很小，我们除了用手直接按摩之外，还可以借助按摩棒之类的一些辅助工具。在按摩棒的选择上，要注意在使用时既方便又省力，适合按压脚部各个部位，用力时力度、方向能轻松自如。另外，质地要细密，以免刮伤孩子的皮肤，但也不要太过光滑，以免打滑、使不上力。

下面，我们就具体来为各位父母介绍一些关于孩子足部反射区常用的按摩手法：

1. 推法

常用的推法是指推法。操作时用拇指指端或指腹着力于足部一定的反射区上进行单方向的直线推动，紧贴体表，用力要稳，速度要缓慢均匀。当觉得患部有病理反应物，气血淤滞，一般要用推法，推几次后皮下组织受到刺激，可能会肿起来，只要继续多推几次，就能把肿胀、有病理反应物的地方推散。

如患部在斜方肌、肺等反射区，宜使用按摩棒来推，四指扣住脚侧当支点，拇指抵住棒颈，另一手扶住棒体，方向与中足骨平行，沿着骨缝斜倾 20 度左右，拇指用力向上推。

2. 揉法

用拇指腹在一定的部位上，以打圆圈的方式环状旋转移动，这种手法与按摩法相比，力道要强而深一些，操作时压力要轻柔，动作协调而有节律，刺激量小。本手法常用于消肿止痛、活血化瘀、消积导滞等。

另外，也可以拇指扣住脚底固定做支点，弯曲食指侧面贴近平坦而面积较大的某些部位，作打圆圈式的环状旋转移动，如脚踝周围的淋巴反射区、脚跟内外侧的反射区。

3. 滚法（使用按摩棒）

这种手法主要适用于脚大趾头部反射区。左手四指握住孩子脚拇指背，按摩棒的圆头放在脑部反射区上，拇指尖抵住棒颈，用力下压纵向往前推；右手握棒，保持方向旋转棒体。这一区域的痛觉特别敏感，滚动时宜重而慢，要注意孩子的表情，孩子难以忍受的时候宜轻一些。

4. 抠法

将拇指固定作为支点，然后用食指的指尖在骨缝中抠挖。通常，病理反应物大多沉积在骨头跟肌肉中间的骨缝，用食指的指尖在骨缝中抠，拇指固定做支点然后使力，就能将沉积物疏散。

另外，也可以将食指弯曲，用食指的第一、第二关节及中间节侧面，以拇指固定做支点，食指侧面向上抠拉。

5. 挟拉法

挟拉法可以有两种方式，一种是像梳头一样，手指深入脚趾趾缝中向外挟拉；另一种则是拇指在下，食指、中指在上，挟住脚趾，从基节向末端做大面积的挟拉。

6. 扣拉法

将四指扣住孩子的脚背做支点，拇指关节弯曲，抵住反射区为力点，拉过反射区，使反应物扩散，可以单手操作。

7. 拿捏法

用大拇指、食指、中指把肌肉多的部位捏拿起来，可用于坐骨神经痛、肌肉麻痹或手臂酸痛的患者。捏松后能促进血液循环，但在用捏法时力度要轻些，因为通常需要捏的孩子，都是循环不好、肌肉僵硬、身体已很不舒服了。

8. 扣压法

扣压法可分为单扣法和双扣法两种：

（1）单扣法。

用食指、中指指关节，直接抵住反射区，另一手握住脚背向定点扣压略带推或拉的力量连续运作。与按法不同的是，它用骨节背面的尖端，而按法则是用指腹或指端。

单扣法也可使用按摩棒：右手持按摩棒，尖端的小圆头轻压反射区，左手其他四个手指放在脚背上做支点，大拇指扣紧棒的尖端当力点，手指使力挟紧，右手只是扶着棒体，用力及滑动都用左手的大拇指（左手持棒时，要领相同）。

（2）双扣法。

左手握住脚掌，拇指平伸，右手食指钩住左手拇指基节，以左手拇指为轴心，右手食指可定点扣拉。本法适用于反射区较深或容易滑脱的部位，如肾上腺、肾、脾、乙状结肠、直肠等。

孩子足疗的常规操作方法

足部反射区按摩疗法简称足疗。父母在给孩子做足疗之前，必须先要掌握一点儿足部反射区的常规操作方法，否则盲目地给孩子进行足部按摩，不仅不会起到保健的效果，稍有不慎还会对孩子的健康带来危害。

一般来说，父母给孩子做足疗必须注意以下几个方面：

首先是治疗的时间。在进行按摩治疗时，要根据孩子的病情及体质，掌握好按摩的时间。一般来说，对单一反射区的按摩时间为 2 ~ 3 分钟，但对肾、输尿管、膀胱反射区必须按摩到 3 分钟，以加强泌尿功能，从而把体内的有毒物质排出体外。而总体按摩时间应控制在 20 分钟，对重病患者，可减为 10 分钟，按摩时间过长或过短都不利于孩子恢复健康。另外，重症、急症病人，每日按摩 1 次，慢性病或康复期间可隔日 1 次或每周 2 次，一般以 7 ~ 10 次为 1 个疗程，休息几日，再进行第 2 个疗程，直至痊愈为止。

其次是按摩的顺序。如果进行全足按摩，一般先从左脚开始，按摩 3 遍肾、输尿管、膀胱三个反射区，然后再按脚底、脚内侧、脚外侧、脚背。由脚趾端向下依次按摩，即总体按摩方向是向心性按摩，沿着静脉、淋巴回流的方向按摩。如记忆不清，可将足反射区图放在旁边，按图索骥进行按摩，一般情况下每个反射区按摩 3 次，必要时可增至 6 次。重点按摩时，大致上可按照基本反射区→病变反射区→相关反射区→基本反射区的顺序进行。按摩结束后，无论是全足按摩还是重点按摩，都应将按摩完毕的脚踝先按顺时针方向再按逆时针方向分别摇转 4 ~ 6 次，才可结束。

当然，在按摩时，关键是要找准敏感点，这样不需要用多大力量，被按摩处就会有酸痛感觉，这样才会有疗效；如果找不到敏感点，只会全无效果而白费力气。

再次是按摩的力度。在进行足部反射区按摩时，按摩力度的大小是取得疗效的重要因素，力度过小无效果，反之则孩子无法忍受，治病不成反增病。所以，按摩一定要适度、均匀。所谓适度，是指以按摩处有酸痛感，即以"得气"为原则，儿童一般不宜太重，尤其是身体虚弱的儿童。而所谓均匀，是指按摩力量要渐渐渗入，缓缓抬起，并有一定的节奏，不可忽快忽慢，时轻时重。快节奏的按摩一般适用于急、重症和疼痛严重的疾病，慢节奏的按摩主要适用于慢性疾病。

⊙育儿小贴士

经络疗法有补和泻的说法，反射区也有，但跟经络疗法的补泻不同，反射区的补泻很简单，手法轻、柔即是补，手法重、硬即是泻，一般对于儿童来说，宜补不宜泻，但在特殊情况下，也可适当泻一泻。

儿童足疗有十点注意

足部保健按摩，疗效显著，当体内有病时，在足部找到与病变组织器官相对应的特定区域，刺激该区域就能使疾病减轻或消除。但是，各位父母一定要注意，孩子不比成人，为其进行足部按摩时一定要用心仔细，而且要有十足的耐心，把必须注意的事情都注意到，这样才能收到疗效，保证孩子的健康。

上述要求可能有些笼统，到底该如何用心，如何细致父母们可能掌握不好尺度，下面我们就具体为父母们介绍一下需要注意的事项：

　　（1）足部按摩场所要保持整洁，空气新鲜，温度适宜。

　　（2）饭前半小时内，饭后一小时内不要进行反射区按摩。另外，中午12时左右是大气污染最为严重之际，所以也不要进行反射区按摩。

　　（3）按摩治疗前，父母要将指甲剪短，以防在治疗中刺伤孩子皮肤，用肥皂将双手和孩子的双脚洗净，在按摩的反射区内均匀地涂上按摩膏，能起润滑皮肤和清热解毒、活血化瘀作用。

　　（4）按摩时，风扇不宜直接吹到孩子的脚部，按摩结束后，孩子在1小时内不宜用冷水洗脚，父母也不可马上用冷水洗手，应休息片刻后用温水涂肥皂洗净双手。

　　（5）凡足部长期接受刺激、足部反射区敏感度减弱的孩子，可在操作前用1：100比例的温盐水浸泡双足15分钟，或让其休息2～3天后再接受操作。

　　（6）如果孩子的足部有外伤、感染、溃烂或癣症，应避开此处进行按摩，情况严重的则不能用足部反射区疗法。如果因操作不当引起局部肿胀、瘀血，必须等到局部恢复正常后再进行按摩。

　　（7）给孩子进行足部施术时，应尽量避开骨骼突起处，以防损伤骨膜。对一些敏感的反射区和穴位也应避免重刺激。

　　（8）施术后半小时内应喝温开水100～200毫升，不应喝茶、酒或其他饮料。

　　（9）有的孩子在接受按摩治疗后，可能出现低烧、发冷、疲倦、腹泻等全身不适症状，甚至暂时病情加重或出现尿液颜色变深、气味加重，或有絮状物、大便变黑等现象，这是按摩后出现的一些反应，可继续坚持治疗，数日后上述情况即可消失而恢复正常。

（10）如果孩子患的是慢性病，在足部反射区治疗期间，一般可停服抗生素、止痛片、镇静剂之类药物，其他病症可按照医师处方服药同时进行足部按摩，待病情好转后再逐渐减少药量直至完全康复而停药。

⊙**育儿小贴士**

　　如果孩子现在正在吃药，那么也可以用反射区疗法，药暂时先别停，过去怎么吃，现在还怎么吃，等孩子的症状渐渐好转之后再慢慢停药。

孩子常见病足部反射区处方

　　通过对前几节内容的学习，相信各位家长已经对孩子足部反射区疗法的一般常识有了一定的了解，下面，我们将为各位家长着重介绍几种儿童常见病的足部反射区的按摩方法。事实上，足疗并不困难，相信各位父母很快便能顺利掌握，并通过这种方法给孩子带来健康。

　　1.小儿流鼻血处方

　　主治反射区：额窦、鼻、肺、脾、肝。

　　2.小儿气喘处方

　　主治反射区：气管、肺、胸管淋巴、右淋巴干、肾上腺、肾。

　　3.小儿腹泻处方

　　主治反射区：大脑、脾、肾、腹部淋巴、小肠。

　　4.小儿健脑处方

　　主治反射区：大脑、脾、肾、肝、小肠。

5. 儿童近视的处方

主治反射区：脑垂体外侧的深部反射区、额窦、眼、肾、肝。

6. 小儿减肥处方

主治反射区：脑垂体、甲状腺、胃、脾。

7. 提高小儿免疫力处方

主治反射区：上身淋巴、胸管淋巴、右淋巴干、腋下淋巴、脾、肾。

为了方便父母们学习应用，除了反射区处方之外，我们再为大家介绍一些常见反射区的按摩手法：

1. 大脑反射区

反射区位置：脚拇趾末节趾腹全部表层。

按摩手法：如果是徒手按摩，可将手上沾油，将脚拇趾末节分五等分，由下往上推或反方向拉，反应物较硬时用拇指扣拉法或定点扣压。如果使用按摩棒，则不需要沾油，从下往上用滚法，右手拿棒不使力，只旋转，左手拇指腹用力向上推（回到原处不使力，只是单向滚动）。

2. 脑垂体反射区

反射区位置：脚拇趾末节趾腹中心偏内侧垂直深处。

按摩手法：徒手按摩可用推法或反方向扣拉法，反应物较硬时用拇指节扣拉法或定点扣压。如果使用按摩棒，由定点的下方向上，不沾油用滚法，沾油用推法。

3. 脑垂体外侧的深部反射区

反射区位置：

脚拇趾末节趾腹中心偏外侧垂直深处。

按摩手法：徒手按摩可用推法或反方向扣拉法，反应物较硬时用拇指节扣拉法或定点扣压。如果使用按摩棒，由定点的下方向上，不沾油时用滚法，沾油时用推法。先按左脚，再按右脚。

4. 眼反射区

反射区位置：脚第二、三趾趾腹下方，中间节加基节上端位置及趾腹下半。

按摩手法：此反射区只可用徒手按摩，用推法从基节用拇指指腹向上推，或用食指抠法。先按左脚，然后再按右脚。

5. 甲状腺反射区

反射区位置：脚拇趾基节下端与第一跖骨上端一部分所围成的反射区。

按摩手法：徒手按摩可先将反射区分四条纵线用指腹推法从下而上推，反应物较硬时用定点扣压法。使用按摩棒，沾油用推法或抠法。

6. 气管反射区

反射区位置：脚背一、二趾间至第一、第二楔状骨前的隙缝中心—小管状（较深处）。

按摩手法：如果是徒手按摩，可用推法或食指侧抠法，顺着骨缝推拉，一般先按左脚，然后再按右脚。如果使用按摩棒，则需棒头沾油用推法。

7. 胸管淋巴、右淋巴干反射区

反射区位置：脚背第一、第二跖骨间的缝隙。

按摩手法：如果是徒手按摩，可用推法或食指侧扣法，顺着骨缝从下往上推拉，可与斜方肌反射区一同操作。如果使用按摩棒，可沾油后用推法。

8. 上身淋巴反射区

反射区位置：脚背跖骨上半至各趾基节位置。

按摩手法：一般只用徒手按摩，可用挟拉法（往远心端）或推法（用指腹由下往上推并往近心端），一般先按左脚，再按右脚。注意不要太用力。

9. 肾反射区

反射区位置：脚第三跖骨下端向内侧延伸如蚕豆状的反射区，大约有一拇指指腹大。

按摩手法：如果是徒手按摩，可用推法或双手扣压法，注意不可压得太深，更不可以将脚板向后扳直按摩，以免伤到肌腱。如果使用按摩棒，则沾油后用推法或扣拉法。

10. 肾上腺反射区

反射区位置：脚底第二、三跖骨下端1/4的缝隙中，偏向第二趾，有如盖在肾脏反射区上的小帽子。

按摩手法：如果是徒手按摩，可用双手扣压法从上往下扣压，一般先按左脚，然后再按右脚，可与肾脏反射区一同操作。如果使用按摩棒，则需要沾油后用推法或扣拉法。

11. 肺反射区

反射区位置：脚底第二、三、四、五跖骨（中足骨）上半段围成的反射区。

按摩手法：如果是徒手按摩，可用推法或拇指节扣拉法，顺着骨缝推拉，使反应物逐渐软化消散。如果使用按摩棒，可沾油后用推法。

12. 脾反射区

反射区位置：左脚底第四跖骨，接近基座，紧邻肾脏反射区的外侧。

按摩手法：徒手按摩可用推法或双手扣压法，使用按摩棒则需沾油后用推法。值得注意的是，此反射区只按左脚即可，右脚没有。

13. 肝反射区

反射区位置：右脚脚底第二、三、四跖骨基座至 1/2 高向右延伸至第一跖骨外侧下方约 1/3 处，斜向左下延伸至第四跖骨基座。

按摩手法：徒手按摩可用推法或扣压法，使用按摩棒沾油后用从下往上推法。此反射区只按右脚即可，左脚没有。

14. 胃反射区

左脚反射区位置：左脚脚底第一、第二跖骨下端与楔状骨相交关节处以上约一大拇指大小的区域。

右脚反射区位置：右脚脚底第一跖骨与楔状骨相交关节处以上约一大拇指大小，向第二跖骨基部延伸。

按摩手法：徒手按摩可用推法或食指侧抠法，反应物较硬时用扣拉法或定点扣压法。如使用按摩棒，棒颈沾油用推法或抠法。

15. 小肠反射区

反射区位置：由上行结肠、横行结肠、下行结肠及乙状结肠反射区所围成的中间区域。

按摩手法：徒手按摩可用推法或扣法（四指指节旋转扣压），要顺着肌肉纹理往上或往下推，不要同时来回推。如果使用按摩棒，可用纵向推法或扣拉法。

16. 额窦反射区

反射区位置：脚拇指末节指腹上端约 1/4 半圆处。

按摩手法：徒手按摩可用推法或用拇指节扣拉法，反应物较硬时可用定点扣压。如果使用按摩棒，不沾油可左手四指在外，大拇指在内握住孩子的左脚，左手食指扣住脚趾，保护住孩子的趾甲，拇指扣压棒体，以扇形用滚法从左向右滚动；沾油时用推法。一般先按左脚、后按右脚。

17. 腋下淋巴反射区

反射区位置：脚背四、五趾基节下端关节间至跖骨 1/2 处的缝隙，肩关节反射区下方。

按摩手法：一般只用徒手按摩，可用推法，顺骨缝从下向上推。

⊙育儿小贴士

孩子扁桃体经常发炎，也可以用反射区疗法彻底治愈。一般扁桃体发炎需要重点按摩的反射区有：扁桃体、淋巴结、脑垂体、肾上腺、脾、肺、大肠等，每天一次或隔天一次，每次做 20 分钟，坚持下来，直到症状消除。另外，也可以让孩子多揪揪耳垂，因为耳垂是耳部的扁桃腺反射区。

孩子足部反射区的选择原则

父母在为孩子选用足部反射区疗法时要遵循一定的原则，具体来说是要根据孩子病变所在的部位，即受累的脏腑器官，而不是根据其具体的病症。所以，同一器官、同一系统的各种病症，应选取大致相同的反射区。反过来说，同一反射区可以用来治疗不同的病症。

值得注意的是，肾、输尿管和膀胱这三个反射区，是足部按摩中极其重要的区域，也叫作"基本反射区"。它们的作用是增强排泄功能，将"毒素"或有害物质排出体外，因此，父母每次为孩子按摩前以及结束时都要连续帮孩子按摩这三个反射区各 4～5 遍。

父母们在为孩子选取好基本反射区时，要接着选取与病变器官相对应的反射区，例如：

各种眼病——眼反射区。

各种耳病——耳、内耳迷路反射区。

各种鼻病——鼻、额窦、扁桃体、肺及支气管等反射区。

颈部疾病——颈椎、颈项等反射区。

肾脏疾病——肾反射区。

肾上腺病症——肾上腺、垂体反射区。

胆病——肝、胆囊反射区。

肝病——肝、脾、胃、肠等反射区。

肺病——肺及支气管、喉与气管、心等反射区。

胃及十二指肠疾病——胃、十二指肠、腹腔神经丛、甲状旁腺等反射区。

食管疾病——食管、胃、胸等反射区。

支气管疾病——肺及支气管、鼻、扁桃体等反射区。

小肠疾病——小肠、腹腔神经丛、甲状旁腺等反射区。

大肠疾病——小肠、回盲瓣、盲肠、升结肠、横结肠、降结肠、乙状结肠及直肠、肛门、腹腔神经丛等反射区。

前列腺症——前列腺、尿道、垂体、甲状旁腺、生殖腺、肾上腺等反射区。

垂体病症——脑垂体（垂体）、头部（大脑）等反射区。

甲状腺病症——甲状腺、垂体、肾上腺、小脑及脑干等反射区。

甲状旁腺病症——甲状腺、甲状旁腺反射区。

睾丸疾病——睾丸、垂体、头部（大脑）、肾上腺、甲状腺等反射区。

皮肤病——脾、肾上腺、甲状旁腺、淋巴结（依患病部位而选取不同部位的淋巴结）、胃肠等反射区。

除此之外，由于人体的结构和功能是统一的，所以除选取病变器官相对应的反射区外，还应根据不同性质的病症，和脏腑器官的相关性质去选取同一系统的相关反射区，疗效会更显著，例如：

肺部：除已选取的反射区外，还应增加鼻、咽喉、扁桃体、胸部淋巴结等反射区。

各种炎症：应选取脾、淋巴结（依患病部位而选取）、肾上腺、甲状旁腺、扁桃体等反射区来配合。

脑血管病：除选取头部（大脑）、小脑及脑干、额窦等反射区外，还应增选心等反射区。

各种癌症：应选取脾、淋巴结（依患病部位而选取）、肾上腺、甲状腺、甲状旁腺等反射区相互配合以增强免疫力。

⊙育儿小贴士

虽然反射区很复杂，但实际上，利用反射区疗法给孩子调病、治病很简单，就是给孩子身体找"别扭"，父母有时间就可给孩子按按脚，只要发现有酸痛，有疙瘩或其他异物的，就肯定是相应的器官出现了问题，只要坚持给孩子按摩这个部位，把毒素消解，孩子就健康了。

足部按摩要根据时间、季节和体质来定

如今，足疗十分流行，大街小巷都有不少足疗店。这是因为足疗确实能够治疗很多疾病，帮助人体恢复健康。我们知道，脚是人的根，在根上疏理、疏通的效果当然是最好的。按摩足部如同生炉子一样，炉子里堆了很多煤块，塞得太实了，火就不容易烧得旺、烧得透。只要在炉子底下捅一捅，让其稍有一些空隙、松动，整个炉子的火就会一下燃起来。但若是炉子已经烧得很旺了，你还在反复地捅炉底，只能是大量消耗煤块，浪费能源，而

且时间一长，炉子的火没了底气，燃烧的速度就会慢下来，并且还有可能会熄灭。

其实，足部按摩和捅炉底是一个道理，很多人在刚开始做的时候，感觉效果非常明显，就是因为它的确非常有效地疏通了经络。可时间一长，人反倒容易疲劳了，特别是在冬天，是贮存能量的季节，要是还做足部按摩，还在不断捅炉底，大量消耗自身的能源，可想而知，身体反倒会越来越虚弱。这一点，我们在给孩子按摩的时候一定要多加注意。

虽然足部按摩是一个非常好的治病保健方法，但也只有各位父母正确运用，才能帮孩子除病强身，如果用得太勤、不分季节、不分体质，就可能适得其反，影响孩子的健康状况。冬天，父母们尽量不要或少给孩子做足部按摩。如果非要做，半个月一次就足够了。另外，给孩子做足部按摩的同时，补血、补肾的食疗也必须跟上。不过，如果你的孩子身体比较虚弱的话最好少做，即便要做，也不要做全足按摩，只要针对其身体的不适之处，选择一两个反射区适当按摩就可以了，并且按摩的时间不要太长，一两分钟也就行了。

脚部暴露孩子的健康问题

前面我们已经讲过利用足部反射区，可以给孩子治病。事实上，足部反射区的作用不仅如此，它还可以用来给孩子诊病。由于地球引力的作用，人体所有的垃圾和废料都沉积在脚上，所以脚上可以看到的健康信息最全面、最丰富。因此，如果你想知道孩子究竟出现了哪些健康问题，观察他的脚就可以了。

1. 孩子的脚趾可能暴露的健康问题

（1）如果孩子的大脚趾红润饱满，趾甲透明有光泽，则表明身体健康。

（2）如果右脚第一趾比左脚第一趾大，表示孩子身体健康；反之，则孩子可能易患器质性病变。

（3）左脚第一趾尖端（肉球的顶端）像笔尖般并发硬似鼻骨硬度一样，表明这个孩子患有严重的脾胃虚弱。

（4）双足第一趾中间部分细、关节突出的孩子，多为先天性呼吸器官衰弱，比较容易患感冒等呼吸系统疾病。

（5）双足第一趾趾甲向上弯曲，表示孩子可能眼睛有问题，如近视、复视症等。

（6）双足第四趾趾根部的下方出现硬结，表示孩子肝功能不良，容易患眼部疾病（指眼神经的病变）。

2. 孩子的足内侧和足背可能暴露的健康问题

（1）脚踝水肿，说明孩子的肾有问题。

（2）如果孩子脚面上的大脚趾和第二趾中间有八字纹出现，表明孩子容易咳嗽。

（3）如果孩子的足背部出现红色斑点，那么可能身体的造血出现了障碍。

（4）如果足背部有疙疙瘩瘩隆起，则容易出现泌尿系统结石；相反，如果足背部出现了很多凹陷，则可能是肝有问题。

3. 孩子的足底可能暴露的健康问题

（1）正常情况下，脚底第一个趾头根部都是有两条线，如果只有一条横线，那表明孩子有可能是贫血，这条线越深，贫血的状况就越厉害。

（2）二三趾根部之间向外突出，表明孩子平常容易眼睛发干、发涩。

（3）如果孩子的四五趾根部突出，则可能容易导致耳鸣。

（4）如果孩子脚底板第四个脚趾往下有纵纹出现，同时在脚面大拇指和第二趾之间出现八字，说明这个孩子的肺部有问题。

（5）足部反射区局部出现明显肿胀、隆起，可能表明孩子该反射区相对应的脏腑器官患有慢性器质性病变。

（6）如果肾反射区向上浮出并且扩散到小肠，说明孩子的肾功能有些问题。如果小肠反射区也是向外突出的，说明孩子容易疲劳，精神不振。

（7）如果在甲状腺反射区外侧有一纹线通到三、四趾趾缝，这样的孩子可能经常做噩梦。

（8）脚下从胃到十二指肠的反射区有青筋表明孩子肠胃不好，如果此处有密集的青筋出现可能患有便秘。

（9）如果膀胱反射区较为突出，甚至形成一个圆形的软包，那么孩子可能是肾虚。

当然，我们凭借观察孩子的脚可以发现的问题还不只这些，所以，作为父母，我们一定要对孩子的脚多加关注，一旦发现异常，就要给孩子检查一下身体，以防万一。

体虚孩子，用泡脚来刺激足部反射区

中医认为，脚是人体中离心脏最远的部位，冬天由于寒冷的刺激，脚部血管收缩，血液运行发生障碍，易诱发多种疾病。热水泡脚则可以改善局部血液循环，驱除寒冷，促进代谢，从而起到养生保健作用。另外，在前面我们已经知道，足部布满了反射区，与人体的五脏六腑相对应，而泡脚也是有效刺激反射区的一种方法，古有"养树需护根，养人需护脚"之说，用热水泡泡脚不仅舒服，还能疏通经络、消除疲劳，让人睡得香甜、精力充沛。不过对于孩子来说，泡脚是非常有讲究的，并不是所有的孩子都需要泡脚，只有那些体质较差、经常出虚汗、爱生病的孩子需要经常泡泡脚，而健康的孩子没有必要泡脚，洗洗就可以了。因为，人的脚由 26 块大小不同、形状各异的骨头组成，彼此间借助韧带和关节相连，共同构成一个向上凸的弓形——足弓。足弓主要是为了缓冲行走和跑跳时对机体的震荡，保护足底的血管和神经免受压迫。足弓是从儿童时期开始形成的，因此要从小就注意保护。若常用热水给小儿洗脚或烫脚，足底的韧带就会变得松弛，不利于足弓的形成和维持，容易形成扁平足。

此外，家长在给体虚的孩子泡脚时，也应注意以下几点：

1. 水的温度

给孩子泡脚时，水温要视孩子的具体耐热程度而定，不能太热，如果常用过热的水给孩子泡脚，就会使孩子足底韧带因受热而变形、松弛，不利于足弓发育，长久下去，容易诱发扁平足。

2. 泡脚的时间

很多人都认为晚上泡脚好，一是方便，二是利于孩子睡眠。但如果有充足的时间，可以根据孩子的体质，选择不同的时间，比如脾胃虚弱的孩子，泡脚时间可以选在早上 9 点左右，因为这个时候是脾胃经当令的时间，这时候给孩子泡脚补脾胃的效果最好；肾精不足的孩子，泡脚时间可以选择肾经当令之时，即 17 ～ 19 点。

3. 饭后半小时不宜泡脚

吃完饭后，人体内大部分血液都流向消化道，如果饭后立即用热水泡脚，本该流向消化系统的血液转而流向下肢，久了会影响消化吸收而导致营养缺乏。因此，最好吃完饭 1 小时后再让孩子泡脚。

第十一章

心病还需心药医，做孩子最好的
心理医生

第一节　正确的教育方式才能培养出健康的孩子

太过听话是懦弱和平庸的前奏

每个父母都期望自己的孩子"听话"，少让大人操心，一切听从大人的吩咐，按照大人的意图办事，遵守纪律，听老师的话……但是，我们可曾想过，听话的背后却很可能埋藏了一粒"压抑"的种子。

听话的孩子突然变了

夏夜的大街上，人们三三两两，在悠闲地散步、聊天、娱乐。从远处走来两个急匆匆的人，他们是黎乐的爸爸妈妈，他们一边疾走一边向四处张望，熟悉他们的人都知道，他们在寻找黎乐，因为，这样的情形时有发生。走遍了整条大街，他们还是没有见到黎乐的身影，于是，夫妻俩只好去一家家书店寻找。

果然，在一家书店里，他们找到了正沉浸在武侠小说里的黎乐。最近，黎乐迷上了武侠小说，被书中那些侠肝义胆的武侠人物迷得神魂颠倒。为此，父母苦口婆心地跟他谈了好几次话，没想到父母说一句，他顶一句。因为迷恋武侠小说，黎乐甚至开始在课堂上偷看小说，已经被老师发现了好几次。为了不让他继续沉迷下去，父母费尽心力，无论刮风下雨，每天都在教室外面监视他。

"我儿子小的时候可乖了，又聪明又听话，从不跟我们顶嘴吵架，他画的画还获过奖呢！没想到他现在却成为这个样子，整天看武侠小说，为了不被我们发现，他每天晚上都关灯用手电筒看……"妈妈向邻居哭诉。

一个乖巧可爱的孩子为什么突然变了，变得连父母都不认识了？回顾四周，这种小时候顺从、长大后难管的事例，恐怕不在少数，难道仅仅是因为"青春期叛逆"吗？其实若是深究的话，我们会发现，孩子越大越难管的原因正是"小时候太乖了"。

"听话，乖"几乎是家长的口头禅，每个父母都期望自己的孩子少让大人操心，一切听从大人的吩咐，按照大人的意图办事，遵守纪律，听老师的话……这样的孩子当然很受家长和老师的喜爱。

然而我们有没有想过，听话的背后可能是"压抑"。为了得到父母的疼爱、老师的赞美，孩子宁愿牺牲自己的主张，就算是违背自己的意愿也在所不惜。"听话"久了，孩子便会慢慢习惯按照大人的指示办事，一旦失去成人的指点，就会茫然不知所措，没有自己的独立见解，不敢坚持自己的立场。

孩子能听进父母的建议当然是好事，但是过于听话的孩子可能不仅仅在"听取建议"，同时也可能在压抑自己。怎么分清"听话"与"压抑"的区别呢？如果孩子的"听话"是建立在孩子有话不敢讲，有想法不敢付诸行动，特别在乎大人的脸色的基础上，那就是一种"压抑"了。

别让听话变成懦弱和平庸的前奏

通常在人们眼中，听话的孩子似乎更招人喜爱。但实际上，从十二三岁开始，一直到青春期结束，是我们生命中的第二个"叛逆期"（第一个在两三岁时）。正常情况下，每个青春期的孩子都会表现出较强烈的叛逆，不听父母的话，什么事情都要自己来。他们这样做，只是为了脱离对父母及重要亲人的依赖，走向独立的自己。以正常的速度走完这个叛逆期之后，他们在18岁左右就形成了一个完整的"自我"，他们逐渐开始了解自己是一个什么样

父母是孩子更好的医生

的人，而这也意味着他们终于成了一个成年人了。有了这个"自我"，他们就会有比较强烈的欲望，明白自己想要什么不想要什么，从而不需要监督也能有很强的动机去追求一些人生目标。

然而，那些过于听话的"好孩子"，由于他们的父母控制欲望太强，一直让孩子按照他们的安排来学习和生活，而根本没有给孩子独立的空间，甚至严格抑制孩子的"叛逆"。这样的话，这些听话的好孩子的青春期就没有一个正常的"叛逆期"，这会造成两个恶果：

一是叛逆期推迟。有的孩子从小就很听话，从不反抗父母、老师，但是却在成年之后出现了强烈的叛逆心，开始和父母作对。另外一个就是缺乏生命力。一般来说，太听话的孩子，都有一种通病：缺乏激情。因为他们不管是学习还是做别的事情，都不是发自内心，而是为了满足父母及家人的期待。事实上，这种刻意的努力，是一种强迫性的努力。但是，他们对于自己努力得来的结果，比如好成绩等奖赏没有什么热情，他们的口头禅是"无所谓"，仿佛没有什么能引起他们的兴趣。

所以，父母们不应强求你的孩子太听话，别让听话变成懦弱和平庸的前奏。

给孩子空间，让他去"淘气"

生活中，我们常常听到家长对孩子嚷："你怎么这么不听话！"父母大多喜欢听话的孩子，因为这样的孩子好带、省心。但是，有所得必有所失，长期要求孩子听话可能会使他们失去独立性。可能父母觉得孩子对他们有依赖性是件好事，但父母却不知道自己正把孩子培养成一个没有责任感、不懂得用头脑而且怯懦的人，这类孩子在长大后也难有作为。

有关心理学家做过一个分析和研究，结果表明：当被问及"你要喝什么"时，回答"我想喝咖啡，不想喝红茶"的人比回答"什么都可以"的人，将来在社会上更有作为。

因为他遇事有自己的主张，而且敢于表达自己的主张。因此，为了孩子的健康成长，应该培养孩子的独立精神，允许孩子有自己的主张。一般欧美国家父母的做法是：鼓励孩子发表自己的意见，提出自己的要求；当孩子的意见和要求不妥当时，立即给予纠正，并说明父母不能满足孩子要求的原因。

研究证明，"淘气"的孩子往往比"听话"的孩子更有创造力。其原因就是淘气的孩子接触面广，大脑受的刺激多，激活了孩子的智能。因此，给孩子一点儿"不听话度"对提高孩子的创造力是有好处的。

创造需要一定的时间和空间。如果把孩子捆得死死的，一点儿自由支配的时间都没有，他们怎么去进行创造？因此，父母应给孩子更多的时间和空间，让他们去"淘气"，让他们自由自在地去遐想、去活动、去创造。

爱的缺乏让孩子"爱上手指"

在我们身边，有很多吃手指或咬指甲的孩子，这个看似平常的现象，却有着深层次的心理学意义，孩子喜欢吃手指、咬指甲，可能是由于爱的需求得不到满足引起的。

喜欢吮吸手指的大男孩

小勇的父母都在一家大型企业上班，加班是常事，于是小勇独自在家也成了家常便饭。小勇已经6岁了，长得虎头虎脑的，人见人爱，但令父母忧心的是，小勇至今仍保留着吮吸手指的习惯。

这天，小勇和父母一起去姥姥家。小勇很喜欢去姥姥家玩，因为那里有小表哥浩浩和小表弟涛涛陪他玩。三个小家伙有一段时间没见面了，刚一见面，浩浩就特别热情，还将他爸爸给他新买的玩具枪给小勇玩。看到浩浩的玩具枪，小勇爱不释手，玩起来就不想放下了。没多久，浩浩和涛涛也想玩，就央求小勇把枪给他们玩一会儿。但是，小勇不舍得把枪让给他们玩。浩浩和涛涛见小勇半天都不把枪给自己玩，于是两个人一起把玩具枪从小勇手里抢了过来，还把小勇推倒了。

"哇——"小勇大哭起来，父母闻声赶来，从浩浩的嘴里得知了事情的原委，爸爸批评了小勇。父母走后，浩浩和涛涛哥俩也不理小勇了，看着他们玩得起劲，小勇默默地在一旁看着，下意识地把手指塞进嘴里吮了起来。

每每看到小勇咬手指，父母都会严加斥责，甚至打骂。然而，小勇至今仍难以改变这种习惯，不由自主地就将手指塞进了嘴里。如今，小勇的右手食指都已经有一些畸形了。

日常生活中，只要我们稍加留意，就会发现身边有很多像小勇那样吃手指或者咬指甲的儿童。心理学家指出，吮手指和咬指甲是儿童期发病率较高的一种心理运动功能障碍。美国的一位心理学家经过长时间的调查研究，结果表明，在 6 ~ 12 岁的儿童中，有 12% 的儿童"经常"甚至"几乎整天"吮手指，而有 44% 的儿童经常咬指甲。

一般说来，大多数的婴儿都有吮手指的行为，特别是婴儿长牙的时候，这是正常现象。随着年龄的增长，大多数儿童吮手指或者咬指甲的现象就会逐渐消失，但也有少数会持续到成年。心理学家认为，儿童吮手指、咬指甲的行为主要是因为儿童爱的需求得不到满足引起的。

从手指中吮到的远不止是病菌

吮手指、咬指甲看似是很平常的现象，但是对孩子的影响和伤害却是深远的。因为，儿童从手指中吮到的远不止是病菌。

我们知道，人的手是接触外界最多的一部分，特别是孩子，出于好奇，总喜欢这儿摸摸，那儿抓抓，甚至会在地上爬。因此，孩子的指甲缝中和指尖上会沾有大量的细菌、病毒等。此外，一些儿童玩具、食品包装和学习用品等带颜色的塑料产品中含有大量的铅，孩子在吮手指、咬指甲时，无疑会把大量病菌和铅等有害物质带入口腔和体内，导致口腔、牙齿感染，儿童体内铅含量过高等。

另外，经常吮手指、咬指甲还会对儿童的牙齿造成伤害，造成牙齿排列不整齐，如门牙缺角，影响孩子的容貌。咬指甲还可能造成指甲畸形，破坏甲床，引发出血或感染，造成感染化脓等，给孩子带来痛苦。

此外，孩子吮吸手指常会遭到小朋友的耻笑，引发他的害羞、焦虑等情绪；再者，经常吮吸手指，总是把手放在口中，会影响孩子手指肌肉发育和精细动作的发展，从而对以后的工作、学习及生活也有一定的影响。

尝试将爱落到实处

吮手指、咬指甲会对孩子日后的生活产生重大的影响，必须进行矫治。父母可以从以下几个方面做出努力。

（1）营造温馨和谐的家庭环境。

部分孩子之所以会吮手指或咬指甲，是因为父母关系紧张，经常吵架，或对孩子要求太严，经常打骂孩子。因此，只有营造温馨和谐的家庭环境，才能使孩子情绪稳定，使他改掉吮手指和咬指甲的毛病。

（2）关注孩子的心理需求。

父母应当从百忙的工作、家务中抽出时间，多与孩子在一起交流感情，并多进行肌肤接触，陪孩子做游戏，陪孩子睡觉，在睡觉前给孩子以抚摸等温情，使孩子有足够的幸福感和满意感。

（3）鼓励孩子多与同伴玩耍。

给孩子安排一些合适的手工活动，尽量使他们不闲待着。如

父母是孩子更好的医生

让孩子玩积木、玩沙子、画画、做游戏等，以把孩子的注意力引向快乐、活泼的活动中，让孩子忘记这种不良行为。

（4）对孩子要宽容。

在矫正孩子吮手指、咬指甲的行为时，父母的态度要和蔼亲切，语言动作要轻柔，千万不要大声呵斥、恐吓、打骂，不要采取简单粗暴的禁止，因为这样只会强化这种行为，使孩子感到更紧张，甚至产生自卑感、孤独感等不健康心理。

（5）运用"厌恶疗法"。

在不得已时，可在孩子的手指上抹点儿胡椒粉，使他吮吸时产生一种厌恶感，可减少或逐渐消除这种不良行为习惯。

没有语言障碍，但就是不说话

孩子在家里会和家人叽叽喳喳说个不停，但是在学校或者陌生的场合却拒绝开口说话，变成了"小哑巴"。孩子这样，父母很着急，想方设法让孩子开口，但父母越是着急，孩子越是缄口不言。

完全不和家人以外的人说话

小宇从小就是个胆小的孩子，很怕见生人，平时家里来了客人，他总是躲在自己的小房间里不出来。有时候妈妈带他到公园里散步，他不是躲开其他小朋友，就是一个人自顾自地玩。妈妈只当他是胆子小也未曾引起重视。

上小学以后，小宇上课认真听讲，老师布置的作业也都能按时完成，但是他上课却从不回答老师的提问，下课的时候也不愿和别的小朋友一起做游戏、交流，班里组织的各种集体活动，他也不愿参加。时间长了，小朋友都觉得他很孤僻、不合群，所以都不和他玩了。老师发现情况后，先让班长和他结成对子，可是当班长和他交谈时，小宇不是用点头、摇头等动作来表示，就是用笔谈的方式和班长交谈。

老师无奈之下，将小宇在学校的这一情况通知了他的父母。父母很惊讶，因为小宇在家的时候很正常，经常跟他们讲一些学校里的趣事。而且和从小一起长大的小朋友玩时也有说有笑的，并没有发现像老师说的那种情况。小宇的父母很纳闷，怎么小宇在家和在学校里判若两人呢，不知道他是怎么了。

实际上，小宇是患上了选择性缄默症。缄默症是指言语器官无器质性病变，智力正常，但表现出顽固的沉默不语。此症被认为是小儿神经官能症的一种特殊形式，多在 3 ~ 5 岁时出现。

根据儿童在不同场合的不同表现，缄默症可以分为两种类型：一是全面性的缄默症，就是不管在何种场合都不说话，或者是拒绝说话；另一种是选择性缄默症，是指儿童在获得言语功能后，因精神因素而出现的、在某些社交场合沉默不语的症状。缄默症并非言语障碍，而是一种社交功能性行为问题。

选择性缄默症多发生于儿童阶段，他们有正常的言语理解及表达能力，但在公众场合拒绝讲话，越鼓励他们讲话，他们越是缄默不语；有些儿童在幼儿园里不怎么说话，但回家就特别能说；见到亲人或其他儿童时，与其说话，但有其他人在场时，立即低头不语，有时仅用手势动作来交流，如摇手、点头等简单的反应。他们的言语表达在场景上和对象上有鲜明的选择性，约70%的儿童还伴有其他情绪和行为问题。

选择性缄默症多发生在敏感、胆怯、孤僻的儿童身上，女孩比男孩多。

研究发现，儿童患缄默症与儿童自身的性格、家庭环境、心理因素以及发育因素有关。平时父母过分溺爱、保护，初次离开家庭，环境变动均可引起缄默症，部分也与遗传因素有关。也有人认为，儿童是因为感到不安，为了保护自己而保持缄默的。

让孩子不再沉默

对于儿童缄默症，专家建议应该尽量以心理治疗为主，药物治疗为辅。

父母要为孩子创造一个良好的生活和学习环境，鼓励他们积极参加各项集体活动，逐渐消除孩子陌生、紧张的心理状态。

要尽量避免对孩子的各种精神刺激，培养孩子广泛的兴趣爱好和开朗豁达的性格。

当孩子沉默不语时，不要过分注意其表现，避免造成紧张情绪进一步升级，甚至出现反抗心理。可以采取转移法，如父母陪孩子游戏、外出游玩，分散其紧张情绪。

平时在情绪松弛的情况下，孩子刚张口讲话时就给予奖励和鼓励；也可以用孩子最需要、最喜欢的东西作为奖励条件，用行为矫正的方法让孩子说话。

此外，也可以运用药物治疗。对一些症状较重的患儿，可在医生的指导下服用小剂量的安定类药物或抗抑郁药物。

任性：想干什么就干什么

生活中，任性的孩子随处可见，他们做事情时随心所欲，想怎样就怎样，爱做什么就做什么……任性的孩子多半是父母娇惯的，要知道，爱是合理的给予、合理的不给，面对孩子不合理的要求，父母要学会对孩子说"不"。

冬天的一个晚上，妈妈带着 4 岁的皮皮去朋友家串门。回到家，皮皮突然发现一直攥在手里的一块糖果不见了。那块糖果是妈妈的朋友给的，他的家里没有这样的糖果。发现糖果没有了之后，皮皮着急地哭了起来。爷爷、奶奶、爸爸、妈妈都来安慰他，并且给他承诺，第二天一早就去给他买同样的糖果和他喜欢的玩具。但是，皮皮没有丝毫的妥协："我要！我要！我现在就要！"

皮皮在地上打着滚，哭得伤心欲绝，爷爷奶奶、爸爸妈妈看得实在心疼，于是，全家人带上照明工具，"倾巢"出动，沿着回来的路进行了"拉网式"的搜索。眼看着时间一分一秒地过去，都快午夜12点了，还是没有见到糖果的踪影。妈妈看到因绝望而哭得伤心欲绝的皮皮，终于硬着头皮敲开了朋友家的门……

皮皮长大了，他喜欢上了一个女孩，但是，那个女孩根本就不喜欢他。他不再打滚哭闹，而是拿起一把刀割破了自己的手腕……

在医院里，皮皮被抢救过来了，但是他却又开始绝食。父母哭着对他说："你想把我们急死啊？不就是一个女孩吗？人生的路还长着呢，好女孩多的是。"但是皮皮恨恨地说："我就喜欢她，就想和她在一起！"

从一块糖果开始，皮皮被无休止的满足温柔地包围着，直至失去了理性……

生活中，像皮皮这样的孩子随处可见，他们做事情时往往对自己不加约束，想怎样就怎样，爱做什么就做什么，不分是非，固执己见，明知自己不对还要继续做下去。任性的孩子常常用一些手段来威胁他人，如不吃饭、大哭大闹、摔打东西、自杀、离家出走等。

产生任性的原因有两个，首先，由于孩子的认知水平不高，不善于从他人的角度考虑问题，他们只考虑自己的需要、自己的情感，尤其是三四岁的孩子，由于活动能力比三岁前大有进步，于是在活动中追求自主，力图表达自己的意志，因此，常常不肯按照家长的意图来办事。

另外，如今的父母大多过于宠爱孩子。孩子要什么，父母就给什么，甚至一些不合理的要求也迁就答应，养成了孩子以自我为中心的习惯，一旦遇到不顺心的事情，孩子就会大哭大闹，直

　　父母是孩子更好的医生

到家长让步为止，渐渐地，孩子发现，只要自己坚持，家长就会让步，自己的要求就会满足，于是就养成了任性的性格特征。

从心理学的角度来看，任性是儿童意志薄弱、缺乏自控能力的表现。但是，孩子的任性并不是天生的，而是家长不良教育方式的结果。有些家长抱着侥幸心理，认为孩子现在还小，有点儿小性子也没有关系，等孩子大了自然就会好了。还有一些家长，则以自己的任性来对付孩子的任性，你越不听，我非要你听不可；还有一些家长，每当孩子任性的时候就互相推诿，爸爸说是妈妈惯的，妈妈说是爸爸宠的。于是，孩子不是出现狂躁、郁闷等异常情绪，就是毫无顾忌地张扬任性。

爱是合理的给和合理的不给

美国心理学家斯考特·派克认为，对孩子的溺爱可以说是一种父性或母性的本能。它不需要努力，不需要经过意志抉择，并且对心灵的成长毫无帮助，所以不能算是真爱。虽然溺爱也能帮助建立亲密关系，但要养育健康而心智成熟的孩子，还需要更多的东西。

派克认为：爱不光是给予，它是合理的给和合理的不给；它是合理的赞美和合理的批评；它是合理的争执、对立、鼓励、敦促、安慰。所谓合理，是一种判断，不能只凭直觉，必须经过思考。

并且，这样做的人经常会处于一种两难的困境当中，一方面要尊重所爱的人在生活和人格上的独立，一方面又要适时提供爱的引导。这种真爱复杂而艰巨，需要认真思考，需要不断创新。相反，溺爱不管看起来是多么富有牺牲精神，也是懒惰的、缺乏思考、陈旧、僵化，而且一成不变。最懒惰的就是放纵型的溺爱，因为这样做的父母居然放弃了思考，而让没有控制能力的孩子去发号施令。

孩子任性有时是心理需求

美国儿童心理学家威廉·科克的研究表明，孩子任性也是一种心理需求的表现。他指出，随着生理的发育，幼儿开始逐渐接触更多的事物，但是却不能像成人那样对这些事物做出正确的判断和评价。孩子只会凭着自己的情绪与兴趣来参与，尽管这些事物往往是对他不宜、不利，甚至是有害的。而家长多以成人的思维去考虑孩子参与的结果，完全忽略了孩子参与的情绪和兴趣。实际上，这种情绪和兴趣，正是孩子心理需求的一种表现形式。

5岁的苏苏看到邻居小朋友的一辆遥控小汽车很好玩，回到家后，便向妈妈提出了要求："妈妈，我要小汽车。"

"好，"妈妈满口答应下来，"明天去买，今天商店关门了"。

"不，我要小汽车，我现在就要。"苏苏坐在地上，哭叫起来。

"你这孩子，怎么这么不听话。"妈妈急了，一把拉起苏苏，"都答应你了，你还想怎样？"

然而，苏苏却一直没有安静下来，反反复复地重复着那句话："我要小汽车。"

这件事情从表面看来是苏苏太任性，在无理取闹。其实真正的原因是她看到那个小汽车上有个小灯在一闪一闪的，她很想知道那个小灯为什么会闪亮，这是一种好奇的心理需求。当这种心理需求得不到安抚和满足时，苏苏只能以哭闹来表示抗议。

处于独立性萌芽期的孩子，一切事物都想亲力亲为，想弄个透彻，这原本是好事。但是，这种"亲力亲为"的心理，往往会在不合理中表现出来。这种任性，实质上是一种与家长对抗的逆反心理，其根源又在于家长初始没有重视他的心理需求。

面对这种情况，家长切不可简单地以孩子任性来对待。只要家长了解孩子的心理需求，并认同这种需求，给予足够的重视——例如，上文中的妈妈，就完全可以和孩子聊聊那辆小汽车，聊聊车上的小红灯，并对明天和孩子一同买、玩小汽车进行想象。相信解决孩子的任性并非难事。

叛逆："你叫我往东，我偏要往西"

孩子长大了，突然变得"叛逆"了，让他做的事情偏不去做，不让他做的事情他非要去做。父母费尽心思，不知如何是好。实际上，孩子在成长的过程中，都会有一个叛逆期，这是每个人从儿童向成人过渡的关键时期。

就是要和你对着干

最近，小斌的父母正在为养了一个"叛逆"的儿子而烦恼。自从上了初中，小斌就越来越不听话了，经常顶撞父母，有时候父母说多了，他甚至理都不理他们，一副大义凛然的样子，随他们怎么说，自己依然我行我素。

小斌特别喜欢打乒乓球，一有空闲，他就会和几个小伙伴一起去体育场打球。小斌的父母对他给予了很大的期望，希望他以后能考上好的大学，有出息。因此，平时对小斌要求很严格。小斌上小学的时候，比较听话，爸爸妈妈不让他打球，他只好忍着，但偶尔也会去打一次。

上初中后，父母为了让他能够考进重点中学，对他的管教更严格了。但是，小斌觉得自己打球并没有影响学习，慢慢地，他与父母的矛盾越来越大，而且还常常闹情绪，打乒乓球的次数反而越来越多了，学习成绩也是直线下滑。

这天，小斌放学后打了一会儿乒乓球才回来，一进家门，父亲就质问他："你又去打球了？"

小斌只是看了父亲一眼，没吭声，径直朝自己的房间走去。

"我跟你说话呢！你这是什么态度？真是越大越不懂事了！"

"我怎么了？不就是打了会儿球吗？小时候我什么都听你的，可现在我长大了，我有自己的主见，你别再干涉我，行不行？"

"你还有理了？看看你的学习成绩，直线下降，还不都是因为天天打球？"爸爸越说越气。

"我打球从来就没耽误过做作业，也没有影响到学习！"小斌理直气壮。

"还不承认，那你的成绩怎么越来越差了？"

"还不是你们整天这不行那不许的，我心情不好，学不下去！"说完，小斌走进了自己的房间，重重地关上了门，门外，是目瞪口呆的父亲。

孩子在成长的过程中，都会有一个叛逆期，这是每个人从儿童向成人过渡的关键时期，所以经常兼有两个时期的特点：一方面，这一时期的孩子缺乏适应社会环境的独立思考能力、感受力和行动能力等；另一方面，初步觉醒的自我意识又会支配他们强烈的表现欲，即处处想体现自己，想通过展示自己和别人不同来证明自己的价值。这一时期的孩子喜欢打扮得与别人不一样，喜欢做一些引人注目、与众不同的事情，也爱说一些令人吃惊的话，希望别人能够对他们另眼相看，这都是他们想要的效果。如果了解到这些，相信很多家长就不难理解孩子这一时期的叛逆表现了。

此外，父母的教育方法不当，也是孩子产生叛逆的主要原因。比如有的父母不尊重孩子的人格，随意对孩子进行讽刺、挖苦、辱骂，甚至殴打，伤害了孩子的自尊心，从而使孩子对父母产生对抗情绪；有的父母对孩子的期望值过高、要求过严，当孩子不能达到父母的要求时，父母就大发雷霆，甚至打骂孩子；还有一些父母由于缺乏心理学知识，不按照孩子的心理发展规律施教，遇事婆婆妈妈、唠唠叨叨，说话过头，爱摆长辈的架子等，这些父母不注意的行为，都会导致孩子的叛逆。

反抗是成长的轨迹

在孩子成长的过程中，存在两个比较明显的反抗期，即两三岁时的第一反抗期和青春期时的第二反抗期。

反抗是孩子正在顺利成长的标志，当孩子出现反抗言行时，做父母的应放心：孩子在顺利成长呢。可是令人遗憾的是，很多父母一遇到孩子反抗，马上就发起火来："怎么能对父母这样，真是不听话的坏孩子。"

反抗，是与自我成长同步出现的自然表现，对于孩子的发展来说是不可欠缺的重要一环，所以，欧美等国非常重视孩子说"NO（不）"，在反抗期里不会反抗的孩子才是令人担心的。

对于孩子的反抗，父母不要与之对抗，而要巧妙地应付。这时家长最好能记住四个关键词：一是"无知"，二是兴趣，三是放权，四是温柔地坚持。这是许多心理学专家共同的认识。

所谓"无知"，就是装傻，不要老觉得自己懂得孩子的一切，总是告诉孩子怎么做，而应启发他，放手让他自己做，让他体会到成功的喜悦。有的家长事业非常成功，这对孩子会构成压力，不如你装傻，让孩子能感到他自己的成功，对超越父母更加有信心。

所谓兴趣，就是不要只对孩子的学习感兴趣，要学会对他生活中的所有细节感兴趣。比如他爱唱歌，你要学会欣赏他。赏识对孩子的健康成长是非常有效的法宝。

所谓"放权"就是适当地让"权"。在孩子慢慢长大时，他需要在家庭里寻找自己的空间，这时候父母要学会闭嘴。比如孩子有自己的生活方式了，和原来你给他的生活方式发生冲突了，不要那么快就做出反应，可以用"等待的艺术"。

所谓温柔地坚持，就是有时候对原则性的问题要坚持，但要讲究方法。比如孩子早恋或者整夜泡网吧，这时候你就要温柔地坚持，说这样做对你是不好的。记住，是对他不好。不要强制他不出去，但只要他出去，你就用这种方式来提醒他，这些行为对他的身体、品行和人生发展，都可能会造成很大的负面影响。

父母们应记住，四个关键词的核心是平等。

反抗期的孩子是最难"处理"的孩子，不过家长不必担心，孩子就是在反抗中才逐渐长大，完善自我意识，形成独立人格，为将来适应社会打下基础的。

给孩子充分的独立空间

孩子长大了，会渴望独立空间，渴望伸展自己的拳脚，显示自己的力量。这是一个生命成长的必然规律。

青春期是孩子心理变化非常剧烈的阶段，因为他什么都想自己去尝试，今天是这种心理状态，明天可能就变成另外一个样子了，因此，父母不必为孩子偶然出现的异常行为而焦虑不安，也不要对孩子偶尔出现的强烈的叛逆行为——譬如离家出走、早恋等大动干戈，此时，父母要适当地进行反思。因为，孩子强烈的叛逆行为是对父母强烈的控制欲望的一种反击，如果父母对孩子的控制适当变弱，那么孩子的叛逆程度也就会自然而然的下降。

作为父母，要理解孩子的叛逆心理，懂得孩子一定程度的叛逆是非常正常的，是孩子走向成长和独立的必然阶段。如果父母尊重孩子的想法，给他充分的独立空间，那么孩子的叛逆心理就会减轻；相反，如果父母不尊重或者横加干涉，那么后果就是孩子的叛逆心理会变得更加强烈。

青春期是每个人成长中必然经历的时期，这一时期，父母都难以做到用一套严格科学的控制手法让青春期的孩子健康成长，而应该让他们独立成长，让他们自己去体验生命和生活中的酸甜苦辣，并最终成为他自己。

孩子爱磨蹭，是缺乏安全感和自信心

在日常生活中，爱磨蹭的孩子不在少数，做母亲的要想纠正孩子的这一不良习惯，首先应该了解孩子为什么爱磨蹭。

有的家长认为，孩子爱磨蹭是因为对做的事不感兴趣，或者缺少时间概念，或者天生的慢性子……不同的家长有不同的答案，但却往往忽略了孩子的心理与磨蹭之间的微妙联系。

（1）缺乏安全感。有的孩子胆子比较小，与生人在一起相处会有不安全的感觉，因此这类孩子总是希望与自己的亲人，尤其是爸爸妈妈多待一些时间，为了达到这个目的，在上学的路上，孩子的动作就会变得特别慢，以此来延长与父母在一起的时间。

（2）缺乏自信心。有的孩子在做事情时缺乏足够的自信心，总是担心自己做不好，怕自己出错，所以做起事情来瞻前顾后、畏畏缩缩的，速度自然就快不了。然而，越是担心、越是害怕，孩子的动作也就越慢。如果大人这时候再在一旁不断地责备、催促，孩子的自信心又会受到影响，他的动作不仅快不起来，反而会更慢。

（3）用磨蹭与家长对抗。现在有些父母"望子成龙"心切，很少给孩子空闲的、可以自由支配的时间，孩子一件任务完成了，家长另一件任务又布置出来了，课堂作业做完了，还有课外的作业，课外作业做完了，还要练琴、画画，反正不能闲、不能玩。于是，孩子便想出了磨蹭的招数，做事情还不如慢点儿好，反正自己做得越快，任务也就越多。

孩子一旦形成磨蹭的习惯，纠正起来非常困难，并且，生活上磨磨蹭蹭的坏习惯会影响到学习、交往等多方面，导致一系列不良后果。而作为父母，要想改掉孩子这个坏毛病，就必须及时找出孩子爱磨蹭的真正原因，不能总是一味地批评。

孩子爱说脏话，怎么办

骂人和打架一样，都是属于最原始的攻击行为方式。一般孩子在很小的时候就会模仿大人的一些骂人脏话，这时他们只是单纯地模仿而已，并不明白其中的含义。但随着年龄的增长，孩子会经常有意识地用脏话骂人，这种行为就要引起注意了。

随着孩子的不断成长，人际关系、活动范围也在不断地扩展，经常会学到一些不良的行为和语言，尤其是在与同伴之间交往时，很多孩子认为粗鲁的语言可以增进融洽，仿佛以此证明他们的关系是极其亲密无间的。在这种情况下，大人切忌打骂孩子，这些粗暴的方式不仅不会改变孩子的这种行为，反而容易刺伤孩子的自尊心，影响亲子之间的感情。因此家长要用适当的方法让孩子不去说脏话。

（1）当孩子说脏话时，应该冷静应对。如果家长听到孩子说脏话，最好不要大惊失色或勃然大怒。因为过度的反应对于尚不了解脏话真正意义的孩子来讲，只会刺激他重复说脏话的行为，所以冷静应对才是最重要的处理原则。要让孩子知道，父母很愿意和他讨论"说话的艺术"。

（2）为孩子营造一个良好的语言环境。孩子说脏话很多都是跟周围的人学的，家长要及时找到模仿的对象。如果孩子的脏话是从幼儿园或学校的伙伴那里学的，家长要尽快与老师沟通，共同解决；如果是从自己单位同事那里模仿的，父母要委婉地向同事说明情况并尽量少带孩子去单位；如果是从影视作品中学来的，家长就要充当影视与孩子之间的"过滤器"，慎重地为孩子选择合适的影视节目。

（3）可以运用故事和游戏解释说明。这个时期的孩子认知水平是有限的，如果只是单纯地讲道理，这种教育孩子不讲脏话的方法往往达不到最好的效果。家长可以选择一些能起到教育作用的故事或游戏，如和孩子一起来看看故事中的人物是怎样说话的，利用榜样的力量使孩子产生说脏话不好的心灵体验，还可以通过一些亲子游戏来强化这种感情，达到寓教于乐的目的。

（4）对孩子的语言进行正面引导。家长要悉心引导孩子用文明的语言表达气愤、激动情绪和处理矛盾，如和他人发生争执时可以用委婉的语言告诉对方或自己先走开等，家长不妨和孩子分析一下不同的处理方法将会带来的不同后果，让孩子换种说法试试看。

（5）教会孩子明白是非观念。孩子说脏话一般都是因为没有明确的是非观念，所以家长在日常生活中，要抓住每一个能增强孩子判断是非能力的机会，加以利用，进而给其深刻而有力的教育。对于孩子做得对的事，家长要及时给予表扬；错的，及时给予善意的批评。通过正反教育使是非分明，从而在孩子的头脑中形成正确的是非观念。

碰到说脏话的情况，家长不用太紧张，因为孩子说脏话并不是一个道德问题，而是特定阶段中容易出现的一种现象。

孩子变成了呛人的"小辣椒"

"现在的孩子越来越难管了！"有不少父母抱怨说，"稍不如意，牛脾气就上来了。打也不听、骂也不灵，哄他吧，他还更来劲！"生活中，确实有不少这样的孩子。心理学家认为，孩子爱发脾气是由于家庭教育不当引起的。

李医生夫妇最近被儿子的坏脾气折磨得头疼。儿子奇奇7岁，才上小学二年级，脾气却暴躁得厉害，稍不如意就大发雷霆，大喊大叫；即使是跟他讲道理，他也听不进去，如果父母不按照他说的去做的话，他就一直吵闹、哭喊、在地上打滚，手里有什么东西都会顺手扔出去。

为此，李医生夫妇想尽了办法，他们打他，苦口婆心地教诲他，罚他站墙角，赶他早点儿上床，责骂他，呵斥他……这些都不管用，一有事情奇奇还是会大发雷霆，暴躁脾气依然如故。

这天，奇奇看到邻居家小朋友拿着一个变形金刚，奇奇觉得很好玩，就跟那个小朋友一起玩了起来，两个人玩得很开心。很快，吃晚饭的时间到了，那个小朋友被他妈妈叫回了，奇奇也只好依依不舍地回家了。

回到家里，奇奇就跟妈妈讲："妈妈，你给我买个变形金刚吧。"

"你的玩具箱里不是已经有两个了吗？"妈妈很奇怪。

"我想要小朋那样的。"

"那等明天爸爸出差回来了带你去买吧。"

"我不！我就现在要！"奇奇的愿望没有得到满足，大声喊了起来。

"你这孩子，我晚上还得去值夜班呢，哪有时间去给你买啊。来，奇奇乖，咱们吃饭了。"

"我不吃，我就要变形金刚。"奇奇的倔脾气又上来了。

"快点儿吃饭！吃完了我要去上班！"妈妈生气了，说话的语气重了点儿。

"砰——"令妈妈没有料到的是，奇奇竟然把饭桌上的一碗米饭推到了桌子下，碗的碎片和米饭撒了一地。

妈妈很生气，拉过齐齐，狠狠地朝他的屁股上打了两巴掌。这下，可是捅了马蜂窝，奇奇躺在地上哇哇大哭起来。

妈妈又着急又生气，眼看着上班时间就快到了，可奇奇还躺在地上撒泼，她不知如何是好了。

生活中，确实有不少像奇奇这样爱发脾气的孩子。心理学家认为，孩子爱发脾气是由于家庭教育不当引起的。特别是独生子女，如果从小家人就事事以他为中心，孩子要什么就给什么，久而久之，孩子就会养成遇事爱发脾气的习惯。比如，他想要一个玩具，而父母不想买给他，他就会大哭大闹，此时，父母既想管教，又怕孩子受到委屈，结果可能就会对孩子"俯首称臣"。这样反而会让孩子形成一种错觉：只要我大哭大闹，他们就会让步，我的愿望就能实现。如此下去，就会形成恶性循环，孩子逐渐就养成了乱发脾气的坏习惯。

此外，有的孩子乱发脾气，可能是从父母那里学来的。父母是孩子最早的启蒙老师，也是孩子最好的老师。父母日常所表现出来的好品质，孩子会受到潜移默化的影响。但是，一些父母却没有给孩子做好示范作用，有的父母遇到不顺心的事情，常常会大发雷霆，甚至有时候还会将怒气撒到孩子身上。这种行为模式往往会被还缺乏辨别能力的孩子加以效仿，于是孩子就会翻版父母的处事方式，遇到问题或困难时，也会大发雷霆。

每个父母都不希望自己的孩子是一个随意发脾气的孩子，可事实上发脾气是孩子成长过程中的必经之路，如果家长引导得不好，孩子就会像奇奇一样，养成乱发脾气的习惯，变成一个暴躁的孩子；引导得好的话，孩子的脾气就会成为每一次教育孩子成长的契机。

孩子的不合理要求绝不迁就

那么，我们怎样才能改掉孩子乱发脾气的习惯，或者说对孩子发脾气采取什么样的对策才是可行的？

专家建议：一是不能向孩子"俯首称臣"；二是当孩子发脾气时，适当地采取"横眉冷对"的方式；三是父母"以身作则"，让孩子从榜样的身上学到正确的东西。

孩子发脾气就向他屈服是最不可取的教育态度和教子方法。

当孩子乱发脾气时，父母要保持冷静，对孩子的不合理要求绝不迁就，始终要让孩子明白，无论他怎么发脾气，父母都不会"俯首称臣"，他始终都达不到自己的目的。当孩子已经"雷霆万钧"时，不妨运用冷淡计，父母及其亲人都不去理会他。事后，再当着孩子的面，分析一下他发脾气的原因，细心地引导、教育孩子，相信孩子会从一次错误的行为中吸取教训。

专家认为，父母在阻止孩子坏脾气发作的时候，既不要采取过于强硬的态度，也不能采取过于软弱的态度。最好是能够迅速而果断地将孩子的注意力转移到其他方面，以缓和紧张的局势。也就是说，当孩子正处于发脾气的时刻，父母不要一心只想到训斥孩子，因为孩子这时是听不进去的；也不要强迫孩子或者用武力威胁孩子马上停止发脾气。最简便的方法就是运用冷淡计把他撇下不管，或把他送出门外，让他一个人去发泄，去自我克服、自我平息。这样坚持一段时间后，孩子就会渐渐改正乱发脾气的习惯，因为他知道这样做是什么也得不到的。

孩子见不得别人比自己好

嫉妒是每个人都有过的一种情绪体验，孩子也有嫉妒心。有嫉妒心的孩子，往往爱指责别人，或想办法让别人不如自己。家人众星捧月般的宠爱让许多孩子染上了"娇""骄"二气，嫉妒已成为一种愈来愈严重的通病。

小茜和文怡小学时就是好朋友，后来小茜家搬家了，两家只隔着一栋楼，自那之后，两个人更是形影不离。小学毕业后，她们两个人一起考上了同一所中学，并且还进了同一个班级。两个小伙伴更是整天腻在一起，晚上放学后也一起写作业，有了喜欢的东西也喜欢和对方分享。

但是最近，妈妈发现，小茜似乎对文怡有些反感，平时放学也不和文怡一起走了，作业也是自己一个人写，也不去找文怡玩了。有时候文怡过来找她玩，她也是爱答不理的。妈妈感到很奇怪。

这天放学后，小茜又是独自一人回来了，到家后，就不声不响地回到自己的房间里写作业。过了一会儿，电话响了，妈妈接起来后，是文怡打来找小茜一起出去玩的。

"茜茜，文怡叫你一起出去玩。"妈妈叫小茜接电话。

"我不去，就说我正在写作业呢。"小茜闷闷地说。

"茜茜，你怎么了？"妈妈握着电话不知道该怎么说。

"我都说了不去了，真烦。"

"对不起啊，文怡，小茜她有点儿不舒服，今天就不去找你玩了，明天让她过去找你好吗？"妈妈只好这样告诉文怡。

放下电话后，妈妈进了小茜的房间，小茜正在玩铅笔，闷闷不乐的。

"茜茜，你怎么不理文怡了，你们不是好朋友吗？"妈妈和蔼地问女儿。

"没有呀，只是我今天心情不好。哎哟，妈妈，你让我一个人静会儿吧。"妈妈只好出去了。

晚上吃晚饭时，爸爸说："小茜，听说文怡被评为'市三好学生'了，怎么没听你说过啊？"小茜突然就放下了碗筷，一脸的不服气："哼，那有什么了不起的！真是的，有了一点点的成绩就到处炫耀……"

妈妈忽然明白了，怪不得小茜最近不理文怡呢，原来文怡被评为了"市三好学生"，而小茜却与此无缘，多年的好朋友之间出现了不平等。于是小茜因为嫉妒，而不愿意与文怡交往了。

小茜这就属于典型的嫉妒心理。希腊著名心理学家乔治·卡纳卡基斯说："其实嫉妒是一种十分自然的反应，每个孩子都会嫉妒。""孩子的嫉妒心理从很小的时候就会有所反映，而引起嫉妒的原因很多。在许多情况下，这种嫉妒甚至会达到折磨人的程度。"

英国的一份研究报告指出，4个月大的婴儿就已经具有嫉妒心了。有人做过实验，15个月的孩子，如果妈妈当着他的面抱别的孩子，他就会有所反应，非要让妈妈放下别人抱自己，并紧紧搂住妈妈，好像在说："这是我的妈妈，不是你的。"

生活中我们发现，好多种情况都能使孩子产生嫉妒心：

比如，家里来了别的小朋友，父母夸赞几句或表示亲昵些，自家的孩子就会嫉妒，对外来的小朋友采取不友好的态度。

如果别的小朋友有什么好玩的玩具，自己没有，心里就会不好受。

两个孩子玩游戏本来好好的，一个孩子看别人搭积木搭得又快又好，自己却怎么也搭不好，他很着急，索性把两个人的积木全都推了，"我搭不好，你也别想搭成！"

……

如果我们细心观察，这样的例子很多。嫉妒在每个孩子身上都有程度不同的反应。有嫉妒心的孩子，往往爱指责别人，或想办法让别人不如自己。

摆脱嫉妒有方法

要帮助孩子摆脱嫉妒心理，首先要了解孩子嫉妒的起因。孩子对他人拥有而自己不具备或得不到的东西，往往会产生一种由羡慕转化为嫉妒的心理，这是很正常的现象。父母平时应该多和孩子接触交流，及时掌握孩子的心理变化，了解孩子嫉妒的直接起因，如"彬彬被评上了'三好学生'而我没有"，"苗苗有一个我没有的布娃娃"等。只有了解了孩子嫉妒的起因，才能从具体事情着手解决孩子的嫉妒。

在了解孩子产生嫉妒的起因时，父母要耐心倾听孩子的心理感受。要知道，孩子的嫉妒是直观、真实甚至自然的，它完全不像成年人那样掺杂着许多其他的社会因素，它只是孩子们对自己愿望不能实现而产生的一种本能的心理反应。因此，当孩子显露出其嫉妒心时，作为家长，千万不要严加批评指责，更不要冷嘲热讽。

当孩子在跟你诉说时，他正体验着强烈的不快甚至愤怒，此刻的孩子最需要的是向亲人将自己的愤怒、不安、烦躁等和盘托出，希望有人能听他诉说，并理解他，体谅他。

等你听完了他也许是语无伦次的诉说后，你不必加以评论，相反的，你可以轻松地对孩子说："哦，我还以为有什么大不了的事情呢。"要知道，你的轻松和微笑可以有效地缓解孩子的嫉妒心。

在帮助孩子化解嫉妒心时，要为他正确分析与他人产生差距的原因。一般说来，孩子往往会将自己的嫉妒简单地归咎于自己或所嫉妒的对象，而不去考虑其他因素。此时，你要帮助孩子全面分析造成他们和所嫉妒对象之间差距的原因，这些差距能否缩短，以及缩短差距的途径和方法，以便使孩子能正确与他人进行比较，以积极的方式缩短实际存在的差距，最终化解内心的不平衡。

此外，还要在平时生活中，培养孩子豁达乐观的性格。告诉孩子每个人都有自己的优势和长处，但同时也都有各自的不足和短处，任何方面都比别人强是不可能也是没有必要的这一道理。引导孩子们发挥自己的长处，扬长避短，在学习和生活中学会正视、欣赏别人的优势和长处，从而能够向别人学习、借鉴，以弥补自己的不足，用自己的成功来赢得别人的喝彩。

孩子爱看动画片，父母要正确引导

曾经有一位母亲发出过这样一段无奈的心声："我的孩子一到动画片的播放时间，就会放下手中的一切，一门心思地看，说什么也没用。到了星期六、星期天，他就整天盯着电视机，赶也赶不走。如此下去，肯定会影响孩子的身心发展和学习，可打也打了，骂也骂了，就是对他没辙。"

在现实生活，受孩子爱看动画片困扰的母亲不在少数，而大多数母亲面对这种状况时，多数会采取强硬的态度——就是不让看！然而，这样做不仅没有收到维护孩子健康的效果，甚至还会在孩子情绪激动的状况下，对他的身心产生巨大的负面影响。

事实上，作为父母要想正确地教育孩子，就要走进他们的内心世界，弄明白孩子为什么那么喜欢看动画片。而孩子们之所以喜欢动画片，主要就是因为他们在动画世界里能够实现在现实生活中不能实现的梦想。在现实生活中，儿童是最弱小的，在家里他们要听命于父母，在学校他们要听命于老师，可以说，他们面前的所有人都比他们强大，都比他们有经验、有权力。于是，他们渴望像"超人"那样强大，像"宇宙英雄奥特曼"那样受到别人的拥戴和崇敬，以此来体验成功的快乐。

不可否认，好的动画片对孩子的身心发展非常有利，但凡事都有两面性，动画片再好看，也有对孩子不利的一面。例如，动画片频繁切换的画面和荧屏光线的刺激，以及长时间集中用眼，都会使眼睛疲劳，造成视力下降。看动画片还会影响孩子的休息和睡眠。一天到晚坐着看动画片，夺走孩子其他的活动时间，活动量就少了，对孩子的生长发育不利。而且，每天沉迷于动画片，会分散孩子的精力，致使孩子成绩下降。

所以，对待孩子观看动画片，我们既不能放任不管，也不能严厉压制，而应该耐心引导，与孩子进行沟通，不能动不动就打，动不动就骂。而且，父母最好陪孩子一起观看动画片，通过与孩子一起观看动画片并对内容进行适当的解释，调节或减缓暴力内容对孩子产生的不利影响，增强好的动画片对孩子的有利效果。

孩子"偷"东西，父母别反应过度

"这怎么得了，小小年纪就学会偷别人的东西，长大以后还不知道会怎么样呢……"当父母发现自己的孩子顺手牵羊，拿了别人的东西，大都会异常震惊，对孩子做出过激的反应，轻则严加训斥，重则大打出手，认为只有给孩子一个深刻的教训，他才不会再犯。然而，这样做实际上没有必要，也不是最好的方法。

根据著名心理学大师皮亚杰的理论，2～7岁儿童的思维属于"前运思阶段"，是儿童从表象思维向抽象思维过渡的阶段。处在这一阶段的孩子，总是以为周围的人和事物都与自己有关。他们往往分不清"你的""我的""他的"这些概念，只要是自己喜欢的玩具，他就会顺理成章地将它带走，年龄越小，这种现象就越普遍。所以，我们不能简单地将孩子"顺手牵羊"的行为归之为偷窃，并且认为小时候偷针，长大之后就会偷牛。因为这种说法，不仅会影响孩子人格的发展，而且也会对孩子的心理产生莫大的伤害。

当孩子有"顺手牵羊"的行为之时，做父母的应该用冷静、温和的态度问明东西的来源，并且和他讨论，比如："奥特曼真的好威风啊！和电视里的一模一样呢。妈妈知道你很喜欢它，但是小强一定也很喜欢它，现在小强找不到他的奥特曼，肯定会很着急，也很难过，是不是？现在妈妈和你一起去把奥特曼还给小强吧。"然后，带着孩子当面把东西还给对方。如此一来，不但不会伤及孩子的自尊，同时也能让他了解，东西有"他的"和"我的"

之分，如果随便拿走别人的东西，他人也一定会很伤心的，就如同别人拿走自己的东西一样。

研究指出，孩子之所以会顺手牵羊，是因为他们所喜爱的东西家中没有。因此，平时做父母的要顾及孩子的需求，酌情买给孩子，不要因为担心孩子贪得无厌而逐一否决孩子提出的要求。事实上，大部分孩子是非常懂事的，但做父母的首先要与之沟通。

此外，我们可以在家中建立一套奖惩标准。通过这一方法给孩子买他所需要的东西。例如：帮忙扫地可以得 3 分，整理自己的房间得 2 分，倒垃圾得 1 分等，累积 20 分可以得到一本画册，30 分可以得到一个喜欢的玩具……这样，不仅可以让孩子满足心中的需求，也可以使孩子知道有付出才有收获的道理。

批评孩子，选择他易于接受的方式

生活中，当你批评孩子时，是否遇到这样的情况：你说得口干舌燥，孩子却一副事不关己的样子，任凭你的"指教"随风而去。甚至有时候孩子会产生反抗心理，你越批评他，他越和你对着干。由此可见，我们在批评孩子时需要讲究方式。

在批评孩子的时候，我们不要因为自己是长辈，就摆出一副盛气凌人的样子大声训斥孩子，而应该用低于平时说话的声音心平气和地批评孩子，这种"低而有力"的声音往往会引起孩子的注意力，使他能集中精力倾听你说的话。

在批评时不要翻旧账，不要老去想孩子以前所犯的错误，否则就会让孩子觉得自己在母亲面前一无是处，老翻旧账很容易伤害孩子幼小的心灵。

当孩子意识到自己犯了错误时，我们也可以保持沉默，不再批评孩子。因为这个时候孩子已经做好了挨批评的心理准备，如果你去批评他，那就正如他所愿，他反而会如释重负，转眼间就把事情忘了。但如果你不批评他，他就会不安地猜测你的心理，进行自我反省并主动检讨，这时你再和孩子交换意见，就会取得事半功倍的效果。

另外，我们在批评孩子时不要过早下结论，比如孩子爱睡懒觉就说孩子懒，也不要当众批评孩子，要给孩子留面子，批评结束后不要长时间板着脸，这样会使孩子的心灵感到压抑，不利于孩子的身心健康。

孩子爱咬人，父母该怎么办

孩子在长牙的时候，有时会冷不防地咬人一口，这是正常现象。因为此时的孩子正在长牙，看见什么都喜欢用牙咬一咬，可是又分不清到底咬的是人还是物。但是如果两岁以上的孩子还爱咬人，那父母就该注意了。

（1）引起注意。许多孩子咬人的动机非常单纯，仅仅是为了引起父母的注意，或许他太孤单了，希望借此得到父母的关心及注意。因此，父母亲遇此情形时，最忌讳过度的反应及责备。

（2）争夺与保护。在幼儿时期，宝宝由于自我中心较强，"自己的物品"不愿意与小伙伴分享，在游戏中很可能因争夺或保护玩具而做出不恰当的行为。在争夺中，由于孩子缺乏良好的沟通能力，在本能的驱使下，会运用手、脚甚至以咬人来解决问题。而身为父母应对此有基本的了解，才能协助宝宝获得更理想的解决办法。

（3）模仿与学习。许多行为的发生，其背后都有一定的动机，这些动机的产生可能是旧有的经验或从生活中学习来的。有些孩子会模仿父母亲吻的动作，但是却因其本身缺乏对事物的判断力以及控制力的薄弱，造成咬人的意外情形。有许多孩子此种行为的动机并不是恶意的侵犯，而是善意的友爱。

当我们了解了宝宝爱咬人的心理之后，就应该注意避免孩子的咬人行为。

（1）密切关注，对症治疗。有些幼儿咬人的行为和家庭环境有关系，尤其是受到父母的行为影响。当然，孩子的个性是千差万别的，那些遇事冲动、易怒的孩子在很早就表现出其性格本质，父母应该密切关注，必要时要做专门的鉴别诊断，找出原因对症引导和教育。

（2）以身作则。为人父母者，要预防和矫正孩子的粗暴行为，首先要努力创造一个温馨和谐的家庭气氛，让孩子学会关心、尊敬和爱护他人。

（3）引导孩子与别人相处。不要剥夺孩子跟其他小朋友交往的权利，更不要强硬地把孩子整天关在家里，否则会影响孩子心理的健康发展，使他们形成孤僻古怪的心理特征。引导孩子与小朋友友好相处，让孩子与伙伴在游戏中建立友谊，学会控制自己，讲文明、讲礼貌，不侵犯他人利益。

（4）建立清楚的游戏规则。在社会生活方面，由于幼儿此时的社会能力发展尚未健全，幼儿的游戏仍应给予清楚的规则供大家遵守，大人可以从中给予更多的肯定，以此来避免幼儿争夺问题的产生。

（5）适当的情绪转移。当了解幼儿行为发生的原因后，父母必须建立适当的情绪转移，给予幼儿更为充分的了解与信赖，在互动的过程中，使幼儿的情绪得到转移。因此，就要花更多的精力，让幼儿在生活中获得较多的满足，以杜绝不当情形的延续。

别骗孩子说"这个世界上有鬼"

"我的孩子怕黑、怕鬼怎么办？"这恐怕是许多父母都曾有过的困扰，其实孩子的各种恐惧，都是成长过程中必然伴有的现象。

一般来说，这种恐惧在形成之后，往往会随着年龄增长而逐渐消退。但有些孩子则不会，相反，恐惧程度还会增加，久而久之则会变成恐惧症，进而影响孩子人格的正常发展与日常生活行为。

小克一大早来就给他的同桌说昨晚发生的事，"昨天晚上真是吓死我了，我正在做作业，突然我们家停电了，黑黑的一片。我一下子就看见窗户那块儿出现了一个鬼的影子，一闪就不见了，好吓人。我赶紧喊妈妈。我怕我被那个鬼抓走，要是被鬼抓去了，他们就会把人心掏出来的。"

其实，小克以前挺大胆的，但自从他妈妈告诉他如果不听话"鬼"就会来抓他以后，他就觉得很害怕。现在他都不敢一个人在房间里睡觉，害怕鬼会来，晚上上厕所也会叫妈妈。

当孩子对某样东西产生恐惧时，不要呵斥孩子，说他是"胆小鬼""真没用"，而应该找找原因，看看孩子害怕的到底是什么，造成他恐惧心理的原因在哪里，要帮助孩子克服恐惧的心理，这样才更有利于他的成长。父母可以用以下方法帮孩子走出恐惧。

（1）让孩子多接触那些不危险的事物，以解除其恐惧心理。家长可以让孩子摸一摸使之害怕的物体，或者家长亲自摸一摸让孩子感到害怕的物体，或家长亲自到孩子认为可怕的地方看一看、待一会儿，让孩子看到确实没危险。在孩子上幼儿园或学校之前，可先带孩子去看一看幼儿园或学校，见一见老师和小朋友等，这对解除迁移性恐惧和传染性恐惧是有效的。

（2）平时批评孩子时，注意不要强刺激。在孩子不听话时不要用"你不听话，鬼怪就会来把你吃掉""你不好好吃饭，就把你关到黑屋子里去"之类的话来吓唬孩子，虽然孩子可能因一时害怕而听话，可是，也许这招已经使孩子的心理产生了恐惧的阴影。所以，平时应尽量用正确的方法来教育孩子，不要动不动就吓唬孩子。

（3）要以身作则，对有些事物不要过分渲染或夸大。孩子身边如果经常有父母或亲人的陪伴，给他安全、亲密的安慰，孩子是不会产生恐惧心理的。但如果父母本身就怕这怕那，经常大惊小怪或尖叫，孩子自然也会产生负面的模仿，并且还会加深他的畏惧感。

（4）尽量不让孩子看比较恐怖的电视节目。现在的很多电视节目充斥着暴力、屠杀或者鬼神等内容，或者一些凶杀、弃尸的新闻，这些节目很容易造成孩子的恐惧心理。因此在为孩子选择节目时，一定要谨慎，尽量避免让孩子看到这些节目，以免加深对黑暗的恐惧感。

（5）可以借讲故事说清孩子所害怕事物的真相。如果家长发现孩子在晚上有害怕"鬼"的倾向，却无法得知他为什么怕"鬼"，那可以尝试用讲故事的方式，驱逐孩子心中的"鬼"。家长可以一边说给孩子听，一边让他说说他的感觉，以弄清他真正害怕的地方。这样孩子可以从故事中得到一些心理安慰，并且以美好的事物充实心灵。

家长应该尽可能让孩子说出恐惧的具体内容，这样可以帮助孩子克服心理上的恐惧感，还可以进一步有针对性地采取措施，消除孩子的恐惧心理。

第二节　帮助孩子领略学习的魅力

孩子考试焦虑，越是谨小慎微就越是漏洞百出

　　有的孩子学习很用功，作业也能独立完成，但是一到考试的时候，就会产生紧张、不安、焦虑、恐惧等情绪，实际上，这些都是考试焦虑的表现。适度的焦虑与紧张有助于孩子集中精力；但是，焦虑过度则不利于孩子发挥正常水平，会对考试产生不利影响。

　　小虎是高中三年级的学生，高三前他的成绩一直很好，可是自从开始读高三后，他就一直担心自己的成绩有一天会降下来，因此，每天上课时，他总是集中精力，生怕听漏了一道例题，记下老师说的每一句话，思想上感到很压抑。每次考试时，他都提醒自己不要紧张，要放松一些。可是，他只要看到周围的同学们正埋头答卷，心里就感到非常紧张，甚至有时全身出冷汗，根本无法集中精力答卷。考完后，他更是忧心忡忡，一会儿想这里没答对，一会儿想那里没答对……

　　很快，高考就来临了，爸爸妈妈都很紧张，他们担心小虎这样的状态不能发挥出正常水平。而小虎就更加紧张了，高考前几天就开始失眠，白天则努力看书，生怕会漏掉一个细节。

　　在家人的忐忑不安中，小虎结束了第一天的考试，一切都还算正常，第二天的数学是小虎的长项，家人都信心十足。刚开始的时候，小虎做得都很顺利，但是做到一半，有一个公式小虎突然想不起来了，他全身开始冒冷汗、手脚冰凉、心跳加快、呼吸

急促、神情慌张、双眼模糊，看不清试卷，结果本来是强项的科目却考得一塌糊涂，最后以3分之差落榜。

很明显，小虎患了考试焦虑症。考试焦虑症是在考试压力下担心考试结果而引发的一种以担忧为主要特征的复杂心理状态。考试焦虑症临床表现为情绪低落、脾气暴躁、懒得说话，同时伴有血压升高、心跳加快、汗液分泌过多、肌肉震颤等现象。

在学校中，考试对于学生的学习生活有着重要的影响。几乎每一个学生在考试时都会有一定程度的紧张感和担心，这是很正常的，也是学校将考试作为督促学生学习的一种重要手段。但考试给孩子带来的焦虑却有着很大的个体差异。一般来说，性格内向、情绪波动大、挫折耐受力和内部矛盾化解力差的人，或自我意识差（自我多疑或自我评价过高）、独立性差、优柔寡断、谨小慎微的人容易出现过度焦虑。

孩子产生考试焦虑的原因，可以归结为以下四点：

（1）错误地夸大考试与个人成败、前途的关系，因而造成情绪过分紧张。

（2）缺乏自信心，总是担忧自己准备得不够充分，怕自己不能取得好成绩。

（3）考前过度疲劳，没有休息好。

（4）临场时某些偶然因素，也会导致考试焦虑产生。

帮孩子战胜考试焦虑

孩子出现了考试焦虑，家长一般可采用以下三种方法帮助他：

（1）宣泄法。当孩子内心的焦虑自己无法排除时，告诉他应当勇于将自己的心理负担向朋友、老师和同学诉说，这样既可以宣泄自己的负面情绪，又可以知道有考试焦虑感的不只自己一个人，从而使心理恢复平衡，放下包袱，放松情绪，减轻紧张感，增强自信心，使心理得到调节。

（2）心理咨询法。当孩子内心的焦虑感比较严重时，可找专业的心理工作者加以咨询，由他们帮孩子分析产生焦虑的各种外在的和潜在的原因，提供一些有效克服焦虑的建议，同时对孩子进行心理疏导，给予孩子鼓励和安慰。

（3）自我治疗法。如考试前让孩子进行生理自我调节，抓紧白天的学习时间，不开夜车，注意劳逸结合；临考时出现怯场，可让孩子进行积极的自我暗示："我紧张，别人也一样。""别人能行，我也行。"考试中出现紧张，可采用深呼吸法和意念转移法，保持心情平静，头脑冷静，避免胡思乱想，发挥出自己的正常水平。

孩子迷恋考试，源于父母不当的奖惩方法

很多孩子都害怕考试，一到考试就头疼、紧张，但是，有的孩子却十分迷恋考试，甚至考试考上了瘾，一天不考试就浑身难受、不舒服，这些孩子是怎么了？

小丁所在的心理咨询室迎来了母女二人。

女孩名叫郝蕾，是市里一所重点高中高二的学生，学习成绩很好，在班级前五名。最近一段时间，郝蕾每天晚上都要学习到凌晨两三点，早上五六点钟就起床了。妈妈劝她注意休息，但怎么劝都没用。因为她太爱学习了，只要不学习她就非常焦虑。

上初中的时候，郝蕾经常考全班第一名，但是她对此并不是很满意，经常发誓一定要考全年级第一、全市第一。于是经常废寝忘食。

到了初三，郝蕾更是起早贪黑。起初，父母并没有太在意她的这种做法，心想，初三的学习比较紧张，女儿这样也是正常的。

中考结束之后，郝蕾如愿以偿，进入了重点高中。但是在暑假期间，郝蕾仍然一如既往地努力学习，她准备"快鸟先飞"，先把高一的知识学好，以保证自己在新学校取得好成绩。当时，妈

妈就担心郝蕾有点儿不正常，想带她去看心理医生，但是爸爸极力反对，他认为孩子爱学习没什么不好的。

但后来，看着女儿的身体日渐消瘦，而学习激情仍然不减，妈妈越来越担心孩子会垮掉，于是不顾丈夫的反对，带女儿来找心理医生了。

第一次发现郝蕾迷恋考试是她上初二的时候，父母看见女儿学习很辛苦，就请假带她到外地旅游。刚去的时候还好，但不到一天郝蕾就要回家，想参加补习班，大家只好扫兴而归。大约过了一个月，补习班的老师向郝蕾的父母反映，郝蕾几乎每天都求老师进行测验、考试，而且只要当天没有进行考试，郝蕾就会出现精神萎靡、神情恍惚的症状。"当时我们还以为她是学习累的，给她买了很多补品让她滋补，谁想到她那是一种病态呀。"赫蕾的妈妈说。

由上述的案例我们知道，孩子考试上瘾，是源于家长对孩子不正常的奖惩方法：如果孩子考好了，会得到极大的奖励，在其他方面，无论他做得多好，都得不到这种奖励，甚至根本就得不到奖励。相反，如果考砸了，孩子将会受到很严厉的惩罚。这种完全以考试成绩为标准的单一的奖惩办法，很容易导致孩子考试上瘾。

让孩子多点儿爱好

要防止孩子染上"嗜考瘾"，最好的办法就是让孩子多点儿爱好。

首先，不要只根据学习成绩的好坏来奖惩孩子。孩子取得了好成绩，可以和他一起分享快乐，但不必非得给予他很高的奖励。"因为，外部奖励太频繁，会夺走孩子内在的喜悦。"对于孩子来说，考试成绩好本身就是一种奖励，如果他很爱学习，那么这就是对他学习最好的认可。好成绩会带给他内在的喜悦，这种内在的喜悦是最好的学习动力。但是，如果频繁给予物质奖励，这种内在的喜悦就会被外在的物质奖励所取代，那么孩子的学习动机就有可能会改变，由原来的获得好成绩变成追求物质奖励。

但是，当孩子没有考好时，也不要过分地责怪他。因为没有考好，他自己的心里就已经很难过了，如果再加上家长的责备，孩子可能会受不了。许多患上"嗜考症"的孩子，其父母对孩子的学习要求相当苛刻，考好了，"一俊遮百丑"，其他问题都可以不追究，考砸了，"一丑遮百俊"，其他方面做得再好也不会得到家长的认可。甚至，孩子考了全班第一，父母会说："这有什么好得意的，这点儿成绩就翘尾巴了？你什么时候考了全校第一，那才算有本事！"

在很多家庭，学习成了孩子唯一的任务，家长只要求孩子好好学习，其他的一切事情都不用操心。如此一来，孩子就把学习成绩当成了唯一的精神支柱，从而喜欢上了考试，这也就不难理解了。

在这种情况下，应鼓励孩子有其他爱好。但不要把爱好当成任务，如果把爱好当成必须完成且必须要做好的任务，那么，爱好也就失去了其意义，反而会变成压力。

对学校有一种莫名的恐惧

学校是孩子学习的重要场所，那里有慈祥的老师、亲爱的同学，是孩子成长的乐园。但是有的孩子却害怕去学校，找各种借口拒绝上学，为何孩子会害怕去学校？

小华刚入小学时天真活泼，认真好学，家长没有为她过多操心。后来，为了让她有个更好的学习环境，父母把她送到了一所重点小学，原以为小华会更加好学，成绩会更好。可结果恰恰相反，以前小华放学回到家总是自觉地先做完作业，然后才去玩，可现在放学回家后，小华常常望着作业本发呆；以前回到家，小华总是会滔滔不绝地与父母讲同学、老师和学校里的各种趣事，尤其是在吃饭的时候，但现在，小华变得沉默寡言，也不主动和父母讲学校里的事情了，经常是父母问一句，她才答一句。而且，父母发现，小华的学习成绩也逐渐下降了，现在每天早晨上学的时候总是磨磨蹭蹭的，好像十分不情愿去学校。

暑假之后，眼看着就要开学了，小华却莫名其妙地全身上下不舒服。父母以为她生病了，送到医院诊治，医生却建议父母带小华去看心理医生。心理医生通过仔细询问解开了谜团。原来小华转到重点小学之后，学校的一切都是新的，因为不认识新同学，没人和她玩，感到很孤独。而且不久之后，小华就发现，班上的同学个个都很优秀，虽然自己之前在那个学校也是名列前茅，但是到了这里，她只能算是中等水平，小华的自尊心受到了很大的打击。而且上学期期末考试考得不好，小华担心开学后被老师批评、同学笑话，因此害怕去学校，慢慢引发了情绪障碍，进而产生了浑身上下不舒服的症状。

其实小华患的是"学校恐惧症"，它的主要表现是：害怕上学，害怕参加考试。如果强迫孩子去上学，他们会产生焦虑情绪和焦虑性身体不适，如面色苍白、心率加快、呼吸急促、腹痛呕吐、便急尿频等；如果同意他们暂时在家休息，焦虑情绪和不适症状很快就会得到缓解。孩子怕上学，可又深知不上学不行，于是内心产生了解不开的矛盾。如果此时家长把孩子当成病人，会使孩子形成习惯反应，同时会给孩子"有病"的消极心理暗示，易使孩子失去自信，不利于他们心理的健康成长。

引起学校恐惧症的原因很多，既有内因也有外因。内因主要在于孩子的性格缺陷，如胆小多疑、过于谨慎敏感等。此外，孩子学习成绩不好，害怕老师批评、同学笑话也是孩子害怕上学的原因之一。

外因有以下几个方面：一是家长的溺爱，致使孩子独立性差，难以适应学校生活；二是家长、老师对孩子期望过高，超出孩子心理承受能力而逐渐使其形成焦虑、自卑等心理问题，因而害怕去学校，不想上学；三是孩子与同学、老师相处得不好，在学校里没有同伴，也会让孩子感到很孤单，从而不愿意去学校。另外，孩子在学校里受到高年级学生的欺负，也会使孩子害怕上学。

让孩子开开心心去学校

让孩子克服学校恐惧症，重新进学校上学，应分为几步进行，不可操之过急，按孩子的恐惧程度由轻到重的脱敏疗法具有一定疗效。

请同学来家里辅导——请老师来家里辅导——家长陪孩子在教室学习——在教室单独学习——在教室和几个同伴学习——在教室由老师单独辅导——在教室和几个同伴一起听老师辅导——在教室正常上课。

当然，具体排列顺序可根据孩子的实际情况做出相应调整，循序渐进，不要让孩子逃避，相信他们不久就会喜欢去学校上课的。

此外，还需要注意以下几点：

（1）孩子作业或布置的任务没有完成、出现错误也不要指责，减少给孩子的压力。

（2）与老师联系，可由老师帮助孩子补习落下的功课，并请老师多给孩子鼓励，与老师关系的改善也会减轻孩子的压力。

（3）多请同伴到家中来和孩子一起做功课，增加同伴交往的时间，改善孩子与同伴的关系，使孩子在学校有交流、沟通的机会。

（4）多给孩子一些自主选择的机会，让孩子学会独立地处理问题，学会有所取舍，对孩子不想做的事要给予充分的尊重和理解。

"学校恐惧症"的治疗关键在于让孩子减少焦虑，重树信心，可以逐步实施治疗，让孩子有一个逐渐改善的过程，同时要相信孩子通过家长的帮助，是可以重回学校过正常生活的。

小测验：你的孩子是否有学校恐惧症

下面的测验，可以帮助你了解你的孩子是否有学校恐惧症。让孩子阅读下面的题目，并做出"是"或"否"的回答：

（1）你是否害怕老师？

（2）你是否害怕学校的房子？

（3）一早起来，想到要去学校上课是否会有头痛、头晕等不适症状？

（4）你是否常常一提到去学校上课就害怕？

（5）你是否经常设法逃课，如有更好的理由不去上课的话，你是不是肯定不会去？

（6）你是否一进校门就恐慌不安？

（7）你是否常找借口或装病不去上课？

（8）某次考试失败后，你是否会因此害怕考试，每逢测验和考试就担心不及格？

（9）你是否害怕走进教室，特别是在迟到的时候？

（10）你是否一听说某人是老师就感到害怕？

（11）当父母让你上学的时候，你是否感到极度惊恐和害怕，会胃疼、恶心，甚至呕吐？

（12）当你升入一所新学校，你是否害怕去上课？

（13）当病了很长时间以后，你再次回到学校去上学，是否会觉得不习惯而不想去上学？

（14）你是否和同学相处得不好，以致你不愿去上学，避免与他们打交道？

（15）你是否经常做关于考试失败的梦？

（16）你是否经常做被老师训斥的梦？

（17）当电视里演到有关学校的事时，你是否会觉得浑身不舒服而不愿看？

（18）只要你说身体不适不去上学，你父母是否常常会同意你的请求？

（19）你是否害怕老师在课堂上点名让你回答问题？

（20）你是否认为老师不喜欢你？

（21）当父母外出工作很长时间，你是否会觉得很孤独、害怕而不敢去学校上学？

（22）你是否常被老师当众批评学习不认真？

（23）当在街上行走时，你是否看到与学校相似的黑板就感到发慌？

（24）你是否会因为不去上课而感到轻松自在？

（25）你是否一听到别人说关于学校里的事，就会心跳加速、全身冒汗？

（26）每次假期快结束、新学期快开始时，你是否会一想到上学就烦躁不安？

（27）学校举行的一系列有趣的课外活动你是否都不愿参加？

（28）下课铃一响，你是否希望赶快离开教室，走出校门，一分钟也不愿多待？

（29）不管遇上大事小事，你是否都无法解决而求助于父母？

（30）你是否在学校受到某一同学的欺辱而不愿去上学？因为你被当众羞辱了，你觉得别人会在背后嘲笑你的无能和软弱，不去学校，眼不见心不烦？

每题答"是"计1分，答"否"计0分。将各题得分相加，统计总分。

0～5分：你有一点儿不太适应学校生活，也许是因为转学或到了新的学习环境，经过一段时间你自然会适应的。

6～15分：你对学校生活有些惧怕，你可努力忘记一些不愉快的事，早日投入正常的学习中。

16～30分：你可能已患有学校恐惧症，你难以集中精力学习，可在老师、家长或心理医生的帮助下克服自身的弱点，情况定会有所改变的。

孩子厌学，看到课本就心烦

一到上学的时候，孩子就说自己的身体不舒服不愿意去上学……厌学的孩子大多数是从这种"上学不顺"的情况开始的。

"我讨厌上学！"

天天上初三了，马上面临着毕业考试，因此，父母对他管教得更严厉了，尤其是学习方面。但是，父母发现，天天似乎是越来越不爱学习了，成绩也开始直线下降。父母着急上火，但天天自己却像个没事儿人似的整天优哉游哉的。

天天的父母跟老师诉苦："原来放学还知道看看书、做作业，可一上初三就连作业都不做了，书也不看了。要么看电视，要么就坐在电脑前，不是上网就是打游戏，反正就不看书做作业。你说他两句吧，他就'嗯'、'啊'，说一会儿就去，可过半个小时你再看，他还在那玩呢。

"我们尽量去和他做朋友，逮住机会就做思想工作，可怎么说也没用，道理他都听不进去。问他为什么不学，他说'不为什么，就是不想学'。孩子这么大了，我们不可能，也不想整天监督着他学，可他根本理解不了父母的苦心。

"有时候早晨去学校的时候，他总是磨蹭再三，拖拖拉拉的，似乎是很不愿意去学校。"

很明显，天天有了厌学情绪。随便问问身边的孩子，你会发现有不少孩子或多或少都有一些厌学情绪，其中包括一些优等生。那么，究竟是什么原因让这些孩子那么讨厌上学呢？

心理学家认为，孩子的厌学心理是对学习产生厌倦乃至厌恶，从而萌发出的一种逃避心态。而且，大多数孩子的厌学情绪与他们是否聪明、学习是否优异没有多大的关系。但是，厌学心理的产生与发展对孩子的学习和成绩都会有负面影响，有的甚至会危害他们的身心健康。

孩子产生厌学的原因

望子成龙、望女成凤，是每个家长的愿望，但是很多家长对孩子的期望过高，加重了孩子的学习负担，孩子不堪重负，效果往往适得其反。当这些负担超过了孩子的承受能力，孩子会对父母的这种做法不能理解，甚至会产生反感，他就会从对父母的这种做法的厌烦发展到讨厌学习、讨厌上学。

有很多孩子不知道自己学习是为了什么，因此会感觉前途渺茫，从而产生厌学的现象。还有一些孩子，由于学习基础较差，尽管学习十分努力，但是却总是拿不到好成绩，又长时间受到社会的偏见、家长的漠视、教师的批评、同学的歧视。他们从学习中无法满足成功的愿望，生活中又无人能理解关怀，品尝到的只是失败感和乏味感，逐渐形成学习无价值、自己是学不好的"差生"等观念，又反馈到学习行为上。如此恶性循环，很快就会对学习产生厌倦心理。

学校是学生学习的地方，也是孩子与人交往的地方，和老师、同学的关系，将会对孩子的学习产生很大的影响。有的老师在急于求成、恨铁不成钢的心理支配下，可能对孩子说了些过头的话，或做了一些过激的行为，从而引起孩子的反感，孩子会因反感老师产生厌学情绪。此外，与同学关系处得不好，也可能会让孩子产生厌学心理。

让孩子快乐地走进课堂

孩子厌学可能只是一时的，也可能是一直持续的。无论是哪一种，都不是与生俱来的。家长和老师应该责无旁贷地与孩子共同面对问题，而不能一味地责备孩子。

第一，家长和老师要能够放下"架子"，坦诚、平等地与孩子进行有效沟通，找出孩子厌学的原因所在。针对原因，与孩子共同协商解决办法。

第二，孩子厌学，主要是由于他无法体验成功的快乐，因此，家长和老师要不断发现孩子的优点，稍有进步就及时进行鼓励，让孩子尝到学习的甜头，让孩子有成就感和愉悦感。这样，孩子就会逐渐地喜欢上学习。

第三，兴趣是最好的老师，因此，要不断激发孩子的学习兴趣。当发现孩子出现厌学情绪后，一定要注意使用不同的学习方式，如综合运用听、说、读、写等方式，避免孩子的学习时间过长导致心理上的厌烦情绪。

第四，帮孩子同老师和同学建立良好的关系。孩子十分看重自己在老师和同学心中的地位，这也直接影响到他对学习的态度。平时，家长要有意识地培养孩子与小朋友交往的能力，多带孩子参加一些集体活动，并在与他人交往的过程中，告诉孩子一些与人交往的基本知识，以改进孩子心理上对集体生活的适应能力。

第五，营造和谐的家庭气氛，减少孩子对包括学习在内的生活上的抵触情绪。

要驱除孩子的厌学情绪并非一朝一夕就能办到的，但只要你用心地帮助孩子，掌握正确的方法，相信孩子依然可以快乐地走进课堂。

考试落榜后，孩子迷失了自己

每年高考成绩公布之后，都会有一些孩子要遭遇他们无法面对的事实——高考落榜或考不上中意的学校。在中国，高考不只是一个人的事情，而是全家的事情。所以，孩子高考失败了，父母要学会和孩子一起承担。

高考刚刚结束，赵老师所在心理咨询室的高考专线就被打爆了。这天晚上，一位母亲拨通了电话就开始跟赵老师诉苦。凭着多年的从业经验，赵老师知道她的心一定很乱，努力平缓着她的情绪。

她终于平静了下来，告诉了赵老师她家里的故事：

我女儿晓婷今年高考。刚考完之后我们就让她估分，但她却很不耐烦地说也就400分，后来又说还要少。晓婷平时学习成绩不错，高考前我和她爸还想，晓婷准能上个不错的重点大学呢。谁知道她竟然考得这个样子。您说400分能上个什么学校呀？我们当父母的该多着急？我的心都乱了套，现在我们家也乱了套。更让人着急的是，晓婷竟然像个没事人一样，一点儿也看不出着急的样子，整天坐在电脑前，玩游戏、听音乐、聊天。我看着就心烦。考成这个样子，她怎么一点儿压力也没有啊。前两天，她还和几个同学一起去泰山玩，也不告诉家人一声，害得我们担心了整整两天。

那次，她回来后，我狠狠地批评了她几句，没想到她竟然和我顶嘴，我们就吵了起来。我这些天的满腹愁苦就如决堤的洪水发泄了出来，我哭，我跺地捶墙，我打我自己……我都快疯狂了。孩子听到了，走进屋里劝我，说都是自己不好，都是她没考好，让我别生气了。这几天，一想到晓婷的将来，我就六神无主，我不知道她以后该怎么办。

赵老师，您说，是不是该让孩子重读一年明年再考呢？

　　听完这位妈妈的诉苦，赵老师哭笑不得，又是一个因高考而全家鸡犬不宁的故事。整理了一下自己的思绪，赵老师缓缓地说出了自己的看法，也给那位着急的妈妈提出了建议。终于，妈妈满意地挂了电话。

　　放下电话，赵老师长长地舒了一口气。

　　高考，是必然会引起焦虑的生活事件。高考之后，不论孩子考得好不好，他都承受着一定的心理压力。如果估计考得不好，孩子的压力会更大。因为孩子才是当事人，他比父母的压力更大。有的父母说看不出孩子有什么压力，其实那只是表面现象，是他在进行心理防卫，在心理学上叫作"否认作用"和"反向作用"，是在潜意识里运用的自我心理防卫机制。如小孩子闯了大祸自己用双手蒙上眼睛，抹杀现实以免内心焦虑痛苦，这就是否认作用；有的小孩子对妈妈说我没有偷吃水果，以此压抑了自己想偷吃水果的欲望带来的痛苦，这就是"反向作用"。晓婷整天坐在电脑前，和同学出去玩，故作轻松的样子，不是她没有压力，其实她是想通过这种方式来掩饰自己内心的压力。因为她长大了，不能再像小孩子那样通过哭泣来宣泄压力了，可是她又实在难以承受，怎么办？于是就要进行心理自我防卫了。这和虚伪不是一回事。因为这都是潜意识的活动，她不是故意的。明白了这些，做父母的就应该给孩子一个自我化解压力的环境和时间。不要孩子刚考完，就急不可耐地去挤压孩子已经不堪重负的心灵。

　　孩子高考之后，为人父母者应有的最好心态是平和，应送给孩子的最好礼物是理解。因为这是他们自己的事，应该由他们自己来承担。压力，他们能慢慢地消化，逐渐地成为一种精神的营养。道路，他们能够做出抉择，他们对自己的未来正在学会负责。父母不该剥夺他们锻炼成长的机会！把孩子推到前台来，让他做主角吧！

孩子最需要的是父母的理解和抚慰

每年高考成绩公布之后，相信都会有一些孩子要遭遇他们无法面对的事实——高考落榜或考不上中意的学校。落榜，对每一个孩子来说，都是一件痛苦的事情。在心理咨询中心，经常听到有同学诉苦：

"我的基础不太好，心里总是担心失败，怕高考考不好。人言可畏啊，我真不知道万一我失败了，父母、亲友、老师、同学……我都该怎样面对？"

"高考结束了，现在我每天一早就出门了，很晚才回来，就是因为担心父母总问我，'你考得怎么样啊'。离开家之后，我也不敢去找同学，而是尽可能躲在能避开一切熟人的地方。那天，爸爸妈妈要去看姥爷，让我一起去，我没去，因为舅舅家的表弟今年也参加高考了，而且他估分很高。一想到亲戚会拿他和我作比较，我心里就很难受。"

"高考我考砸了，现在我每天都躲在自己的房间里，我不知道自己该如何面对父母、老师和朝夕相处的同学……"

在我们的传统教育中，毫不夸张地说，高考是决定一个人命运的重要转折点，一旦高考落榜，将会有无数的孩子跌入心灵的深谷。这个时候，他们最需要的是亲人的理解和抚慰。如果亲人此时责备和嘲讽，则会将他们推向更深的深谷。

和孩子一起面对高考失利

高考落榜其实对孩子的打击很大，尤其是一些竭尽了全力的孩子。在巨大反差的刺激下，他们往往会出现应激障碍，出现情绪低落、抑郁、愤怒、悔恨、沮丧、绝望，以及对未来失去信心等现象。这时父母应该克制自己的失望情绪，不要计较一时得失，更不要对孩子恶语相向，在孩子身上发泄，而是要理解孩子的委屈、苦闷和绝望情绪。细心观察孩子，及时疏导，防止出现意想不到的情况。在必要的时候，应该去找心理医生咨询，让孩子平稳度过这段"灰色时期"。

心理专家考证，绝大多数落榜的孩子都会遭受巨大的心理创伤，心理承受力强的孩子大约会在一周左右逐渐缓解，但也有部分孩子恢复的时间更长。对这部分孩子，父母的关心尤为重要，千万不能把对高考失利的焦虑和失望传递给孩子，父母的失望会增加孩子的内疚感。在这个敏感时期，如果父母将自己"望子成龙、望女成凤"的心理转嫁到孩子身上，只会让孩子遭受第二次伤害。

实际上，作为父母，也存在着一个如何面对现实的问题。有的父母故意避开落榜的话题，岂不知这样会使孩子把痛苦更深地埋在心底，更不利于恢复健康的心理。所以正确做法应该是不有意避开，也不夸张渲染，最好和孩子一起分析利弊得失，找出问题和原因，以便走好下一步。父母和孩子共同分担落榜的打击，会使孩子尽快走出落榜的心理阴影。

孩子不喜欢老师怎么办

学校是孩子成才的摇篮，老师是孩子的良师益友，肩负着教书育人重任。建立一种新型的师生关系，让所有的孩子都喜欢上校园、喜欢上老师，这对于孩子的健康学习十分有利。

有些孩子不喜欢某一位老师，于是不愿意上那位老师的课，作业不爱做，勉强应付，结果师生关系恶化，孩子的学习成绩严重滑坡。家长知道了这种情况，往往感到束手无策。

俗话说，"亲其师，信其道"。对于家长来说，要解决孩子因不喜欢老师而厌学的问题，必须先改变孩子不喜欢老师的想法。

或许，老师对孩子们的管教态度有宽严之分、亲疏之别，一般这都是比较偶然的，但它也有可能是孩子的多心所致。所以，父母切不可附和。而孩子一旦厌恶老师，厌学情绪便随之而来。

有位小学三年级的学生的母亲，非常注意孩子在学校的状况，而且十分笃定地认为：老师不喜欢她的孩子。

有一天，当孩子放学时，母亲立即问他："今天怎么样？"孩子答道："真扫兴！今天回答问题时我一直举手，老师却只叫别的同学。"听了孩子的叙述，她再也按捺不住怒气，立刻打电话到学校，一口气说出她对老师的不满。

当校领导找那位老师调查情况时，老师感到很意外，而且对这位母亲的指责也感到非常委屈和气愤。

事实上，那位老师根本没有偏袒的心理，而这个孩子的成绩也很好，老师还期望他能担任班长。但是，从这一天之后，这位学生和老师之间的关系，几乎濒临破裂之境，以致这位学生在上课时，再也不敢举手发言了，甚至产生厌学的情绪。

要解决孩子不喜欢老师的问题，必须分析具体原因是什么，找准了原因，再思考解决措施。从分析中往往发现老师也承担一定责任，而我们家长又不便于直接给老师提出意见，要求老师改变教育行为。家长应该采取加强沟通、逐步建立感情基础的方法。

（1）对孩子认真进行尊师教育。孩子必须尊重老师，这是对孩子最基本的要求之一。有了尊重，才能建立良好的师生感情。教师也是人，难免有缺点、有错误，如果因为教师工作中有缺点、有错误就不尊重，那是不对的。家长最忌讳站在狭隘的立场，对老师评头论足。一旦家长对教师失敬，再教育孩子是很难的。在教育孩子尊重老师之前，家长应该先检查一下自己的态度，如有不当，先行调整。

（2）到学校跟老师沟通，请老师与自己共同为孩子创造成功的机会。孩子不喜欢哪位老师，家长应先主动与这位老师沟通，以尊敬、虚心的态度，倾听老师的话，包括批评孩子、甚至批评自己的话。家长这样做，会促使老师自省。当老师态度平和之后，家长再跟孩子一起请教老师，当面分析孩子的优点与不足。孩子如真的有所进步，老师可能表扬他，也可能在课堂上给孩子表现的机会，这就会使孩子与老师之间由疏远逐渐亲近起来。当然，家长也可以在给孩子提出要求的同时，请求老师在课堂上或课下给孩子一定的表现机会，让孩子完成力所能及的任务。

（3）指导孩子主动向老师表达自己的心意。教师节或元旦、春节，指导孩子自己动手制作小纪念品赠给老师。老师有困难或身体不适，主动关心老师，询问能否帮助老师做什么事情。还可以几个同学一起利用节假日去看望老师，跟老师交谈，听老师的教诲。但切不可把这些行为功利化、世俗化。

（4）指导孩子以书面材料的方式与老师交流。有的孩子出于害羞、胆怯，与老师面对面沟通时心里发怵。这种情况下，可以指导孩子以书面形式与老师交流。要让孩子理清自己的思想，在尊敬老师的前提下将自己的缺点、自己的意愿如实写出来，向老师汇报，请求老师的指导、帮助。告诉孩子，不要忘记写出自己的打算、措施。这样的内容可以写成单独的书信，也可以写在周记本、日记本里，请老师批阅。

如果发现有的老师在教育言行中存在严重的问题，则应采取适当的方式向学校领导反映。注意态度要诚恳，内容要客观。

孩子功课"瘸腿"怎么办

孩子功课"瘸腿"即偏科是孩子学习中的常见现象，也是孩子成长过程中不可避免的现象。这既让孩子本人倍感烦恼，也让家长担心不已。偏科究竟是什么原因导致的呢？为了孩子的健康成长，我们是该坚持补短教育还是鼓励特长教育？

形成偏科的原因往往有很多，而且也较为复杂。中小学生正处在形象思维和抽象思维的过渡时期，特别容易对一些较形象的科目感兴趣。同时，老师个人素质的高低、责任心的强弱，也会直接影响学生对此科目的喜爱与厌恶。再则，社会思潮也会直接渗入到孩子的学习中。比如，"学好数理化，走遍天下也不怕"这句话，恐怕就影响了不少孩子。那么家长应该如何引导孩子全面学习呢？

（1）鼓励孩子继续发挥他的强项，但也不能忽视自己的弱项。家长应该为孩子的智慧潜能提供充足的发挥空间，让智慧强项得到进一步的开发和发展，但对于弱项也要给予一定的重视。

（2）向孩子明确地讲明学习的道理，学习不能仅凭兴趣出发。也许在最初的学习中兴趣是最佳的诱因，但当学生步入高年级阶段，他应该有较为全面的学科意识了。毕竟，思维是全面发展、互相促进的。

（3）帮孩子找到偏科的原因，并及时辅导。家长如果有能力，可以帮孩子认真研究一下失分的地方，并进行汇总，帮孩子找出薄弱环节，找到了薄弱环节就可以有针对地帮孩子加以辅导。

（4）对孩子进行有效的心理暗示。家长可以找出孩子在最弱学科上的可取之处，哪怕是一两点，进行鼓励，让孩子觉得，"我竟然在这门最差的学科上也有过人之处"。通过赞扬，慢慢使他产生积极的自我暗示，"我能学好这门学科"。

（5）有意识地培养孩子对偏弱学科的学习兴趣。家长应针对孩子的具体特点和具体原因进行分析，对孩子偏弱的学科，多给孩子讲该科在现实生活中应用的事例、学科领域成功者的探索精神、应用成果和相关的人文趣事等，引导和培养孩子对偏科的学习兴趣，从而让孩子从心理上自觉消除厌恶感和抵触感。

（6）主动到学校与孩子偏弱学科的任课老师沟通，一起帮孩子进步。家长可以请老师找孩子细心地谈一次，告诉孩子他有学好这门学科的潜力，不懂的尽管问，老师会不厌其烦地帮助他，老师信任他！如果能让老师这样细致地关心孩子，温暖感化孩子，一定会收到"春雨润物细无声"的效果。

让贪玩的孩子爱上学习

贪玩是孩子的通病，没有不爱玩的孩子。一位家长曾忧心忡忡地说："就这么一个孩子，真是像祖宗一样供吃供喝，要什么给什么。可孩子就知道玩球、上网、看电视……就是不知道学习，真不知道将来会是什么样子。"这些话也正是许多贪玩孩子的家长的心声，他们为自己孩子的贪玩着急、为孩子的未来担心并不是没有道理。做什么事都要有个度，超过这个"度"好事也会变成坏事。很多孩子正是因为贪玩虚度了学习的最佳时光，荒废了学业，甚至虚度了人生。

孩子贪玩是令绝大多数家长挠头的事情。由于贪玩，功课马马虎虎是一方面，同时还会染上撒谎、旷课等坏毛病，甚至走向犯罪。比如一些孩子过分迷恋游戏机或上网，他们一开始只是玩一玩而已，后来越来越上瘾，向父母要钱，父母不给，向同学借钱也借不到了，就想办法去骗、去偷，从而走上犯罪道路，这是贪玩造成的恶劣后果。即使没有犯罪，过度贪玩也会不同程度地影响他们的学习及身体健康。

要改变孩子的贪玩状况，必须找准孩子贪玩的症结，改变家长不正确的教育方法，在正确的引导与强制下，改变孩子贪玩的不良习惯，把孩子的学习引向正确的轨道。

（1）让孩子尝到成功的滋味。大多孩子不爱学习的原因，多是因为学习成绩不如他人，久而久之，产生一种自卑心理，于是开始远离课本，逃避课堂。因此，要从孩子的实际出发，为孩子确定恰当的学习目标，并帮助他通过努力实现目标，同时给予切实的支持和鼓励，使孩子获得成功的体验。成功的体验会增强孩子的自信心及积极性，使他不断地努力、进步。

（2）教育孩子学会自我管理。培养孩子爱学习、好学习的习惯，使孩子在学习中找到乐趣，逐步地形成自我约束力。同时，让孩子劳逸结合，把玩耍当作对孩子点滴进步的鼓励。当孩子在自我约束玩耍时，应及时地给予表扬，循序渐进地对孩子进行正面的强化教育，进而使孩子学会自我管理。

（3）近朱者赤，近墨者黑。为了让孩子爱好学习，家长应以说教方式让孩子远离那些贪玩的孩子，切忌强令禁止，以免使孩子产生叛逆心理或影响其社交能力。家长还要注意启发和引导孩子玩，通过玩来激发孩子的求知欲，同样的游戏和玩具能玩出多种不同的花样，这样使孩子从单纯的贪玩转入对知识的渴求之中，使孩子在玩中增长知识和才干。

（4）可以为孩子选择一些安静的游戏。为了开发孩子的智力，培养和锻炼孩子的毅力和耐挫力，可以根据孩子的兴趣和爱好选择一些较为安静的游戏，如下棋、绘画、做手工等，这些活动可以改变孩子好动的性格，加强孩子的注意力。

（5）要有正确的育儿态度。"十年树木，百年树人"，教育孩子是一项需要有足够耐心的工作，家长一定要循序渐进，点滴渗透，切忌打骂。事实证明，惩罚的教育方式是被动的、消极的，只能带来暂时的、表面的变化，治标不治本。家长应该从孩子的实际出发，尝试着成为孩子的朋友，注意发现孩子的优点、特长及积极方面，予以真诚地赞扬，逐步从根本上改变孩子的思想行为习惯。

家长应该帮孩子制订合适的计划，如什么时候玩、什么时候学习等，并参与监控，使孩子做到学玩结合，玩有节制。

　　家长应该在孩子上学前就开始培养孩子的学习兴趣。如果等孩子上学后，家长一反常态，整天督促加压，这样一来，在孩子心里学习就变成了巨大的包袱，学习成了一件痛苦的事情。于是，孩子开始厌学，认为学习就是给家长学的，敷衍了事。在对待厌学的孩子时家长应该注意让孩子放下思想包袱，给孩子一定的自由，为孩子创造一个心情舒畅的环境，恢复、保持和提高学习兴趣。

让孩子主动由"三心二意"转为"一心一意"

　　许多孩子在学习中注意力不集中，为此家长忧心忡忡。有些家长甚至当着孩子的面说孩子得了"多动症"，要看医生，这使孩子感到了某种恐惧。其实家长的这些忧虑是没有必要的。要知道，儿童的注意力是随着年龄的增长而不断提高的。在幼儿阶段，一个两岁的幼儿对一件玩具的兴趣只能持续几分钟；给一个四岁的幼儿讲故事，他的专心只能维持四五分钟；到了六岁，幼儿全神贯注做一件事情可持续 20 分钟左右。所以，家长要求五六岁的孩子安安静静地伏案学习半个小时甚至一个小时，是把孩子看成大人了，孩子组织和控制自己注意力的能力还没有达到这个程度。

　　但这并不是说家长可以忽视孩子注意力不集中的问题。实践证明，从小培养孩子集中注意力的习惯对孩子日后的发展和成才是非常重要的。在学习中如果孩子的注意力不集中，往往会忽略老师讲课的重点难点；在考试中稍一走神或一粗心，错误必将难免。

　　培养孩子的注意力应该从幼儿阶段开始。培养方法应符合孩子此时身心发展的特点。给一两岁的孩子讲故事，故事要短，语言要符合儿童的特点，给他们看的图片要色彩鲜艳。

　　孩子进入小学后，由于当前人们生活水平普遍提高，孩子在游戏的时候，缺少复杂的动作，很少动脑，他们总是从电视或电脑中找乐趣，在日常生活中极其缺乏提高注意力的活动——劳动。因此，家长更应该在孩子读小学阶段加强对孩子注意力的培养。

（1）让孩子明确学习、奋斗的目标，并通过自己的努力达到目标。只有让孩子明确了远大的目标，才能更好地培养其注意力。

（2）培养孩子稳定而广泛的兴趣。"兴趣是最好的老师"，孩子一旦对某一事物发生了兴趣，就会集中注意力，专心致志。此时家长应鼓励孩子把兴趣向纵深发展，切忌一时兴趣，三天打鱼，两天晒网。

（3）在游戏、学习及做家务中，应尽量保证孩子进行有目的、有意识、有始有终的活动，这对培养孩子的注意力是十分重要的。家长可经常与孩子下棋，这是一种益智活动，并带一点比赛性质，可培养孩子独立思考、独立解决问题的能力和竞争的精神。写毛笔字也是一种好办法。

（4）在孩子学习时，应尽量避免环境因素干扰、分散其注意力。如小学生的书房不能布置得过于花哨，家长看电视、听音乐、与客人谈话的声音太大也会分散孩子的注意力。所以，要尽量给孩子创造一个安静的环境。饥饿、吃得过饱、疲乏也是导致儿童注意力涣散的最常见原因。要保证孩子有足够的睡眠，不可以放任他们无休止地看电视或玩游戏。

科学安排儿童生活起居时间，做到生活学习有规律、有计划。要提醒孩子坚持体育锻炼，以培养其意志力，增强其注意力。

孩子考试作弊怎么办

"望子成龙"已成为多数父母期待的目标，很多父母都把孩子的分数作为实现这个目标的标准，所以他们都希望自己的孩子能考个好成绩回来，这无形中就给孩子增加了压力。如果孩子的成绩可嘉，父母就会笑容可掬、和颜以对，在精神和物质上都会给孩子以奖励。这样就加大了孩子的虚荣心，反而使孩子不择手段地提高自己的分数。如果孩子名落孙山，父母就会怒目横眉、暴跳如雷，唠叨、批评个没完没了，甚至棍棒相加，会使孩子的心灵受到极大的创伤。

经过长时间努力的亮亮在上次的考试中成绩很突出，就连平时不怎么关心他的老师也在班里表扬了他，爸爸妈妈也非常高兴，还奖励了他一台新山地车。可就是因为高兴过了头，前一段时间他迷上了玩电脑游戏，功课落下了不少，眼看期末考试就要开始了，他的复习计划还没制订出来，这可急坏了亮亮：如果这次考砸了，老师该看不起我了，以后可就抬不起头来了，爸爸妈妈说不定还要批评我。左思右想也没什么好办法，最后他想到了作弊。

考试时，亮亮旁边坐的是学习委员，而且他的成绩一贯优秀，这下亮亮就更坚定了要抄个好成绩的念头。可是就在考数学的时候，他的作弊行为被学习委员发现了，学习委员立刻报告了老师，老师没收了亮亮的试卷，考完后又把情况通报给了家长。

其实，对于孩子来说，作弊行为得来的成绩就如同一个巨大却不坚固的堡垒一样，尽管外表看起来很风光，可是却不够结实。试想一下，如果孩子经常通过作弊行为取得好成绩，那么到了类似高考等无法作弊的考试中，他该怎么办？所以，如果你发现了孩子的作弊行为，一定要引起重视，但也不要急着批评或斥责他，要先心平气和地问清楚原因，弄清楚他作弊的心理，这样才好对症下药进行教育。

（1）应该用平和的心态看待孩子的分数。很多父母都喜欢把分数作为评价孩子、奖惩孩子的标准，每一个孩子都喜欢被赞扬和奖励，谁都不喜欢被批评，于是这些孩子为了能得到家长的赞扬和奖励，就会通过作弊的手段来获得这些。因此，家长应该用正确的态度看待孩子的分数，不要让孩子为了分数掉进作弊的泥潭里。

（2）给孩子的奖励要适中，不要过分地给予物质、金钱上的奖励。一些父母喜欢把孩子的成绩与奖励挂钩，这招有时也的确能收到良好的效果，但是，在给孩子奖励时，一定要记得适可而止，不要过分地用物质、金钱等奖励来刺激孩子，那样难免会将孩子的学习目的引入误区，使孩子为了奖励而学习，以致走向作弊。

（3）引导孩子要"先学会做人，再学会做学问"。家长应该教会孩子做人最重要的就是诚实正直，在学校加强考风考纪教育的同时，家长应引导孩子明确"诚实比分数更重要"的道理。宁可要不及格的诚实，也不要掺假的高分。

（4）不纵容孩子的作弊行为。一旦老师告诉你，你的孩子在某次考试中有作弊行为时，要客观对待。不要因为觉得承认了孩子的作弊行为，自己和孩子都会很没面子而包庇孩子的作弊，这对孩子的成长来说，是有害无利。所以一定要客观对待孩子的作弊，千万不要庇护甚至纵容孩子。

家长应该去挖掘和肯定孩子好的一面，多给点儿鼓励，而不是只看到孩子差的、不好的一面，一味指责和谩骂。这样帮助孩子树立了正确的自我评价标准，孩子就不会通过不正确的手段一味追求考试高分了。

第三节　别把孩子当作你的尾巴

孩子就像父母的"跟屁虫"

无论父母做什么，孩子总是跟在父母的屁股后面，就像是父母的小尾巴，只要有一会儿见不着父母，孩子就会焦虑不安，甚至哇哇大哭。孩子这么黏父母，究竟是怎么了？

妈妈正在厨房烧菜，圆圆像条小尾巴似的在妈妈身边蹭来蹭去，妈妈担心不小心伤着她，于是对圆圆讲："圆圆，厨房里很危险的，你先出去玩，一会妈妈做好饭就陪你，好不好？"

"我不！我要跟妈妈在一起！"圆圆撅着小嘴。

"圆圆乖，你看厨房里这么小，万一妈妈不小心碰着圆圆了怎么办？"

"我就不！"

无论好说歹说，圆圆就是不肯出去玩。

平时，圆圆就跟妈妈特别亲，无论是吃饭、玩耍还是睡觉都要妈妈陪着。一见妈妈不在，她就会到处找，甚至妈妈洗澡时，她也要守在门外。

刚上幼儿园时，圆圆根本就不愿意离开妈妈，无奈之下，妈妈在幼儿园陪了她整整一周，她才慢慢地肯去幼儿园了。现在，即使每天去幼儿园，圆圆也对妈妈依依不舍，从幼儿园回家后，她就会寸步不离地守着妈妈。

圆圆的爸爸因为工作忙，平时都是早出晚归，因此，圆圆的吃喝拉撒都是由妈妈操持的，这无意中养成了圆圆特别依恋妈妈的习惯。

圆圆这种情况就属于对妈妈过度依恋。依恋是婴儿寻求并企图保持与另一个人亲密的身体联系的一种倾向。这个人主要是母亲，也可以是别的抚养者或与婴儿联系密切的人，如家庭的其他成员。依恋主要表现为啼哭、笑、吸吮、喊叫、咿呀学语、抓握、身体接近、偎依和跟随等行为。

依恋是婴儿与抚养者之间一种积极的、充满深情的感情连接。它对于激发父母和照顾者更精心地照料后代，对形成儿童最初信赖和不信赖的个性特点有着重要的影响。

孩子在出生后的第一年对他是至关重要的，母亲的接纳、喜欢、拥抱、躯体抚慰和精神关注，将促进孩子与母亲形成信任、安全、温暖的关系，这样的依恋关系能让孩子变得健康、活泼、开朗、自信。如果母亲性格强硬，动作粗鲁，情绪不好，对孩子疏于照料（让孩子处于饥、渴、冷、湿等不安状态），或不愿意亲自陪伴孩子，把孩子寄养在别处，甚至虐待孩子，那么孩子就可能很难与人形成良好的依恋，心理发展延缓甚至出现自闭倾向。有很多不能形成依恋的孩子，在成长中会慢慢出现边缘型人格障碍或自恋型人格障碍等。

与父母形成良好依恋关系的孩子具有以下特征：

人际关系中，开朗活泼，有自信和自尊，懂得爱别人，能与人"共情"，没有暴力倾向，善良，宽容，知道自我的边界，不对别人过度要求。

能正确解读父母教育自己的信息，打得也骂得，孩子不会记恨父母，一般也不会让父母太伤心。依恋不够的孩子打不得也骂不得，因为父母这样做会激发孩子内心深处对父母的不信任。

母子依恋关系的三种类型

（1）安全型依恋。

最常见的依恋类型。在母亲离开时会哭闹，在母亲回来时会高兴；如果母亲在场，通常以母亲作为认识世界的起点；如果在玩耍，会不断地回到母亲身边寻求安慰；通常比较合作，较少生气，会友善地对陌生人。

（2）逃避型依恋。

较少见。在母亲离开时很少哭泣，在母亲返回时不会太高兴，并设法逃避母亲；如果有什么需要，不寻求帮助，而会表现出愤怒的情绪；不在意陌生人。

（3）矛盾型依恋。

较少见。在母亲离开前就开始焦虑，对母亲的行为很紧张，担心母亲离开；在母亲离开后更加不安，而母亲回来时，行为又很矛盾——既想亲近母亲，又拒绝母亲，较少关注周围的环境，很难安抚，对陌生人也不友好。

与孩子建立良好的依恋关系

依恋是孩子出生后最早形成的人际关系，是成人后形成的人际关系的缩影。因此，父母要与孩子建立良好的依恋关系。

当孩子回家，回到母亲身旁需要和母亲重建依恋的时候，母亲最好不要做下面这样的事：

（1）对孩子身上的某些行为、特征、习惯不满意，忙着纠正孩子，让孩子感觉很糟糕，没有安全感。很长一段时间里不要批评孩子，如果什么事非说不可，也要这样说："孩子你这样做很不错啊，不过，妈妈还有一种方法，你想不想试试？"

（2）急于向孩子或让孩子表达亲密感，结果遭到孩子拒绝，这样易引发大人的挫败和孩子的焦虑害怕。

（3）拒绝原来曾与孩子形成依恋的人（如老人、阿姨），嫉妒孩子对那个人太好，让孩子在客体关系发展中产生混乱的感觉。

（4）扔掉孩子随身携带的旧手帕、毛绒玩具、漫画书，给他买更好的东西，这些东西对孩子内心平静很重要，是一种对父母依恋的替代品，要暂时保留，耐心地等待孩子自己失去兴趣。

父母要用一种平和、坚定、温暖的方式去引导孩子，孩子会慢慢地完全投入父母的怀抱完成儿童时期心理发展任务——依恋。

"谁都不许动我的东西"

"为什么我的孩子这么自私？我对他那么好，可是他一点儿都不知道心疼我，更别说别人了……""现在的孩子自私、冷漠，眼里根本就没有别人。"许多家长都发出这样的慨叹。其实，孩子的自私不是天生的，而是后天形成的。

这是一位母亲的含泪叙述：

一个夏日的正午，天特别热，孩子吵闹着要吃西瓜，我赶快到菜市场去给他买。满头大汗地拎着西瓜回到家，刚进家门，孩子就冲我嚷嚷："妈，你怎么这么久才回来啊？我都快渴死了！"我赶忙走进厨房，洗净后切开西瓜，下意识地切了一小块，想尝尝西瓜甜不甜。这时候，我突然听见孩子尖利的呵斥："谁让你先吃啊，你赶快给我吐出来！"我目瞪口呆地站着，简直不敢相信这些话出自我一直疼爱的孩子之口，泪水顿时流了下来。孩子可能发现我哭了，接着说："算了，这次我原谅你，下一次可不允许你这样了啊！"他的语调是成年人式的不容分说，我没有想到孩子会这样对待我，也不知道他怎么就会说出这样的话。

案例中这位母亲的孩子表现出来的就是自私。不少父母和老师都把孩子的"自私"看作是一种不良的行为。但也有一些专家指出，对于一岁半左右的幼儿而言，许多所谓的"自私"行为是正常的，是认识"自我"的表现。

例如，一位妈妈抱怨道："我的孩子有三块饼干，我逗他说给妈妈一块吧！孩子分了一块给我；父亲如法炮制也得到一块；但当奶奶再去要的时候，孩子便说，'这块是我的！'"妈妈有些失望，认为孩子的这种表现是"自私"的行为。

心理专家指出，在婴幼儿时期，像最后一块饼干不给别人这样的所谓"自私"的行为，其实只是说明了孩子有了"自我意识"的概念，并不是通常人们所理解的"自私"。

孩子的自我意识是逐渐发展起来的。当孩子的自我意识逐渐增强，就开始懂得区分自己和别人的不同。一岁多的孩子正处于自我意识萌芽期。随着年龄的增加，孩子的自我意识更加明显，同时认知能力也有了一定的发展，他们能认识自己的衣服、玩具……开始有不让别人碰属于自己的东西等表现。此时，孩子的这种表现是正常的，不能在孩子面前说他们"自私"。这一时期，父母应该给孩子创造一个与别的小朋友一起做游戏的机会，并鼓励孩子在游戏中拿出自己的玩具和小伙伴一起玩耍，通过这种方式让孩子亲身体验与他人共享的快乐。

家庭教养方式导致了孩子的自私

让很多家长感到迷惑的是，孩子为什么会这么自私？不愿意让别的小朋友碰自己的玩具，不愿意把好吃的与家人一起分享，不懂得尊重长辈……

其实，孩子的自私除了有本能的意识外，主要还跟家庭教养方式有关，孩子道德品质的形成，更多是受到家庭和社会潜移默化的影响，孩子的自私并不是天生的，在很大程度上都是因为家长错误的教育态度和教育方式导致的。

现在的独生子女比较多，大多都有爸爸妈妈、爷爷奶奶宠着，生活条件又比较优越，孩子想吃什么就吃什么，想买什么就买什么，家人对孩子的要求千依百顺，要星星不敢给月亮。例如：爷爷要睡觉，孙子要看电视，爷爷只能让步；女儿要吃冰激凌，不管路多远，爸爸也得去买；儿子要妈妈在家，一哭闹，妈妈便一天不去上班了……

久而久之，就会给孩子一种"错觉"，只要是我想要的东西，我想干的事情，就没有得不到、做不成的。家长过分的溺爱、迁就，使孩子渐渐地形成了以自己为中心的个性倾向。他们眼里只有自己，不会关爱他人，不懂得为他人着想。

让孩子学会与人分享

孩子的自私不是天生的，而是后天形成的。要克服孩子的自私，关键还是要父母消除对孩子"唯命是从"的现象，教孩子学会与他人分享。

在日常生活中，家长要做好表率作用。父母关心别人，帮助别人，自然会给孩子留下印象。如做了好吃的点心分给邻居品尝，毫不吝啬地借给别人需用的物品，买了什么好吃的东西，要和全家人一起分享等，这些行为都会无声地告诉孩子应该与人分享。

此外，父母应该给孩子创造一些与人分享的机会。如家长应该带孩子去一些小朋友比较多的地方，让他们在实践中学会与他人分享。例如，东东正在玩皮球，他的小伙伴龙龙眼巴巴地看着他，很想玩，但是东东就是不理他，龙龙生气了，一脚把皮球踢飞了。这时候，家长可以这样教导两个孩子，对东东说："龙龙很想和你一起玩皮球，可你不理他，他心里很难受，就把皮球给踢飞了，东东，你原谅龙龙好吗？"而要告诉龙龙："你要想和东东一起玩，你就直接跟东东说，不能把皮球踢飞，知道了吗？"通过这样的方式，孩子逐渐地就会产生与人分享的意识。

儿子的愿望：总有一天我要成为真正的女性

两三岁的时候，孩子就渐渐地有了性别意识，他们能够认识到自己的性别特征，知道男孩应该顽皮、好动，女孩应该温柔、安静。可是有的孩子却不喜欢自己与生俱来的性别角色，总是有意无意地加以改变。是什么样的原因导致他们的异性化倾向呢？

盛夏午后的一场大雨，将闷热的气息一扫而光。骤雨后的空气，显得格外清新。凉爽的天气，让人顿感轻松惬意。

　　妈妈匆匆地从菜市场买菜回来后，就进入厨房开始准备晚饭。一向淘气的小伟今天却格外地安静，妈妈从厨房出来拿晾在阳台上的围裙，路过自己的屋子时，却不经意地发现，9岁的小伟正在屋子里用化妆品为自己"梳妆打扮"，只见小伟那白皙的脸上涂着眼影、腮红……红的、绿的、紫的，涂得满脸都是，宛若彩绘的大地。

　　说起小伟，妈妈可是伤透了脑筋，毕竟小伟已经上小学3年级了，但却老是喜欢打扮成女孩子的样子。原来，小伟从小就长得白白净净的，特像小姑娘，再加上爸爸特别喜欢女孩，所以家人偶尔会把小伟打扮成女孩，给他穿一些漂亮的小裙子，结果，外人一见到小伟，都以为是个小女孩，都夸小伟漂亮，家人听了心里也美滋滋。于是，经常给小伟穿一些女孩的衣服。后来，家人慢慢地发现，小伟竟然喜欢上了做"女孩"的感觉，上幼儿园时还经常跟家人嚷嚷着说要穿裙子。原本，家人以为，等小伟上小学之后就不会这样了，谁知道小伟却喜欢上了这种女孩子的打扮。

　　事实上，小伟的这种偏爱女性打扮的现象，我们可以称它为"性别倒错"。所谓"性别倒错"，心理学家把它定义成：男孩子表现出过分温柔，缺乏男子汉气概的行为，以及女孩子出现过多男性装扮。

　　根据研究，我们可以粗略地归纳出产生性别倒错的几种原因：

　　（1）遗传内分泌的影响。男孩子女性激素太多，或者女孩子男性激素太多，都会产生异性化的行为。

　　（2）父母的角色期望。有些父母特别喜欢某些性别，如有的父母特别喜欢女孩，却生了一个男孩，于是，把男孩当成女孩子

　　　　　　　　父母是孩子更好的医生

来养，把男孩打扮成女孩的样子，久而久之，也会使孩子产生性别倒错。

（3）教养方式不当。如果男孩子被父母过分鼓励温柔、胆小的一面，就会使男孩成为娘娘腔；反之，如果父母对女孩过分强调阳刚的一面，也会造成性别倒错的现象。

（4）缺乏同性认同对象。有的家庭由于父亲早逝或者父母离异，家中缺乏男性角色，致使男孩完全以母亲为认同对象，从而导致了性别偏差。

此外，父女或者母子关系异常亲密，使孩子失去了与同性相处、接触的机会，也有可能导致孩子的性别认同出现偏差。

性别倒错，有迹可循

心理学家表示，性别倒错的孩子是有迹可寻的，如果你仔细观察就会发现。以下即是性别倒错的前兆特征：

（1）持续地穿着异性服装。

（2）对异性兴趣浓烈，不喜欢与同性的孩子一起玩耍。

（3）长期认同异性，如男孩子经常会告诉别人"我是女孩"。

（4）经常表现出异性的仪态、声调、姿势，而且在外界压力下，仍然无法克服。

（5）经常不被同伴接受。

假使孩子出现以上特征，那么，就需要引起父母足够的重视了，因为孩子极有可能出现了性别认同偏差。父母应当为孩子提供正常的性别认同角色和行为，除此之外，当孩子出现"同性"行为时，应当给予鼓励、赞美。

研究指出，在青春期之前，性别倒错是能够获得良好的改善的。如果父母能付出耐心和信心，是极有可能改变孩子的性别认同的，倘若过了青春期，那就需要接受心理治疗了。

性别倒错的家庭治疗

为了让孩子有正确的性别认同，父母要对子女付出较多的时间来陪伴他们，同时，父亲要给男孩、母亲要给女孩提供模仿的机会。

倘若因为某种特殊原因，父亲或者母亲无法长期留在家中，也应该从亲戚或者朋友中寻找一位替代的认同对象，与孩子建立关系，同时，要鼓励孩子阅读一些与其性别相同的英雄伟人传记。

当然，一些性别认同出现偏差的孩子和同性的大人在一起时，可能会有排斥的现象，但是无论如何，都得坚持下去，同时要表达自己的关心和爱心。

一旦孩子表现出符合其性别的行为时，父母应该马上给予口头上的赞美，以鼓励他再度表现出类似的行为。例如，懦弱的男孩子在玩跑步、打水仗等游戏或者刚强的女孩子在玩过家家的游戏时，都应该给予适度的鼓励。

此外，父母也可以建立一套"积分规则"，比如，当男孩玩骑马打仗游戏时给 3 分，跌倒爬起来给 2 分；和小朋友一起踢足球给 5 分，等等，累积到 20 分可以延长看电视或者玩游戏的时间，30 分可以买一个自己喜欢的玩具。一段时间之后，可以将标准再订得高一些，通过这样的方法，可以慢慢地塑造出男性化的行为。

此外，对于孩子的一些不符合性别的行为，父母应该及时地进行提醒，告诉他那样的行为是不对的。即经常给孩子一些回馈，让他能更好地了解男女之间的行为差异。

假使这些方法都不能纠正孩子的"性别倒错"，那么就必须寻求专业的医疗机构的帮助了。

孩子口吃，难以完整地讲一句话

孩子说话不流畅，家人在一边着急上火，一旦孩子说话结巴，便会严厉地责备孩子，时常提醒孩子注意。父母不愿意孩子说话结巴，急于纠正孩子的发音，殊不知，长期这样，孩子说话结巴的机会反而会增加，最后孩子真的成了口吃患者。

李浩是一个聪明可爱的小男孩，但他有个小毛病——说话结巴。其实，李浩开口说话挺早的，也较流利，可到了3岁的时候，却突然变得有些结巴了。从5岁开始，李浩接受了妈妈的言语矫正训练，妈妈自制了一套训练方案，播放教学录音让李浩模仿，但效果甚微。时间长了，李浩觉得妈妈是在折磨他，而妈妈却认为李浩"我……我……我……"是故意的，于是批评、苛责他。结果妈妈越着急，李浩就越害怕，越害怕就越结巴。

后来，妈妈看了一篇相关的文章，文章说2～7岁的孩子结巴是正常的，就没有再苛求他，心想慢慢地会好的。谁知道上小学后李浩的结巴竟然越来越严重，一句话中间老是有不恰当的停顿，或某个字的发音拖得很长，如"我不……想睡觉"，让人听起来很吃力。

每当与老师谈话或上课发言时，李浩就结巴得更严重了；有时遭同学嘲笑，他说话就更结巴了，越是这样，他就越不爱讲话，因而，讲话就更加不流利了。

说话结巴给李浩带来了不少烦恼。研究发现，孩子的口吃是后天形成的，与家长教育不当有直接的关系。说话不流畅，是2～7岁儿童比较常见的生理现象。孩子对自己的口吃无自我意识、恐惧和害羞心理，算不上是"口吃"。2～3岁的孩子思维迅速发展，想用语言表达一种思想，但找不到合适的辞藻，在找合适的词语来表达的过程中就会出现口吃，这种口吃一般只是阶段性的。在这一阶段，有很多孩子开始学会数数、念儿歌，但是说的技能赶不上思维的速度，以语言为基础的思维跑到语言功能的前头，思维和语言发展不同步，口吃就会更加明显了。但是随着孩子语言能力的进步，这种口吃就会慢慢地减少直至消失。

一些家长见到孩子出现口吃，便会严厉地责备孩子，时常提醒孩子注意。受到多次的责备和提醒之后，孩子就对讲话产生了不安、恐惧等心理，口吃现象反而会变得更加严重。父母不愿意听到孩子讲出"结巴"的话，急于纠正孩子的发音，这样孩子说话结巴的机会反而会增加，最后孩子真的成了口吃患者，把本来不是问题的事情弄成了问题。

另外，口吃在心理学上还有一种象征意义，就是对自己的不满意与严重的内心冲突。孩子在"完美主义"的环境下，面对父母的高标准和严要求，想做的只有"逃避"。没有一个孩子不想赢得父母的喜爱，但要成为父母心中的好孩子又是那么的艰难。父母长期的"负面"评价及无情打击，会造成孩子的情绪障碍并以口吃的形式表现出来。因此，治疗"小结巴"的重点在于消除孩子心中紧张、焦虑的源头——父母的完美要求。

不让孩子注意到自己的结巴，分散孩子的注意力，才能减轻其精神紧张。父母如果不能放松心情，一紧张，说话的语气、音调就会流露出来，孩子就会受到暗示，你的焦虑就传染给了孩子。

孩子精神紧张，更容易口吃

口吃不仅影响孩子语言功能的发育，还会极大地损害他的心理健康，使他产生心理压力，自尊心受挫，容易形成孤僻、退缩、羞怯、自卑的不良个性。口吃的孩子往往情绪不稳，容易激动。他们害怕在大庭广众下讲话，害怕上课时老师提问，不愿意主动与同学交往。

口吃的症状轻重取决于讲话者自身，有不少口吃者，与自己的亲人，如孩子、父母、妻子等讲话时不结巴。一些孩子独自一人朗读、背诵时不会口吃，而一旦在老师面前背书或在课堂上被老师点名回答问题时就会张口结舌，说话困难。也有的孩子在与人开玩笑时口吃比较轻，而在开口向别人求助时口吃严重；有人在慷慨助人、心情愉悦时口吃轻，面对权威、受到他人责备时口吃重；多数口吃的孩子在唱歌、低语、参加集体朗诵、合唱或自言自语时，几乎没有口吃现象的发生。

孩子在精神紧张时容易发生口吃，如果长期处于紧张状态，口吃就会加重，像上例中李浩就是因为妈妈的过分关注和在学校里受到同学的讥笑而加重了口吃，因而一张口说话就紧张，一紧张便口吃。

给孩子一个轻松、愉快的讲话氛围

口吃主要不是器质上的问题，而是心理上的问题。所以，克服孩子的口吃，应该从心理角度入手，给孩子营造一个平静、轻松、愉快的讲话气氛。可以从以下几个方面着手：

（1）不让孩子模仿。模仿是口吃形成的主要原因之一，因此，在日常生活中，不要让孩子模仿电视里或者生活中的结巴。

（2）父母不要指责。父母见到孩子口吃时，应持平静、无所谓的态度，避免严厉的责备，不要逼孩子把话讲全，也不必提醒"你又口吃了，要注意"，以免增加孩子的紧张情绪，反而更加结巴。

（3）慢慢地跟孩子说话。若孩子的口吃比较轻微，则不必采取任何措施，时间长了，口吃自然就会消失，若孩子的口吃现象比较严重，父母在同孩子讲话时，应该用缓和、拖长音的语气降低语速，孩子会逐渐模仿，用这种方式去讲话，这样口吃也会慢慢地得到缓解。

（4）及时给予鼓励。当孩子的口吃有一点儿改进时，父母应及时地给予表扬鼓励，这可增加孩子克服口吃的信心。

（5）寻找病因，消除病因。孩子本来不口吃，后来变得口吃，这其中会有很多原因，也许是智力负担过重，也许是家人当着孩子的面争吵、冲突，孩子受到惊吓或是孩子的习惯受到破坏等。只要能消除隐患，孩子的口吃一般会在几个月后自行消失。如果原因不明，就必须去咨询相关的专业机构，以便及早地解决问题。

这样，给孩子一个轻松、愉快的讲话氛围，孩子的紧张情绪得到舒缓，逐渐地就会改掉口吃的毛病。

孩子学会用自虐来威胁家长

稍有不如意，孩子就会"虐待自己"：抓脸、扯头发、用头撞墙等。他之所以这样做，是因为他懂得有人比他还会保护他，他知道你在乎他，不但不会让他撞得头破血流，还会答应他所有的要求。

7岁的闹闹聪明伶俐，特别善于察言观色，小小年纪就有了自己的撒手锏。

这个周末，早晨刚起床，闹闹吵着要去游乐园坐海盗船，爸爸妈妈不同意，因为他们已经约好了朋友要一起去公园划船。妈妈哄闹闹："闹闹乖，爸爸已经和张叔叔约好了，咱们这周去公园划船。"

"我不嘛，我要去游乐园。"闹闹不同意。

"你不是最喜欢张叔叔家的小妹妹妙妙嘛，她今天也会一起去，你就可以和她玩了。"

"我就要去游乐园，妙妙我可以晚上去找她玩。"

好说歹说，闹闹就是嚷着要去游乐园。

爸爸生气了："闹闹，怎么不听话，再不听话划船也不带你去了。"

这下可是捅了马蜂窝，闹闹大哭起来。家人都在吃早饭，没理他。闹闹见没人理他，就开始使劲地扯自己的头发，而且还用手拼命地抓自己的脸，不一会儿，小脸上就出现了青一道紫一道清晰的抓痕。

奶奶最先看不下去了，心疼地摸着闹闹的小脸说："宝贝，快把手放下，何苦跟自己过不去，有什么委屈跟奶奶说！"

爸爸妈妈虽然生气，但也没办法，只好跟着奶奶一起向他妥协。精明的闹闹就这样"制服"了爸爸妈妈，达到了自己的目的。

其实，这样的情形在闹闹家不止一次地上演过，每一次，都是以闹闹的胜利而告终。

"虐待自己"之所以成了闹闹的撒手锏，是因为它击中了大人的要害。不要以为闹闹自己不知道自我保护，他之所以这样做，是因为他懂得有人比他还会保护他！除了抓脸、扯头发这些手段之外，有的孩子一生气就用头撞东西、撞墙。孩子一撞墙，父母就着急了，你越拉他，他就越发拼命地向前冲。

心理学上有这样一条原理：如果是一种行为，不论是好的行为，还是坏的行为，是正确的行为，还是不正确的行为，只要这种行为产生后受到了人们的赞赏、表扬或奖励，那么这种行为在以后就更容易出现。孩子的好习惯的形成是这样，发脾气之类的坏习惯的形成也是同样的原理。

请你不要过于责怪孩子的这种幼稚地"要挟"父母的手段，孩子不听劝阻，一次次以身试验，这其中有家长的强化作用。就像闹闹每一次抓脸，都能得到他想要的东西，对孩子来说，有效就是硬道理。于是，闹闹明白了一个道理，只要我伤害我自己，爸爸妈妈就会很紧张，我的要求就会得到满足。许多家长常犯一个错误，孩子用语言表达自己的需求时，他们不理不睬；当孩子伤害自己时，他们吓坏了，态度和精神都在极力地告诉孩子"我很重视你"，这正是孩子所需要的。父母这样的态度，孩子恐怕永远学不会有话好好说。如果他小时候用这种屡试不爽的方式得到爱与重视，成年之后也会照用不误。

我们要消除孩子的这种行为，就是使他的撒手锏失效，让孩子发现其他更有效的手段。其实孩子天生就是一位心理学家，家长也要在斗智斗勇中成长。

孩子哭闹，不妨置之不理

威尔逊夫妇最近为儿子的坏脾气很头疼，虽然儿子马克只有六岁，却脾气暴躁，稍不如意就大发雷霆，大喊大叫。为此，他们对马克的小叛逆用尽了各种各样的方法。他们打他、罚他站墙角、逼他早点儿上床、责骂他、呵斥他，但这些都不起作用。小马克的暴躁脾气依然如故。

这天晚上，一家人都在客厅里，马克在看电视，威尔逊夫妇在看报纸。马克突然说想吃冰激凌，已经很晚了，商店都关门了，威尔逊夫妇试图跟他解释，劝他明天再吃。然而，马克的脾气又上来了，便倒在地上雷霆大发。他尖叫，用头撞地，挥手踢脚。这次，父母亲都被彻底激怒了，但一时却不知所措，于是他们便置之不理。他们一声不吭地继续读他们的报纸。

这恰恰是这个小叛逆最不期望的情形。他站了起来，看着他的父母亲，又倒下去把先前的好戏上演了第二遍。他的父母亲对此仍然没有任何反应。这一次，他们心照不宣地看着对方，然后打量着马克。

马克突然又倒在地上上演了第三遍，马克的父母亲仍然不理睬他。最后，马克大概也觉得自己趴在地上哭叫实在太傻了。于是自己爬了起来，回房间睡觉去了。

从此之后，马克再也没有朝别人乱发脾气，马克乱发脾气是因为没有得到强化而自然消失了。

许多孩子的坏习惯都是之前成人对孩子过度关注造成的，比如孩子伤心时赶紧安慰，哭叫时立即迁就，激动时马上观看。在这种情况下，父母最好的教育方式是对孩子的不良行为置之不理，装作视而不见，听而不闻，静观其变，耐心地等着。一旦孩子看到父母没有改变主意的意思，最后就会照着做了，脾气暴躁的孩子的情绪也会因为父母采取冷处理而逐渐平稳下来。

　　　　　　　父母是孩子更好的医生

塑造孩子新的行为方式

面对孩子的"要挟"，父母该怎么办呢？

（1）平静地对待孩子的"自虐行为"。孩子自虐时，如果只是抓抓脸、扯扯头发，就让他尽兴好了，不要立即表示关心，可以装作不知道的样子问他："宝贝，你在干什么呢？很好玩吗？"当孩子发现自己的行为只能带来自己身体上的痛苦，却得不到父母的安慰、同情时，自然就会觉得自己的行为不合算了。对孩子撞墙、撞桌椅等这种特别具有伤害性的行为，最好的办法是转移孩子的注意力，可装作不经意地说："咦，阳台的花盆上飞来了一只蝴蝶。"

（2）培养孩子"有话好好说"。孩子心平气和地提出自己的想法时，可以考虑答应他的要求，不要非得等到孩子采取极端手段时才"迫不得已"地答应。需要注意的是，不要在孩子自虐后，马上答应他的要求。

（3）拒绝孩子时不要过于激烈。即使是孩子提出的无理要求，也不要一口回绝。这时，可以反问孩子："你为什么想要得到××"或者"你是怎么想的？"也可以提出其他可行的方案，让孩子觉得你理解他的时候，他的不良情绪就能得到缓解。

（4）与孩子谈条件。一般说来，只要父母坚持，孩子是会慢慢接受的。如果孩子真的做到了，父母一定要信守诺言，因为孩子新的行为方式的建立也需要强化才能长久地保持下去。

家里的"小霸王"，学校里的"小绵羊"

在家里，孩子是个无法无天的"小霸王"，但是到了学校，却成了一个遵守纪律的好学生；在家里是个"四体不勤"的小懒虫，在学校里却是得了小红花的"劳动标兵"……孩子变成了"两面派"，这是为什么？

冬冬上二年级了，他活泼好动，很聪明。爸爸和妈妈平时工作很忙，因为和爷爷奶奶同住在一个小区，因此，每天放学后，冬冬就先去爷爷奶奶家吃饭、写作业。渐渐地，妈妈赵女士发现冬冬到了爷爷家，就只看电视、玩游戏，很晚才写作业，由于困了，作业总是潦潦草草。

于是，妈妈就对奶奶说："您应该先让孩子写作业，然后看电视，而且电视要少看。"可奶奶却不同意，说孩子一天上学太辛苦了，回家得先让他休息好了，吃好了。冬冬的爸爸也为此和奶奶谈了好几次，在一旁的爷爷看不下去了："我和你妈这种方式怎么了？还不是照样把你们弟兄三个养大了？你们都像模像样的，我们教育孩子没问题！"

爸爸妈妈看在眼里，急在心里，只能暗地里抓紧教育孩子。可是，冬冬一旦在爸爸妈妈那里被批评，就跑到爷爷奶奶那里含冤告状。等奶奶批评儿子的时候，冬冬就偷着乐。而且，冬冬还特别会哄奶奶，总是让奶奶心疼得不得了，更加卖力给孙子撑腰。

妈妈看到孩子小小年纪就懂得了两面派的做法，这让她特别着急，如果在家里，就这样为人处世，那等到孩子大了，步入社会该如何是好呢？

和冬冬的妈妈一样，没有哪个父母希望自己的孩子是个"两面派"，可事实是，偏偏有许多孩子不以你的意志为转移地成了"两面派"：有的在家里是"四体不勤"的小懒虫，在学校里却是得了小红花的"劳动标兵"；有的在家里是个多嘴的"小八哥"，在学校里却是个"闷葫芦"；有的在家被家长管得太严格，不准干这干那，一到了学校就成"小霸王"，让别的孩子望而生畏；有的在爷爷奶奶面前是个听话懂事的乖孩子，在爸爸妈妈面前却成了调皮捣蛋的"小恶魔"……

这是为什么？专家指出，"两面派"的孩子其实掌握了老师、

　　　父母是孩子更好的医生

家长的心理。孩子按照老师、家长的喜好来表现自己，希望获得表扬。当孩子面对的对象改变了，孩子就急于把自己的另一面变本加厉地表现出来。

孩子通过观察，知道老师不能容忍哪些行为，他就会避免做这些讨老师嫌的事情，多做老师喜欢的事情，自然就成了学校里的"好学生"。同样，孩子也通过观察，知道父母能容忍他的哪些行为，所以他在家里就经常会做这些事情，因为知道你不会责罚他，仍然会爱他。一般情况下，父母的容忍度要比老师大很多，再加上老师固有的权威性，使得孩子在学校里显得比在家里乖很多。

儿童心理学家说，孩子最要不得的，就是从小"两面派"。当面一套，背后一套，"两面派"将影响到孩子健全人格的培养。学校和家庭如果能把孩子放在同一个位置上，孩子"两面派"的现象会减少很多。

立规矩应对"两面派"

要改变孩子这种不良的"两面派"态度，家长和老师必须采取正确的教育方法以及一致性的教育措施。

（1）家庭和学校的教育应一致。孩子在学校表现较好，勤快、助人为乐，而回到家中则表现得为所欲为，衣来伸手饭来张口，常常是由于父母不能严格要求孩子而致，因此父母应该树立自己的威信，对孩子严格要求，严与爱结合。

此外，父母应经常和老师联系，了解孩子在学校里的表现。了解老师对孩子的要求，并与老师交流孩子在家中的表现，和老师一起共同教育孩子。大多数孩子都对老师言听计从，把老师的话当圣旨，只要是老师说的，孩子都会去做。在这种情况下，父母可以和老师交流一下，请老师帮忙，通过老师约束孩子在家里的行为。

（2）父母的教育应一致。严父慈母或严母慈父，一个"唱红脸"、一个"唱白脸"的教育方法容易导致孩子对父母的态度不一样，要改变和预防孩子对父母态度不同，父母应做到对孩子存在的问题心中有数，在教育孩子时，父母应该互相配合，当其中一方批评孩子时，另一方不要袒护，尤其不要在孩子面前指责对方，应该互相配合、协调一致。此外，父母对孩子所提的要求应一致，这样才不会导致孩子成"两面派"。

（3）父母和爷爷奶奶的教育应一致。孩子容易在爷爷奶奶面前撒娇、任性，而在父母面前则较正常。要改变孩子对父母和爷爷奶奶的不同态度，父母应常和爷爷奶奶交流，取得一致的教育观点，采取协调一致的教育措施。对于爷爷奶奶给孩子所提的要求，合理的，父母应予配合，不合理的，背后与老人交换意见，争取统一意见。此外，老人也不宜当着孩子的面训斥孩子的父母，这样易降低父母在孩子心目中的地位。

第四节　和孩子一起解决青春期的烦恼

如何让孩子远离浮躁

浮躁，即轻浮急躁之意。在现实生活中，浮躁既是一种不理智的情绪，又是一种不健康的心态，更是一种不良的精神面貌。

青春期的孩子很多都有浮躁现象，他们行动没有目标，缺乏思考和计划，做事三心二意，缺乏恒心和毅力，见异思迁，而且还急于求成，不能脚踏实地。比如，有的孩子看到球星挣大钱，就想当球星；看到作家出版自己作品的那份神气时，又想当作家。但又不愿为了实现自己的理想努力学习，常常是三天打鱼两天晒网，忽冷忽热，最终会影响将来的前途。

这个时期的孩子正处于贪玩、好动、易浮躁的青少年时期，生活的环境中又充满着各种各样的诱惑。所以，家长引导孩子远离浮躁，保持一份宁静的心来生活和学习，就显得特别重要。可以从以下方面引导孩子。

（1）帮孩子树立明确的目标。孩子要从小就把理想中"将来想成为什么样的人、干些什么、想得到些什么"作为奋斗目标，并确定核心目标来指引自己的行为。父母在帮助孩子树立远大理想时，要注意两点：一是立志要扬长避短；二是立志要专一。

（2）懂得学会用榜样教育孩子。父母首先要调控自己的心理，改掉自己浮躁的毛病，为孩子树立勤奋努力、脚踏实地工作的良好形象，以自己的言行去影响孩子。其次，鼓励孩子用榜样，如革命前辈、科学家、发明家、劳动模范、文艺作品中的优秀人物以及周围一些同学的生动、形象的优良品质来对照检查自己，督促自己改掉浮躁的毛病，教育培养其勤奋不息、坚忍不拔的优良品质。

（3）重视孩子的日常行为习惯。孩子的浮躁心理不是一时就可以改正的，如果发现孩子有浮躁的苗头，父母要及时采取措施。一般来说，在孩子的一些日常行为中，父母若能够正确引导，孩子的浮躁习性就可以慢慢改掉。

（4）有针对性地"磨炼"孩子。父母可以指导孩子练习书法，学习绘画，弹琴，下棋等，这些活动很有助于培养孩子的耐心和韧性。此外，还要指导孩子学会调控自己的浮躁情绪。例如做事时，孩子可用语言进行自我暗示，"不要急，急躁会把事情办坏"，"不要这山看着那山高，这样会一事无成"，"坚持就是胜利"。只要孩子坚持不断地进行心理上的练习，浮躁的毛病就会慢慢改掉。

（5）要让孩子学会调节心情。保持积极向上的心态和愉快的心情是快乐生活和成长的前提。要让孩子懂得生活要有规律，饮食要科学合理；与同学相处要团结友爱，互相关心，互相帮助；交往中要大方得体，心胸开阔，遇事不斤斤计较，不让无端的烦恼影响自己。

帮助孩子确定一定期限内的大目标和若干小目标，然后集中精力去逐一实现小目标。通过小目标的不断实现，孩子就有了成就感，自然也就会对大目标坚定信心，最终摆脱浮躁。

性知识的匮乏，带来青春期的苦恼

伴随着青春期的到来，第二性征开始发育，男孩开始出现遗精现象，女孩的胸部开始发育，月经初潮的到来……他们会产生一连串的疑惑、烦恼、惶恐，甚至伴随着严重的焦虑，影响了他们的日常学习和生活。粗心的父母，你注意到这一时期孩子的心

父母是孩子更好的医生

理变化了吗？

张老师正在讲台上滔滔不绝地向同学们讲述八国联军侵华的史实，同学们都被老师感染了，似乎回到了那个风雨飘摇的年代。张老师漫不经心地朝底下的座位瞟了一眼，却发现林扬有点儿心不在焉，完全没有在听讲。

"林扬，对于八国联军侵华，你有什么看法？"

很明显，林扬被张老师吓到了，他慌慌张张地站起来，"我认为，八国联军侵华……"吐出了这几个字，下面林扬不知道该怎么说了。

张老师很生气，"上课不好好听讲，你到底在想什么？坐下吧。"

课后，张老师将林扬在课堂上的表现告诉了班主任秦老师。秦老师也发现了，最近两个星期，林扬上课经常走神，脸色也不是很好，还经常称不舒服请假。秦老师几次关心地询问林扬是不是生病了，要不要去看医生，每次林扬都涨红了脸，连连摇头。秦老师觉得很奇怪，以前他可不是这样的，上课的时候很活跃，就是在课下，也经常和同学们打成一片。最近是怎么了？秦老师决定找林扬的父母谈谈。

林扬的父母跟老师说了一些林扬在家的反常表现：经常锁着房门不让父母进去，甚至还自己洗床单、被套，这在以前可是从来没有的。细心的秦老师似乎明白了什么，追问道："你们是否发现林扬有过遗精的现象呢？"林扬的父母愣了一下，不好意思地说："上个月我给他叠被子时，发现床单上有块污渍，就告诉了他爸，他爸还笑他早熟呢。"

"那当时林扬怎么样？"秦老师又问。

"很不好意思，什么话也没说。唉，现在的孩子，才12岁，就……"妈妈觉得不可理解。

"那他锁门，洗被子是不是那次遗精以后的事情？"

在秦老师的追问下，林扬的母亲这次发现，儿子最近一段时间的异常表现：不太爱和父母说话，晚上睡得很晚，早晨很早就起来了。而且，也不让爸爸给他擦背了……

"那你们给他讲过这方面的知识吗？"秦老师问。

"这还要讲啊？以后慢慢地不就知道了。再说，这些事怎么对孩子讲啊？"妈妈愣住了。

其实，父母不知道的是，最近一段时间，林扬已经陷入了深深的自责之中，他为自己的行为感到很愧疚，有一种罪恶感，甚至，他觉得自己很下流……

生活中，可能很多青春期的男孩都有过林扬的这种困惑和烦恼，包括一些青春期的女孩，她们也有自己的苦恼和困惑。

青春期是儿童发育到成人的过渡阶段，是人体成长发育的最后阶段，也是走向成熟的阶段。一般说来，女孩10～11岁，男孩12～14岁，就进入了青春期，进入青春期后，男孩除身高、体重猛增外，主要是第二性征发育，如声音变粗，胡须和腋毛开始长出，生殖器官也逐渐向成熟的方面发展，长出阴毛，睾丸和阴茎增大，性腺发育成熟，并开始有遗精现象；女孩的体格也会迅速增长，但不如男孩明显，这一时期，女性第二性征逐渐出现，声音变得尖而细，乳房开始发育，乳头渐渐变大，阴毛、腋毛开始生长，开始出现周期性的阴道出血——月经。

随着第二性征的出现，很多青春期的孩子会产生一连串的疑惑、烦恼、惶恐，甚至伴随着严重的焦虑，严重影响了他们的日常学习和生活。这不能不引起我们的警惕和反思。

长久以来，受传统观念的影响，大多数人谈"性"色变，对性难以启齿。林扬的烦恼与焦虑正是由于缺乏适时、适当的性教育引起的。

据调查，很多家庭中父母从来不对孩子进行性教育，当被好奇的孩子发问时，父母不是躲躲闪闪，引开话题，就是自作聪明地欺骗孩子。对孩子的生长发育、身体变化进行因势利导的性教育，这原本是十分自然的事情，但在很多家庭却被父母忽视了。就像林扬的父母，林扬第一次遗精后，爸爸竟然笑话他早熟，这使得他产生了强烈的耻辱感，似乎性的发育是他的罪过。试想，如果林扬的父亲不是嘲笑（当然，这种嘲笑并无恶意），而是拍着儿子的肩膀说："儿子，爸爸恭喜你，你已经是个男子汉了。"同时，再给他讲一些有关的知识，那么林扬的心态就一定不是罪恶感、挫折感，而可能会是骄傲感和成就感，更不会产生一系列的烦恼、困惑和焦虑了。

及时的性教育，让孩子远离困惑

性教育应该开始于儿童和少年时期，家长应积极参与性教育，使孩子从小就得到正确的性教育。

心理学家认为，要根据孩子的年龄对孩子进行不同内容的性教育。5岁前的孩子，性教育主要是解决性别认同问题。家长应在洗澡、睡前很自然地让孩子认识自己的身体，不要有意地把女孩扮成男装或将男孩扮成女装，以免孩子从小对自己和他人形成性朦胧意识，从而影响孩子的性取向。

0~6岁的孩子，在求知欲驱使下常对男孩与女孩的差异感到迷惑不解，会向父母提出各种问题，此时父母应该根据自然现象，简单明了地回答他们的问题，不能过分详细地讲述性、生殖等情节，如果讲不透，孩子的好奇心得不到满足，会更觉得神秘。

7~10岁的孩子，这期间家长要对孩子进行较系统的性知识教育。此时，可借助自然现象、童话、寓言故事，采用比喻的手法把性教育内容穿插其中。家长可以从植物开花结果讲起，接着联系到人的性与生殖。可以这样说：一位漂亮的姑娘春天把西瓜种子种到地里，之后她每天都给种子浇水、施肥，种子慢慢长出绿色的叶子。到了夏天，叶子上结出了小花，花谢了就变成了小西瓜，小西瓜越长越大就变成熟透的香甜可口的大西瓜，这个时候就可以摘下来吃了。妈妈在肚子里也种了一粒种子，在妈妈的精心哺育下，这粒种子慢慢长大，十个月后就变成了一个小人，然后妈妈就把他摘下来，于是这个世界上就出现了活蹦乱跳的宝宝。

11～15岁的孩子，这期间父母应主动关心询问孩子的性困惑。有一位男孩睡觉时遗精，他认为是生病了，非常担心，又不好意思告诉父母，自己在书摊买来不健康的书籍想从中找到答案。一日，母亲整理他的房间时，发现孩子在看一些不健康的书籍，母亲这才意识到该告诉孩子一些正确的性知识了，但是父母都不好意思向他讲性知识。最后，这位母亲买来有关青春期性知识的书籍放在孩子的桌上，并通过书信的方式与孩子交流。

需要强调的是，对孩子的性教育，要及早开始，要有系统、循序渐进地进行。另外，性教育的重点，并不只是传授与性有关的知识而已，更要培养对性的正确认识和健康的性心理，包括可以大方、坦然地讨论与学习，要及早让孩子明白，性并不神秘，更不污秽。

酸酸涩涩的"青苹果"，就是想去尝一尝

早恋，一向被家长和老师视为洪水猛兽，尽管他们采取种种措施严加防范，但是，早恋还是悄悄地走近了正处在花季的少男少女。孩子早恋了，父母和老师该怎么办？

无论在老师还是在父母心中，楠楠都是一个聪明、文静、听话的女孩。从小学三年级开始，楠楠就开始担任班长，一直到现在。班主任老师夸她有写作天赋，她的每一篇作文都被老师当作范文在班上朗读。不仅如此，楠楠其他各门功课的成绩也很优秀，

还很乐于助人。班主任老师经常夸她是老师不可多得的好帮手。但是，自从班上转来一个帅气阳光的男孩后，楠楠似乎发生了一些微妙的变化。

楠楠变得爱打扮了。以前一直梳着马尾辫的她现在经常变换自己的发型，一向穿着朴素的她现在每天都要换一套衣服。而且，任课老师也反映，最近一段时间，楠楠上课总是走神，经常一个人发呆，最严重的是楠楠的学习成绩出现了明显的滑坡。

让人感到奇怪的是，楠楠以前很讨厌上体育课，也不喜欢运动，经常找各种各样的借口逃避体育课。但是最近一段时间，每次体育课，楠楠都很认真，并且经常去操场做运动。

班主任老师对此感到很纳闷，一面找楠楠谈话，一面把情况反映给了楠楠的父母。楠楠的父母最近也发现她有些反常，经老师这么一说，更觉得吃惊。经过一番观察，父母得出了一个结论：楠楠早恋了。

于是父母对楠楠进行了一次严厉的"审问"，并且毫不留情地翻看了楠楠的书包、书柜、书桌等，终于在一个抽屉里发现了"罪证"———一本厚厚的日记。在日记里，楠楠用细腻的笔触描述了她对新转来的那个男孩子的爱慕之情以及她现在面临的烦恼。

楠楠的父母在看完这篇类似"情书"的日记之后，大惊失色，又气又恨："你小小的年纪，怎么写出这种东西！我们都替你感到害臊！"一向温顺听话的楠楠这次一反常态，涨红了脸申辩道："我做错了什么？我就是喜欢他！他是我心中的偶像！"说完，跑进了自己的房间。

异性相吸是自然界中的普遍现象，像楠楠这样处于青春期的孩子，随着性意识的渐渐觉醒，朦胧中对异性产生了渴望和爱慕，这也是一件很自然的事情。

早恋是青春期性成熟过程中，两性之间出现的一种过度亲密的互相接近。现在大多称早恋为"交往过密"。少男少女因为性发育开始成熟，本能地产生互相爱慕的情感。有的人表现为独自的单相思，有的人突破了羞涩的束缚，递纸条、约会、互相倾吐爱恋之心，借口互相帮助，形影不离，个别人则还发生进一步的两性接触。

处于青春期的孩子容易情感冲动，但却十分脆弱，情绪又不稳定，考虑问题简单，很少顾及后果，这种心理状况使早恋好像天边的浮云一样变幻莫测，早恋者的情绪也会随之波动起伏，彼此之间感情往往反复无常。

一般说来，孩子早恋有以下两方面的原因：

一是由于缺少家庭的关怀。父母只知道为孩子忙着赚钱，尤其是经常出差的父母，没有时间和孩子谈心。而且青春期的孩子情绪本来就不稳定，心里话无处倾吐，只有寻找同龄人沟通。男生之间志同道合，把握不好就会陷入哥们义气的泥坑；男生与女生之间的交流，找到共鸣后，就会有一种互相依赖崇拜的感觉，时间一长就会转化成早恋。

二是因为处于青春期的孩子自我意识增强，同时有了自己的思维和见解。有时老师家长不能认真地聆听，甚至以为孩子说的只是年少轻狂的胡言乱语，采取冷漠对待或是指责，这是代沟造成的局面。孩子没有沟通的对象，又很想得到别人的理解和承认，就开始在同学中寻找共鸣。这也是早恋出现的一个原因。

引导孩子正确与异性交往

早恋是现在令父母头疼的一个问题，并且有低龄化的趋势，父母若不闻不问吧，总觉得会耽误孩子的学业；若过问，又怕逼急了，孩子离家出走、自杀，造成不好的后果。

这里需要提醒父母的是，不要把孩子的正常交往，如相聚聊天、结伴游玩、一块儿看书、做作业等误认为是早恋，从而加以指责。有些父母错误地认为，男女同学在一起就必定是"早恋"，因而忧心忡忡，疑神疑鬼，不让孩子随便出去，平时也不让孩子与异性同学结伴回家，这样的做法势必会对孩子的心灵造成伤害。

父母应该相信自己的孩子，在一般情况下，男女同学的接触是很正常的，不敢接触才是不正常的。如果发现孩子与某一异性交往过密，就应该巧妙地加以引导，让孩子懂得，异性交往不要太集中于某一个人或一个小范围，否则会失去与多数同学、朋友接触的机会。

有位妈妈的做法很值得借鉴。

这位妈妈发现儿子早恋，她不仅没有斥责儿子，反而比过去更加关心儿子，知道儿子喜欢语文，便鼓励儿子去参加朗诵组，还启发儿子写日记，儿子的写作水平得到了迅速的提高。于是，儿子的习作频频出现在班级的墙报上。儿子开始由一对一的交往转向了集体，常为班级做好事，而且在一次班干部选拔中被同学们推荐当了生活委员。期末考试时，儿子的成绩有了很大的进步，进入了年级前五名，还被评为了三好学生。学习、参加集体活动成了儿子的主要活动，当初对异性的爱慕心理也渐渐平息、淡化。

孩子的早恋往往与生活单调、没有目标有关，因此，充实孩子的生活，帮助孩子寻找生活的意义，可以有效地转移孩子对"早恋"的注意力。

此外，父母应该多和孩子沟通、交流，组织一些家庭集体活动，增进父母与孩子之间的感情，以便能及时了解孩子的心理和情绪变化，及时教育；同时也能增强家庭对孩子的吸引力和父母在孩子心目中的威信，避免孩子过多地从外界寻求关怀与理解。

容易冲动，与朋友问题不断

在所谓的"不可救药"的孩子中，有多少是真的如此呢？我们总是单一地用道德标准来衡量他们，而很少从心理的角度来看待他们身上的一些问题和行为，以至于给他们造成了极大的伤害。

中午，王老师正在办公室里休息，突然班长王蕾急匆匆地冲进办公室向他报告："老师，昆昆又打人了！小辉的鼻子都被打出血了！"听到这个消息，王老师吓了一跳，急匆匆地和王蕾向出事地点赶去。

刚接手这个班级的时候，王老师就听以前的班主任老师说昆昆是个霸道的孩子，有事没事就喜欢欺负同学。如果有谁惹了他，他就会动手打人，班上的好多孩子都被昆昆打过。有一次，他看到同桌张民从家里带来了一个有趣的玩具，他跟张民要，张民不肯给他，他就趁张民不注意，故意把那个玩具撞到了地上，结果玩具摔坏了；还有一次，几个同学在操场里踢球，大家都不愿意和他一起玩，他冲上前去，一脚就将球踢到了校外；一次，方雨不小心将他的作业本碰到了地上，方雨赶快捡起来，并向他道歉，可他不仅把方雨的作业本摔到了地上，还打了方雨一拳……总之，昆昆在班上经常惹是生非，不是把这个弄哭，就是把那个打一顿，不少同学的家长也经常打电话反映。为此，班主任没少教育他，也常到他家去家访，但是昆昆的父母平时很忙，很少有时间教育孩子。每当他们听说昆昆在学校里犯了错，常常是气不打一处来，不由分说地就将昆昆揍一顿。王老师正准备多花点儿时间了解一下这个孩子，谁知，开学才几天，就又出现了打人的事情。

后来，王老师通过家访了解到，昆昆不仅在学校里经常欺负别人，与别的同学发生冲突，就是在家，有时候稍有不顺心，他就大吵大闹，脾气十分暴躁。而且他还经常与邻居家的小孩发生冲突，经常打别的孩子，因此，经常有家长带着孩子找上门来，每当这种时候，父母对他则是拳脚相加。时间久了，附近的孩子都不愿意和昆昆一起玩了。昆昆变成了名副其实的"小霸王"。

在我们的周围，有不少像昆昆那样的孩子，他们经常故意欺负同伴，遇事冲动，易发怒，这种表现心理学上称之为儿童攻击性行为。攻击性行为一般指能引起别人的对立或争斗的行为，在儿童身上主要表现为故意打、踢、推或伤害别人的身体，这种攻击性行为，对儿童个体的健康发展十分不利，而且影响儿童社会性、个性和认知的发展。孩子的攻击性行为不是天生的，是在后天的成长发育中逐渐形成的。

首先，父母对孩子的教养方式，直接影响着孩子的行为。有的父母过于溺爱孩子，往往容易偏爱和夸大孩子的优点，忽略和淡化了孩子的不足，对孩子多报以由衷的赞赏和慷慨的奖励，这种教育方式使儿童养成唯我独尊的自负心理。有的父母则对孩子十分严格以至严厉，孩子稍有过错就严加责罚，在孩子面前丝毫不流露半点儿亲子温情，导致孩子在父母面前像老鼠见了猫，战战兢兢，在同伴面前则原形毕露，胆大妄为。这两种极端的教子方式，使儿童极易产生攻击性行为。

同时，教师的一些不恰当的教育行为，也会导致儿童形成攻击性行为，特别是教师过分偏爱班中的好孩子，使其他孩子心里感到不平衡，甚至损伤其自尊心，从而造成其对教师疏远对立，对这些好孩子的强烈不满，也会表现出过激的行为。教师过多的惩罚，也会强化儿童的攻击性行为，使其产生对抗情绪。

除此之外，电视电影中的武打片、暴力片的影响，使孩子从小就有了一种打打杀杀、蛮横无理的思想，再加上孩子具有好模仿的特性，因此当与同伴发生矛盾时，他们必会一一效仿。再加上生活中的一些暴力事件，会使孩子看在眼里，记在心里，在某个特定相似的场合下，就会将这种攻击性行为表现出来。

重新审视日常生活中的教育方式

分析昆昆的案例，我们不难发现，昆昆之所以如此霸道，主要是因为内心的自卑所引起的。昆昆父母收入微薄，这使得他的穿着、文具等在同伴中都差几档。他的内心深处有一种强烈的自卑情绪。他担心同伴们排斥他，担心自己受到别人的欺负，因而对同伴的举动异常敏感，稍稍觉得不安全了，就会主动攻击。这使得大家都觉得他是个"小霸王"。

同时，父母不当的教育方式也是昆昆变得蛮横的重要原因。由于家庭条件特殊，父母常常教育昆昆要学会保护自己，不要受到别人的欺负。而当昆昆欺负别人时，父母不知道这是自己教育的过度反应，只是一味地责怪孩子"闯祸"，一味地拳打脚踢，这实际上为昆昆处理问题提供了反面的示范。

另外，由于同伴们对昆昆的霸道印象已经相当深刻，因此，他们很少愿意和昆昆在一起玩耍，这使得昆昆的内心深感孤独，于是，他就想通过惹是生非来引起别人的注意。

创设情境，让孩子宣泄不满

孩子是天真无邪的，他们的喜怒哀乐很真实，也很强烈，这往往直接支配着他们的行为。同成人一样，孩子常常利用多种情绪来表达自己的需要与愿望。烦恼、攻击、挫折、愤怒这些侵犯性情感是点燃攻击性行为的导火线。因此，父母和老师应当更多地体察和理解孩子的情绪变化，为他们创造一定的条件，让他们把这些不良情绪发泄出来。

比如，可让孩子用语言发泄情感，创设悄悄话角，当他们感到愤怒时，独自大喊大叫，舞动自己的手臂。又如，可让孩子通过运动形式表达情感，设立体育角，当他们想打人的时候，就打陀螺，用沙包击靶子，或戴上手套任意打击沙袋，也可任意在垫子上翻滚，这样使孩子将自己的情感发泄到一个合适的替代对象上，从而得到心理的满足。

在日常生活中，父母要培养孩子开朗、自信、合作的性格，与孩子建立互相平等、互相尊重、信任的关系。父母不以家长的权威强迫、压制孩子，尊重孩子的意见。当孩子从父母那里体验到父母对他的尊重时，他就懂得了要尊重别人。

即使当孩子发生了攻击性行为的事件时，父母也不能用简单粗鲁的方式处理，这会使孩子萌生愤怒感，非但不能解决问题，而且会造成破罐子破摔的不良后果。这时，父母应耐心地与孩子沟通，倾听孩子诉说，减轻孩子的心理压力，同时要帮助孩子正确地面对事件，妥善处理好与同伴的关系。

孩子身体不舒服，却检查不出来任何问题

孩子身体不舒服，但是去医院却检查不出问题，事实上，孩子不是在装病，虽然孩子的身体没有异常，但是却有疼痛、恶心等症状的出现。其实，孩子是生病了，但是病在"心"里。

晓雷是一个初三的男孩。初三，是初中的关键时刻。可是，晓雷却偏偏在关键时刻掉链子——他不想上学了。他说自己头痛，但是去医院检查却什么也查不出来。看到晓雷难受的样子，父母让他先在家休息一段时间。一周过去了，他的"头痛"还没好，他还是不愿意去学校，而且父母一跟他提上学的事情他就朝父母发火。但是学校已经来了通知，晓雷如果再不去上学就要取消他的学籍了。父母着急万分，可晓雷却还是一副不温不火的样子。为晓雷上学的事情，父母发生过几次争执，每次父母争吵，晓雷就激动万分，像一头发怒的小狮子。无奈之下，父母只好来到心理咨询室求救。

心理咨询室的马老师在和晓雷的父母谈过之后，来到了晓雷家里。

马老师来的时候，晓雷正病恹恹地躺在沙发上看电视。见到有人来，也没有动。在马老师与父母交谈的时候，马老师注意到，晓雷的眼睛总往这边瞟。过了一会儿，马老师请晓雷的父母暂时

回避，他要和晓雷单独谈谈。父母离开后，马老师对晓雷说："我可以和你聊聊吗？要不，我说几句你听听，好吗？"晓雷点了点头。

马老师说："其实，你什么病也没有，你是在学校里遇到了不顺心的事情，你想逃避困难。可是，你明知中考是躲不开的，所以你心里很矛盾，也很烦躁。你对自己不满意，却把火气撒到了别人身上，这是没用的。我们可以帮你，但最终还得靠你自己。至于你愿不愿意'站'起来，那就是你自己的事了。"

马老师的话一针见血，指出了晓雷"头痛"的症结所在，原来，前段时间，班上进行了一次摸底考试，一向学习成绩不错的晓雷，竟然发挥失常，只考了全班第28名。这次的考试让晓雷对自己失去了信心，他害怕去学校，但是，他也知道，马上就中考了，这次考试很重要。他心里很矛盾，在这样矛盾的心理下，他"生病"了——"头痛"。

人的心理压力一旦到难以承受的时候，总要给压力找一条出路。出路在哪里？很多人为自己找的出路就是我"病"了，而且"病"得很严重！于是，暂时地逃避困境，获得了心灵暂时的安宁。但这不是装病，而是生活困境难以面对的时候，潜意识里会让心理压力转换成某种躯体症状，从而暂时地应付现实困境。人们生活中的许多病症，都是这样的心理压力的躯体化，这是人在进行心理防卫，以免内心的痛苦和焦虑将人压垮。人的心理防卫机制都是建立在潜意识中的，是不知不觉中使用的。

上例中晓雷躯体化的心理防卫机制有两个。一是"退行作用"。这是在遭受外部压力和内心冲突不能处理时，借退回到幼稚行为以使自己获得安慰的一种心理防卫机制。本来，人长大后应付现实的方式会变得逐渐成熟。可有时在遇到挫折时，也会放弃已经达到的成熟的适应技巧或方式，而恢复使用幼稚的方式去应付困难或满足自己的欲望。

二是"转移作用"。这是指人遭受挫折或者无法达到所追求的目标，以及行为表现不符合社会规范时，用有利于自己的理由来为自己辩解，将面临的窘迫处境加以转移，以隐藏自己的真实动机或愿望，从而为自己进行解脱以求内心安宁的一种心理防卫机制。晓雷的内心其实很痛苦，但是却又找不到合适的宣泄途径，于是借父母的争吵来宣泄自己的压力便成了最好的理由。

及时化解孩子心中的苦恼

当孩子表现出身体不适的时候，应该首先检查是不是身体上的疾病引起的；如果身体并无异常，则需要考虑是不是由心理问题引起的。

心理与身体状态密切相关，特别是在儿童身上，这种倾向尤为明显，有的家长可能会认为"孩子身体并没有什么问题，该不会是在装病吧"，其实孩子真的感觉痛苦，他能清晰地体会到疼痛、恶心等症状。

有的孩子一说上学就嚷着肚子疼，可能还会真的呕吐起来，其实这都是心理在作怪，孩子打心眼里抵制上学，不想上学，所以身体也就出现了相应的症状。还有的孩子一遇到考试就会恶心、头痛，但是考试一过就什么都好了。按照儿童心理学的解释，孩子的这种症状叫作体诉，即用身体的不舒服和一些病症的表现来表达心理上的不愉快、不满意、紧张、愤怒等不良情绪，这是孩子们的一大通病。

遇到孩子有这样的情况，父母应该仔细询问孩子，近期是否有不顺心的事情，或者是不是学习上遇到了困难等，以便能及时地化解孩子心中的烦恼。如果经过父母的调节，孩子的症状仍然持续，没有减轻，那最好求助于专门的心理咨询机构，与专业人士一起商讨解决的办法。

沉溺在虚拟的网络世界中不能自拔

在网络世界里，他们是威风凛凛的将军和皇帝，受人尊敬，可以随心所欲；但是在现实生活中，他们却是学习的败将，老师不喜欢他们，同学讨厌他们，父母更是经常打骂他们。所以，他们喜欢在网络的世界里遨游，在那里寻找属于自己的天地。

肖钢是从一年前开始玩网络游戏的，那时刚刚中考结束，可以暂时歇口气。暑假里，没什么压力，他开始试着上网玩游戏。几乎是在接触的同时，他就迷上了。用他自己的话说就是："没想到网络游戏这么好玩！""我简直不能想象不能玩游戏的日子会是什么样的。"

肖钢在现实生活中是一个比较腼腆的男孩，学习成绩也只是中等，在学校里属于那种不引人注目的学生。但是，在虚拟的网络游戏世界里，他的表现完全不一样了。他可以成为众人仰慕的大侠，有机会赚到大笔的钞票，成为大富翁。在现实中没能力实现的想法、地位、金钱、爱情等，都可以在网络游戏中得以实现。

为此，他也付出了相当大的代价。上高中后，他的学习成绩一落千丈，几乎每次考试都排在倒数的位置。家里人一直以为他的学习成绩差是因为不适应高中的教学方式，他还没有找到适合自己的学习方法，却不知道他偷偷地把大量的时间花在了玩游戏上。关于这一点，他一直掩饰得很好。每天放学后，他从不在外面逗留，总是准时回家。在家除了吃饭，总是在自己的房间里埋头苦干，摆出一副很努力学习的样子。父母看到肖钢这样，感到很欣慰，但是他们忽略了肖钢房间里那台可以上网的电脑。

有一天，肖钢忽然觉醒了，他不想再这样下去了。

他开始尝试自我控制，不再沉溺于网络游戏，但是游戏的诱惑实在是太大了，只一天没玩，他就受不了了，他知道只凭着自己的力量，是无法彻底地与网络游戏说再见的，于是，他来到了心理咨询中心寻求帮助。

爱玩是孩子的天性，父母无权剥夺。但孩子玩网络游戏，父母们则不得不加以警惕。因为，大多数孩子一旦沾上网络游戏，就无法自拔，日思夜想的全是那些父母们看来不可思议的游戏，有的孩子甚至会像"吸毒"一样，将精神依托在网络游戏上。这样，孩子的大量学习和锻炼身体的时间都被网络占去了，从而给孩子的学习和成长造成极大的危害。

许多孩子迷恋网络游戏，除了网络游戏本身所具有的"魅力"之外，还有一个重要的原因就是：他们在现实生活中找不到一个可以获得安全感的"安全岛"。

美国临床心理学大师罗杰斯认为，对于一个幼儿来讲，父母的无条件积极关注是至关重要的成长因素。父母无条件地爱他，不向他提任何要求，也不谴责他，他们只是因为他是自己的孩子而爱他、呵护他，无论他有什么缺点。得到无条件的积极关注，就会在幼儿心中形成一个"安全岛"，爸爸妈妈的爱就是安全岛的基石。他非常自信地去探索世界，去建立关系，并不特别惧怕受到伤害。因为他深信，如果他受了伤，如果别人拒绝他，他还可以回到这个安全岛上来，爸爸妈妈还是会爱他、支持他。

随着年龄的增长，这种安全感会逐渐沉淀为一种潜意识。有了这种潜意识的成人会信任值得信任的人，一如儿童时期信任爸爸妈妈那样。他们很少猜疑别人的心思，如果有明确的理由告诉他，一个人不值得信任，不值得爱，他们会坚决地离开这个人，而少做蠢事。他们也会受伤，但他们的伤口总是会比较快地痊愈。

但是，有的孩子在成长的过程中，他们的安全岛逐渐瓦解，他们被父母、学校"遗弃"了，他们的安全岛四分五裂。于是，他们去网络上构建新的、虚幻的安全岛，因为在网络上，有人无条件地支持他，听他倾诉，对他无任何要求。

帮孩子找到自己的优越感

网络游戏成瘾就像烟酒或药物成瘾一样，那种生理和心理上的依赖感是强烈的，难以抗拒的。对于缺乏自制力的青少年来说，抗拒诱惑更是艰难。这也就是为什么很多青少年一旦迷上网络游戏就很难放弃的主要原因。

想让孩子不再沉迷于网络游戏，有三个方面要考虑。

第一，要帮孩子发展多方面的兴趣，用其他的嗜好替代网络游戏。比如阅读、音乐、运动、艺术等，通过其他的一些兴趣爱好，来代替网络游戏，这样他就没有多余的时间去想网络游戏，渐渐地对网络游戏的依赖就会减轻。

第二，要增加孩子其他某方面的优越感。作为父母，要帮孩子找到他自身的优越感。有的孩子在生活中一塌糊涂，学习不好，人际交往也有障碍，谁都瞧不起他，但是在游戏里他很棒，他只能在游戏中找到优越感，因此他才迷恋上了游戏。优越感是孩子成长必需的，孩子需要得到别人的肯定，让他觉得自己很棒。因此，父母要肯定孩子，帮他构建自己很棒的感觉。比如，在生活中，父母可以找到孩子的优点，挖掘他的闪光点，让他感觉到自己在某方面还是有优势可言的。一旦孩子形成了优越感，就不会那么强烈地需要游戏补偿了。

第三，制定一定的规则。比如，告诉孩子，玩游戏可以，但是要有时间概念，周末的时候可以玩两个小时，爸爸不仅允许你玩，而且还帮你玩，跟你一块儿玩，给你买好的游戏资料，但是过了这个时间，就不能再玩，也不能开电脑，不能上网。如果孩子超过了规定的时间，那么就要制定一个惩罚措施，如超过一小时则将下次玩的时间缩减一小时，超过两小时则下次不能再玩，超过三小时那么连续两周不能碰电脑等。

在强制执行时，如何才能避免孩子在心里排斥父母呢？在制定玩游戏的规则时，应该和孩子一起商量，不能不听孩子的想法就强迫他遵守。比如说，孩子需要多长时间，能不能遵守，如果遵守这些时间怎么安排，是每天的什么时候等。将这些都跟孩子商量好之后，可以和孩子达成协定，并且告诉孩子"这是我们共同达成的协定，你要按照协定去执行"。实际上，这也是锻炼孩子自我管理的一个方法。

别任由孩子盲目追星

青春期的孩子都会有自己崇拜的偶像，通过追星，一个好的偶像可以通过榜样的力量，使孩子更加自信，成为对社会有用的人。在偶像崇拜方面，最主要的就是看家长给孩子树立了什么样的价值观和人生目标，家长要正确地引导孩子，让孩子不要盲目追星。

如果孩子适度地对偶像崇拜，可以增加他们对生活的信心和热情；但是过度崇拜偶像，造成宝贵的岁月虚掷在幻境中，对成长就是种阻碍。所以，为了让孩子健康成长，家长应以平常心待之，给予正面的引导，帮助孩子从积极面去思考，快乐地成长。

（1）正确看待孩子"追星"问题。孩子对名人的崇拜，是孩子成长中的一个必然现象，如果家长强制要求孩子拒绝偶像，会起到负面影响。所以父母对此不应横加干涉，孩子紧张学习之余，听听流行歌曲，看看自己喜欢的球星的球赛，让生活丰富多彩一些，有利于健康成长。

（2）可以陪孩子一起去"追星"。为了孩子能正确地崇拜偶像，父母发现孩子追星时，不妨自己也同孩子一起追星。只有了解了孩子追的"星"，父母才可以和孩子谈"星"。父母对"星"发表的客观评论，对孩子的人生观与价值观的形成将起到潜移默化的影响。

（3）一定要避免孩子在崇拜偶像方面出现不健康的现象。这个时期的孩子正处于成长阶段，心理不成熟，社会阅历浅，很容易冲动，很可能做出一些不冷静的事来。孩子"追星"如果追到了这种如醉如痴、神魂颠倒的地步，肯定会影响学业，影响身心健康发展。这就需要父母引起重视，并加以正确引导。父母可以跟孩子讲明这些道理，说明听歌和看影视节目只是生活的一小部分，更多的时间应该用于学习和工作，以实现自己的远大抱负。

（4）加强对孩子内心世界的了解。父母应经常和孩子沟通，走进孩子的内心世界，了解孩子的兴趣和需求，帮助孩子正确认识自己，培养孩子健全的自我概念，增进他们自我选择与自律的能力。这样孩子才不至于因丧失自信心而盲目崇拜，失去自我意识。

（5）帮助孩子开阔眼界，增加偶像的多元性。父母应该多花时间陪孩子，让他们多亲近历史，亲近英雄，让更多的科学之"星"、文化之"星"、英雄之"星"、劳动之"星"在孩子心里闪耀。这样即使孩子仍然去崇拜明星，也不会危害到他们的健康成长。

（6）引导孩子把对偶像的崇拜转化为对自我激励。偶像崇拜其实就是一种孩子对榜样的认同和学习。这个时期的孩子经常会把崇拜的偶像当作他们人生发展的楷模以及心灵的寄托。父母为孩子所引导的榜样应该是富有责任感和奉献精神、创造有价值文化的楷模，而不仅仅是只注重外表和收入。家长还可以为孩子的特长搭建实践的舞台，让孩子体会到成功的快乐，把孩子的追星转化为对成功的自我激励。

孩子容易因过于理想化地崇拜偶像，而忘记自己的存在，一味地逃避现实。父母应尽快帮助孩子认识到自身的责任，以健康的心态寻求合适的认同对象，才有助于他们的成长与发展。

带着孩子走出自卑的怪圈

自卑是一种性格缺陷，自卑对孩子的心理健康会产生很多负面影响，更会对孩子身心等方面的正常成长起到消极的作用，使孩子的心理变得十分脆弱，经不起任何挫折，更谈不上战胜挫折。如果孩子陷入自卑的泥潭，不仅他的身心发展及交往能力会受到严重的束缚，而且他的聪明才智也不可能得到正常的发挥。

妮妮是一个长得非常惹人喜爱的小女孩，她已经上小学六年级了，不过她的性格很内向，在人面前不苟言笑，在课堂上从来没主动发过言，即使回答问题也是低头回答，声音很小，而且脸涨得通红。在学校除了上厕所外，很少离开自己的座位，老师叫她去和同学玩，她会冲老师勉强笑一下，仍坐着不动。老师问妮妮："你为什么不和其他同学去外面玩呢？""我害怕别的同学笑话我。"遇到节假日，父母想带她一起出去玩、到朋友家做客，她都不去，甚至连外婆家也不去，她总认为自己做什么都做不好，怕去了大家会笑话她。

自卑会使孩子消沉，悲观，情绪不稳定，易生烦恼，畏缩退却，缺乏自信心；抑郁忧虑，紧张困惑，心神不定，高度焦虑；明知可为而不敢为。这种消极的心态抑制了孩子特长的发挥，使得长处不长，短处更短。由于自我否定，胆怯忧虑，没有勇气创新，致使创造力再高也不能发挥；由于习惯看到事物的消极面，思考能力再强也只能是越想越糟糕。

其实，每个孩子都不是生来就自卑的，这些自卑都是在外界环境的影响下形成的。自卑的产生，主要有以下几方面的原因：

一是父母对孩子期望过高，总想让孩子按自己的要求发展，这样很容易使孩子产生自卑。

二是父母的离异，容易使孩子产生自卑。

三是父母对孩子用"大棒主义"的教育方式，也会造成孩子自卑。

四是家长自身就有自卑情绪，孩子也会被传染到。

所以，父母在平时的日常生活中，要时时关注自己的孩子，一旦发现孩子有自卑的倾向，须尽早帮助克服和纠正，以避免其形成自卑性格。父母可以从以下几个方面对孩子的自卑进行纠正。

（1）要善于发现孩子的"闪光点"，并能给予适当的鼓励。其实每个孩子都有自己的长处和短处。家长要善于在孩子的日常生活中发现孩子的优点以及他的进步，而且要不失时机地给予肯定和表扬。这样可以增强孩子的信心，从而使孩子远离自卑。

（2）不断开拓孩子的知识面，增长孩子的眼界。在学校里，常会发现有的孩子在聊天时能讲得津津有味、绘声绘色，而有的孩子却一句也插不上。这常常是因为孩子的知识面不同，有的孩子见多识广，有的孩子见识却很短浅，那些知识面比较窄的孩子就很容易产生自卑。所以，父母平时要注意帮助孩子丰富知识，开阔孩子的眼界，提高孩子的能力。

（3）当孩子达不到父母心中的标准时，一定不要奚落或贬低孩子。很多家长在孩子达不到自己的要求时就以侮辱性的语言讽刺、嘲笑孩子，故意贬低孩子。这样会使孩子的自信心受到强烈的打击，如果长期这样，孩子就会在不知不觉中接受家长的暗示，慢慢地开始承认自己的能力差，渐渐就会产生自卑的心理。

（4）要让孩子学会正确面对失败，驱逐心中失败的阴影。孩子在生活中难免遇到各种各样的失败和挫折，不敢面对失败是自卑的导火索。所以，父母应及时了解孩子的心理变化，给孩子正确的指导，帮助他们及时驱逐失败的阴影，勇敢地面对失败。

（5）引导孩子建立积极的人际关系。自卑的孩子大多孤僻、不合群，喜欢把自己孤立起来。积极的人际关系是社会生活所必需的，它有利于孩子自身压力的减缓和排解。拥有良好人际关系的孩子，性格也会变得开朗起来，并且在与人交往中也会更加客观地评价自己和他人。所以，家长要鼓励自卑的孩子多与别人交往，并教给他们一些社交技能。

家长要让孩子认识到人各有优缺点，有缺点并不可怕，可怕的是不能改变自己的缺点。只要能克服自己的缺点，发扬自己的长处，就是一个好孩子。